히포크라테스는
the hippocratic myth
모른다

히포크라테스는 모른다
the hippocratic myth

지은이 | 맥스웰 그렉 블록
옮긴이 | 박재영

초판 1쇄 인쇄 | 2011년 10월 31일
초판 1쇄 발행 | 2011년 11월 2일

펴낸이 | 이왕준

표지 디자인 | 김태린
내지 디자인 | 김숙경

펴낸곳 | (주)청년의사
주　소 | 121-829 서울시 마포구 상수동 324-1 한주빌딩 4층
전　화 | 02-2646-0852
팩　스 | 02-2643-0852
전자우편 | books@docdocdoc.co.kr
홈페이지 | http://doc3.koreahealthlog.com

인　쇄 | (주)YSP

THE HIPPOCRATIC MYTH
Why Doctors Are Under Pressure To Ration Care, Practice Politics,
And Compromise Their Promise to Heal
Copyright ⓒ2011 by M. Gregg Bloche, M.D.
All rights Reserved

No part of This book may be used or reproduced in any manner whatsoever without written permission except in the case of brief quotations embodied in critical articles or reviews.

Korean Translation Copyright ⓒ 2011 by The Korean Doctors' Weekly
Korean edition is published by arrangement with St. Martin's Press LLC through Imprima Korea Agency.

이 책은 (주)청년의사가 저작권자와의 계약에 따라 발행했습니다.
저작권법에 의해 한국 내에서 보호를 받는 저작물이므로 무단전재와 무단복제를 금합니다.

ⓒ 청년의사, 2011

ISBN 978-89-91232-40-2

가격 | 22,000원

히포크라테스는
the hippocratic myth
모른다

맥스웰 그렉 블록 지음
박재영 옮김

청년의사

차 례

한국어판 서문 viii
역자 서문 xii
일러두기 xiv

1 서 론 1
  히포크라테스의 신화

2 비용은 줄이되 신뢰는 유지하기 33

3 이해당사자들, 꼼꼼쟁이들, 그리고 한계를 설정하기 101

4 정치, 도덕, 그리고 의학적 필요성 I 131
  PTSD (외상후 스트레스 장애)

5 정치, 도덕, 그리고 의학적 필요성 II 173
  사회적 자원의 동원

6 동의에 의한 한계의 설정 209

히포크라테스는
the hippocratic myth
모른다

7   **전사(戰士)로서의 의사 I**   257
    고문(拷問), 그리고 미국의 전율

8   **전사(戰士)로서의 의사 II**   341
    윤리, 그리고 정치

9   **정의를 실천한다?**   389

10   **결 론**   471
    신화를 넘어 미래로

저자/역자 소개   502

루스 블록과 제르 블록을 추억하며

한국어판 서문

침묵의 끝과 토론의 시작을 위하여

〈히포크라테스는 모른다 The Hippocratic Myth〉의 한국어판 출간을 매우 영광스럽게 생각한다. 1960년대 이후 수십 년 동안 한국인의 평균 수명은 비약적으로 늘어났는데, 이는 산업화된 사회에서는 다른 사례를 찾아보기 어려운 공중보건의 성과다. 한국 경제의 놀라운 발전이 이러한 성공의 주된 요인이겠지만, 한국 의학의 우수성 역시 중요한 역할을 했을 것이다.

　이러한 성취와 더불어 한국 의학은 이미 최첨단 수준에 도달했지만, 동시에 전례가 없는 어려움에 직면하고 있기도 하다. 한국의 인구 고령화는 매우 빠른 속도로 진행되고 있으며, 미국, 유럽, 일본, 중국 등과 마찬가지로 의료비는 급등하고 있다. 대부분의 선진국들에서 의료보험은, 그것이 공적 보험이든 민영 보험이든, 의료 기술의 진보를 유도하고 있다. 또한 생명을 연장하고 고통을 경감시키며 삶의 질을 증진시키는 의학의 능력은 우리의 지불 능력 이상으로 향상되고 있다. 미국의 경우, 의회 예산국의 추계에 의하면, 2065년경에는 의료비가 국내총생산GDP의 절반에 이를 수 있으며, 이는 도저히 감당할 수 없는 수준이다. GDP에서 의료비가 차지하는 비중만 놓고 보면, 한국은 아직 다른 선진국들에 비해 적은 의료비를 지출하고 있다. 현명하게 대처한다는 것을 전제로, 단기간 동안은 좀 더 많은 의료비를 감당할 수 있을 것이다. 하지만 장기적으로는 억제가 필수적일 것이다.

　한국을 비롯한 여러 나라들에서 이미 관료들, 납세자들, 경영자들, 그리고 많은 시민들이 의료비 급등에 저항을 보이고 있다. 의사 및 병원들의 의료비 지출과 관련된 한계를 설정해야 한다는 사회적 압력이 점차 가중되고 있다. 하지만 의료윤리는 이러한 한계를 어떻게 설정할 것인지에 대한 지침을 주지 않는다. 히포크라테스 선서는 비용 절감을 위해 환자의 이익을 희생시키는 것을 용인하지 않는다. "내가 방문하는 모든 집에서 나는 오로지 환자의 이익을 위해 일할 것이며"라는 구절이 있을 뿐이다. 의료비 절감이라는 사회적 목적을 위해 임상적으로 유용한 검사나 치료를 유보하는 것은 이런 약속에 위배된다. 하지만 이렇게 할 수밖에 없는 상황이 빚어지고 있다. 불행하게도, 환자에게 유용한 치료를 의사들이 '은밀히' 유보하는 일은 점점 늘어나고 있다. 환자에게 그런 말을 하지 않을 뿐만 아니라, 때로는 의사들 스스로가 그 사실을 인지하지 못한다. 〈히포크라테스는 모른다〉는 이런 딜레마를 미국의 상황에서 설명하고 있지만, 다른 많은 나라들도 비슷한 딜레마에 빠져 있다. 아마도 한국의 독자들 역시 내가 제시한 여러 사례들과 비슷한 경우를 경험하고 있을 것이라 생각한다.

　더 일반적으로 말하자면, 이 책은 의학이 다양한 종류의 국가적 사회적 목적을 위한 역할을 수행하며, 때로는 이런 역할이 환자의 안녕에 대한 특별한 헌신이라는 히포크라테스적 이상과 충돌할 수 있다는 사실에 주목하는 책이다. 한정된 보건의료 자원을 관리하는 집사 역할은 물론이고, 의사들은 개인적 책임에 관한 문제에서 도덕적 판단을 제공하기도 한다. 이러한 판단은 진단 기준이나 치료 프로토콜에 내재되어 있다. 이런 판단들은 형사책임(정신질환에 의한 면책), 유해한 행동(흡연, 과식, 운동부족), 양육 적합성(양육권 분쟁에서) 등 여러 사안에 대한 법원의 시각에 큰 영향을 끼친다. 어디까지가 적절한 행동인지에 대한 문화적 신념은 정신과적 진단 기준과 관련이 있다.

　더욱이 의사들은 전쟁에도 참여한다. 그들은 부상병을 치료하여 전장으로 되돌려 보내면서, 군사적 시급함과 환자 개인의 필요성 사이에서 경중을 따진다. 미국을 비롯한 여러 나라에서 의사들은 국가 안보 차원의 심문에도 관여하는데, 인권 유린에 해당하는 가혹한 심문 방법의 개발을 돕기도 한다. 의사들이 공중보건의 향상을 위해 일하는 과정에서, 개별 환자들을 위험에 처하게 하는 경우도 있다. 항생제 내성 세균의 증가를 막기 위해 강력한 항생제 사용을 자제하는 것이 하나의 사례다. 또한 의사들은 학습 능력이나 운동 능력을 향상시키는 약물을 처방할 수 있는데, 사회에서는 합법적인 약물 사용과 속임수의 경계를 설정하는 일까지 의사들의 책임으로 미루고 있다.

　의학의 능력이 커지고 의료비가 급등함에 따라 의사들의 사회적 역할은 거의 틀림없이 점점 더 확장될 것이다. 하지만 히포크라테스 선서는 의학을 치료 이외의 목적으로 활용하는 것을 옳지 못한 일로 규정하고 있기 때문에, 이와 관련된 토론 자체를 가로막는다. 이 책 〈히포크라테스는 모른다〉가 지향하는 바는, 이러한 침묵을 깨뜨리고 의학의 사회적 역할에 관한 광범위한 토론의 단초를 마련하는 것이다. 이를 위해 이 책은, 환자 곁에서 은밀히 행해지는 과소 치료부터 9.11 이후 테러 용의자 학대까지, 임상의학의 어두운 측면 몇 가지도 다루었다. 의학의 사회적 활용이 얼마나 넓은 범위에 걸쳐 있는지를 개괄적으로 보여줄 수 있을 것이다. 이 문제는 특정한 국가의 문제가 아니다. 환자에 대한 신의와 의학 본연의 신뢰를 깨뜨리지 않으면서 사회적 역할도 적절히 수행할 수 있는 묘안을 찾는 일은, 우리 모두에게 주어진 과제이다.

2011년 10월
워싱턴 D.C.에서
맥스웰 그렉 블록

역자 서문

히포크라테스는 도대체 뭘 모르는 걸까?

현대의 의사들이 히포크라테스 선서를 잘 지키고 있다고 생각하는 사람은 별로 없을 듯하다. 의사들은 '히포크라테스'라는 말만 들어도 뭔지 모를 부담을 느끼고, 많은 시민들은 인술을 베푸는 의사를 찾아보기 어렵다고 개탄한다. 의사들은 의료 제도가 잘못됐다며 불만을 터뜨리고, 시민들은 의사들의 냉정함과 탐욕을 비난한다. 그 와중에 의료비 급등은 심각한 사회 문제가 되고 있다. 뭐가 문제인 것일까?

의사들은 왜 히포크라테스 선서를 지키지 않는 걸까? 단순히 그들이 타락했기 때문에? 너무 오래 전에 만들어진 것이라, 그 내용이 현재의 상황과는 동떨어져 있어서? 선서를 지키고 싶어도 그럴 수 없을 정도로 의료 시스템이 변화했기 때문에? 그런데 의사들이 히포크라테스 선서를 충실히 지키기만 하면, 상당히 많은 문제들이 해결되기는 하는 걸까?

히포크라테스 선서를 외면하는 의사들을 비난하는 일은 매우 쉽다. 하지만 그것으로는 아무 것도 달라지지 않는다. 이 책은 히포크라테스 선서가 '신화'에 불과하다고 주장한다. 히포크라테스 선서를 극복해야만 목전에 닥친 재앙을 피할 수 있다고 주장한다. 히포크라테스 선서 자체가 히포크라테스 정신의 실현을 가로막는 장애물이라고 주장한다.

자칫 공염불에 그치기 쉬운 주장이지만, 이 책은 수많은 실제 사례들과 면밀한 조사를 통해 무엇이 문제이며 그 문제의 해결책은 무엇인지를 '보여준다'. 의사들은 진료 현장에서 무엇에 휘둘리는지, 왜 그렇게 할 수밖에 없는지, 히포크라테스 선서의 훼손을 부추기는 사람들은 누구인지, 임상의료 이외의 영역에서 의사 및 의학의 역할은 어떤 모습이어야 하는지, 파국을 막기 위해서 의사-시민-정부가 함께 토론해야 할 내용이 무엇인지를 알려준다. 불편한 진실을 이해하는 것이 문제 해결을 위한 사회적 공론화의 시작이라고 역설한다.

정신과 전문의이자 법학자이자 윤리학자이자 보건의료 정책 전문가인 저자가 다양한 경험과 지식을 바탕으로 저술한 이 '하이브리드' 역작을 국내에 소개하게 됨을 매우 기쁘게 생각한다. 건강한 사회를 희망하는 모든 교양인들의 일독을 청한다.

분명히 문제는 있다. 하지만 히포크라테스는 답을 모른다. 우리 스스로 머리를 맞대고 찾아야 한다.

박재영

일러두기

이 책은 내가 사회생활을 하는 동안 줄곧 생각하면서도 말하지 못했던 내용을 담고 있다. 의학은 여러 사회적 목적을 위해 활용되고 있는데, 그것은 의사들의 히포크라테스 선서의 내용이나 시민이자 소비자인 우리들의 기대와 정확히 부합하지는 않는다. 의사들은 비용을 절감하기 위해 유익한 치료를 자제한다. 의료비 지출이 늘어나고 비용 절감에 대한 압력이 늘어날수록 점점 더 그렇게 한다. 임상적 판단이 문화적 혹은 도덕적 규범과 뒤섞이고 있고, 그 중 일부는 격렬한 논쟁의 대상이 되고 있다. 그리고 의사들은 그들의 기술과 노하우를 국가 안보나 공공의 정의를 지키는 데도 사용하고 있으며, 그 와중에 가끔은 개인들에게 큰 해를 끼치기도 한다.

의사들에게 이런 일들을 시킨 것은 우리들이다. 하지만 의사들이 히포크라테스 선서를 지키지 않는다는 사실을 발견하고 분노하는 것도 우리들이다. 충분히 이해하겠지만, 그래서 의사들은 이 문제를 말하고 싶어 하지 않는다. 공무원들도 그렇고 정치인들도 그렇고 윤리학자들도 그렇다. 사람들의 모순된 욕구를 조정하려는 시도는 흔히 기대에 어긋나는 결과에 도달한다. 나는 이 의료 세계를 탐험하기 위해, 그 안에 살고 있는 사람들의 경험에서부터 이야기를 시작하려 한다. 즉, 도저히 양립할 수 없는 두 가지 기대 사이에 갇혀 버린 의사들과 환자들의 사연, 그리고 보건의료 전문가들이 히포크라테스 선서를 훼손하도록 부추기는 정책 결정자들의 사연을 들려줄 것이다. 자신들의 경험을 공유해 준 많은 분들에게 진심으로 감사드린다. 그들 중 상당수는 법적인 문제 등 여러 이유들로 인해 익명을 원했다. 나는 익명으로 처리되는 부분을 최소화하기 위해 노력했지만, 가끔씩은, 익명으로 처리하지 않고서는 도저히 실체를 드러내지 못할 사연들이 내가 말하려는 주제에 가장 부합한다는 사실을 발견하기도 했다.

이 책이 속한 장르는 '하이브리드'다. 이야기와 여러 자료들과 학술적 내용이 섞여 있다. 그래서 법대 교수들이 씀직한 책과는 좀 다른 책이 됐는데, 그 점에서 나는 내가 이 작업을 할 수 있도록 배려해 주신 조지타운 대학교 로스쿨의 학장님들(알렉스 알레이니코프, 주디 아린, 빌 트레너)에게 감사드린다. 조지타운의 하계 저술 기금이 없었더라면 이 책을 쓰지 못했을 것이다. 또한 이 책을 위한 기금을 제공해 준 존 사이먼 구겐하임 재단과, 이 프로젝트의 의의를 존중하며 구겐하임 학기 동안 초청해 준 윤리와 보건에 관한 하버드 프로그램의 댄 위클러 및 브루킹스 연구소의 헨리 아론에게도 감사드린다. 내가 브루킹스에서 비상근 시니어 펠로우로 있는 동안 브루킹스 경제학 연구분과의 벨 소힐에게도 큰 빚을 졌다. 시카고 대학 및 UCLA 로스쿨을 방문한 기간 동안 나의 연구를 도와주신 분들께도 감사드린다.

몇 년 전, 로스쿨의 어느 우아한 점심 모임에서 교수들 사이에 논쟁이 벌어졌었다. 주의를 환기시키는 저술, 즉 이야기가 있으며 감정에 호소하는 저술 업적을 종신교수 승진 심사에 반영할 것인지 여부가 논쟁의 주제였다. 그들이 공통적으로 갖고 있는 전제는 아마도 독자들의 감정이라는 것은 논리적 분석력을 흐리게 만든다는 것이었던 듯하다. 이 책이 감정에 호소하는지(그것도 공정한 방식으로) 여부를 판단하는 것은 독자들의 몫이다. 하지만 나는 조지타운의 두 동료, 로빈 웨스트와 스티브 골드버그(현명한 학자이자 우리의 소중한 조언자인 그는 너무 일찍 우리 곁을 떠났다)에게 감사한다. 그들은 감정이야말로 희망과 두려움이 결부되어 있는 어떤 주제를 알게 되고 의사소통하게 되는 데 있어 핵심적인 것이라는 나의 믿음을 지지해 주었다. 내가 이 주제에 집중해야 한다고 격려한 것도 그들이다. 내 좋은 친구인 엘린 색스도 마찬가지다. 그녀는 법학자이자 전기작가이며, 자신의 정신분열병을 극복하고 이 질병에 대해 많은 미국인들을 교육한 공로로 맥아더 펠로우를 수상하기도 했다.

브루킹스 연구소, 조지타운 로스쿨, 하버드 로스쿨, 하버드 보건대학원, 로욜라 로스쿨, 스탠퍼드 로스쿨, 칭화대학 행정대학원, UC 데이비스 메디컬스쿨과 로스쿨, 케이프타운 메디컬스쿨, UCLA 로스쿨, 시카고대학 로스쿨, 일리노이대학 로스쿨, 미네소타대학 로스쿨, 피츠버그대학 로스쿨, 토론토대학 로스쿨, 버지니아대학 메디컬스쿨, 웨이크포레스트대학 로스쿨 등에서 열린 워크숍이나 컨퍼런스에서 좋은 코멘트나 제안을 해 준 많은 분들에게도 감사드린다. 그곳에서 나는 이 책에 대한 아이디어를 발표하고 다듬을 수 있었다. 특히 헨리 아론, 마사 블랙살, 앨런 브랜트, 제임스 칠드리스, 아이너 엘하우지, 리처드 엡스타인, 투스 페이든, 주디 페더, 재클린 폭스, 로빈 핵케, 마크 홀, 댄 핼퍼린, 피터 해머, 클레어 힐, 데이빗 하이먼, 피터 제이콥슨, 엠마 조던, 앨런 레스너, 조너선 마크스, 조안 마이어, 토마스 노튼, 마사 너스바움, 데이빗 오렌트리허, 다이앤 오렌트리허, 로버트 피어, 린 랜돌프, 데이빗 리처드슨, 윌리엄 세이지, 샐리 세이틀, 벨 소힐, 칼 슈나이더, 마이클 자이트먼, 앨런 스톤, 제프리 스톤, 에릭 스토버, 션 튜니스, 그레타 우엘링, 엘런 월드먼, 로빈 웨스트, 댄 위클러, 수전 울프, 매튜 위니아에게도 감사드린다. 프로젝트의 여러 단계에서 조언과 피드백을 제공했다.

　모든 단계에서 결정적인 역할을 수행한 나의 연구 보조자들에게도 감사드린다. 조지타운의 안나 고리쉬, 수지 자베리, 유나 리, 댄 러먼, 디반 머서는 의학의 다양한 사회적 역할에 대한 자료를 수집하고 정리해 주었다. 시카고대학의 쉬라 켈버와 레이철 비티도 마찬가지로 매우 소중한 자료를 조사해 주었다. 이 프로젝트는 조지타운의 오닐 의료법연구소의 지원으로부터도 큰 도움을 받았다. 오닐 펠로우들인 오스카 카브레라, 레베카 하파지, 카트리나 파고니스, 카렌 소콜에게 감사드리며, 오닐 연구원들인 토인 애킨톨라, 대니얼 암스트롱, 메리디스 에크스투트, 토리 카우프먼, 빅토리아 오찬다, 닐 라오, 앨리아 우드히리에게도 감사드린다.

팰그레이브 맥밀런 출판사의 편집자 루바 오스타쉐브스키에게도 아주 특별한 감사를 드린다. 그녀는 이 책에 대해 큰 열정을 갖고, 나의 열정이 시들 때마다 나를 지지해 주었다. 그녀의 세심한 표현 덕분에 복잡하게 얽히고설킨 나의 문장들이 매끄러워졌다. 그녀는 내가 일을 너무 오래 지체한 것에도 인내심을 발휘해 주었다. 내 작업을 믿고 기다려준 나의 대리인 토드 슈스터와 이브 브릿버그에게도 또한 감사드린다. 비서 업무를 수행해 준 리디아 맥다니엘, 워드와 아크로바트를 비롯한 사악한 프로그램들을 활용하여 나를 도와준 다이앤 해리슨 페로 메사치에게도 감사드린다. 촉박한 시간과 불분명한 자료 요청에도 불구하고 수많은 자료들 중에서 내가 원하는 것을 찾아준 조지타운 법학도서관의 멋진 사서들에게는 무슨 말로 감사의 인사를 전해야 할지 모르겠다.

에이미 골드스타인에게도 심심한 감사를 전한다. 특별한 저널리스트이자 특별한 친구인 그녀는 자료를 찾고 글을 요약하는 여러 과정에서 나를 격려해 주었으며, 부적절한 수식어들과 군더더기 표현들을 과감히 잘라내는 데에 특히 큰 도움을 주었다. 일을 '제대로' 할 것인가 아니면 주어진 시간 내에 할 것인가 라는, 양립이 불가능해 보이는 상황에서 마감 시간이 다가옴에도 불구하고 나를 기다려 준 내 친구 재클린 크레이머에게도 감사드린다. 잘한 일인지 못한 일인지 모르겠지만, 나는 언제나 전자– '제대로' 하는 쪽– 를 택해 왔다. 내가 이런 선택을 할 수 있게 도와준 팰그레이브 맥밀란 출판사의 경영진에게도 감사드린다.

끝으로, 이 프로젝트의 최종 단계에서 인용문의 출처와 색인 페이지를 확인하고 도저히 못 찾아낼 것만 같은 사소한 오류들을 발견하고 수정해 준 연구 보조자 안나 고리쉬에게 깊이 감사드린다. 책이 인쇄되는 최후의 순간까지 많은 신경을 써 주었다. 내 딸 세실리아도 빼놓을 수 없는데, 그녀는 나의 노력에 확신을 심어 주었으며 나에게 여러 가지 제안도 해 주었다. 세실리아는 내 인생의 따뜻한 등불이다. 그녀는 재능 있는 작가이기도 한데, 언젠가 세상을 따뜻하게 밝힐 수 있을 것이다.

이 책에서 내가 제시한 아이디어들과 몇몇 연구결과들은 전문적인 학술지 등에 이미 발표된 것이다. 아래에 그 목록을 시간 순서대로 나열해 두었다.

M. Gregg Bloche, "Psychiatry, Capital Punishment, & the Purposes of Medicine," International Journal of

Law & Psychiatry 16(3–4) (Summer-Fall 1993) 301–357;

M. Gregg Bloche, "Clinical Loyalties and the Social Purposes of Medicine," Journal of the American Medical Ass'n 281(3) (Jan. 20, 1999) 268–274;

M. Gregg Bloche, "Editorial: Fidelity & Deceit at the Bedside," Journal of the American Medical Ass'n 283(14) (April 12, 2000) 1881–1884;

M. Gregg Bloche & Peter D. Jacobson, "The Supreme Court and Bedside Rationing," Journal of the American Medical Ass'n, 284(21) (Dec. 6, 2000) 2776–2779;

M. Gregg Bloche, "Race & Discretion in American Medicine," Yale Journal of Health Policy, Law, & Ethics 1 (Spring 2001) 95–131;

M. Gregg Bloche, "Caretakers and Collaborators," Cambridge Quarterly of Healthcare Ethics 10(3) (Summer 2001) 275–284;

M. Gregg Bloche, "The Market for Medical Ethics," Journal of Health Policy, Politics, & Law 26(5) (Oct. 2001) 1099–1112;

M. Gregg Bloche, "Trust & Betrayal in the Medical Marketplace," Stanford Law Review 55(3) (Dec. 2002) 919–954;

M. Gregg Bloche, "The Invention of Health Law," California Law Review 91(2) (March 2003) 247–322;

M. Gregg Bloche, "Health Care Disparities—Science, Politics, & Race," New England Journal of Medicine 350(15) (April 8, 2004) 1568-1570;

M. Gregg Bloche, "Back to the '90s—The Supreme Court Immunizes Managed Care," New England Journal of Medicine 351(13) (Sept. 23, 2004) 1277-1279;

M. Gregg Bloche & Jonathan H. Marks, "When Doctors Go to War," New England Journal of Medicine 352(1) (Jan. 6, 2005) 3-6;

M. Gregg Bloche, "American Medicine & the Politics of Race," Perspectives in Biology & Medicine 48(1 Supplement) (Winter 2005) S54-S67;

M. Gregg Bloche, "Obesity & the Struggle Within Ourselves," Georgetown Law Journal 93(4) (April 2005) 1335-1359;

M. Gregg Bloche, "Managing Conflict at the End of Life," New England Journal of Medicine 352(23) (June 9, 2005) 2371-2373;

M. Gregg Bloche & Jonathan H. Marks, "Doctors & Interrogators at Guantanamo Bay," 353(1) (July 7, 2005) 6-8;

M. Gregg Bloche, "The Supreme Court & the Purposes of Medicine," New England Journal of Medicine 354(10) (March 9, 2006) 993-995;

M. Gregg Bloche, "Consumer-Directed Health Care & the Disadvantaged," Health Affairs 26(5) (Sept.-Oct. 2007) 1315-1327;

M. Gregg Bloche, "The Emergent Logic of Health Law," Southern California Law Review 83(3) (March 2009) 389-480.

2011년 1월

워싱턴 D.C.에서

맥스웰 그렉 블록

※ 지면 하단의 주석은 지은이가 붙인 것이며,
본문 중의 주석은 옮긴이가 붙인 것입니다.

1

서 론
히포크라테스의 신화

히포크라테스는
the hippocratic myth
모른다

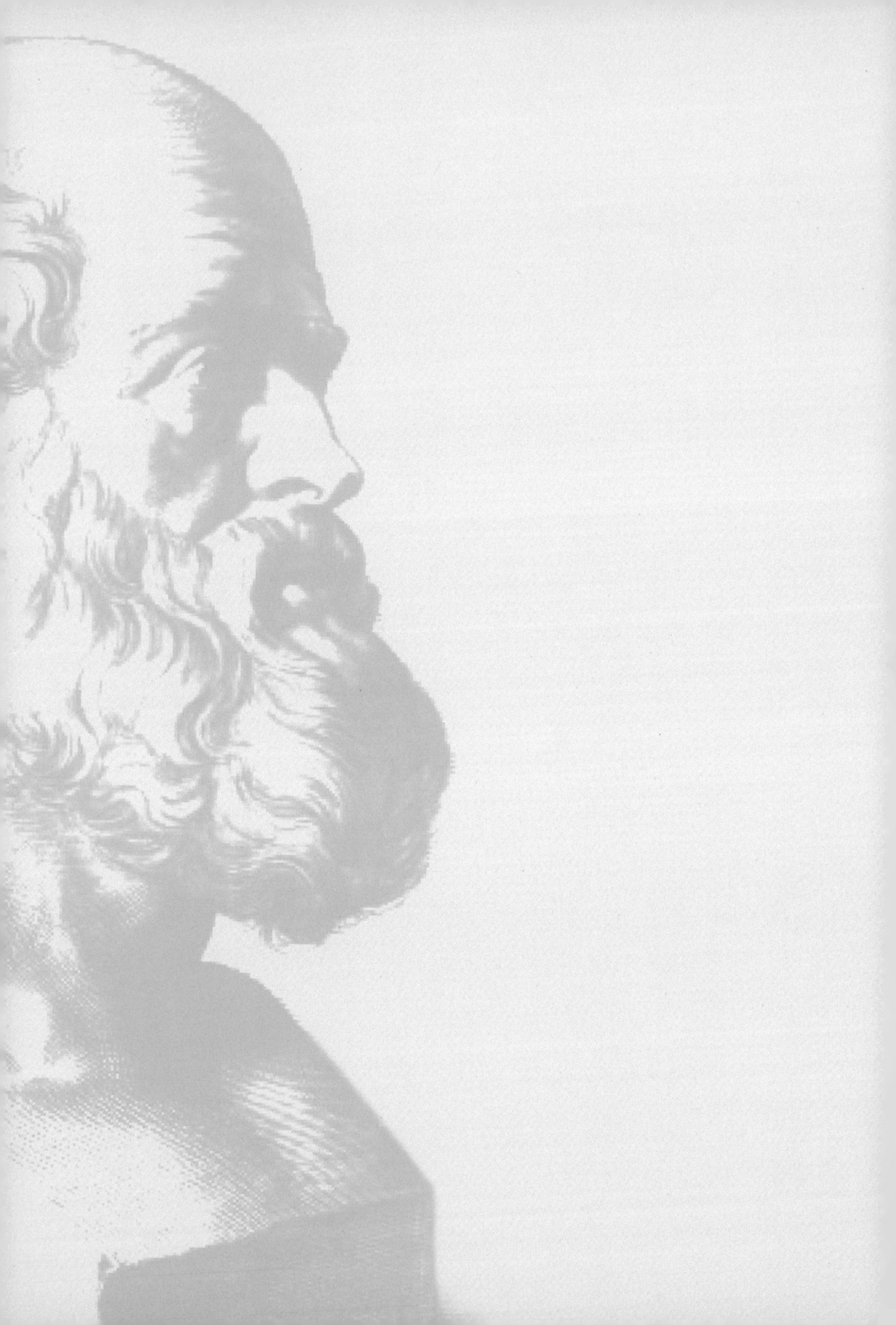

히포크라테스는 모른다
the hippocratic myth

마라 선생은 내 어머니에게 마지막 웃음을 선사했다.[1] 검정 옷을 입은 마라 선생은, 매주 그랬듯이, 간호사실 옆에 서 있는 내게 다가와서 내 어머니의 말을 전했다. "이제 때가 됐어요." 마라 선생이 며칠에 한 번씩 마지못해 어머니의 침대 위에 걸어두는 고가의 혈소판 제제가 문제였다. 누군가의 수혈을 통해 마련된 그 제제가 그녀를 살려놓고 있었다. 백혈병은 그녀의 골수를 완전히 파괴해 버렸고, 그녀는 더 이상 혈액 세포들을 만들 수 없었다. 노르스름한 색깔의 혈소판 제제가 정맥을 통해 그녀에게 공급되지 않는다면, 그녀는 곧 뇌나 신장이나 장에서 출혈을 일으킬

---

[1] 1997년 봄, 호스피스를 겸한 어느 너싱홈에서 일어난 일이다. '마라 선생'은 가명이다.

것이었다.

어머니의 암은 치료 불가능이었다. 존스 홉킨스에서 어머니를 퇴원시켰는데, 역시 돈이 문제였다. 하지만 그녀의 예후가 나쁘다는 사실 때문에 그녀는 메디케어의 호스피스 혜택을 받을 수 있는 대상이 되었다. 어머니는, 혈소판 제제를 계속 맞아야 한다는 사실만 제외하면, 어느 호스피스 시설에나 재정적으로 도움이 되는 환자였다. 어쨌거나, 어머니는 혈소판 제제를 계속 원했다. 나도 그랬다. 최소한 정신적으로는 나만큼 멀쩡한 어머니는 그렇게 결정했고, 의사가 정해준 기간을 넘겨 오랫동안 생존함으로써 의사들을 깜짝 놀라게 했다.

어머니가 혈소판 제제를 포기하지 않았기 때문에, 단 한 곳을 제외한 모든 호스피스 시설에서는 그녀를 거절했다. 수혈은 죽음을 부자연스럽게 지연시킬 뿐이라고, 그들이 우리에게 말했다. 수혈은 삶의 마지막을 받아들일 필요가 있다는 호스피스 개념에 어긋났다. 어머니를 받아준 그 프로그램은 2~3주 안에 사망할 것이라는 약속이 지켜지기를 기대하고 있었다. 하지만 몇 주가 지나고 몇 달이 지나도록 어머니는 돌아가시지 않았다. 대신 그녀는 혈소판 제제를 계속 소비했고, 메디케어가 지불해 주지 않는 다른 비용까지 발생시켰다.

말기 백혈병 환자들이 흔히 마지막 몇 시간 이전까지는 그러하듯이, 어머니는 의식이 명료했고 통증도 없었다. 치료를 중단할

'준비가 됐다'고 마라 선생이 내게 처음으로 말했을 때, 나는 마지막 인사를 나누기 위해 긴장한 채 어머니의 병실로 들어갔다. 하지만 어머니는 작별인사에 어울리는 말 대신 혈소판 제제를 계속 원한다는 이야기를 했고, 나는 그렇게 해 드렸다. 몇 주 후, 마라 선생, 어머니, 그리고 나는 똑같은 일을 반복했다.

그것은 하나의 의식儀式이 되었다. 어머니는 전혀 '좋은' 호스피스 환자처럼 행동하지 않았다. 어머니는 늘 싸우다시피 혈소판 제제를 얻어냈고, 마라 선생은 허락할 수밖에 없었다. 혈소판 제제는 정말 소중한 것인데 살아날 가망이 없는 내 어머니가 계속 그것을 허비하고 있다고, 마라 선생은 내게 말했다. 어머니는 마라 선생의 검정 옷과 최후의 바겐세일을 마감하려는 끝없는 시도에 대해 농담을 하곤 했다. 그녀의 백혈병이 결국 최후를 고할 때까지.

나는 좀 미심쩍지만, 마라 선생은 내 어머니가 마지막 나날 동안 그렇게 싸우지 않고도 잘 지냈어야 한다고 진심으로 믿는 것 같다. 확신하건대, 그녀의 임상적 판단이나 내 어머니의 희망을 이해하는 일이 재정적인 이유로 인해 영향을 받는 상황에 대해 화가 났을 것이다. 하지만 동시에 소중한 혈소판이 더 큰 이득을 누릴 수 있는 다른 누군가를 위해 아껴져야 했다는 생각도 할 것이다. 나는 내 어머니의 마지막 소원이라는 생각을 잠시 접고, 그녀의 시각에서 상황을 바라봤어야 한다.

나는 보건의료 정책에 관하여 가르치고 글을 쓰는 사람이다.

나는 환자를 진료한 적도 있으며, 의료비 증가에 대비하여 무엇을 해야 하는지 공무원들에게 조언을 한 적도 있다. 2008년 대통령 선거 때에는 오바마 대통령의 보건의료 개혁방안을 만드는 데 일조했다. 그래서 나는 우리의 의료비 지출 행태가 도저히 감당할 수 없는 수준이라는 안타까운 사실을 잘 알고 있다. 통계 숫자들은 무시무시해서, 지구 온난화와 맞먹는 수준이다. 지금과 같은 흐름이 계속된다면, 즉 우리가 매우 비싼 비용이 들지만 효과는 그리 크지 않은 치료법들에 대해 '아니오'라고 대답하지 않는다면, 우리는 25년 내에 우리 수입의 거의 3분의 1을 의료비에 지출하게 될 것이다.[2]

하지만 내 어머니의 생명이 달려 있는 상황에서는, 그런 이야기를 내게 하지 말기 바란다. 그리고 당신이 만약 정치인이라면, 유권자들에게 이런 이야기를 하기 위해서는 엄청난 위험을 무릅써야 한다. 진짜든 상상만 하는 것이든, "의료배급제"를 경고하는 것은 당신의 정치생명을 끝낼 수 있다.★

시민이자 소비자로서, 우리는 의료 소비의 제한을 요구할 수 있다. 세금을 깎겠다는 공약을 내건 정치인에게 표를

★ 여기서 '배급'은 'rationing'을 옮긴 것이다. 이는 경제학에서 '인위적으로 수요를 제한하는 것'을 뜻하는 말로, 이 책에서는 의료 이용의 인위적 억제를 비유적으로 일컫는다.

---

[2] Congressional Budget Office, "The Long-Term Outlook for Health Care Spending." Pub. No. 3085 (2007). www.cbo.gov/ftpdocs/87xx/doc8758/11-13-LT-Health.pdf

던짐으로써도 그렇게 할 수 있고, 좀 더 낮은 가격의 물품이나 서비스를 찾아 인터넷을 뒤지거나 월마트로 달려가는 행위를 통해서도 그렇게 할 수 있다. 자동차나 컴퓨터부터 잔디관리에 이르기까지 모든 상품에서 최저 가격을 추구하는 우리의 행동은 미국의 기업들로 하여금 의료비 지출 증가를 반대하도록 만든다. 왜냐하면 미국인의 절반 이상이 직장으로부터 의료보험 혜택을 받고 있기 때문이다. 하지만 우리는 우리를 치료하는 의사들이 비용 절감을 위한 노력에 동참하기를 원하지 않는다. 우리가 아프고 두려울 때, 의사들이 우리 편이 되어 우리 곁에 있어 주기를 원한다. 우리는, 결과가 어찌되건, 우리의 의사들이 히포크라테스 선서를 잘 지켜주기를 기대한다.

대부분의 의과대학에서 학생들은 공식 행사를 통해 히포크라테스 선서를 한다. 그들이 서약하는 내용 중 일부는 요즘 시대에는 잘 들어맞지 않는다. 그 선서는, 낙태를 하지 말고 수술을 거부하며, 선서를 한 동료의 아들에게는 공짜로 의술을 가르치겠노라는 내용을 담고 있다. 하지만 히포크라테스 선서의 핵심 내용은 2천 년 이상 지난 지금까지도 유효하다. 선서에는 "내가 어느 집을 방문하든, 오로지 환자의 이익을 위하겠노라"고 되어 있다.[3] 의사가 무

---

[3] 이런 표현은 비서구권의 선서에서도 나타난다. 아랍권의 선서에는 "의술을 발휘함에 있어 언제나 내가 할 수 있는 능력 안에서 최선을 다해 환자의 이익을 위

엇과도 타협하지 않고 오로지 환자의 이익을 위해 일해야 한다는 수칙은 세계 공통의 이상이 되었다. 아주 신속하게 퍼진 것은 아니었다. 이것이 널리 퍼지는 데는 히포크라테스 시대 이후 수백 년이 걸렸다.[4] 어쨌든 이 선서는 국경을 넘고 종교를 초월하여 전 세계로 퍼졌다. 서로는 로마 제국의 정복자들의 영역부터 동으로는 무슬림 칼리프caliph★가 다스리는 지역까지 전파됐다. 중세 유럽의 암흑기에도 살아남았고 종교와 황제의 권력이 맞서는 상황도 이겨냈다. 의사라는 전문가들이 스스로를 규정짓는 기본이 된 동시에 환자들이 의사에게 기대하는 바탕이 된 것이다. 그 중에서 특히 핵심적인 부분, 즉 '환자에 대한 타협 없는 헌신'은 임상심리사★★를 비롯한 환자를 돌보는 다른 직종들에까지 받

★ 특히 과거 이슬람 국가의 통치자를 가리키던 칭호.

★★ 이는 clinical psychologist에 해당하는 정확한 우리말 용어다. 하지만 본문에 등장하는 psychologist라는 용어는 대부분의 경우 심리학자로 옮겼다.

해 분투하겠노라"는 내용이 있고, 인도의 차라카 선서(*Oath of Charaka*)에는 "밤이나 낮이나, 아무리 바쁘더라도 내 마음과 영혼을 다해 환자의 고통을 줄이는 데 헌신하겠노라"는 내용이 있다.

[4] 의과대학에서 이 선서를 최초로 도입한 것은 1508년 독일의 위텐버그 대학이었다. 하지만 1804년까지도 이는 의과대학 졸업식의 일부로 자리 잡지 못했다. 히포크라테스 선서식이 보편화된 것은 북미에서부터였는데, 2차 대전 당시 나치가 행한 의료 분야의 잔혹행위로 인해 의료윤리에 대한 관심이 높아진 이후의 일이다. 이와 관련한 내용은 Howard Markel, "'I Swear by Apollo' - On Taking the Hippocratic Oath," *New England Journal of Medicine* 350, no. 20 (May 2008): 2026-2029 참조.

아들여졌다.[5]

    그러나 이 헌신은 지금 전례 없는 위협 속에 놓여 있다. 과거에는 정치적으로 큰 관심의 대상이 아니었던 분야가, 의료비의 급속한 팽창으로 인해 세간의 큰 주목을 받는 산업이 되어 버렸다. 보건의료비가 국내 총생산의 3분의 1 혹은 그 이상으로 폭등하는 것은 우리가 감당할 수 없는 일이다. 우리는 결국 꼭 필요한, 때로는 생명을 구하는 치료에 대해서도 의사들이 '아니오'라고 말해야 한다고 주장하게 될 것이다. 사회가 그 비용을 감당할 수 없기 때문에 말이다. 이 책에서 앞으로 다루겠지만, 의사들은 이미 그렇게 하고 있다. 은밀하게. 그리고 우리는 의사들에게 그들의 기술과 과학을 무수히 많은 비치료적인 목적을 위해 사용하라고 요구하게 될 것이다. 사실상 이것도 이미 의사들이 하고 있는 일이다. 의학의 능력이 점점 진보함에 따라 공공 분야에서의 활용 범위도 넓어지고 있다. 약물이나 의료기기들은 테러 용의자를 색출하거나 사형을 집행하거나 학교, 일터, 운동경기, 전쟁에서 능률을 높이는 데도 사용되고 있다. 의사들은 법정에서 혹은 언론에서 과식, 흡연, 성적 일탈, 폭력적 범죄 등이 누구의 책임인지에 대해 자신의 의견을 피력한다. 게다가 의학은, 낙태, 동성애, 다른 사회문화적 이슈들에 대한 국가

---

[5] 임상심리사, 간호사 등 보건의료 분야에서 일하는 여러 직종들은 졸업식에서 선서를 암송하지는 않는다. 하지만 이들도 이와 비슷한 윤리적 개념을 갖고 있다.

적 전쟁에 동원되는 중요한 무기이기도 하다.

이처럼 사회의 요구에 따라 넓어지는 의학의 역할과 2천 년 이상 지속되어 온 '환자 편에 선다'는 약속이 어떻게 조화롭게 양립할 수 있는가 하는 것이 이 책의 주된 초점이다. 의학적 기술과 과학적 지식 등을 비치료적인 목적으로 사용하는 것을 거부하자는 것이 아니다. 의료비의 급등은 임상적 판단을 공적인 문제로 만들었고, 의사들은 제한된 재산을 잘 관리하는 집사 역할도 요구받고 있다. 인간의 육체와 정신에 대한 이해의 폭이 확장되는 것의 영향이 단지 임상 분야에만 국한되지는 않는다. 혁신가들은 임상 이외의 분야에 적용될 수 있는 가능성을 결코 놓치지 않을 것이다. 내 생각에 그들 중 일부는 환자들이 전문가에 대해 갖고 있는 신뢰에 심각한 위협으로 작용할 수 있다. 다른 일부는 개인들의 자유 혹은 프라이버시를 위태롭게 할 수도 있다. 또한 의학이 공공선 여부를 결정하는 권한을 가질 정도로 영향력이 증대하는 것은 우리의 자치정부나 사회제도가 가져야 할 권위를 찬탈하는 것이라 할 수 있다.

사회적 목적에서 사용되는 의학적 진보는 흔히 베일에 가려져 있다. 의사들은 은밀히 치료 행위를 '배급'하며, 임상적인 판단은 무수히 많은 도덕적 문화적 규범들을 감추고 있다. 개인들에게 책임을 어디까지 부여할 것인가, 또한 자유와 안전 사이의 균형을 어떻게 유지할 것인가 하는 믿음은 진단 및 치료의 범주를 정하는 데 중요한 역할을 한다. 이 책은 전문가의 사회적 역할에 대한 더 나은 이해를 바탕으로, 의학 분야에 숨겨진 도덕적 이슈들을 탐색할 것이다.

    의학의 목표가 무엇인가에 대한 갈등은 보건의료 분야에서 가장 치열한 도덕적 논란 중의 하나다. 치료하는 것curing과 돌보는 것caring은 가끔 서로 상충될 때가 있는데, 의학의 목표가 무엇이냐를 따지기 시작하면 이러한 상충은 더 자주 발생한다. 한정된 제한의 적절한 관리, 사법적 정의와 국가 안보, 그리고 우리가 공유하는 도덕적 신념들에 대한 지지 등이 의학의 목표들에 포함된다. 누가 값비싼 치료를 받을 것인가, 정신질환을 가진 사람이 저지른 범죄에 대해 언제 어디까지 처벌을 경감해 줄 것인가, 많은 사람들이 경멸하는 행동이 곧 정신질환을 의미하는가 등에 대한 논쟁들은 의학의 목표가 무엇이냐 하는 주제가 던지는 팽팽한 긴장을 보여주는 사례들이다. 의사가 의료를 배급할 것인가, 혹은 의사가 CIA 요원들의 자문에 응할 것인가 하는 문제는 의학의 사회적 목적과 히포크라테스가 말한 환자에 대한 헌신 사이에서 갈등을 유발한다.

    의사들은 실제 의료 현장에서 이런 종류의 압력과 갈등에 직면한다. 그들은 종종 너무 앞서나가기도 한다. 미심쩍은 금전적 보상을 위해 미심쩍은 약을 처방하기도 하고, 누군가의 사주를 받아 고문을 행하거나 은밀히 행해진 살인을 은폐해 주기도 한다. 지금까지 미국과 다른 몇몇 나라들에서는, 정치적 환경이나 비즈니스 상황으로 인해 벌어지는 어쩔 수 없는 일로 받아들여지기도 했다.

의사들은 이런 옳지 않은 행위들을 두고 환자에게도 어느 정도 도움이 된다거나 외부의 적을 물리치거나 공공선을 실현하기 위해 필요하다는 식으로 자기합리화를 해 왔다. 이와 같은 합리화의 위험은 의사들이 사회나 국가의 이익을 위해서 해야 하는 일들이 어디까지인지 그 한계를 명확히 정해 줘야 할 필요성이 있음을 잘 보여 준다.

권력과 신화: 의학의 공공적 역할

히포크라테스 이전에는 건강을 잃는다는 것은 신의 사랑을 잃는 것이었다. 신이 무엇을 기대하는지 인간이 언제나 알 수는 없는 일이었다. 진단과 치료를 위해서는 신의 기분과 요구를 이해하는 것이 필요했다. 히포크라테스 이전 희랍의 치료자들은 초자연적인 것에 크게 의지했다. 그리스 신화에서 의술의 신인 아스클레피오스는 아폴로의 아들이었지만 언젠가는 죽을 운명이었다. 호머의 일리아드에서, 그는 전사戰士인 동시에 치료자였다. 일설에 의하면 아스클레피오스는 그 능력이 점차 높아져서 죽은 사람을 되살려내기에 이르렀고, 이는 죽은 자들의 나라를 관장하는 하데스를 분노하게 했다. 자신의 영역이 축소될 것을 두려워한 하데스는 자신의 분노를 제우스에게 알렸고, 제우스는 벼락을 내려 거만한 아스클레피오스를 죽게 했다. 이것은 결국 아폴로를 분노하게 했다. 아폴로의 응징은 신속해서, 벼락을 만드는 키클롭스를 죽여 버렸다. 나중에 잘못을 깨달은 제우스는 아스클레피오스를 신으로 되돌림으로써 상황을 제자리로 돌려놓으려 했다. 아스클레피오스의 사제들은 공무원이었다. 고대의 자료들은 그들의 놀라운 업적들을 기록해 놓았다. 그들은 불임인 여성이 아이를 갖도록 하고, 안구가 텅 빈 사람이 앞을 볼 수 있도록 하고, 창을 맞은 군인의 폐를 아물게 하고, 단지 몇 마디의 말로써 절름발이를 똑바로 걷게 하였다. 당시에는 의학의 치료적 역할과 사회적 역할 사이에 뚜렷한 구분이 없었다. 치료는 신을 기쁘게 할 필요가 있었다. 말하자면 치료 행위는 공적인 업무였다. 신의 신성한 힘을 군사적인 일이나 자연재해와 관련된 일에 써 달라고 기도하는 행위와 별반 다르지 않았다. 도시들은 사원을 후원하듯이 치료와 관련된 의식을 후원했다. 환자들은 자신의 사회적 종교적 책무를 다함으로써 치유를 기원했고, 사제들은 치유를 애원하는 환자들이 건강해지면 그것을 신에 대한 헌신이 가져온 부산물로 보았다.

    히포크라테스와 그 추종자들은 구래의 이런 사고방식을 일거에 깨뜨렸다. 그들은 질병이 자연세계에서 일어나는 것이며 따라서 그 치료도 인체의 작동 원리에 바탕을 두어야 한다는 과격한 주장을 하였다. 그들이 환자를 그들의 노력의 중심에 두게 된 원인이 바로 이것이었다. 그들은 증례를 열심히 수집했고 종교적 해석을 거부했으며 식이요법, 운동, 미네랄과 허브의 배합 등의 치료법들을 고안해 냈다. 모두 질병에 대한 물리적 이해에 기반을 둔 행위였다.

히포크라테스 자신은 반역자가 아니었다. 그의 가족은 아스클레피오스의 혈통이라 주장했다. 비록 히포크라테스 자신이 직접 쓰지는 않은 것으로 보이지만, 히포크라테스 선서는 아스클레피오스와 아폴로와 같은 신들의 이름을 증인으로 언급하면서 시작된다. 하지만 신들은 그저 장식이었다. 히포크라테스는 질병의 일상적인 경과, 물질적인 원인, 임상적 관찰을 행하는 기술 등에 초점을 맞췄다. 주문呪文이 아니라 식이요법과 약물이 치료의 성패를 좌우하는 것이라고 주장했다. 그는 또 교묘한 지혜를 발휘하여(지금도 그렇지만 당시에는 특히, 신을 경멸하거나 무시하는 것으로 보이는 것은 위험한 일이다), 질병에 걸렸다고 해서 신을 원망하는 것은 신성모독에 해당한다는 말도 했다. 플라톤을 비롯한 고대 아테네의 지성들 또한 신에 대한 립 서비스를 하였지만,[6] 그들은 히포크라테스가 질병의 양상 및 원인의 분류 및 기술에 사용했던 분석적 기법을

---

[6] "의학과 수사학(修辭學)은 모두 자연을 분석함으로써 전진한다. 하나는 인체를 살펴보고 다른 하나는 영혼을 살펴본다. 그들은 단지 전통과 경험을 계승하는 것이 아니다. 의학은 적절한 약물과 영양을 제공함으로써 건강과 강인함을 추구하며, 수사학은 바람직한 사고방식과 영혼의 건전함을 통해 같은 것을 추구한다." Plato, *Plato's Phaedrus*, Albert A. Anderson 번역 (Mills, MA; Agora Publications, 2009), 71-72.

받아들인 것이었다.

　내부로의 전환, 즉 신의 요구를 따르는 것에서 인간의 몸이 필요로 하는 것을 추구하는 것으로의 전환은 의료윤리에서 대단히 중요한 함축적 의미를 가진다. 이는 의학의 도덕적 영역을 축소시킨다. 사회적 문제가 개인적 문제로 바뀌는 것이다. 히포크라테스의 추종자들은 환자 개개인에 대한 헌신을 주장했고, 이는 곧 환자들의 신뢰를 얻게 되는 출발점이기도 했다. 그들은 환자와 성적인 관계를 맺지 않겠다고 맹세했고, 정확한 예후를 강조했으며, 지킬 수 없는 치료 약속은 하지 않겠다고 하였다. 그들은 또한 의사-환자 관계에서 '프라이버시'라는 개념을 처음으로 소개했다. 신은 질병을 일으키지도 않고 낫게 하지도 않으므로, 환자들의 개인적인 삶은 신이 관여하는 영역이 아니었다. 더 나아가서, 의사와 환자 사이에 벌어지는 모든 일들은 사제들, 정치인들, 혹은 신의 뜻을 알고 있다고 주장하며 권력을 행사하는 그 누구도 관여할 일이 아니었다.

　히포크라테스 선서는 환자에 대한 이런 헌신을 확실히 밝히고 있다. 시장의 압력이나 사회적 기대 혹은 국가의 요망사항에 대해 저항하라고 의사들을 부추긴다. 환자를 위해 최선을 다한다는 약속이야말로 특별한 선서를 해야만 얻을 수 있는 전문직업인으로서의 정체성의 핵심이다. 이 선서는 2천 년 이상 지속되어 왔다. 몸이 아파 불안하고 두려울 때 누군가가 자신의 곁에 있어 주기를 갈망하는 사람들에게 매우 매력적으로 들리기 때문이다. 신의와 성실을 담고 있는 선서의 내용 그 자체가 치료적 효과를 갖고 있기도 하다. 의사가 헌신적 태도를 보이거나 의사의 능력을 환자가 더 많이 믿을수록 치료 효과가 더 좋게 나타난다는 연구 결과는 많다.[7]

하지만, 환자에 대한 무조건적 헌신이라는 히포크라테스 선서의 약속이 2천 년 이상 유지될 수 있었던 것은 의료 기술이 별로 발달하지 못했기 때문인 측면도 있다. 군인, 경찰, 공무원들은 시민들을 보호하는(혹은 탄압하는) 데 있어 의사들에게 도움을 요청하기를 꺼려했던 것이 사실이다. 의사들이 동원할 수 있는 방법이 보잘 것없었기 때문이다. 의학은 질병의 경과를 예상할 수는 있었지만 질병의 치료를 위해서 할 수 있는 일은 거의 없었다. 실패로 돌아간 치료법들 중에는 사혈瀉血, bloodletting, 마취 없이 자르기, 독성 광물 우려내기 등 엽기적인 방법들도 있었다. 또한 의술은 정책적 관점에서 볼 때 경제적 영향이 별로 없을 정도로 저렴한 편이었다. 극

---

[7] "신뢰는 좋은 치료 결과를 얻는 데 있어 필수적인 도구로서의 가치가 있다는 사실이 널리 받아들여지고 있다. 치료를 향한 환자의 의지, 민감한 정보들을 모두 의사에게 털어놓는 솔직함, 치료방법에 대한 순응, 연구에의 참여, 주치의에 대한 지속적인 신뢰, 다른 사람에게 자신의 주치의를 추천하는 행위 등의 행동들이 치료 결과에 긍정적인 영향을 준다는 가설들이 상당 부분 증명되고 있다. 학자들은 플라시보(위약) 효과, 보완대체의학의 효과, 전통의학 분야에서 나타나는 잘 설명되지 않는 긍정적인 효과 등은 모두 신뢰라는 요소가 정신-신체 상호작용에 영향을 주는 것이 핵심이라고 말한다." Mark A. Hall et al., "Trust in Physicians and Medical Institutions: What Is It, Can It Be Measured, and Does It Matter?" *Milbank Quarterly* 79, no. 4(2001): 614.

빈층을 제외하고는 누구나 그 비용을 감당할 수 있을 정도였기 때문에, 권력층에 속한 사람들은 의료비를 두고 걱정할 필요가 전혀 없었다.

이런 상황이 변화하기 시작한 것은 19세기 무렵부터다. 더 정확히 말하자면 1846년 10월 16일에 시작됐다고 할 수도 있다. 그날 매사추세츠 종합병원에 있는 원형 강의실에서는, 치과의사 존 워렌의 감독 하에 공개 시술 행사가 열렸다. 워렌의 초청으로 그곳에 온 윌리엄 모튼은 외과적 시술을 하기에 앞서 환자에게 에테르를 흡입하게 했다. 예정된 시술은 환자의 목에 있는 종양을 칼로 도려내는 것이었고, 이 시술은 그 이전까지 환자에게 엄청난 고통을 주는 것이었다.[8] 수술은 고통 없이 행해졌다. 대성공이었던 것이다. 그로부터 몇 개월 이내에 세계의 수많은 외과의사들이 수술 전에 환자에게 에테르를 흡입시켜 잠들게 했고, 이는 질병 치료의 새로운 지평을 여는 일이었다. 6년 후 영국의 빅토리아 여왕이 레오폴드 왕자를 출산할 때는 클로르포름이 사용됐다.[9] 종교적 근본주의자들은 분개했다. 여성은 출산 과정에서 고통을 겪어야 한다고 성서에 쓰여 있기 때문이다. 하지만 대중들은 열광했다. 마취술은

---

8 Roy Porter, *The Greatest Benefit to Mankind: A Medical History of Humanity* (London, UK: Norton, 1997), 367.

9 앞의 책.

순식간에 전 세계의 수술 현장에서 표준이 되었다.

감염 문제가 남아 있었다. 외과의사들은 지저분한 장소에서 빨지 않아 핏자국이 묻은 가운을 입고 더러운 기구를 사용하여 수술을 했다. 그러나 수십 년이 흐른 후, 뒤늦게 질병과 세균이 관련되어 있음을 알게 된 의사들은 이러한 문제를 교정하기 시작했다. 외과의사들은 처음에는 산酸으로, 그 다음에는 열로 기구들을 소독하기 시작했다. 더러운 옷을 내던지고 소독된 가운을 입었고, 장갑과 마스크를 착용했고, 환부를 소독했다. 결과는 놀라웠다. 절단술이나 복잡골절 교정술과 같은 흔한 수술의 사망률은 과거에 50% 이상이었지만, 변화 이후 10% 대로 감소했다. 더 중요한 것은 의사들이 배를 열기 시작했다는 사실이다. 마취술과 소독방법이 개발되기 전에는 엄청난 고통과 치명적인 부패로 인해 흉부, 복부, 뇌 등은 금단의 영역으로 남아 있었지만, 지금은 인체의 모든 성소聖所들에 대한 수술이 보편적으로 행해지고 있다.

20세기가 시작될 무렵에는 엑스선과 심전도를 비롯한 다수의 혁신적 기술들이 나타나서 의학의 능력과 그 비용을 끌어올렸다. 의사들이 왕진가방 하나 들고 이 마을 저 마을 옮겨 다니면서 예술적인 의술을 발휘하는 시대는 끝났다. 19세기까지 시골의 작은 집에서 행해지는 개인적 수고에 불과했던 의술이 하나의 '산업'으로 탈바꿈하는 행보가 그때 시작된 것이다. 마취술과 소독법을 비롯한 여러 신기술들이 모두 한 곳에서 사용되기 위해서는 경제적 관점이 필요했다. 넓은 공간과 각종 시설과 다양한 기구류의 구비는 곧 그 비용을 감당할 수 있을 정도로 많은 환자를 필요로 했다. 하지만 의학의 능력이 높아질수록 대중의 기대도 높아졌다. 동시에 그 멋진 혜택을 모두가 누릴 수 있게끔 해야 한다는 대중의 압력이 정부에게도 가해졌다. 이런 맥락에서 1883년 독일이 맨 먼저 국민의료보험을 시민들에게 제공하기 시작했는데, 이는 주변국들과 계속 전쟁을 벌였던 독일의 지도자들이 전쟁의 희생자들을 위무하기 위한 측면도 있었다.[10] 다른 유럽 국가들도 뒤를 이어, 과거와는 달리 의료를 공공의 문제로 만들었다. 20세기 초반 무렵의 의료비는 전체 경제 규모의 1% 미만에 불과했지만,[11] 당시에도 정부에게는 지출의 우선순위나 한계를 정해야 하는 과제가 부여되고 있었다.

의학의 능력이 증가하고 대중의 기대는 그 능력 이상으로 높아짐에 따라 사람들은 의사들에게 좀 더 많은 것을 요구하기 시작했다. 히포크라테스 선서에 환자를 위해 최선을 다한다는 약속이 있으니, 할 줄 아는 것이 많아진 의사들이 환자를 위해 더 많은 일을 수행해야 한다는 생각이었다. 형사책임의 경우만 해도, 과거에는 보통사

---

[10] Henry E. Sigerist, "From Bismarck to Beveridge: Developments and Trends in Social Security Legislation," *Journal of Public Health Policy* 20, no. 4(1999): 474-496, 487.

[11] 예를 들어 영국의 경우, 20세기 초반의 의료비 지출은 국내총생산(GDP)의 0.05%에 불과했다. www.ukpublicspending.co.uk/spending_brief.php

람들이나 사제들의 몫이었지만, 19세기 말에서 20세기로 넘어오면서는 의사들에게 묻는 질문이 되었다. '미친 사람'은 '정신질환자'가 되었고, 정신과의사들은 법정에 나가 '마음의 질병'[12]으로 인해 그들이 스스로의 행동[13]을 통제할 수 없었던 것인지, 아니면 그것이 잘못된 행동[14]이라는 것을 충분히 인지하고 있었는지에 관해 증언하게 되었다. 20세기 초반에 급성장한 진단 및 치료 기법은 의사들을 세계대전에 휘말리게 하였다. 가장 절실한 병력을 유지하고 군인들의 전투 능력을 최적화시키는 일에 투입된 것이다. 살인자에게 책임을 물을 것인지 여부를 결정하거나 군인들의 전투 능력 수준을 가늠하는 일은 히포크라테스적인 전통과는 아무런 상관이 없다. 의사들의 의학적 결정은 '환자들'에게 매우 위험한 결과, 즉 사형 집행을 당하거나 전쟁터에서 불구가 되거나 죽는 결과를 초래했다.

[12] *R. v. M'Naughten*, 8 Eng. Rep. 718 (H.L. 1843). (맥노턴 사건이란 영국 수상을 암살하려다 실패한 대니얼 맥노턴이 정신질환을 이유로 무죄를 선고 받은 일을 말한다 – 역주)

[13] "만약 그가 그 행동이 잘못된 것이라는 사실을 몰랐다면, 그의 의지가 작용하고 그의 손이 사용됐는지 여부를 떠나서, 정신병의 영향이나 타인의 힘을 거스르지 못하여 어쩔 수 없이 행한 행위와 마찬가지로, 책임을 물을 수 없다. 질병이 통제 불가능할 정도로 압도적인 힘을 발휘하는 경우라면, 무기에게 책임을 물을 수 없는 것과 마찬가지로 그 사람도 결백한 것이다. 정신적 도덕적 요소 자체는 마치 물질처럼 죄가 없다." *State v. Pike*, 49 N.H. 399, 441-442(1869).

[14] 1장 각주 12와 동일.

전염병에 대한 과학적 지식이 19세기에 크게 향상된 것도 또 다른 측면에서 히포크라테스 선서와 어긋나는 상황을 연출하게 된다. 환자를 그들의 뜻과 무관하게 격리하거나, 전염병 창궐을 막는다는 이유로 건강한 사람들에게 강제로 예방접종을 실시하는 상황 말이다. 전염병의 실체를 알게 된 것은 공중보건이라는 이슈와 개별 환자의 이익이 충돌하는 상황을 만들었다. 의사들이 환자 아닌 사람 즉 히포크라테스 선서의 대상이 아닌 사람들에게도 주의를 기울인다는 전제 하에서, 환자의 병을 진단하는 일은 아직 그 병에 걸리지 않은 사람들의 생명을 구하는 일이 되었다.

더욱 미묘한 것은, 의학이 고유의 문화적 특징을 갖게 되면서 점점 더 공공의 가치관에 영향을 주게 된다는 점이다. 19세기 말에 의사 집단은 낙태를 열렬히 반대했으며, 낙태가 생명을 앗아가는 것이라는 생각을 널리 확산시켰다. 1973년 로 대 웨이드 사건 *Roe v. Wade*★을 계기로 사라진 여러 법률들은 사실 한 세기 전 의사들의 열렬한 반대에 고무되어 제정된 것들이었다. 마찬가지로, 19세기에 축적된 의학적 지식들은 여성이 신체적 정신적으로 취약하여 법률가, 사업가, 공무원, 의사 등의 역할을 수행하기에는 미흡하다는 일반적인 인식을 더욱 공고히 하는 데도 일조했다. 하지만 이 모든 것들은 나중에 폭발적으로 나타나는 의학적 진보 및 의료비 상승에 대한 예고편에 불과했다. 히포크라테스적인 순수함

★ 이 사건에서 미국 대법원은 낙태를 금지한 법률이 위헌이라고 판결했다.

이란, 과거 언젠가 그런 것이 있었다손 치더라도, 더 이상은 가능하지 않다.

임상의학, 그리고 공공선

환자에 대한 무조건적인 헌신이라는 히포크라테스 선서 때문에 우리는 오히려 의학의 공공적 역할이 확대되고 있는 현실에 대해 솔직한 논의를 하기가 어렵다. 의사들 스스로도 그들이 사회적 이익을 위해 일한다고 말하는 것은 좀 겸연쩍은 일이다. 때로는 그 일을 위한 비용이 환자들의 주머니에서 나오기 때문이다. 또한 바로 그 이유 때문에 사람들은 자신의 의사가 공공선 따위에 신경을 쓰기보다는 자신에게 집중하기를 기대한다. 그 결과는 의학의 사회적 역할에 대해서는 거의 말하지 않는 것으로 나타난다. 공공의 이익을 위해서 수용해야 할 부분과 수용할 수 없는 부분을 나눠 보자는 논의도 봉쇄된다. 그러는 동안에도 점점 더 의학의 능력은 출중해지고, 동시에 히포크라테스 선서와 이제 그만 결별하라는 압력은 의사나 다른 보건의료분야 종사자들에게 점점 더 많이 가해진다. 하늘 높이 치솟는 의료비는 이제 값비싼 생명연장치료는 더 이상 하지 말라고 강요한다. 새로운 기술은 오로지 공공의 안녕이라는 측면에서 정부 관계자들의 관심을 끈다. 정치꾼들은 자신들의 수많은 주장을 뒷받침하려는 목적으로 의사들에게 의학적 언급을 요구한다.

이 책의 주된 목적은 의학의 발전이 어떻게 우리의 공공적 삶과 연결되는지에 대한 대화를 시작해 보려는 것이다. 의사들끼리 대화할 것이 아니라 시민들이 함께 대화에 참여해야 한다. 또한 법률가, 판사, 군사 및 비즈니스 분야의 리더 등등 치료 자체와는 좀 다른 생각을 갖고 의료를 바라보는 많은 사람들도 참여해야 한다. 마땅히 추구해야 할 혹은 최소한 수용할 수는 있는 사회적 목표들과 법적으로나 도덕적으로나 일정한 한계를 넘어서는 목표들을 구별해 보자는 것이 이 대화의 목적이다. 앞으로 이어지는 장들에서 나는 확장일로에 있는 의학의 사회적 역할에 대해 기술할 것이다. 헌신적으로 일하는 의료전문직들의 신뢰가 얼마나 위협받고 있는지, 우리의 개인적 일상과 자유가 국가 권력의 간섭에 의해 얼마나 위태로운 상황에 놓여 있는지, 얼마나 넓은 범위의 도덕적 사회적 질문들이 우리 시민들의 정당한 권리와 연관되어 존재하는지에 대해서 나는 경각심을 불러일으킬 것이다. 공적인 영역에서 제공되어야 할 의료 서비스가 사회에서 널리 이용되는 동안, 이런 위험들을 조절하는 여러 규제들에 대해서도 언급할 것이다. 2장부터 6장까지는 한정된 자원을 관리하는 집사로서의 의사의 사회적 역할에 대해 서술할 것이다. 2장과 3장에서는 공적인 영역에서는 잘 언급되지 않으나 미국에 이미 존재하고 있는 난제, 즉 의학의 치료 능력이 우리의 지불 능력을 이미 초과하고 있는 문제를 다룰 것이다. 우리는 앞으로 25년 내에 전체 국부國富의 3분의 1을 의료서비스에 지출할 능력이 없고, 그렇게 하지도 않을 것이다. 다시 말해 우리는 의료서비스를 '배급'하게 될 것이다. 우리가 인정하지 않았을 뿐, 이미 그렇게 하고 있는지도 모른다. 정치 지도자들, 보건의료 정책을 집행하는 사람들, 보건의료 자원의 소비를 조절하고 있는 모든 사람들은 배급의 'ㅂ'자도 입에 담아서는 안 된다. 하지만 공적 의료보험과 민영 의료보험 모두는 의료비 지출을 제한하는 방안을 찾는 데 혈안이 되어 있다. 그들은 또한 의사들에게 이러한 노력에 동참하라며 압박을 가하고 있다.

　　의사들의 참여도 점차 늘고 있다. 대안이 존재하지만 그것이 매우 비쌀 때에는 모른 척 침묵하며, 환자들이 조금이라도 불필요한 요구를 하지 못하도록 설득한다. 하지만 '의학적 필요'라는 것은 – 미국을 비롯한 수많은 나라들에서 이 용어는 건강보험 급여 여부를 결정할 때 사용하는 법률적 기준일 뿐이다– 쉽사리 변할 수 있다. 게다가 이것은 과학적 잣대라고 할 수도 없다. 단지 '의사들의 습관'을 좀 완곡하게 표현한 것일 뿐이다. 의사들의 습관은 당연히 경제적인 영향에 의해 좌우된다. 경제적인 영향이란, 값비싼 치료를 하지 않았을 때 돌아오는 보상과 지출 한계를 초과하여 치료를 했을 때 감수해야 하는 불이익 모두를 말한다. 의사들은 이런 상황을 환자들에게 말하지 않으며, 심지어 그들 스스로도 인정하지 않는다. 모두를 침묵하게 만드는 것은 바로 히포크라테스 선서라는 굴레다. 이 굴레는 의학적 성취 자체와 우리 사회의 지불 의향 및 능력 사이에 놓여 있는 커다란 갭을 어떻게 처리할 것인지에 대한 논의조차 가로막는다. 나는 이 갭의 극복을 위해 몇 가지 의견을 제시한다. 어떻게 하면 환자들의 신뢰에 커다란 흠집을 내지 않으면서 의료비를 통제할 수 있을지에 대한 의견 말이다. 4장과 5장에서는 더 깊이 들어가서, 의사에 의한 임상적 우선순위 결정의 기저를 이루는 도덕적이면서 정치적인 전제들에 대해 살펴볼 것이다. 분명히 말하건대, 이런 전제들은 반드시 의학적인 판단에 의해 구체화된다. 계층, 인종, 성별, 개인적 책임, 정상적인 것과 일반적 관행을 따르지 않는 것 사이의 경계 등에 관한 사람들의 믿음은 이러한 전제들과 서로 영향을 주고받는다. 사람들이 갖고 있는 믿음은 지출의 우선순위, 질병의 정의, 진단 및 치료에 관한 여러 결정들에 영향을 준다. 그 영향이란 대체로 양호한 편이지만, 계층이나 인종에 대한 편견이 그들에게 제공하는 치료의 범위 등과 결부될 때에는 간혹 치명적인 형태로 나타나기도 한다.

히포크라테스적 전통은 이것을 인지하지 못한다. 대조적으로, 의사들은 대체로 자신들의 임상적 결정이 정치와는 무관하다고 강변한다. 이런 생각이 의학적 판단과 정치적 도덕적 전제 사이의 관계에 대한 솔직한 논의를 어렵게 만든다. 또한 철저한 조사를 통해 그것이 편견임을 밝히는 일도 어렵게 하며, 자신들의 가치관을 기반으로 자신의 몸에 대해 스스로 결정할 수 있는 환자들의 권리까지 빼앗게 된다. 보건의료 정책의 우선순위를 정하는 민주적 절차를 무시하는 결과도 초래한다. 의학이 정치와 완전히 동떨어져 있다는 환상을 버릴 때에만, 우리는 임상진료 속에 암호화되어 있는 가치관에 대한 탐구나 토론을 시작할 수 있다. 이런 토론이 반드시 선행되어야만, 우리는 암묵적으로 형성되어 있던 편견을 드러낼 수 있고 환자에게 건강에 대한 자기 결정권을 부여할 수 있다. 아울러 애꿎은 전문가들에게 어정쩡하게 주어져 있던 '한정된 의료 자원을 적절히 관리하는 집사 역할'을 시장이나 정치인들이 거시적 차원에서 제대로 수행할 수 있게 보장할 수 있는 것이다.

  6장에서 내가 살펴볼 문제는 다음과 같다. 환자들이 사전에 비용에 대해 인지한 후 자발적으로 동의하기만 했다면, 의사들이 비용 절감을 위해 치료를 제한하더라도 환자에게 최선을 다한다는 신의의 의무를 위반한 것은 아니라고 볼 수 있는가? 사실 논쟁거리는 환자가 '검소한 치료'를 제공하는 대신 보험료도 저렴한 의료보험 계약서에 서명을 하는 순간에 이미 시작된다. 그들은 곧 저렴한 보험료라는 보상을 받는다. 하지만 시간이 흐른 후, 더 비싼 보험료를 낸 사람에게는 제공되는 고급 의료서비스를 받지 못하는 데 대해 항의할 수 없다. 이것은 당신이 건강할 때 스스로 선택한 것이다. 당신에게는 기회가 있었고, 당신이 그 옵션을 골랐고, 당신의 신용카드로 돈을 냈다. 건강과 질병이 걸려 있는 로또에서 당첨되지 못한 사람들은 좀 더 많은 혜택을 주는 의료보험 상품을 선택하지 않은 것을 후회할지 모르지만, 여기에 재도전의 기회란 없다. 보험의 경제 원리는 그런 식으로 작동하지 않기 때문이다. 당신 스스로 내린 선택, 의사가 기꺼이 존중해 줄 바로 그 선택은 당신이 아프기 전에 수많은 의료보험 상품 가운데 직접 고른 것이다.

1980년대까지만 해도 이런 생각은 비주류에 속했다. 우파적 보건의료 정책 속에서, 지금은 이런 생각이 당연한 것으로 받아들여진다. 비싼 치료를 중단하고 환자에게는 그에 대해 아무 말도 하지 않도록 의사들을 구슬리는 것을 비판하는 사람들에 대해 HMO health maintenance organization★ 지지자들이 내놓는 대답이 바로 이것이다. 환자에 대한 신의를 저버리는 것과 관련된 갈등이 생기지 않도록, 일은 아주 교묘하게 처리된다. 보험회사의 종용에 따라 환자에 대한 치료를 제한한다고 해서 의사가 자신의 환자를 배반하는 것은 아니다. 그들은 단지 검소한 치료 옵션을 택했던 환자의 의지를 존중해 줄 뿐이다. 나는 이 교묘한 처리방식이 왜 실패하는지, 왜 환자의 동의가 의사에게 치료자와 반대자라는 두 가지 이중적 역할을 한꺼번에 주는 데까지 확장되어서는 안 되는지 보여줄 것이다. 이런 이중적 역할에 대한 반감이 결국 1990년대 관리의료 managed care★★ 에 대한 대중적 반발을 초래한 것이다.

★ 의료보험회사의 일종으로 비교적 보험료가 싸고 제한도 많다.

★★ 의료비 절감을 위해 마련된 의료서비스 제공 체계의 일종으로, 사전에 정해 놓은 가이드라인에 따라 의료서비스를 제공하는 등 제한이 많다. 앞에서 등장한 HMO가 대표적인 관리의료 기구라 할 수 있다.

역사는 많은 교훈을 준다. 돈을 아끼기 위해 신뢰를 저버리는 방식으로 설계된 의료개혁은 성공할 수 없다. 의학이 발휘할 수 있는 치유의 능력과 우리의 지불 능력 사이의 갭을, 지금까지는 그렇게 하지 못했지만, 이제부터는 솔직하게 인정해야만 한다.

    7장에서는 국가 안보를 위한 도구로까지 확장되는 의학의 역할에 대해 살펴볼 것이다. 9.11 테러 직후, 부시 행정부는 임상심리사, 정신과의사와 다른 몇몇 분야 의사들을 초빙하여 고문에 해당하지 않는(많은 사람들이 그것도 고문이라고 생각했지만) 새로운 심문 방법을 개발해 줄 것을 주문했다. 의사들은 새로운 방법을 고안해 냈고 그 사용 과정을 감독했으며, 결국 행정부의 행동을 법적으로 정당화시키는 데 중요한 역할을 했다. 나는 이 이야기를 통해서, 의사들이 히포크라테스 선서를 망각하고 전사戰士가 되었을 때 어떤 잘못된 일이 벌어질 수 있는지에 대해 말하려 한다. 일부 내용은 저널리스트들에 의해 이미 알려져 있다. 나는 아직 알려지지 않은 새로운 내용들을 이 책에서 처음으로 공개할 것이다. 새롭게 입수한 기록들과 지금까지 한 번도 공개적으로 발언한 바 없는 관련자들과의 인터뷰를 바탕으로 기술한 것이다. 또한 나는 최근 군사적 용도로 의학이 사용되는 사례가 크게 늘고 있는 것에도 주목할 것이다. 그 중 일부는 무력의 행사를 좀 더 인간적이고 효율적으로 만들 수 있을지 모르지만, 다른 일부는 그것을 더욱 야만적으로 만들 것이기 때문이다.

8장에서는 9.11 이후 억류자 학대와 관련하여 의사들이 결정적인 역할을 했다는 사실이 드러난 데 대한 전문가집단 리더들의 약삭빠른 대응에 대해 다룬다. 미국의 심리학자와 정신과의사들을 대표하는 조직들은 분명히 히포크라테스 선서를 했음에도 불구하고 가장 볼썽사나운 형태로 그 서약을 깨뜨렸다. 가혹한 심문 방법을 기획하는 데 참여했던 바로 그 사람들은 기소나 다른 종류의 제재로부터 자신들을 보호할 목적으로 새로운 윤리 규정을 다듬는 일에도 참여하여 중추적인 역할을 했다. 그로 인해, 의학적인 기술이나 지식이 국가 안보를 위해 사용될 때 지켜져야 할 한계를 명확히 할 기회는 사라져 버렸다. 이 장의 결론에서 나는 생명과학이 외부의 적으로부터 우리를 지켜줄 수 있는 잠재력이 있다는 것을 인정하면서도, 환자의 신뢰 혹은 환자 개인의 권리를 손상시키지 않는 적절한 제한 장치가 있어야 한다는 생각으로 몇 가지 규칙을 제안할 것이다.

9장에서 나는 법원이 점점 더 의학적인 판단에 의지하고 있는 현상을 살펴볼 것이다. 법을 만드는 사람들과 판사들 모두 의학에 더 많이 의존하고 있어서, 때로는 의사가 전문가로서 판단할 수 있는 범위 이상의 결정을 기대하기도 한다. 지난 백여 년간 정신과의사들은 범죄자의 책임 여부를 판단함에 있어 중요한 역할을 했다. 최근에는 다른 의사들과 심리학자들도, 예를 들어 이혼하는 부부가 아이의 양육권을 놓고 다투는 경우에서, 법원의 판단에 결정적인 영향을 끼치고 있다. 학습 능력을 향상시킨다는 약물의 사용과 관련해서도 문지기 역할을 부여 받고 있다. 자유주의자들과 보수주의자들은 공히 낙태나 비만 등 생물학과 정치가 결합되어 있는 여러 논쟁들에서 자신들을 도와 달라고 의사들을 부르고 있다. 의사 집단의 구성원들이 이런 주제들에 대해서 한 가지 통일된 견해를 갖고 있지 않은 것은 당연하다. 하지만 그들이 의견 표명을 좀 더 자제하지 않는 것은 실망스러운 일이다. 이런 문제들에 대해서 의학적 견해를 공표하는 것은 문화적 도덕적 전제들의 총화여야 하기 때문이다. 성급한 의사 표명은 솔직하지 못한 행위이며, 전문가로서 획득한 신뢰를 격렬한 논쟁에서 승리하는 데 이용하는 것은 의사에 대한 환자의 신뢰를 훼손하는 일이 될 수도 있다. 9장에서는 또한 법률적 필요에 의해 의료 기술을 사용하는 문제도 살펴볼 것이다. 이와 같은 법원의 행위가 때로는 히포크라테스의 이상에 부합하지만(대법원은 의사들이 독극물 주입 사형에 개입하지 않아도 된다고 판결했다), 히포크라테스의 이상을 무시해 버리는 경우가 더 흔하다.

    10장에서는 의학의 치료적 역할과 사회적 역할을 모두 수용하는 것과 관련된 몇 가지 아주 중요한 아이디어들을 이 책의 결론으로 제시할 것이다. 진정한 수용의 시작은 우리가 지금까지 의사들에게 상호모순적인 기대들을 가져 왔다는 점을 인정하는 데서 비롯된다. 나의 어머니처럼, 우리 모두는 의사들이 우리 곁에서, 특히 절박한 순간에는, 무조건적으로 우리 편이 되어 주기를 원한다. 하지만 이런 기대는 공공선의 개념과는 충돌할 수 있다. 우리는 의사들이 치솟는 의료비를 절감하여 심각한 위험에서 우리를 구하고, 우리의 이상을 공유하고 확인하기를 기대한다. 의학의 사회적 역할을 깨닫지 못하면, 공적인 목적과 사적인 목적이 서로 갈등을 빚을 때, 히포크라테스 선서는 의사들의 책무와 의사들에 대한 우리의 적절한 기대가 무엇인지에 대해 제대로 답을 할 수 없게 된다.

허용 가능한 의학의 지향점은 어디인지에 대한 국가적(사실은 세계적) 대화가 필요하다. 히포크라테스 선서에 내재된 의학의 사회적 목적에 대한 침묵을 끝내는 대화 말이다. 의학의 일차적 목적은 치료라는 사실이 이 대화의 출발점이 되어야 한다. 의사-환자 관계 속에서 형성된 신뢰가 깨져서는 안 된다. 의사들은 단지 비용을 아끼기 위해 환자에게 이로운 처치를 중단해서는 안 되며, 비용-효과의 균형과 관련해서 뭔가 숨기는 부분이 있어서는 안 된다. 의사들은 국가를 위한 일에서도 다른 사람을 죽이는 데 자신들의 의학적 능력을 사용해서는 안 된다. 군인으로서든 사형 집행인으로서든, 그것이 다른 누군가에 의해 행해지는 것은 용인되는 일일지라도, 의사가 해서는 안 된다. 하지만 의료 행위는 사회적 가치를 염두에 둔 채 행해져야 한다. 비용 절감에 도움이 되는 임상진료 가이드라인의 설정은 미국이 재정적 재앙을 피하고자 한다면 반드시 필요한 제도다. 널리 공유된 가치관을 기반으로 해서 형성되는 의학적인 판단들은 우리의 문화적 맥락의 일부다. 양립할 수 없는 비용과 효과에 대해, 의학적인 판단에 영향을 미치는 도덕적인 전제들에 대해, 우리는 공개적으로 토론하여 결정을 내려야 한다. 자유주의자들과 보수주의자들 모두가 흔히 그러하듯이, 의료 행위가 정치 경제적 문제들과 별개의 것이라 주장하면서 관련 논의를 봉쇄해서는 안 된다. 의사들이 그들의 능력을 의학적인 영역을 넘어 공공선을 위해서도 활용할 수 있도록 우리가 격려해야 한다. 하지만 의사들은 그 과정에서 임상 영역에서 형성되는 신뢰를 저버려서는 안 되며, 과학적 결론과 도덕적 선호를 부적절하게 혼동해서도 안 된다.

앞으로 수년간, 우리 사회에서 의료 분야는 점점 더 중요해질 전망이다. 의학의 능력도 확대되고 그 비용도 급등할 것이기 때문이다. 뇌 과학이나 게놈 의학 등 여러 분야의 발전은 의사들에게 더 많은 것을 설명하고 개입하고 해결하고 파괴할 능력을 부여할 것이다. 정부나 민간의 여러 이해당사자들은 이런 능력이 자신들을 위해 사용되게 하려는 시도를 멈추지 않을 것이다. 그리고 의사들은 유혹과 압력을 지속적으로 받게 될 것이다. 그러므로 우리는 의학의 목표를 어디에다 설정할 것인지를 반드시 결정해야만 한다. 이 책이 그 시작이다.

2

비용은 줄이되 신뢰는 유지하기

히포크라테스는
the hippocratic myth
모른다

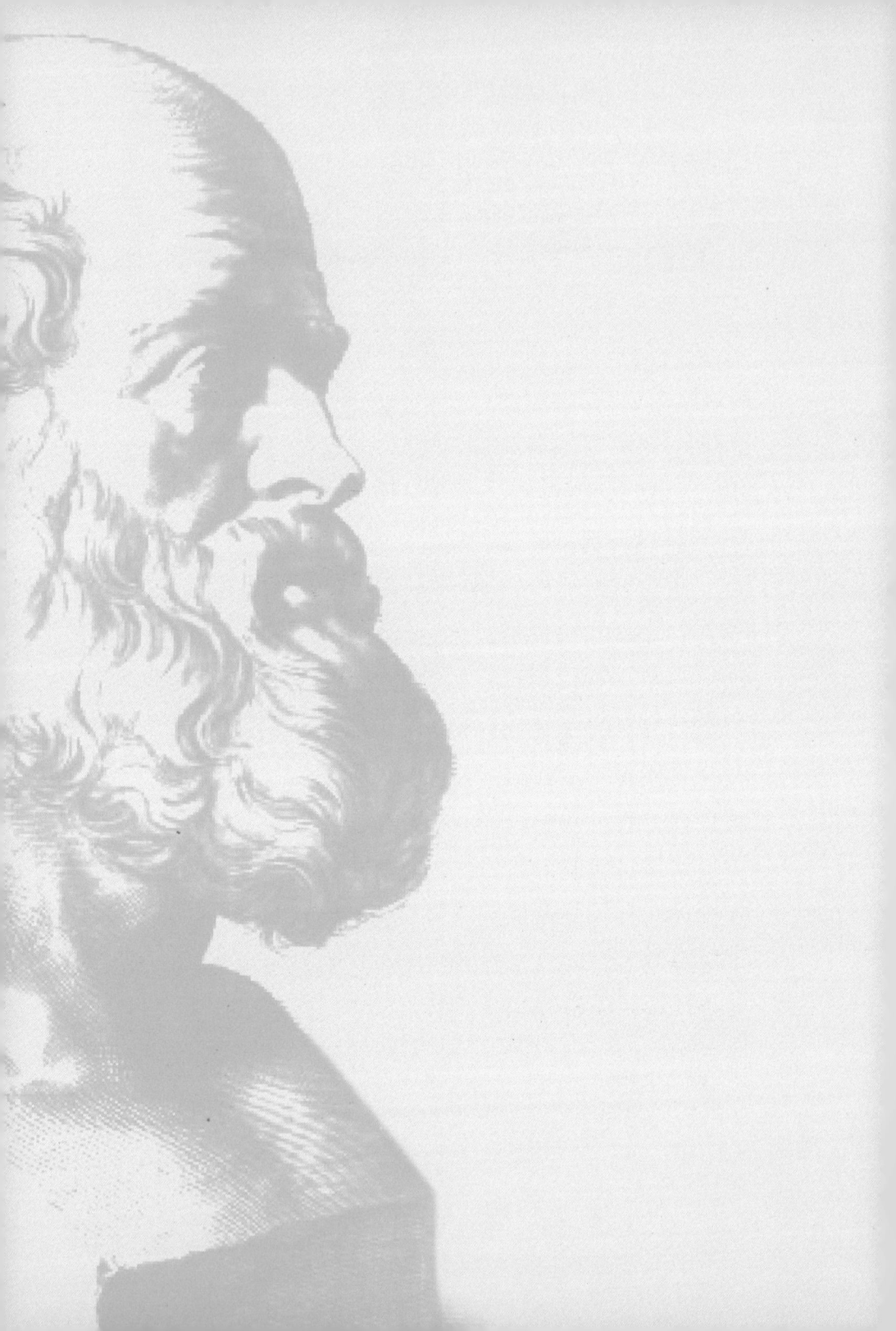

히포크라테스는
the hippocratic myth
모른다

캐리 에머드

캐리 에머드는 십대 중반 이래로 줄곧 몇 달에 한 번씩 곧 죽을 것 같은 느낌이 들었다. "언제가 그때인지 알 수 있어요." 그녀가 내게 말했다. "배가 경고의 신호를 보내요. 통증과 함께 부풀어 오르죠. 움직여야 한다고 느끼지만 그러지 못해요. 몸이 허락하지 않거든요. 그리곤 몸이 떨리기 시작하죠."[1]

그녀의 남편이 집에 돌아왔을 때 캐리가 욕실 바닥에 쓰러진 채 땀을 흘리며 신음하고 있는 것을 발견한 것이 한두 번이 아니었다. 그럴 때면 마치 그녀가 칼에 찔리기라도 한 것처럼 보였다. 2005년 10월의 어느 날 밤, 남편은 쓰러져 부들부들 떨고 있는 그

---

1 캐리 에머드와의 전화 인터뷰, 2008년 9월.

녀의 몸 위에 올라탄 채로 그녀를 붙잡고 떨림을 멈추게 하려고 애썼다. 이 상황에서 그녀의 다음 기억은, 소방관과 구조대원들이 그녀를 집 밖으로 옮길 때에 브래지어만 착용하고 있다는 데서 부끄러움을 느꼈다는 사실이다. "당황스러워서 미치는 줄 알았어요. 심지어 구조대의 책임자가 내 친구였거든요. 그는 그래도 집 밖에 멀찌감치 서 있어 줬죠." 병원으로 옮겨지는 중에 통증은 가라앉았다. 의사들은 그녀가 앰뷸런스를 부른 것에 대해 야단을 쳤다. "당신은 그렇게 심한 환자가 아닙니다. 당신은 좀 비정상인 것 같아요."

캐리의 증상은 의사들에겐 난해한 수수께끼와 같았다. 하지만 그녀에게는 그렇지 않았다. 십여 년 전, 그러니까 열한 살 때 캐리에게 초경이 있었다. 그때보다 더 심한 생리통이 찾아온 적은 이후에도 없었다. 열세 살 때, 그녀는 매달 하루 이틀씩 학교에 결석했다. 어머니가 캐리를 의사에게 데리고 갔는데, 의사는 그저 단순한 생리통이라고 했다. 1년 후에는 증상 완화를 기대하며 경구 피임약을 복용했지만 소용이 없었다. 그로부터 몇 달 후였을 게다. 캐리의 어머니가 외출했다가 집에 돌아오자마자 푹 쓰러졌다. 캐리는 회상한다. "우리가 엄마를 막 깨웠더니 '이제 괜찮다'고 하시더군요." 그때 캐리는 알게 됐다. 엄마도 자신과 같은 증상으로 오랫동안 고통스러워했다는 것을.

캐리 어머니의 주기적인 통증은 결국 미스터리로 남았다. "엄마는 가난한 집에서 컸어요. 일곱 아이들 중의 하나였죠." 의사를 찾아가는 건 생각도 못했다. "엄마는 '생리통이 심하다. 하지만 이 거 내야 해. 그걸로 내 생활을 엉망으로 만들 수는 없어.' 이렇게 생각했었죠." 얼마 후 캐리가 열다섯이 되었을 때, 캐리의 어머니는 과거에는 없었던 경련을 일으켰다. 그녀는 말한다. "응급실에 실려 갔어요. 외과의사들이 배를 열었죠." 피를 가득 머금은 자궁 조직이 골반 전체를 뒤덮고 있었다. "난소부터 대장까지, 정말 복부 전체에 가득했다니까요."

캐리의 어머니는 자궁내막증, 즉 자궁내막 조직이 다른 곳에서 과도하게 증식하는 질병이 특히 심하게 나타난 사례다.[2] 자궁내막은 월경주기 초반에 두터워졌다가 생리기간에 생리혈의 형태로 떨어져 나온다. 통증을 유발하는 것이 바로 이것이다. 캐리 어머니와 같은 경우는, 뭉쳐진 자궁내막 조직이 월경을 하듯 출혈을 일으킬 때 질을 통해 몸 밖으로 나오는 대신 복부 내로 쏟아진 상황이다. 한 달에 한 번씩 격한 통증이 찾아오는 것은 당연한 일이다. 캐리는 자신이 어머니와 같은 병을 갖고 있다는 사실을 알게 됐다. 캐리를 진찰한 의사들이 찾아내지 못했지만, 그녀는 자궁내막증을 갖고 있었다.

---

[2] 자궁내막 조직이란 자궁의 안쪽 면을 덮고 있는 것으로, 초기 배아의 성장을 돕기 위해 혈관 공급이 매우 풍부하다. 월경 주기에 따라 성장했다가 떨어져 나오기를 반복한다.

의사들은 자궁내막증을 '외과적 진단이 필요한 질병'으로 분류한다. 우아하게 들리는 이 말은 '배를 열어서 잘라보기 전에는 진단하기 어렵다'는 뜻이다. 하지만 캐리의 담당 의사는 수술을 고려하지 않았다. 피임약 복용으로도 증상이 조절되지 않은 이후에도, 2005년 응급실 방문 이후에도, 몇 차례 더 극심한 통증이 찾아와서 죽고 싶다는 생각을 했음에도 불구하고 말이다. 캐리는 특이한 허브 배합물이나 야릇한 식이요법까지 시도했지만 모두 소용이 없었다. 그 이후, 캐리는 의료보험 계약을 바꿨다. 자신을 수술해 줄 의사를 찾기 위해서다. 마침내 수술 날짜가 잡혔다. 하지만 그때 우연이 개입했다. 캐리가 임신했음을 알게 된 것이다. 2006년 8월이었다.

계획에 없었던 그녀의 임신은 예기치 못한 결과를 가져왔다. 그녀의 증상이 사라진 것이다. 몇 년이 지난 후 그녀가 말했다. "임신한 동안 나는 과거 어느 때보다도 편안했어요." 캐리는 엄마가 되기를 고대했다. 9월의 어느 토요일에 소량의 하혈이 있었지만 그녀는 조급해 하지 않았다. 하지만 캐리의 전화를 받은 HMO 상담센터의 담당자는 즉시 병원에 가서 진찰을 받아 보라고 권유했다. 응급실에 도착했을 때는 출혈량이 좀 더 늘었다. 캐리는 그 이후 벌어진 여러 가지 일들을 기억한다. 몇 번의 심한 통증, 초음파 검사, 급하게 진행된 수술 준비. 전화를 받고 달려온 산부인과의사 클레어 리브 선생은 말했다. 자궁이 아니라 나팔관에 착상이 된 상태이며,

사망 확률이 3분의 1에 이를 정도로 위험한 상황이라고.

"저는 울음을 터뜨렸어요. 남편에게 말했죠. '엄마에게 전화해. 다른 가족들에게도. 다들 날 위해 기도하라고 해줘.' 제가 수술을 받고 깨어났을 때, 정말 많은 가족들과 손님들이 와 있었어요. 두 가지가 기억나네요. 사람이 아주 많았다는 것, 그리고 아주 많이 아팠다는 것."

수술 이후, 뭔가 착오가 있었음이 밝혀졌다. 나팔관에는 착상된 배아가 없었던 것이다.[3] 나팔관 제거 수술은 아무런 효과도 없었다. 단지 미래의 임신 확률을 좀 낮췄을 뿐. 캐리의 하혈은 유산 때문인 것으로 밝혀졌다. 가슴 아픈 일이긴 하지만 유산은 전체 임신의 30%에서 일어날 정도로 흔하다.[4] 그리고, 마취가 풀리고 통증이 진정되었을 무렵, 리브 선생은 캐리에게 또 다른 놀라운 소식을 전했다.

리브는 수술 중에 촬영한 캐리의 뱃속 사진을 몇 장 보여주었다. 작고 검은 것들이 여기저기에서 눈에 띄었다. 손쓸 수 없을 정

---

[3] 수술이 '불필요한' 것으로 드러났다는 사실이 곧 '부주의했음'을 의미하는 것은 아니다. 의료 행위란 본디 100% 정확히 예측할 수는 없는 수많은 위험들 사이에서 균형을 찾아야 하는 어려운 판단들의 연속이라 할 수 있다. 사후에 복기해 보았을 때 '오류'로 판명되는 경우가 생기는 것은 피할 수 없는 일이다.

[4] D. Keith Edmunds, ed., *Dewhurst's Textbook of Obstetrics and Gynaecology*, 7th ed. (Malden, MA: Blackwell Publishing, 2007), 94.

도로 넓게 퍼진 난소암일 가능성이 높았다. 캐리의 가족들은 기도했고 울먹였다. 그리고 캐리를 집으로 데리고 가려 했다. 그때 세포병리 검사 결과가 도착했다. 자궁내막증, 그 뿐이었다. 암이 아니었고, 당연히 사형 선고도 없었다. 그저 흔해빠진 유산이었고, 자궁내막증이 우연히 발견됐을 뿐이다. 불필요한 수술이 행해지긴 했지만. 만약 그녀가 받은 불필요한 수술로 인해 다시는 아이를 갖지 못하게 되었더라면, 캐리는 의료과오에 대해 소송을 제기했을지 모른다.

하지만 여전히 캐리는 리브 선생에게 자신을 진료해 달라고 간청하고 있다. 리브야말로 '증인'이기 때문이다. 리브는 캐리의 자궁내막증이 진짜임을 안다. "나는 리브가 필요해요. 리브는 내 속을 들여다봤고, 내가 이상한 사람이 아니라는 점을 알아요. 리브는 내 안에 있어요." 하지만 리브는 정중히 사양했다. 캐리가 볼 때, 리브는 나팔관을 잘못 제거한 것 때문에 의료소송을 당할까봐 조금은 위축된 듯했다. 캐리는 전혀 그럴 생각이 없었는데 말이다. 그래서 캐리는 HMO의 부인과의사, 그러니까 피임약을 먹으라고 했던 그 의사를 찾아갔다.

캐리가 가입한 HMO인 헬스넷HealthNet 측이 볼 때 일반적이지 않은 길을 캐리가 선택한 것은 그 무렵이었다. 캐리의 어머니는 오리건에서 데이비드 레드와인이라는 외과의사를 찾았는데, 그는 독특한 이론과 색다른 접근법을 갖고 있었다. 약간의 배경 지식이 그 이후 벌어진 전투를 이해하는 데 도움이 된다. 의대생들은 자궁 내막증에 대해 '반대 방향, 즉 나팔관을 통해 복강 내로 생리혈이 흐를 때 생긴다'고 배운다.5 이 사례에 나오듯이, 자궁에서 비롯된 세포들은 난소, 소장, 대장, 그리고 다른 장기들을 잡초처럼 휘감는다. 자궁이 이들 장기들을 향해 지속적으로 '씨를 뿌리는' 것과 마찬가지라서, 덩어리 하나를 제거한다고 해서 이 질병을 치료할 수 있는 게 아니다. 외과의사는 정원에서 잡초를 제거할 수는 있지만 잡초가 다시 자라는 것까지 막지는 못한다. 자궁이 계속 씨를 뿌리기 때문에.

따라서 일반적인 이론에 의하면 자라난 덩어리 하나를 공들여 완전히 제거하는 것은 쓸모없는 짓이다. 평소에는 약으로 적당히 조절하고 도저히 안 될 때는 단순한 처치★로 잡초를 다듬어 주는 방식으로

★ 복강경을 이용한 시술을 말한다.

통증을 관리하는 것이 차라리 이치에 맞는다. 그게 비용도 더 적게 든다. 예산에 관심을 쏟는 의료보험의 접근 방식이 이런 식이다. 하지만 이는 여성에게 평생 동안 어느 정도의 통증은 견디며 살라고 말하는 셈이다. 그런데, 이런 접근의 근거가 되는 그 이론은 한 번도 증명된 바가 없다. 의학의 다른 내용도 흔히 그러하듯이, 생리혈 역행설은 의사들이 '그냥 믿는' 내용일 뿐이다.6

5   앞의 책, 491.

훨씬 덜 유행하는 이론은, 자궁 바깥에 존재하는 줄기세포 중 일부가 뭔가 잘못되어 자궁내막과 비슷한 세포들을 만들어낸다는 것이다. 이 이론에 따르면 문제가 있는 세포들이 이동하는 건 아니다. 그냥 그 자리에서, 즉 복부 내에 고정된 채 질병으로 나타날 때까지 자라날 뿐이다. 이 세포들은 여전히 신화로 남아 있다. 한 번도 눈에 띈 적이 없으니까. 하지만 레드와인과 세계 곳곳에 산재한 그의 동료들은 이 이론을 받아들이고 치료에도 적용했다. 그들은 눈에 보이는 모든 잡초 덩어리를 제거하고 숨어 있는 줄기세포 뿌리들도 제거함으로써 자궁내막증을 '완치'할 수 있다고 주장한다. 보험회사들은 완전히 무시하고 있지만, 그들은 자체적으로 장기간 추적 연구를 진행하고 있다. 그들의 연구에 의하면, 완치를 염두에 두고 그들이 수술했던 대부분의 환자들은 수술 이후 아무런 증상 없이 지내고 있다.[7] 생리혈 역행설이 옳다면 결코 일어날 수 없는

---

[6] 1920년대부터 그랬다. 당시 존 샘슨이라는 부인과의사가 이러한 내용을 주장했지만, 생리혈이 거꾸로 흐른다는 사실을 규명하지는 못했다. 그는 한 논문에 "복강 내 자궁내막증은 자궁내막 조직이 생리혈을 통해 복강 내로 흘러들어가기 때문에 발생한다"라고 기술했다. *American Journal of Obstetrics and Gynecology* 14 (1927): 422–469.

[7] 레드와인과 동료들은 간혹 통증이 재발한 경우에도 재수술을 통해 자궁내막증을 완전히 제거한 이후에는 증상이 사라졌다고 주장한다. David B. Redwine, "Diaphragmatic Endometriosis: Diagnosis, Surgical Management and Long-Term Results of Treatment" *Fertility and Sterility* 77, issue 2 (February 2002): 288–296; Richard Brouwer and Rodney J. Woods, "Rectal

일이라고 그들은 주장한다.

그들은 이 결과가 보험회사들이 지불하기 싫어하는 접근방식, 즉 질병을 완전히 제거하는 비싸고 수고스러운 수술이라는 옵션을 정당화하는 것이라 주장한다. 캐리가 가입한 HMO의 산부인과의사는 전통적인 방법, 즉 약으로 조절하고 가끔씩 간단한 처치로 잔디만 다듬는 방식을 고집했다. 하지만 그녀는 평생 동안 겪어야 할 통증이 무서웠다. 결혼 생활까지 위협하는 무시무시한 통증이었다. 캐리는 자신을 레드와인에게 의뢰해 달라고 가정의에게 요구했다. 그녀가 레드와인에게 의뢰되어 예의 그 수술을 받게 된다면, HMO는 수만 달러를 지출하게 된다.

캐리가 몰랐던 게 있다. HMO에서는 규정된 범위 이상의 치료를 제공한 의사에게는 급여 삭감이나 등급 하향조정 등의 불이익을 주고 있다는 사실 말이다.[8] 의사가 의뢰를 요청해도 HMO의 메디컬 디렉터가 흔히 그 요청을 거절한다는 것도 당연히 몰랐다. 캐리의 가정의인 제니퍼 호퍼는 처음에는 전통적인 방식의 치료를 받

Endometriosis: Results of Radical Excision and Review of Published Work," *ANZ Journal of Surgery* 77, issue 7 (July 2007): 562-571.

8   캐리의 HMO인 헬스넷과 계약을 맺고 진료하는 의사 집단(Sutter Independent Physicians network)의 구성원들은 여러 임상 지표들(예를 들어, 자궁경부암 도말검사나 유방촬영술 대상자 중 실제로 검사를 받은 사람의 비율)과 비용 절감 수준에 따라 점수가 매겨진다. 의사들은 그 점수에 따라 1년에 두 번씩 인센티브를 받는다. 이는 캐리의 가정의인 제니퍼 호퍼가 저자와의 인터뷰에서 밝힌 내용이다.

으라고 캐리를 설득했다. 그러나 캐리는 레드와인이 쓴 논문들과 그녀가 인터넷에서 찾은 각종 자료들을 출력해서 갖고 왔다. 캐리의 열정에 호퍼도 마침내 마음을 돌렸다. "내 앞에는 평생에 걸쳐 때때로 복강경 시술을 받을 것인지 아니면 단 한 번의 확실한 개복 수술을 받을 것인지를 결정해야 하는 25세 여성이 있었습니다." 호퍼는 1년 이상 흐른 후에 이렇게 회상했다.[9] "그녀는 극심한 통증에 시달리고 있었고, 출산과 관련해서도 고민이 많았죠. 그녀를 통증에서 벗어나게 해 주고 싶었습니다. 그건 해볼 만한 일이었어요."

하지만 HMO의 메디컬 디렉터인 호세 아르벨로는 다르게 결정했다. 2007년 4월, 그는 의뢰 요청을 거부했다. 캐리가 헬스넷 측에 재심을 요구했지만 소용없었다. 그 동안에도 매달 참을 수 없는 통증이 밀려왔다. 그리고 그녀의 결혼도 흐트러지고 있었다.

보험회사의 관점에서 보면 문제는 아주 단순하다. 비 표준적이고 돈이 많이 드는 레드와인의 치료법을 뒷받침하는 논문의 수는 상대적으로 많지 않고 그 내용도 좀 미심쩍은 부분이 없지 않다. 의학에서 효과를 검증하는 가장 높은 수준의 표준은 비슷한 환자들을 임의로 몇 개의 그룹으로 나누어 각기 다른 치료를 실시한 다음 각각의 그룹에서 결과가 어떻게 달라지는지를 추적하며 살펴보는 방법이다. 어떤 지표를 사용하여 각 그룹의 결과를 판정할 것인지도

---

[9] 제니퍼 호퍼와의 인터뷰, 2008년 9월 2일.

미리 정해 놓아야 한다. 하지만 레드와인의 주장은 전혀 이런 방식으로 검증되지 않았다. 레드와인과 그 동료들이 보고한 환자들은 모두 그들 스스로가 선택한 환자들이었다. 그들은 자신들의 치료법과 전통적인 치료법을 비교하지도 않았고, 어떤 지표를 사용할 것인지도 미리 정해 놓지 않았다. 이렇게 하면 연구자 편향bias이 나타날 위험이 있고(이 편향은 환자를 선택할 때도 나타날 수 있고 결과를 해석할 때도 나타날 수 있다), 레드와인 접근법의 가치를 제대로 판단하기도 어렵다.

하지만 여기서 한 가지 짚고 넘어가야 할 불편한 진실은, 기존의 전통적 치료법들 또한 이런 식의 확실한 효과 검증 없이 통용되고 있다는 사실이다. 피임약을 통한 조절, 다른 호르몬제를 이용하는 방법, 눈에 보이는 자궁내막 덩어리를 가끔씩 제거해 주는 시술 등도 높은 수준의 표준적 검증 절차를 거치지 않았다. 당연히 레드와인의 접근법보다 이들이 낫다는 증거도 없다. 사실 자궁내막증 치료에 관해서는 곳곳에 불확실성들이 존재한다. 하지만 의사들은 이런 불확실성을 환자들과 공유하지 않는다. 의사들은 대체로 자신이 하고 있는 일이 옳다고 열정적으로 믿는 경향이 있다.

이렇게 불확실성, 경쟁, 그리고 강한 신념이 결합하면 불이 잘 붙는 특성을 갖게 된다. 의학 분야에서는 이런 특성이 대부분의 환자들이 생각하는 것보다 훨씬 더 강하다. 전문가들끼리의 경쟁의식과 지나친 열정은 아직 과학적으로 규명되지 않은 의문들에 대한 합리적 토론을 방해하기도 한다. 레드와인의 확신은, 다른 산부인과의사들이 전극이나 레이저를 이용하여 자궁내막증 세포들을 태우는 것과 달리, 메스를 들고 자궁내막증 덩어리를 통째로 도려내는 일을 평생 계속한 데서 비롯된 것이다. "시각과 촉각을 모두 사용하는 거죠." 그가 내게 말했다. "자궁내막증은 느낌이 달라요. 딱딱하죠. 그건 창자나 다른 조직 쪽으로 깊숙이, 2~3센티미터 깊이로 파고들어요. 레이저 시술을 하는 의사들은 실제로 덩어리를 박리해 내지 않기 때문에 깊이를 알 수가 없죠." 그는 말한다. "레이저는 사람의 머리카락 두께만큼만 기화시킬 뿐입니다. 볼펜으로 호두를 까려고 하는 것과 비슷하죠." 실제로 호두를 만져보지 않고 호두를 깔 수 있겠느냐는 말이다. "깊이 태워야 합니다. 그런데 얼마나 깊이 태워야 할지를 모르죠. 그러니 정상 조직에 손상을 입히지 않으면서 충분히 태우는 일은 불가능한 겁니다."

"전 세계의 유명한 레이저 수술 전문가들조차 자궁내막증을 완전히 제거하지 못하는 이유가 바로 그겁니다." 레드와인은 주장한다. 그게 재발의 원인이라는 거다. 생리혈 역행설의 신화는 자궁내막증 치료 실패를 덮어주는 너덜너덜한 포장일 뿐이라고, 그는 주장한다. 또한 레드와인 자신의 수술 이후 증상이 없어진 경험을 한 수백 명의 환자들 자체가 자신의 치료법이 옳음을 보여주는 강력한 증거라고 주장한다. 보험회사에서 뭐라고 반대 논거를 제시하든, 자신의 방법이 유효하다는 확실한 증거가 있다고 말이다.

그러니 아르벨로가 캐리의 요청을 거절한 것은, 레드와인이 보고 느끼고 환자들에게 감사의 인사를 받으면서 알게 된 많은 정보들에 비추어 볼 때, 터무니없는 일이다. 수백 년 동안 의학 분야의 진보는 이런 식으로 축적되어 왔다. 지난 세기에 의학 연구가 폭발적으로 발전했지만, 과거의 방식도 여전히 유효하다. "의학은 과학이 아니라 예술"이라는 경구가 이를 잘 말해준다. 하지만 다른 의사들이 역시 평생 동안 쌓은 경험은 무엇이 효과적이고 무엇이 그렇지 않은지에 대한 '라이벌 진실'을 만들어낸다. 레이저 수술을 예술적으로 잘 해내는 산부인과의사들은, 자궁내막증이 생리혈 역행 때문에 재발하는 것이므로 반복적 치료가 불가피하며 여러 치료방법들 중에서는 레이저 수술(배에 작은 구멍을 뚫은 다음 가는 튜브를 넣어서 시술한다)이 불편과 위험을 최소화한 치료법이라는 사실을 너무도 잘 알고 있다.

"의학적 필요성"

의학은 아직 이와 같은 라이벌 진실들을 다루는 방법을 찾아내지 못했다. 지난 수십 년 동안, 여러 검사법이나 치료방법이 유효한지 여부를 조사한 연구자들은 널리 사용되는 치료법 중에서 상당수가 효과가 없거나 심지어 환자에게 해롭다는 사실을 밝혀냈다.[10] 최근에 세간의 이목을 끈 사례들로는, 폐경 여성에 대한 에스트로겐 대체 요법(심혈관질환의 위험을 줄여주는 것으로 알려졌었다)이나 막힌 관상동맥에 스텐트를 넣어 혈관을 지탱하는 방법 등이 있겠다. 폐경기 여성에게 에스트로겐을 투여하는 것은 심근경색이나 뇌졸중의 위험을 오히려 높인다는 사실이 뒤늦게 밝혀졌다.[11] 관상동맥에 스텐트를 넣는 것도 마찬가지다.[12] 의사들이 행하는 행위들의 상당수는 실험에 의거하여 실증되지 않은 것들이다. 임상 진료의 다양함은 그 범위가 너무 넓다. 규칙이 있고 예외가 존재한다기보다는 다양한 것 자체가 하나의 규칙이라고 해도 과언이 아니다.

그러니 아르벨로가 레드와인에의 의뢰 요청을 불필요하다고 판정할 근거를 갖고 있는 것은 확실했다. 단 '필요하다'라는 말이 의미하는 것이 확실하다는 전제 하에서. 의학에서는 확실한 것이 흔

---

10   J. E. Wennberg and A. Gittlesohn, "Small Area Variations in Healthcare Delivery", *Science* 182 (1973): 1102-1108.

11   JoAnn E. Manson, MD, et al., "Estrogen plus Progestin and the Risk of Coronary Heart Disease", *New England Journal of Medicine* 349, no. 6 (August 2003): 523-534.

12   스텐트는 혈전 형성 위험이 높은 불안정형 협심증 환자의 관상동맥에 삽입되었을 때에는 심근경색을 예방하는(즉 생명을 구하는) 효과가 있음이 밝혀졌다. 하지만 안정형 협심증의 경우에는 이런 이익이 없으며, 오히려 심장병 위험을 높인다. William E. Boden, MD, et al., "Optimal Medical Therapy with or without PCI for Stable Coronary Disease", New England Journal of Medicine 356, no. 15 (April 2007): 1503-1516.

하지 않기 때문에, 비싼 치료법에 대해 명백한 근거를 요구하는 일은 거액의 돈을 아낄 수 있는 좋은 방법이다. 만약 보험회사에서 정말로 완벽하게 근거가 확립된 행위에만 돈을 지불하겠다고 하면, 현재 의사들이 하고 있는 행위들 대부분이 보험 혜택을 받지 못할 것이다. '근거가 확실하지 않음'이 곧 '치료 효과 없음'을 뜻한다면, 그렇게 하는 게 옳을지 모른다(의사들 외에는 손해 보는 사람도 없다). 하지만 결코 그렇지 않다. 불확실성이 뜻하는 것은 '이로울 가능성이 있다'는 것이고, 보험회사의 지불 거절은 그 가능성을 없애 버리는 것이다.

이것이 보험회사들이 일상적으로 의료를 배급하는 방식이다. 그러한 사실을 전혀 인정하지 않으면서도 그렇게 한다. 그들은 정말로 확실한 치료법에 대해서는 지불을 거절하는 일이 거의 없다.[13] 하지만 의사들은 은밀하게 치료를 줄일 수 있는 다양한 방법을 갖고 있고, 그 중 하나가 과학적으로 의심스럽다는 핑계를 대는 것이다. 미국 대법원도 그런 입장을 갖고 있다. 2000년 6월, 대법원은 보험회사들이 치료를 적게 하여 비용을 절감한 의사들에게 인센티브를 주는 것이 연방법에 저촉되지 않는다고 판결했다.[14] 하급심의

---

13   중요한 예외는 계약 조건에서 특별히 제외되어 있을 때다. 대표적인 제외 조건으로는 시험관 아기, 간 이식, 정신병원 입원 등이 있다.

14   *Pegram v. Herdrich*, 530 U.S. 211(2000).

판단은 달랐었다. 환자의 신뢰를 깨뜨리라고 의사들을 유혹하는 행위는 의료 전문직의 '신성한 가치'[15]를 짓밟는 것이라고 판결했던 것이다. 아마도 대부분의 환자들은 하급심의 이 판결을 지지할 것이다. 치료 의뢰를 하지 않았을 때 보험회사가 의사에게 인센티브를 준다는 사실을 내가 캐리에게 말해주었을 때, 그녀는 정말로 깜짝 놀랐다. "말도 안 돼요. 역겹네요. 정말 무서운 시스템이네요." 그녀는 계속 말했다. "나 같은 보통사람들은 누구나 그런 일이 벌어지고 있다고는 생각도 못할 겁니다." 하지만 대법원은 '아니오'라고 말하는 데 대해 보상하는 것이 HMO 모델의 핵심 원리라고 주장했다. 데이비드 사우터 대법관은 "어떤 HMO든, 배급 및 배급을 유도하는 장치가 반드시 있어야 하며… 의료 행위의 배급과 의사들에 대한 보상을 연결하는 인센티브 시스템 없이는 어떤 HMO도 생존하기 어려울 것이다."라고 말했다.[16]

사우터가 판결한 그 사건은 9년 전으로 거슬러 올라간다. 신시아 허드리치는 사타구니 부위의 통증 때문에 그녀의 담당의사 로리 페그럼을 찾아갔다. 페그럼은 환자를 진찰했고, 허드리치의 충

---

15   *Herdrich v. Pegram*, 154 F. 3d 362 (1998), quoting "For Our Patients, Not for Profits: A Call to Action", *Journal of the American Medical Association* 278 (1997): 1733-1738.

16   530 U.S. at 220-221.

수돌기* 부위에 부기浮氣와 동통이 있음을 발 ★ 흔히 말하는 맹장.
견했다. 초음파검사가 필요하다고 페그럼은
판단했고, 즉시 초음파검사가 가능한 병원이 인근에 있었다. 하지만 그 병원은 허드리치가 가입한 HMO인 카를 클리닉(페그럼이 공동으로 소유한 클리닉으로, 의료비를 덜 쓰면 페그럼에게 인센티브를 지불한다)과는 아무런 연계가 없었다. 그래서 페그럼은 카를 클리닉이 보유한 다른 시설(80킬로미터 떨어져 있는)에서 초음파검사가 가능해질 때까지 일주일 이상 허드리치를 기다리게 했다. 그동안 그녀의 충수돌기가 터져 버렸고, 염증이 복부 전체에 퍼져 생명을 위협하는 상황이 되어 버렸다. 그녀의 병명은 급성 충수돌기염이었던 것이다. 제 시간에 진단만 제대로 되면 간단한 수술로 치료할 수 있는 대수롭지 않은 그 질병.

신시아 허드리치는 목숨을 건졌고, 치료를 적게 하도록 페그럼을 강권한 보험회사를 상대로 소송을 제기했다.[17] 그녀의 사건에 대한 대법원 재판이 있었던 어느 날, 신시아는 캐리가 했던 것과 거의 같은 이야기를 나에게 했다. 의사들이 '아니오'라고 말하는 대가로 돈을 받는다는 데서 느끼는 배신감 같은 것이었다. 하지만 법원

---

17 허드리치는 의료과오(좀 더 일찍 초음파검사를 실시하지 못한 것)가 있었다며 페그럼에 대해서도 소송을 제기했다. 허드리치와 페그럼은 의료과오 부분에 대해서는 3만 달러에 합의했다.

은 그녀의 편을 들어주지 않았다.[18] 법원은 이러한 인센티브에 대해, '최적의 치료 수준'을 유지하면서도 의료비의 과다를 조절할 수 있는 일종의 비용 통제 장치라고 판단했다.[19] 또한 의료보험 회사의 급여 여부 결정을 규정한 계약서의 내용을 감안할 때, 비용 절감을 위해 급여를 제한함에 있어 보험회사의 재량권이 어느 정도 인정된다고 판시하였다. 거의 예외 없이, 보험회사들은 '의학적 필요성'에 따라 치료비를 지불할 것이라고 약속한다. 환자들은 대체로 이 말을 위험보다는 이익이 더 크다고 생각되는 모든 종류의 치료비를 보험회사가 지불하겠다고 약속한 것으로 이해한다. 하지만 이 헛된 약속은 임상 현장에서 의사가 '아니오'라고 말하는 것을 막는 데 아무런 역할을 하지 못한다. 무엇이 필요한 조치인지를 결정하는 것은 의사의 몫이지만, 여러 옵션들 중에서 하나를 고르는 것은 보험회사의 몫이다.

아르벨로가 한 일이 바로 그것이다. 그는 좀 더 저렴해 보이는 방법을 택했다. 최소한 단기간 내에는 말이다. 그는 캐리가 레드와인의 적극적 치료법을 통해 자신의 병을 완치할 수 있는 기회를 없

---

[18] 나는 당시 법원에 제출할 '전문가 의견서' 작성에 참여하여, 의사가 환자에 대해 신뢰를 유지해야 하는 히포크라테스 이래의 의무를 대법원이 인정해야 한다고 주장했었다. 이 의견서는 의료법 및 보건정책 전문가 35명의 서명이 첨부되어 법원에 제출되었지만, 법원은 이를 받아들이지 않았다.

[19] 530 U.S. at 221.

애 버렸으며, 그렇게 함으로써 의사가 자신을 돕기 위해 최선을 다할 것이라는 캐리의 신뢰도 저버린 것이다. 하지만 신뢰만 지키다가는 예산이 남아나질 않는다. 사우터 대법관도, 직접 대놓고 언급하진 않았지만, HMO가 의료를 배급하고 있다는 표현을 반복적으로 사용함으로써 이 점을 강조한 것이다. 정도의 차이가 있을지언정, 미국인들이 가입하고 있는 다른 모든 의료보험 회사들도 HMO와 크게 다르지 않다. 어떤 보험회사도 '효과가 있을 수도 있는' 모든 치료방법을 다 감당할 여유는 없다. 연구 결과가 조금 미흡하거나 의사의 주관적 판단에 의하면 위험보다는 이익이 더 클 것으로 생각되는 모든 검사나 치료 방법에 대해 그 비용을 지불할 수는 없는 것이다. 물론, 몇몇 의료 행위들은 별 의미가 없거나 심지어 해로운 것으로 밝혀진 것이 사실이다. 앞에서 살펴본 에스트로겐 대체요법이나 (대부분의 환자들에 대한) 스텐트 시술은 좋은 사례다. 하지만 많은 방법들은 분명히 위험보다는 이익이 더 크다. 그 이익이 단지 수명을 연장하는 데 그치는 것이 아니라 환자들에게 희망을 주거나 삶의 질을 높여주는 것까지 포함하고 있다면 더욱 그렇다.

    보험회사나 정치인들은 이것을 인정하려 하지 않는다. 그들이 흔히 하는 이야기는(사실 이 이야기밖에 안 한다), 순수한 낭비, 즉 이익이 전혀 없거나 이익에 비해 위험이 더 큰 치료방법들을 모조리 없애는 것만이 우리가 비용을 통제할 수 있는 유일한 방법이라는 것이다. 시내버스에 붙어 있는 어느 보험회사의 광고도, 생명 연장에 필요한 치료라도 너무 비쌀 경우에는 지불을 거절할 것이라고 말하지는 않는다. 어떤 정치인도 재정적 파국을 늦추기 위해 메디케어* 혜택을 축소할 것이라고 약속하지는 않는다. 2008년의 대통령 선거를 보면, 존 매케인과 버락 오바마는 공히 경쟁을 촉발하고 질병을 예방하고 낭비를 줄임으로써 의료비 폭등을 통제할 것이라고 약속했다. 상대 진영의 의료정책을 비난할 때만 빼고, 배급의 'ㅂ'자도 꺼내서는 안 된다(그 이전의 대통령 선거 때도 똑같았다). 선거운동에 관여하는 모든 사람들은 그 금기를 지켜야 했다. 대신 국민 건강에 전혀 영향을 주지 않으면서 비용만 절감하는 시나리오를 지지한다고 말해야 했다.

* 미국 정부가 65세 이상 혹은 소정의 자격을 갖춘 사람에게만 제공하는 건강보험.

의료비를 절감하기 위해 이로운 치료를 포기하는 것은 미국 정치 현실에서 지극히 예민한 문제다. 이는 2009년 의료개혁 추진 과정에서 나타났던 '죽음의 패널' 논란 및 '배급 위원회' 논란[20]에서

---

20   말기 환자에 대한 카운슬링에 대해 메디케어가 비용을 지불하는 방안이 추진되자, 사라 페일린(Sarah Palin)은 이를 '생산성의 수준에 따라 사회가 생명 연장 여부를 결정하게 하는 제도'라고 비판하면서 '죽음의 패널'이라는 말을 만들어냈다 (하지만 페일린의 주장은 전혀 사실과 다른 것이었다— 역주).
Marc Ambinder, "Zeke Emanuel, The Death Panels, and Illogic in Politics", *The Atlantic*, August 11, 2009, available at http://www.theatlantic.com/politics/archive/2009/08/zeke-emanuel-the-death-panels-and-illogic-in-politics/23088/.

잘 드러난다. 민주당이 추진했던 것은 그게 아니었지만, 사실이 무엇인지는 중요하지 않았다. 우파 진영의 전문가들은 정부의 사주를 받아 히포크라테스의 정신이 위협받고 있다는 공포를 조장하는 데 앞장섰다. 2010년 선거에서 공화당이 승리하는 데 주된 원인 중 하나로 작용한 '티 파티 운동Tea Party Movement'★ 세력의 의료보험 개혁에 대한 반대 목소리는, 비용 절감을 위해 의료 혜택을 크게 줄여야 할 것이라는 의사들의 주장으로 인해 더욱 큰 힘을 얻었다.[21]

★ 2009년에 시작된 보수주의 성향의 정치 운동.

2008년 오바마 의료정책의 '대리인'으로서 나는, 우리가 현재 쓰고 있는 의료비 중 30%가 효과 없는 곳에 허비되고 있음을 지적하라는 조언을 들었다.[22] 맞는 말이지만, 한 가지 숨은 사실이 더 있

"배급 위원회"라는 실체 없는 용어가 어디에서 비롯되었는지는 불분명하다. 하지만 여러 검사 및 치료 방법들의 효과를 비교하는 연구를 수행하던 연방 위원회를 그렇게 규정함으로써 논란에 불을 지핀 사람은 러시 림버(Rush Limbaugh)였다.

21 여성 하원의원이자 '티 파티 운동'의 아이콘인 미셸 바흐만(Michele Bachmann, 공화당, 미네소타)은 하원에서 행한 유명한 연설에서, 히포크라테스 선서는 "비용이나 효과를 따지지 말고 환자를 위해 할 수 있는 모든 것을 행하라는 명령"이라고 주장했다. 그녀는 또 의사들이 비용까지 고려해야 한다는 주장을 두고 "우리 의사들과 모든 미국인들에 대한 끔찍한 생각"이라고 덧붙였다.
115.144 Cong. Rec. H8851–H8852 (July 27, 2009) (Statement of Rep. Bachmann) available at http://frwebgate.access.gpo.gov/cgi-bin/getpage.cgi?dbname=2009_record&page=H8811&position=all.

22 여기서 30%라는 수치는 임상의학 및 각종 검사와 처치들의 비용효과 분석으

다. 결과가 나타나기 전에는, 어떤 상황에서 어떤 치료가 효과가 없는 것인지를 우리가 알 수 없다는 사실이 그것이다. 이와 관련한 과학적 근거를 얻는 것도 매우 어렵다. 매우 흔하게 시행되는 검사나 치료법에 대해서조차 이런 종류의 대규모 연구가 행해진 경우는 많지 않다.[23] 하지만 같은 치료라도 환자마다 그 반응이 천차만별이기 때문에 불확실성이라는 건 어쩔 수 없는 부분이 있다.[24] 또한 의료 행위의 결과를 계측하는 일은 매우 복잡하고 번거롭고 시간이 오래 걸려서, 급속히 팽창하는 혁신적 치료법들을 도저히 쫓아갈 수가 없다. 30%라는 수치는 사막을 달리는 고속도로에서 저 멀리 어른거리는 아지랑이처럼 자꾸만 멀어져서 도저히 달성할 수 없는 목표다. 우리가 헛되이 지출되는 의료비를 획기적으로 줄일 수 있

로 유명한 다트머스 대학의 보건정책 연구팀의 연구에서 인용했다.
Megan McAndrew, MBA, MS, and Kristen K. Bronner, MA, eds., *The Care of Patients with Severe Chronic Illness: An Online Report of the Medicare Program by the Dartmouth Atlas Project* (2006). http://www.dartmouthatlas.org/downloads/atlases/2006_Chronic_Care_Atlas.pdf

23 2010년의 의료개혁 방안은 이런 프로그램의 추진도 담고 있었다. 임상 연구자들과 관련 산업 종사자들이 함께 참여하고, 정부와 기업이 공동으로 재원을 마련하는 위원회를 만드는 방안이다. The Patient Protection and Affordable Care Act of 2010, H.R. 3590, Part III Subtitle D, "Patient-Centered Outcome Research" § 6301, 6302.

24 M. Gregg Bloche, "The Invention of Health Law", *California Law Review* 91 (March 2003): 247–322.

는 방법은 한 가지뿐이다. 그건 생명을 구하고 삶의 질을 높이는 치료까지 줄이는 방법이다. 헛되이 지출되는 의료비와 그렇지 않은 의료비를 명확히 구분해 내는 일은 대부분의 경우에 거의 불가능하기 때문이다.

의료보험 회사들은 계약서에 명시된 '의학적 필요성'이라는 애매한 표현을 활용하여 교묘하게 비용 지불을 줄인다. 캐리의 HMO가 캐리를 완치시킬지도 모르는 레드와인의 치료를 거절한 것도 이런 방식이다. 하지만 캐리는 보험회사의 결정에 승복하지 않았다. 캐리는 소송을 제기했는데, 처음에는 이 사건을 관료주의의 문제점으로 몰았지만 실패했고, 그 다음에는 환자는 보험회사의 지불 거절에 대해 독립적인 의사의 재검토를 요청할 권리가 있다는 캘리포니아 법률을 적용하여 문제를 제기했다. 그녀는 동시에 엄청난 모험을 걸었다. 소송 결과를 기다리는 대신, 패소할 경우 자신과 남편이 파산 위험에 처하게 될 것임에도 불구하고, 자비를 들여 오리건으로 날아가서 수술을 받은 것이다. 2007년 5월 3일 오전 9시 15분, 레드와인의 수술팀은 특유의 공격적 수술을 위해 캐리의 복부에 메스를 댔다. 레드와인은 곧 깜짝 놀랐다. 생식에 필요한 장기들은 물론이고 복부의 여러 장기들에 이르기까지, 검붉은 반점들이 곳곳에 퍼져 있었다. 심지어 횡격막을 관통하여 폐까지 침투한 것들도 있었다. 레드와인은 그녀의 자궁내막증이 자신이 경험한 최악의 것이었다고 말했다.

그는 그것들을 천천히 공들여 절제하기 시작했다. 간, 비장, 위장, 소장과 대장 주변에 있는 덩어리들을 깎아내고 긁어내고 도려냈다. 장이 천공되는 치명적인 수술 후 합병증을 예방하는 차원에서, 아예 소장을 몇 피트 가량 잘라내고 이어붙이기까지 했다. 수술팀은 그녀의 질병이 피난처에 숨지 못하도록, 흉부까지 수술 범위를 넓혀 폐 주변의 병소들까지 잘라냈다. 수술은 아홉 시간 이상 걸렸다. 마침내 수술이 끝났을 때, 레드와인은 정말 모든 것을 다 제거했다는 느낌이 들었다.

하지만 레드와인의 공격적인 수술은 복부 내에 큰 흉터를 남겼다. 그 흉터는 단순한 흉터로 남는 것이 아니라 딱딱해지면서 주변 조직들에 유착을 일으키고 결국 여러 장기들과 복벽이 서로 엉겨 붙는 결과를 초래한다. 수술 후 3개월 동안 캐리는 여러 차례 생명을 위협하는 합병증에 시달렸다. 캐리는 원인을 알 수 없는 고열로 고통 받았고, 폐 기능 저하, 장 폐색, 담낭 기능부전 등등의 원인으로 여러 차례 수술실을 들락거렸다. 캐리는 HMO와 싸우고 있었고, HMO가 지불을 거절한 청구서는 쌓여 갔다.

캐리가 담낭 제거 수술을 받은 지 닷새째인 7월 26일, 그녀는 경과를 확인하기 위해 레드와인의 동료 야다보그의 진료실을 찾았다. 캐리의 혈압은 위험한 수준으로 낮았고, 맥박은 걱정스러울 정도로 빨랐다. 심각한 탈수를 의미하는 징후였다. 야다보그는 즉시 수액 공급을 시작해서 2리터 가량의 수액을 공급했다. 다음날에도 캐리는 2리터의 수액을 공급받았다. 그녀의 맥박과 혈압은 정상으로 돌아왔다. 더 이상의 위태로운 증상은 없었다. 1년이 지난 후에도 캐리는 합병증 없이 잘 지냈다. 열세 살 이후 매달 경험했던 지독한 통증은 한 번도 재발하지 않았다. 완치였다. 최소한 그와 비슷한 일이 벌어진 것이다. 25만 달러가 들었다.

2007년 6월 15일, 캐리가 가입한 HMO인 헬스넷은 그녀의 청구를 거절했다. "자궁내막증 수술은 우리의 의료기관 네트워크 내에서도 행해질 수 있는 것이었다"라는 것이 이유였다. 헬스넷이 말한 의료기관 네트워크는 아르벨로가 '아니오'라고 대신 말해주었던 바로 그곳이었다. 그 네트워크에 소속된 누구도 그녀가 받은 수술을 제안하지 않았으니까, 바보가 아니라면 누구나 이해할 수 있는 행간의 의미는 '우리는 전통적인 치료법에 대해서만 비용을 지불한다'는 것이었다. 헬스넷이 보낸 거절의 편지에는 "어떤 의사가 특정한 치료를 수행하거나 처방한다고 해서 … 그것이 그 자체로 … 의학적으로 필요하다는 의미로 해석되지는 않으며…"라고 적혀 있었다.

하지만 헬스넷은 도를 넘었다. '의학적 필요성(이는 캐리와의 계약서 내용 중의 일부다)'이라는 말의 정의는, 비용과 무관하게, 어떤 처치를 우선순위에 두어야 할 '신뢰할 만한 과학적인 증거'가 있는 한, 그 비용을 지불해야 한다는 뜻을 담고 있다.[25] 캐리는 이 대목에 주목했고, 기회를 놓치지 않았다. 레드와인의 도움을 받아 그녀는 캘리포니아 관리의료국에 편지를 보내 헬스넷의 지불 거절에 관한 독립적인 의료 전문가의 재검토를 요청했다.[26] 그녀는 레드와인이 정리한 각종 자료들, 완벽하지는 않더라도 '과학적 근거'가 담겨 있는 여러 자료들을 끌어 모았다. 레드와인의 치료법이 더 우수한 결과를 낳았다는 내용이 적혀 있기만 하면, 약간의 흠결이 있는 연구 자료나 낮은 등급의 학술지에 실린 논문이라 하더라도 모두 모았다. 그녀가 자신의 주장을 의심의 여지없이 증명할 방법은 없었다. 연구들이 방법론적으로 결함[27]을 갖고 있어서 많은 논쟁거리를 남겨 놓았기 때문이다. 그녀는 레드와인의 방법이 자신

---

[25] 헬스넷의 계약서를 살펴보면 비용을 고려하는 것이 허용되는 유일한 상황은 "더 저렴한 대안적 치료 혹은 일련의 치료법이 최소한 같은 수준의 진단적 혹은 치료적 결과를 얻을 수 있을 때…" 뿐이다. 그 계약서는 또한 해당 치료법이 "의료 전문가 집단 내에서 동료 리뷰를 거친 학술 문헌에 출판된 신뢰할 만한 과학적 근거에 기반을 둔 표준적인 치료와 합치될 때" 지불 대상이 됨을 명시하고 있다.

[26] 캘리포니아를 비롯한 40개 이상의 주에서는 1990년대 중반 이후 보험회사의 지불 거절에 대해 환자가 독립적인 의료 전문가에 의한 재검토를 요청할 수 있는 권리를 법으로 보장하고 있다. *Rush-Prudential HMO, Inc. v. Moran*, 536 U.S. 355 (2002) 참조. 재검토 요청이 있을 경우, 환자, 의사, 보험회사 측은 각각 의무 기록을 비롯한 근거 서류를 제출해야 하고, 재정적 문제를 비롯하여 어떠한 이해관계도 없는 의사들로 구성된 위원회가 이들 서류를 검토하여 보험회사의 지불 여부를 결정한다. 이 결정은 환자, 의사, 보험회사 모두가 의무적으로 지켜야 한다.

[27] 대조군(여기서는 전통적인 수술적 치료법과 약물적 치료법으로 치료받는 집단)이 없다는 것과 레드와인의 방법으로 치료를 받을 환자들이 무작위로 배정되지 않았다는 점이 가장 중요한 결함이다.

에게 더 좋은 결과를 가져올 가능성이 더 높다는 점을 검토위원들에게 설득시키기 위해 최선을 다했다.

2007년 10월 30일, 해당 사안을 재검토한 캘리포니아 의료관리국 산하 기구로부터 마침내 소식이 왔다. 레드와인의 치료는 '의학적으로 필요한' 것이었다고 판단되고, 따라서 헬스넷의 지불 거절은 잘못된 조치라는 것이 그 내용이었다. 헬스넷은 손실을 조금이라도 줄여보기 위해서, 자궁내막증 수술 이후의 복잡한 합병증 치료에 대한 비용까지 부담할 수는 없다고 주장했다. 캐리는 그에 대해 다시 반박하면서, 그런 식으로 트집을 잡는 것은 부당하다고 헬스넷을 압박했다. 2008년 8월, 헬스넷은 결국 모든 비용을 다 지불하는 데 동의했다. 캐리는 그때 이미 1년 이상 아무런 증상 없이 잘 지내고 있는 중이었다. 의사도 이제는 '완치'라 생각해도 좋다고 말했다. 하지만 신체적인 고통, 재정적인 곤란, 그리고 HMO와의 힘겨운 싸움은 모두 그녀의 결혼생활에 악영향을 끼쳤다. 그녀는 2007년 9월, 그러니까 그녀가 승리 통보를 받기 몇 주 전에 이혼 소송을 제기했고, 이듬해 4월에 이혼이 확정됐다. 캐리는 모든 치료가 끝난 후 1년 혹은 그 이상 머물 계획으로 페루로 떠났고, 그곳에서는 고아들을 돌보는 시설에서 일했다. 떠나기 전에 그녀가 내게 말했다. "인생은 멋진 거예요. 전 살아 있다는 게 너무 좋아요."

캐리는 아르벨로와 헬스넷 측의 비용 제한 노력을 범상치 않은 끈기와 용기로 수포로 만들었다. 헬스넷 측은 잠재적으로 필요한 치료에 대한 비용 지불을 거절하고 의료 이용을 제한함으로써 수익을 올리고 있음을 드러내고 싶어 하지 않았는데, 캐리는 그 점을 이용하여 헬스넷을 자기모순의 구렁텅이에 밀어 넣었다. 이 모순을 만들어낸 것은 아르벨로였다. 자신이 속한 의료기관 네트워크의 메디컬 디렉터로서, 그는 정해진 예산 범위 내에서 일을 해야만 했다. 헬스넷에서는 해당 네트워크에게 매년 미리 정해진 액수만을 지불한다. 그 돈으로 네트워크는 모든 헬스넷 가입 환자들을 치료해야 하는 것이다. 아르벨로는 당연히 예산 범위 안에서 치료를 배급할 수밖에 없었다. 하지만 그는 그 사실을 인정할 수 없었다. 헬스넷과 맺은 계약서에 명시된 '의학적 필요성'의 정의에 의하면, 임상적으로 유용한 치료를 비용 문제로 실시하지 않는 것은 금지된 일이었기 때문이다. 바로 이 부분이 캐리가 아르벨로를 이길 수 있었던 단서였고, 캐리가 헬스넷 측에 비싸지만 유용한 레드와인의 치료비를 부담하라고 요구할 수 있었던 열쇠였다. 캐리는 많은 무기를 갖고 있었다. 지혜와 요령과 강한 의지, 그리고 의료보험회사의 지불 거절에 대항할 수 있는 절차를 마련해 둔 법률들이 그것이다. 이런 무기를 가지지 못한 다른 환자들에게, 또한 환자들의 기대와 한정된 예산 사이의 간극 때문에 고민하는 의사들에게, 환자에 대한 무조건적인 헌신이라는 히포크라테스의 이상은 단지 신기루일 뿐이다.

야니라 몬타네즈

히포크라테스의 이상은 야니라 몬타네즈와는 별로 관련이 없었다. 그녀는 필라델피아의 빈민가에서 어머니 아이리스, 12살 남동생, 그리고 4개월 된 딸과 함께 살고 있다. 2004년 3월의 어느 금요일 저녁, 갓 스무 살이 된 야니라는 두통을 느꼈다. 타이레놀을 먹고 잠자리에 들었지만, 아침에 일어나니 두통은 더 심해져 있었다. 타이레놀을 더 먹었고, 모트린★를 추가로 먹었지만, 두통은 사라지지 않았다. 아기 돌보는 일을 어머니 아이리스가 대신 해주어서, 야니라는 토요일과 일요일에도 거의 내내 잠을 잤다. 월요일 아침, 아이리스는 6시에 일어나 손녀에게 분유를 먹였다. 그리고 아이리스는 7시에 집을 나섰다. 사회복지 프로그램의 일환인 2주일짜리 직업훈련 과정에 이틀째 출석하기 위해서였다. 아기와 함께 남겨진 야니라는 불안했다. 곧이어 야니라의 오른팔 근력이 약해지기 시작했고, 오른쪽 손가락의 움직임도 둔해져서 물건을 잡는 데 불편함이 느껴졌다.

★ 해열진통제의 일종.

그로부터 4년 후의 인터뷰에서 아이리스는 당시를 이렇게 회상했다. "집에 돌아오니 야니라가 그러더군요. 아기 장난감을 제대로 집을 수가 없어서 장난감을 애 얼굴에 떨어뜨렸다고요." 야니라의 얼굴과 입술의 감각도 둔해져서 먹고 마시는 것이 불편해졌고, 그날 밤에는 구토 증세도 시작됐다. 화요일 아침에는 오른쪽 다리도 근력이 떨어졌다. 아이리스가 재촉해서 야니라는 의사에게 전화를 걸었다. 전화를 받은 간호사는 몇 가지 증상을 묻더니 구급차를 부르라고 했다. 아이리스는 당연히 병원에 함께 가고 싶었지만, 그러기 위해서는 직업훈련 과정에 빠져야만 했다. 직업훈련 과정에 출석하지 않으면, 아이리스의 가족이 거의 전적으로 의지하고 있는 사회복지 지원금을 더 이상 받을 수 없었다.

야니라는 결국 앰뷸런스를 타고 혼자서 병원 응급실로 갔다. 아기는 애 아빠 – 나타났다 사라지기를 반복하는 그녀의 약혼자 – 에게 연락해서 겨우 맡겼다. 12살 남동생인 윌슨은 학교에 가지 않고 집에 있다가 8백 미터를 걸어서 병원으로 왔다. 야니라는 10시 15분에 템플 대학 성공회 병원에 도착했고, 응급실 앞에서 트리아지triage(응급실 등에서 환자를 위중한 정도에 따라 분류하여 우선적으로 치료할 환자를 선별하는 절차) 담당 간호사를 기다리며 한 시간을 보냈다. 의무기록에 따르면 그녀는 간호사에게 "어떻게 해도 가라앉지가 않아요."라고 말했으며 두통과 오른손의 감각 둔화가 있었다. 그러나 응급실 의사는 그녀를 진찰한 다음 어떠한 검사도 지시하지 않았다. 기록에 의하면 의사는 이학적 검사physical exam★만 대충 시행한 다음 위장약과 타이레놀을 처방한 후 야니라를 집으로 돌려보냈다. 의사가 야니라를 위해 사용한 시간은 겨우 몇 분에 불과했다. 그가 쓴 진단명은 '메스꺼움과 구

★ 의사의 오감과 간단한 도구만을 사용해서 환자를 진찰하는 행위.

토', 즉 그녀의 주된 증상을 받아썼을 뿐이었다.

오후 1시쯤 야니라는 집으로 돌아왔다. 야니라는 발을 끌며 걸었고, 가끔은 윌슨에게 몸을 의지하기도 했다. 한동안은 위장약이 듣는 듯했다. 메스꺼운 증상이 완화되어 잠도 좀 잤다. 그날 오후부터 밤늦게까지 그녀는 꾸벅꾸벅 졸았다. 하지만 다음날 아침에 눈을 떴을 때, 두통과 안면 마비는 좀 더 심해져 있고 구토도 다시 시작됐다. 야니라는 다시 의사에게 전화를 걸었고, 전화를 받은 간호사는 응급실로 가라는 말을 반복했다. 아이리스는 또 다시 딜레마에 빠졌다. 직업훈련 과정을 포기하고 딸을 데리고 응급실로 갈 것인지, 아니면 위험에 처해 두려움에 떨고 있는 야니라를 외롭게 내버려 둘 것인지.

지원금이 없어지는 건 큰 문제였다. 아이리스는 결국 직업훈련을 받으러 갔다. 윌슨도 학교에 갔다. 야니라는 혼자서 응급실에 다시 가는 걸 포기하고 집에 있기로 했다. 시간이 흐르면서 증상은 점점 악화됐다. 왼팔의 근력은 점점 약해졌고 구토도 계속됐다. 아이리스가 훈련을 마치고 귀가한 다음, 두 사람은 함께 병원으로 향했다. 이번엔 좀 더 멀리 떨어진 다른 병원이었다. 이전 병원의 의사가 전혀 도움이 안 되었기 때문이다. 야니라와 아이리스가 사람들로 북적이는 노스이스턴 병원 응급실에 도착한 것은 오후 5시 30분이었고, 밤 9시가 되어서야 의사를 만날 수 있었다. 야니라는 그녀의 모든 증상을 다시 설명했다. 하지만 의사는 후다닥 이학적 검사를 진행하더니 두통이나 근력 약화나 감각 둔화의 원인을 찾기 위한 자세한 신경학적 검사는 하지도 않고 사라져 버렸다. 아이리스에 의하면, 그는 야니라와 대화를 하고 진찰을 하는 데 3분 정도를 썼다.

하지만 이번 의사는 그래도 몇 가지 검사를 지시했고, 그 중에는 임신 반응 검사도 있었다. 그런데 임신 반응 검사에서 양성이 나왔다. 의사는 메스꺼움과 구토는 임신으로 인한 것이고 두통은 '과다호흡'에 의한 것이라 설명하고는, 임산부에게 필요한 비타민 제제를 좀 처방한 다음 집으로 가라고 했다. 아이리스는 회상한다. "제가 물었어요. 오른쪽 손발의 감각이 둔해지고 근력이 약해지는 건 임신과 관계가 없는 게 아니냐고요." 의사는 대답하지 않았다. 자정 무렵에 야니라는 집으로 돌아왔다. 하룻밤을 자고 일어났지만 다음날 아침에도 증상은 여전했다. 아이리스는 임신과 관련해서 야니라를 야단쳤다. "제가 그랬어요. 애가 이제 겨우 4개월인데 또 임신을 하냐고, 애들한테 묶여서 아무 것도 못하고 싶으냐고요." 그녀가 내게 말했다. "우린 둘 다 낙태는 생각도 안 했어요."

아이리스는 직업훈련을 더 받기 위해 다음날에도 외출을 했다. 야니라의 증상들은 계속 더 나빠졌다. 그날 밤 자정이 다 되었을 때, 야니라는 노스이스턴 병원 응급실을 다시 찾아갔다. 이번엔 약혼자와 함께였다. 다섯 시간을 기다려서 만난 의사는 몇 가지 혈액 검사를 실시하더니 걱정스러운 소식을 전했다. 임신 사실을 의미하는 호르몬 수치가 전날에는 5823이었는데 지금은 5315로 약간 감소했다는 것이었다.[28] 베타 hCG라는 이 호르몬은 태반에서 만들어지는데(임신하지 않은 여성에게서는 만들어지지 않는다), 임신이 진행되면서 태반이 두터워질수록 급속히 증가하는 경향을 보인다. 특히 임신 초반 몇 주 동안은 2~3일마다 그 농도가 두 배로 증가한다. 뭔가 잘못됐음을 감지한 응급실 의사 로버트 데이비스는 야니라의 임신 상태를 체크하기 위해 저렴한 비용의 골반 초음파 검사부터 실시하기로 했다.

검사 결과는 좀 애매했다. 초음파 검사는 자궁 내부를 대략적으로 보여주는데, 자궁 내에 뭔가가 있는 것은 확실했다. 데이비스는 야니라의 자궁 안에서 '액체로 채워진, 주머니 같은 물체'를 보았다. 하지만 베타 hCG 수치가 5천이 넘는 확실한 임신에서 당연히 보여야 할 난황낭이나 심장 박동이 보이지 않았다. 데이비스는 나중에 말했다. "당연히 임신이라고 생각했었죠. 임신의 증거는 확실히 보이는데 태아의 증거는 안 보이는 상황이었죠."

이 시점에서 그는 좀 더 세련된 검사, 가령 MRI 같은 검사를 지시하여 의문점을 풀기 위해 노력할 수도 있었을 것이다. 하지만 시간은 이른 아침이었고, 장소는 수없이 많은 요구사항들로 넘쳐나는, 미국에서 가장 엉망진창인 도시 지역의 응급실이었다. 그런 노력이 행해지기에는 적절치 않았다는 뜻이다. 그 순간에도 응급실

---

28   베타 hCG라는 호르몬인데, 단위는 mIU/ml 이다.

엔 환자들이 넘쳐나고 있었다. 병원의 복잡한 기계장치들이 감당할 수 있는 능력에 비해 환자가 너무 많았고, 어지간히 위중한 환자가 아니면 우선순위에서 밀려날 수밖에 없었다. 데이비스는 한정된 정보들만으로 가장 그럴듯한 결정을 해야만 했고, 그건 야니라가 유산을 했다고 판단하는 일이었다.

의무기록에 의하면 데이비스는 그때까지도 야니라가 임신했다고 생각하고 있었다. 데이비스는 나중에 주장했다. 확신하진 못했지만, 당시 자신은 야니라의 임신이 유산 직전의 상황이라고 생각했었다고. 어찌됐든, 데이비스는 아침 6시 경에 야니라를 귀가시켰다. 그는 약간의 요로감염에 대처하기 위한 항생제를 처방했고, 며칠 후에 산부인과의사의 진찰을 받아 보라고 조언했다. "완전히 유산했다고 판단하기에는 아주 불충분한 상황이었습니다." 몇 년 후 데이비스는 이렇게 항변했다. "시간을 두고 다시 체크해야 하는 겁니다. 대개 우리는 일주일쯤 지난 후에 베타 hCG 검사를 다시 해서 수치가 더 많이 떨어지는지를 봅니다. 만약 수치가 감소하지 않았다면, 그때 초음파 검사를 다시 하고요."

몇 분 후 야니라는 집에 도착했고, 그녀의 어머니는 직업훈련교육의 마지막 출석을 위해 집을 나섰다. 야니라는 잠이 들었다. 얼마나 오래 잤는지는 불분명하다. 6시간이 흐른 정오 직후, 그녀는 13단의 층계에서 곤두박질을 쳤다. 어떻게 된 일인지는 알 수 없었다. 그녀에게 의식을 잃는 증상이 처음으로 나타난 것인지, 아니면 단순히 발을 헛디디거나 균형을 잃은 것인지는 분명하지 않다. 확실한 것은, 그녀가 의식을 잃은 채로 계단 아래에서 발견되어 템플대학병원의 응급실로 옮겨졌다는 사실이다. 병원에서 그녀를 깨어나게 하려는 많은 노력들이 행해졌지만 야나라는 여전히 아무 반응이 없었다. 의사들은 그녀의 기도에 호흡 관을 삽입했고, 뇌 CT 촬영을 시행했다. 그녀가 세 번이나 응급실을 방문했지만 누구도 처방하지 않았던 검사였다.

CT 촬영에서 숨겨져 있던 안타까운 사실이 드러났다. 뇌의 좌측 부분에 종양으로 의심되는 커다란 덩어리가 있었고, 그것이 두부와 같은 뇌 조직을 아래쪽으로 누르고 있었던 것이다. 이로 인해 생긴 압력은 뇌 조직의 일부를 대후두공 밖으로까지 밀어내고 있었다. 대후두공은 두개골 바닥 가운데에 있는 큰 구멍으로, 뇌와 척추가 연결되는 통로이다. 때문에 뇌에 산소를 공급하는 동맥들도 짓눌려 있었다. 이어서 실시된 MRI 촬영에서도 좋지 못한 소견들이 확인됐다. 사고, 감정, 운동을 관장하는 주요 뇌 부위들이 심각한 수준으로 손상된 상태라는 것이 밝혀진 것이다. 뇌압을 낮춰주는 치료를 하지 않으면 즉시 사망할 수도 있는 일촉즉발의 상황이었다.

아이리스는 집에 돌아왔을 때 야나라가 굴러 떨어진 것은 알았지만 얼마나 상황이 심각한지는 알지 못했다. 뇌압을 낮추기 위해 고용량의 스테로이드가 정맥주사로 투여됐다. 반복적으로 시행된 촬영에서는 뇌 조직이 더 많이 변형되어 상황이 더 나빠진 것으로 나타났다. 아이리스는 그날 저녁이 되어서야 딸의 모습을 보게 되었는데, 야니라는 부르는 소리에 반응이 없는 것은 물론이고 통증에 대한 반응조차 보이지 않았다. 밤을 지나면서 야니라의 신경학적 상태는 점점 나빠졌다. 다음날 아침, 어느 의사가 아이리스를 부르더니 끔찍한 결정을 내려야 한다고 말했다. "응급수술을 받아야 한다고, 그러지 않으면 기껏해야 한두 시간밖에 버티지 못할 것 같다고 하더군요." 의사는 두개골을 열고 뭔지 모를 그 덩어리를 일부라도 제거해 보자고 제안했다. 이렇게 하면 뇌압 상승은 막을 수 있다. 야니라를 살릴 수 있는 기회가 되는 것도 맞다. 하지만 동시에 많은 위험에도 노출된다. 수술 중에 사망하게 될 수도 있었고, 인격, 사고, 인지 기능 및 운동 능력을 담당하는 뇌의 영역들이 파괴될 수도 있었다.

    아이리스는 야니라를 대신해 수술에 동의했다. 수술은 8시간이 걸렸다. 수술을 통해 뇌의 좌측에 존재하고 있던 커다란 종괴는 거의 다 제거됐다. 조직 슬라이드를 세포병리학적으로 검토한 결과, 악성이었다. 하지만 그건 뇌종양이 아니었다. 최소한 뇌세포에서 비롯된 종양은 아니었다. 융모암이라는 희귀한 암으로, 태반 조직의 변형으로 인해 자궁 내에서 흔히 발생하는 것이었다. 며칠 전의 초음파 검사에서 이상한 결과가 나타났던, 즉 임신의 증거는 있으나 태아가 발견되지 않았던 이유가 설명이 된다. 임신 반응 검사에서 양성이 나왔던 이유도 설명이 된다. 의사들은 일반적으로 베타 hCG 호르몬의 검출을 임신의 증거로 간주한다. 태반에서 만들어지는 호르몬이기 때문이다. 하지만 그 호르몬은 태반 악성종양의 경우에도 검출된다. 이후 진행된 검사들은 야니라의 암이 상당히 진행되었음을 알려줬다. 아마도 그녀의 암은 임신 직후 그녀의 자궁 내에서 시작됐을 것이고, 혈액을 통해 뇌를 비롯한 몸의 여러 부위로 퍼졌을 것이었다.

융모암은 특히 사나운 암이다. 폭발적으로 자라고, 주변 조직을 침범하여 파괴시키며, 뇌, 폐, 간 등 멀리 있는 다른 장기로도 쉽사리 전이된다. 하지만 방사선치료나 항암치료에 대한 반응도 상당히 좋은 편이다. 때문에 전이된 융모암 환자의 절반 이상이 완치된다. 야니라의 의사들도 즉시 치료를 시작했다. 몇 주가 흐른 후, 베타 hCG 농도는 무시할 만한 수준으로 내려갔다. 암세포가 더 이상 남아 있지 않다는 뜻이었다.

이후 4년 동안 야니라는 재발없이 잘 지냈다. 의사들도 완치 판정을 내렸다. 하지만 이미 발생한 심각한 뇌손상은 회복되기 어려웠다. 몇 달 동안 재활치료를 받았지만 전혀 차도가 없었다. 그녀는 기저귀를 차고 있으며, 보지도 걷지도 씻지도 못한다. 법적인 잣대로 보면 의식은 멀쩡해 보였지만, 최소한의 수준에서만 그랬다. "학교 공부를 마치고 싶대요." 아이리스가 내게 말했다. "대학에 진학해서 무역학을 전공하고 싶다네요. 야니라의 생각은 그 정도에서 멈춘 것 같아요. 의사들도 더 나아지지는 않을 거라고 하고요.

그녀를 위해서 더 이상은 해 줄 것이 없다고 합니다."

한편 야니라는 딸에 대한 양육권을 잃었다. 아이리스에 따르면, 야니라는 암 치료가 끝나고 몇 개월 후, 관련 서류에 서명을 했다. 전 약혼자의 여동생에게 법적인 양육권이 넘어갔고, 그들 남매는 아기 돌보는 일을 거북하게도 아이리스와 나누어 하고 있다. 아이리스는 손녀딸의 아버지가, 한때 마약 거래에 손을 댔던 이력이 있는 만큼, 다시 거리에서 약을 팔 것이라 확신했다. 그리고 그것이 자신의 손녀딸에게도 나쁜 영향을 줄 것이라 우려했다. 야니라는 양육권을 되찾고 싶어 했지만, 쉽지 않은 일이었다. "야니라는 자기에게 딸이 있다는 사실은 알고 있어요." 아이리스가 말했다. "언제나 딸을 보고 싶어 하지만, 딸을 돌볼 능력은 없으니 어떡해요."

만약 야니라의 암이 뇌에까지 퍼지기 이전에 발견되었더라면, 지금과 같은 후유증은 십중팔구 피할 수 있었을 것이다. 만약 며칠만 더 일찍, 계단에서 구르고 뇌가 아래쪽으로 밀려 내려오기 이전에만 발견되었더라면, 그녀에게는 약간의 감각 이상이나 근력 약화 정도의 후유증만 남았을 공산이 크다. 방사선치료와 항암치료는 뇌의 암세포들을 파괴시켰을 것이고, 일부 암 덩어리는 수술로 제거될 수 있었을 것이다. 가장 끔찍한 사건은 뇌가 척추강 쪽으로 밀려 내려간 일이다. 일종의 외상이라 할 수 있는 이 일과 암세포에 의한 손상이 더해져서, 뼈를 누르고 큰 혈관들을 눌러서 산소 공급을 차단했던 것이다. 며칠만, 아니 몇 시간만 먼저 치료가 시작되어서

종양의 크기를 줄이거나 뇌압을 낮출 수만 있었다면, 거의 모든 후유증들은 예방될 수 있었을 것이다.

성공회 병원이나 노스이스턴 병원 응급실의 의사가 뇌 CT나 MRI 촬영을 지시하여 야니라의 두통, 감각 둔화, 근력 약화의 원인을 찾아보았더라면, 그토록 심각한 상황을 제 시간에 발견하여 대처할 수 있었을 것이다. 노스이스턴 병원의 데이비스가 초음파 검사 이후 맞닥뜨린 '임신인데 태아가 보이지 않는' 기묘한 상황을 더 파헤치기 위해 추가적 영상검사를 지시했더라면, 자궁 내에 숨어 있던 융모암을 발견할 수 있었을 것이고, 그 암이 흉포하게도 다른 장기들로 아주 잘 퍼지는 종류라는 것도 알아냈을 것이다. 당연히 전이성 암을 의심했을 것이고, 근력 약화나 감각 둔화가 모두 연관되어 있는 증상이라는 것도 깨달았을 것이다. 그건 뇌의 특정 부위에 문제가 생겼을 때 나타나는 전형적인 증상으로, 의사들은 누구나 그것들을 뇌종양과 쉽게 연결시킬 수 있다. 또한 야니라의 증상은 두개골 내의 압력이 높아졌을 때 나타나는 전형적인 증상이기도 했다. 야니라의 자궁에 대한 검사만 좀 더 꾸준히 진행했더라도, 의사들은 뭔가 다른 방향으로의 진단적 접근이 필요하다는 힌트를 얻었을 것이고, 종양의 조기 진단을 통해 최악의 재앙만은 막을 수 있었을 것이다.

의사들은 그리 체계적으로 생각하지 않는다. 의사들의 주의를 끄는 일들이 너무 많기 때문에, 대략적인 윤곽을 그리면서 일종의 패턴을 찾는 편이다. 그리고 의사들은 그들이 당연한 것으로 받아들이고 있는 '한정된 자원'을 고려하면서, 검사를 지시하고 처치를 처방하며 여러 종류의 패턴들에 대응한다. 거의 통제 불능 상태로 혼란스러운 대도시 병원의 응급실에서, 의사들은 반사적으로 행동한다. 근원적인 전제조건 따위를 깊이 생각할 시간은 주어지지 않는다. 하지만 바로 그 전제조건들이 끼치는 영향은 적지 않다. 지불능력이 없는 수많은 환자들로 인해 부담을 느끼는 병원의 장비 및 인력의 한계가 영향을 준다. 의사들이 엄청 바쁘다는 사실, 그리고 특히 대도시의 응급실에는 집중을 방해하는 요인들이 미칠 지경으로 많다는 사실, 그래서 환자들 하나하나를 꼼꼼히 챙기는 것은 사실상 불가능에 가깝다는 사실 등이 모두 영향을 준다.

의사들은 한정된 자원과 빗발치는 요구들에 맞추어 그들의 진료 스타일을 적응시킨다. 때로 이러한 적응은 무의식중에 일어난다. 그렇게 함으로써 건강에 대한 위험과 이익을 잘 가늠하는 동시에 효과와 비용 사이의 균형을 암묵적으로 유지하게 된다. 의사들은 그리하여, 의사들에 대한 사회적 기대를 어느 수준까지 충족시킬 것인지, 아울러 환자에 대한 무한한 충성이라는 히포크라테스의 이상과 상충되는 새로운 역할은 어느 수준으로 수행할 것인지에 대해서 스스로 적당한 한계를 설정한다. 하지만 그들은 이를 인정하려 하지 않는다. 타인에게도 그들 스스로에게도.

비용-효과 균형의 암묵적 유지

야니라의 불행 이후 진행된 의료과오 소송에서, 그녀의 변호사는 성공회 병원과 노스이스턴 병원의 응급실 의사들이 모두 야니라가 직면한 위험을 알면서도 제대로 대처하지 않았다고 주장했다. 하지만 소송 과정에서 나온 의사들의 답변은 상황을 좀 더 복잡하게 만들었다. 반대심문에서 성공회 병원 의사인 션 레너헌은 두통, 감각 이상, 우측의 근력 약화와 같은 증상들이 뇌종양의 가능성을 시사한다는 사실을 인정했다. 또한 뇌 CT 촬영을 시행했더라면 그가 놓쳤던 종양을 발견하여 그녀를 구할 수 있었다는 점도 인정했다.

하지만 레너헌은 그가 뇌종양을 '룰 아웃' 했다고 주장했다.★ 그는 자신의 이학적 검사 능력이 충분하지만, 야니라가 말한 감각 이상이나 근력 약화를 검사에서 확인할 수는 없었다고 주장했다. CT 촬영 지시를 내리지 않은 데 대해서도 "특별한 비정상 소견을 확인하지 못했기 때문"이었다고 설명했다.

레너헌은 이렇게 항변할 수도 있었을 것이다. 메스꺼움, 구토, 두통과 같은 증상으로 응급실을 방문하는 수없이 많은 젊은 여성들 대부분은, CT 촬영을 해봐야 이득

★ '룰 아웃'이란 의심할 수 있는 질병들의 목록을 떠올린 후 여러 소견들을 토대로 하나씩 제외해 나가는 과정을 말한다. 여기서는 레너헌이 뇌종양을 의심했으나 뇌종양이라고 생각할 만큼 증상이 뚜렷하지 않았다고 주장한다는 뜻이다.

이 없는 사소한 질병을 가졌을 뿐이라고. 야니라의 증상에 주의를 덜 기울인 것도, 이학적 검사 과정에서 그 증상들이 충분히 확인되지 않았기 때문이라는 주장으로 정당화될 수 있을 것이다. 여기서 간단한 계산을 좀 해 보자. CT 촬영의 비용이 500달러라고 치고, 야니라의 담당 의사가 보기에 그녀가 치료 가능하며 CT에서 발견될 수 있는 종양을 갖고 있을 가능성이 1%였다고 가정해 보자. 이 경우 하나의 종양을 발견하는 데 소요되는 비용은 5만 달러이다(1회 500달러 × 100회). 적은 돈은 아니지만 끔찍한 뇌 손상 한 건을 예방하기 위해서 충분히 쓸 수 있는 돈이다. 그런데 그런 종양이 발견될 가능성이 더 낮은 경우라면 어떨까. 가령 1%가 아니라 0.01%라면. 이 경우에는 하나의 종양을 발견하는 데 5백만 달러(1회 500달러 × 10,000회)가 든다. 사망의 위험을 회피하기 위하여 사람들이 얼마까지 지불할 의향이 있는지를 조사하는 방법으로 경제학자들이 추산한 '생명의 가치' – 5백만 달러에서 천만 달러 수준 – 만큼의 비용이다.[29] 소수점을 하나만 늘리면 비용은 5천만 달러가 된다. 적어도 경제학자들의 계산 방식에 의거하면, 사람 하나 살리기 위해 그 정도 비용을 쓸 가치는 없다. 또한 다른 곳에 그

---

[29] Kip Viscusi, "The Value of Risks to Life and Health", *Journal of Economic Literature* 31, no. 4 (December 1993): 1912-1946: W. Kip Viscusi, "Mortality Effects of Regulatory Costs and Policy Evaluation Criteria", *The RAND Journal of Economics* 25, no. 1 (Spring 1994): 94-109.

비용을 쓰면 훨씬 더 많은 사람들을 구할 수 있다.

즉, 레너헌은 뇌종양이 '룰 아웃' 되었기 때문이 아니라 뭔가를 발견할 낮은 가능성에 비해 필요한 비용이 너무 컸기 때문에 CT 촬영을 지시할 만한 상황이 아니었다고 주장할 수도 있다는 뜻이다. 그러나 그가 이런 주장을 하려면, 그가 환자의 이익보다 사회의 (혹은 병원의) 이익을 더 중시했다는, 즉 히포크라테스 선서에 위배되는 행동을 했다는 사실을 야니라의 변호사와 판사들과 자기 자신에게 인정해야만 한다. 그는 이렇게 하지 않았고, 할 수도 없었다. 대신 그는 두 가지 모순되는 내용, 즉 그가 뇌종양을 '룰 아웃' 했다는 사실과 CT를 촬영했더라면 야니라를 구할 수 있었을 것이라는 사실만을 반복해서 주장한 것이다.

다른 응급실 의사들도 비슷한 방법으로 그들이 암묵적으로 비용-위험 계산을 했었다는 사실을 피해 갔다. 야니라의 변호사 켄 로스와일러는 이 점을 효과적으로 활용했다. 야니라가 노스이스턴 병원을 두 번째 방문했을 때 그녀를 진찰했던 데이비스는 자신이 종양을 '룰 아웃' 했다고 주장하지 않았다. 그는 반대심문에서, 그의 임상 경험과 이학적 검사 결과로 '그녀가 뇌종양을 가졌다고 예측하기는 어려웠다'면서, 그것이 '옳은 판단'이라고 주장했다.

뇌종양일 거라고는 전혀 생각하지 않았습니다. 신경학적 검사에서 아무런 이상이 없고 두통도 없는, 메스꺼움과 구토 증상이 있는 초기

임산부를 만났을 뿐이지요. 게다가 '임신'이라는 다른 이유는 메스꺼움과 구토 증상과 아주 잘 맞아떨어지니까요. 그때 CT 촬영을 지시했다면 그게 오히려 잘못된 결정일 겁니다. 응급실에서 일하는 제정신을 가진 의사 중에 그 상황에서 CT 지시를 내릴 사람은 아무도 없을 겁니다.

로스와일러는 이 순간을 놓치지 않았다.

네, 그렇습니까? 좋습니다. 바로 다음날 야니라가 계단에서 굴러 떨어진 후 템플 대학병원에 갔을 때에는 CT 촬영이 이루어졌습니다. 선생님께서는 지금 그 병원의 의사들이 제정신이 아니라고 말씀하시는 거죠?

물론 로스와일러가 말하지 않은 게 있다. 계단에서 구른 다음에 템플 대학병원으로 실려 간, 여러 자극에 반응이 없었던 그 환자는 데이비스가 몇 시간 전에 보았던 바로 그 환자가 아니다. 확률은 달라져 있었다. 템플에서는, 야니라의 머릿속에서 뭔가 끔찍한 일이 벌어지고 있을 가능성이 매우 높았다. 노스이스턴에서는 야니라의 의식은 명료했고, 그녀의 두통이나 메스꺼움이나 구토 증상을 설명할 수 있는 방법이 뇌종양 말고도 아주 많았다. 데이비스는 뇌종양의 확률이 그리 높지 않다고 합리적으로 판단했고, 비용을 고려할 때 CT까지 찍기엔 기대할 수 있는 이익이 불충분하다고 부지불식중에 생각한 것이었다. 하지만 그가 법정에서 그렇게 말한다면, 즉 환자의 생명을 구할 수 있는 기회를 앞에 두고 비용에 대한 고민을 했다고 인정한다면, 판사가 갖고 있는 히포크라테스적인 기대를 저버리게 된다. 그런 위험을 회피하려면, CT 촬영 여부와 관련해서, 비용과 확률에 대한 고민을 쟁점으로 만드는 것보다는 차라리 CT 촬영 지시를 하지 않은 판단의 옳고 그름 자체를 쟁점화 하는 편이 낫다.

그러나 이 방식의 대응을 택하고 나면, 그가 비용과 확률의 균형을 맞추는 차원에서 분별 있는 결정을 내렸다고 주장할 수 있는 여지를 스스로 봉쇄하게 된다. 로스와일러의 전술에 말려든 것이다. 만약 확률이 중요한 게 아니라면, 불과 몇 시간 전 노스이스턴에서는 잘못된 선택이었던 CT 촬영이 템플에서는 필요해진 것은 도대체 무슨 연유란 말인가?

의료과오 관련 법률을 포괄하는 불법행위법negligence law은 확률들의 균형이 필요하다는 사실을 기꺼이 수용하고 있다. 그 법은 어떤 행위를 할 때의 부담보다 그로 인한 이득이 클 때는 그 조치를 취해야 함을 규정하고 있으며, 필요한 행위를 하지 않았을 때의 법적 책임을 인정하고 있다.[30] 지난 수십 년 동안 법원은 이 의무를 점점 더 경제학적인 용어들로 규정해 왔다. 예측할 수 있는 손해보

---

30 Restatement 2nd of Torts: Negligence §328 (1965)

다 그 예방조치를 위한 비용이 더 작다면 예방적 행동을 취할 의무가 우리 모두에게 존재한다는 것이 법원의 지속적 견해였다. 하지만 이것이 의료과오에 적용될 때는 예외라는 게 골치 아픈 문제다. 법원은 사회적 자원을 아낄 목적으로 의사들이 환자의 이익을 조금이라도 침해해서는 안 된다는 히포크라테스적 전제를 그대로 수용한다. 판사는 배심원들에게 비용과 효과의 경중을 따지라고 요청하지 않는다. 오직 의사의 행위가 적절하고도 표준적인 진료 범위를 벗어났는지 여부만 생각하도록 한다. 판사들은 의료 전문가들의 의견이 엇갈릴 때에 어느 쪽을 택할지에 관해서는 재량권을 갖고 있지만, 의사들의 법정 증언은 다른 모순된 증언이 없는 한 그대로 수용하는 것이 보통이다.

법률은, 의학이 한정된 자원을 지키는 차원에서 환자의 생명을 구할 기회를 은밀히 침해해서는 안 된다는 가치를 수용하고 강화시킨다. 하지만 이런 침해는 진료 현장의 규범들 속에 가려져서 잘 보이지 않는다. 레너헌이 자기 방어를 위해 인용한 미국응급의학회의 프로토콜을 보면, CT 촬영을 고려하게 만드는 특정한 소견들의 목록이 있다. 경부 강직(뇌막염의 징후), 특정 부위의 근력 약화 또는 감각 둔화, 인격이나 인지 능력의 갑작스런 변화 등이 그것이다.[31] 두통만으로는 불충분했다. 증상에 대한 환자 본인의 이야

---

31 American College of Emergency Physicians, "Clinical Policy for the

기도, 의사에 의해 직접 확인되지 않았기 때문에, CT 촬영 스케줄을 잡기에는 뭔지 모르게 부족했다. 증인석에서 데이비스는 방사선 피폭을 우려한 점도 CT 촬영을 꺼렸던 이유라고 말했다. 하지만 20세 여성이 한 차례 뇌 CT를 촬영하는 정도의 방사선에 의한 평생 암 발생률은 매우 낮아서, 약 1만분의 1에 불과하다.[32] 레너헌이 갖고 온 프로토콜 속에 내재된 의미는 치솟는 의료비에 대한 우려와 그에 따른 확률 계산에 의한 안전한 행동요령이었다.

레너헌은 인정하려 하지 않았다. 하지만 의사들은 가끔 고백한다. 비용을 고려한다고. 조지아 의대 응급의학교실의 교육용 매뉴얼에 의하면, 교수들은 학생들에게 다음과 같은 문제를 인식해야 함을 강조한다.

> 비용 절감은 결국 우리들에게도 영향을 준다. 미래에 우리가 어떤 진료를 할 수 있는지는, 지금 우리가 어떤 진료를 하는가에 달려 있다. 우리는 각각의 질병들에 있어서 가장 적절한 최소한의 정밀검사가 어디까지인지 공부해야 하며, 그 필요성이 정말로 확실한 경우에만

Initial Approach to Adolescents and Adults Presenting to the Emergency Department With a Chief Complaint of Headache", *Annals of Emergency Medicine* 27, no. 6 (June 1996): 821-844.

[32] David J. Brenner & Eric J. Hall, "Computerized Tomography - An Increasing Source of Radiation Exposure", *New England Journal of Medicine* 357 (2007): 2277-2284.

검사나 치료 지시를 내릴 수 있도록 스스로를 훈련시켜야 한다. 만약 우리가 두통을 이유로 응급실을 찾는 모든 환자에게 CT 촬영을 지시한다면, 그건 궁극적으로 현대적인 보건의료 시스템의 존재 자체를 위협하게 될 것이다.[33]

하지만 월터 쿤 교수는 학생들에게 이와 같은 고려가 은밀한 방법으로 행해져야 한다는 사실 또한 강조한다. "나는 가끔 혼잣말을 합니다. '환자들이 돈을 내는 건, 적절한 치료를 원해서지 값싼 치료를 원하기 때문이 아니다.' 결국 우리에게 필요한 것은 '적절하면서도 저렴한' 치료를 행하는 일이다."[34]

'적절한' 치료와 '저렴한' 치료 사이의 균형에 대한 암묵적인 내용은 다른 분야 의사들을 위한 수많은 프로토콜들에 모두 내재되어 있다. 거의 틀림없이 당신도, 약간의 위험이 증가하더라도 비용을 줄이는 방향으로 작성돼 있는 가이드라인에 따라 치료나 검사나 검진을 받아왔다. 대장암 발견을 위한 대장 내시경 검사, 유방암 발견을 위한 유방촬영술과 MRI 검사, 관상동맥질환을 예방하기 위해 '스타틴'★이라는 약제를 사용하는 것 등은 대표적이고 매우 흔한 사례

★ 혈중 콜레스테롤을 낮추는 약물들의 통칭.

---

33 Department of Emergency Medicine, *Student Manual*, p. 31, Medical College of Georgia (2004).

34 앞의 책.

들이다. 이들 프로토콜에 익숙해진 의사들은 여러 검사나 치료법들이 내포하고 있는 건강 관련 위험에 대해서는 적극적으로 공개하는 반면, 비용과 관련해서는 아무 말도 하지 않거나 아주 우회적으로만 언급한다.

유방암의 조기 진단을 위해 MRI 검사를 활용할 것인지 여부에 대한 논쟁은 많은 것을 시사한다. 유방촬영술에 비해 MRI 검사가 작은 크기의 암까지 찾아내는 데 있어서 훨씬 효과적이라는 증거는 산더미처럼 쌓여 있다. 비록 위양성 false-positive★이 비교적 흔하기는 하지만 말이다(이 경우에는 암 여부를 판정하기 위해 추가적인 검사가 필요하다). 그러나 유방촬영술 비용은 50~150달러에 불과하지만, 유방 MRI 촬영에는 15배나 많은 돈이 든다는 데 문제가 있다. 의학계의 권위자들은 MRI 검사의 위양성 문제(유방촬영술도 사실 상당히 많은 위양성 결과를 도출하지만)를 어떻게 해결할 것인지에 대해서는 활발한 토론을 한다. 하지만 MRI의 역할을 제한하는 이유가 되는 상대적 고비용에 대해서는 그저 참고자료로만 치부한다.

★ 검사 결과는 양성으로 나왔지만 실제로는 음성인 경우를 말함.

미국암협회가 권고하는 암 검진 가이드라인의 책임 개발자가 최근 〈뉴잉글랜드 의학저널〉에 기고한 논설을 보면 결국 가격이 가장 결정적인 요인이라는 점을 알 수 있다. 저자는 "유방암 검진에서 MRI 촬영의 적절한 활용은, 유방암 고위험군 환자에 한해서만 실시하는 것"³⁵이라는 견해를 밝혔다. 미국암협회가 만든 '유방암 검진에서 유방촬영술에 부가하여 MRI 촬영이 필요한 경우에 대한 가이드라인'은 한 발 더 나아가서, 고위험군 여성에서 1QALY Quality Adjusted Life Year★를 얻는 데 필요한 비용까지 언급하고 있다.³⁶ 고위험군 여성이란 심각한 수준의 가족력, 위험 유전자, 유방 종양의 과거력 등을 보유한 사람들을 말하는데, 이들의 경우 QALY 당 비용이 명백히 지불할 만한 수준이었다(앞에서처럼 '생명의 가치'를 5백만 달러에서 천만 달러로 가정할 때). 가이드라인은 또 대략적인 한계를 정해 준다. 그들은 유방암의 평생 발병 확률이 20~25% 혹은 그 이상일 때에는 매년 MRI 촬영으로 유방암 검진을 실시하는 것을 지지한다. 하지만 그 확률이 15%인 보통의 여성들에 대해서는 어떨까? 가이드라인은 MRI 검진을 권고하지 않는다. 저자들은 그 이유를 명확히 밝히지 않는다. 일반적인 여성들의 경우 1QALY를 얻기 위해 써야

★ 보건경제학에서 어떤 검사나 치료법의 비용효과를 계산하기 위하여 흔히 사용하는 개념으로, '삶의 질을 반영한 수명 연장 기간'을 뜻한다.

---

35 Robert A. Smith, "The Evolving Role of MRI in the Detection & Evaluation of Breast Cancer", New England Journal of Medicine 356 (2007): 1362.

36 Debbie Saslow et al., American Cancer Society Guidelines for Breast Screening with MRI as an Adjunct to Mammography, CA: A Cancer Journal for Clinicians 57 (2007): 75-89.

하는 돈의 액수가 너무 크기 때문이라고, 직접적으로 말하지는 않는다는 뜻이다. 하지만 '고위험군이 아닌 여성이 유방암 검진 목적으로 MRI 촬영을 했을 때, 그 비용을 지불할 만한 가치가 있는가?'라는 질문에 대해 그들은 묵시적으로 '아니오'라고 대답한 것이다. 이로써, 보험회사들도 고위험군에 속하지 않는 여성들의 MRI 검진 요구에 대해 '아니오'라고 쉽게 말할 수 있게 된다.[37] 또한 이는 의사들에게도 '그런 처방은 하지 말라'는 신호가 된다.[38]

---

[37] 미국암협회와 같이 영향력 있는 단체가 만든 가이드라인은 법정이나(의료보험 회사의 지불 거절과 관련된 소송) 독립적인 의료 전문가들로 구성된 재검토 위원회(40개 이상의 주에서 의료보험 회사의 지불 거절에 대해서 재검토를 요청할 환자의 권리가 법적으로 보장되어 있다)에서 상당한 영향을 끼친다. 마찬가지로 이런 가이드라인은 특정한 검사나 치료에 대해서 보험회사가 비용을 지불해야 한다는 권고로 작용하기 때문에 보험회사 측에도 상당한 시장의 압력으로 작용한다.

[38] 하지만 '가이드라인'도 출구를 마련해 두고 있다. 고위험군에 속하지 않는 여성은 MRI 검진을 '하지 마라'고 말하는 것이 아니라 고위험군에 속하면 '하라'고만 언급하는 것이 그것이다. 이로써 의사들은, 위험은 크지 않지만 경제적으로 여유가 있어서 자기 부담으로 유방 MRI 검진을 받고자 하는 환자들에게 검사를 처방할 명분을 얻는다. 말하자면, 유방암 검진은 개인의 경제적 사정에 따라 이층의 체계를 갖고 있는 셈이다.

조용하고 상냥한 위선?

비용 절감을 위해서 환자의 생명을 눈에 보이지 않게 희생시키는 행위는 특히 말기 환자에 대한 진료에서 점점 더 늘어나고 있다. 적극적인 생명연장치료를 계속하려는 의사를 가족들이 오히려 말리는 바람에 논란이 벌어졌던 과거의 사례는 더 이상 찾아보기 어렵다. 지금은 그 역할이 바뀌었다. 의사들은 무의미해 보이는 치료를 중단하려 하고, 가족들은 환자를 위해 할 수 있는 모든 것을 해 달라고 요구한다. 나는 몇 년 전 많은 의사들이 모인 의료윤리 수련회에서 말기 환자의 치료를 둘러싼 이슈들에 대한 강연을 한 적이 있다. 서부에 있는 어느 HMO 소속 의사들이었다. 심근경색으로 고통 받고 있는, 사라 아이젠버그라는 82세 여성의 이야기가 특히 내 관심을 끌었다.[39] 그녀는 딸을 만나러 가는 중에 호흡 곤란과 극심한 흉통이 발생하여 병원에 왔다. 혈압은 위험 수준까지 급격히 떨어졌다. 검사를 해 보니 그녀의 관상동맥이 막혀 있었고, 심장에서 가장 중요한 펌프라 할 수 있는 좌심실의 앞쪽 벽이 이미 손상을 입은 상태였다. 아이젠버그는 중환자실로 옮겨졌고, 작은 동맥들의 주변

---

[39] 이 사례는 그날 수련회의 프로그램 중에 어느 의사가 토론을 위해 소개한 것이다. '사라 아이젠버그'는 가명이다. 나는 환자, 의사, 가족, 그리고 HMO 이름 등을 모두 가명으로 처리한다는 조건으로 이 사례를 책에 써도 좋다는 허락을 받았다. 같은 조건으로 관련 인물 몇 명과 인터뷰도 했다.

근육을 수축시킴으로써 혈압을 끌어올리는(수도꼭지의 일부를 막으면 수압이 올라가는 것을 연상하면 된다) 약물이 투여됐다. 심장내과의사는 그녀의 예후가 좋지 않을 것이라는 결론에 쉽게 도달했고, 중환자실 의료진의 의견도 비슷했다. 약물을 고용량으로 투여했지만 수축기 혈압은 70에도 못 미쳤고, 이는 적절한 혈액 공급을 필요로 하는 여러 장기들이 손상될 위험에 처해 있음을 뜻한다. 하지만 여전히 그녀는 깨어 있었고, 의식이 명료했고, 심지어 수다스럽기까지 했다.

병원 사회복지사는 그녀에 대해 "그렇게 몸집이 작은 유대인 할머니는 한 번도 본 적이 없었어요."라고 말했다. 의사가 사라에게 '아무래도 힘들 것 같다'고 이야기를 했을 때, 그녀는 고개를 끄덕이긴 했지만 그 말을 믿지는 않았다.

사라의 딸 리사[40]는 변호사였는데, 의사가 사라에게 최악의 예후에 대해 설명하고 있을 무렵에 병원에 도착했다. "따님은 그걸 일종의 폭력이라 느낀 것 같아요." 사회복지사가 내게 말했다. "그녀는 도대체 왜 의사들이 반복해서 그녀의 어머니에게 '준비를 하셔야겠다'고 말하는지 이해를 못했어요." 리사는 치료의 세부적인 사항들에까지 주의를 기울이기 시작했다. 치료 계획을 살펴봤고, 검사 결과를 체크했으며, 이런저런 행위들의 이유를 의사에게 캐묻기

---

[40] 역시 가명이다.

시작했다. "그녀는 각각의 약물들이 어떤 약인지, 혈압이라는 게 무엇인지를 알고 있었죠." 의료진이 혈압상승제의 용량을 낮추려 할 때마다 리사의 의심은 고개를 들었다. 의사들은 짜증이 났다. 혹자는 리사의 정신 상태에 문제가 있는 게 아닌가 하는 말도 했다. "엄마와 딸 사이에 비정상적으로 강한 상호 의존이 있는 것처럼 느껴졌어요." 사라를 진료했던 심장내과의사의 회상이다. "딸은 그 최악의 상황을 눈으로 보면서도 엄마를 보낼 수가 없었죠. 그녀는 그러니까… 음, 아주 적대적이고 소송을 일삼는… 내가 그녀에게 분명히 말하려 했던 것은, 우리가 적대적인 관계가 아니라는 사실이었죠."

하지만 사라의 심장내과의사는 나에게 털어놓았다. 리사를 안심시킬 수 없었던 사정이 있기는 했다고 말이다. "헛돈이 계속 나가는 게 보이면, 잘못됐다는 생각이 들지 않겠어요? 누구도 환자에게 그렇게 하지 않습니다. … 문제는 사람들은 각자 자기들만 생각한다는 거죠. 그들은 글로벌한 관점을 갖고 있지 않으니까요." 자신과 같은 HMO에 속한 여러 의사들은 거시적인 관점을 가지도록 서로 독려한다고, 그는 덧붙였다. "여러 종류의 사람들이 여러 가지 속도로 일하는 조직에서는 특유의 조직 문화가 있습니다. 우리는 매우 강한 조직적 아이덴티티를 갖고 있습니다. 또한 더 높은 차원의 선善을 지키기 위해 한정된 자원을 잘 관리하는 지킴이가 되어야 한다는 생각도 공유하고 있습니다." 그가 계속 말했다. "의심의 여지없이, 우리는 치료를 배급합니다. 뭐라고 부르든, 우리가 믿든 안 믿든 그건 사실입니다. 우리가 그렇게 하지 않는다면, 수없이 많은 실패와 낭비를 바탕으로 겨우 한 사람의 생명을 구하는 '거의 무의미한' 노력들이 지속되는, 정말 황당무계한 일이 벌어질 겁니다. 당연히 우리의 보건의료체계는 파산하겠죠." 하지만 그도 알고 있었다. 그 자신이나 동료 의사들이나 모두, 그런 현실을 히포크라테스적 이상과 부합되게 조절할 수 있는 방법을 갖고 있지 않다는 사실을 말이다.

의사들이 좀 쉬운 대안을 찾는 것은 그리 놀라운 일이 아니다. 어떤 치료가 쟁점이 될 때, 의사들은 흔히 '무의미하다futile'는 표현을 쓴다. 헛된 희망을 쫓다가는 오히려 환자에게 더 큰 고통을 주게 된다는 말도 자주 한다. 사라가 병원에서 처음 며칠을 보냈을 무렵, 의료진들은 공통적으로 이런 표현들을 사용했다. "우리 모두는 그녀가 정상적으로 회복되기는 매우 어렵다는 데 의견 일치를 보았습니다." 심장내과의사가 말했다. 심장의 펌프 기능을 보여주는 척도가 박출률인데, 사라의 심장 박출률은 생명 유지의 한계 지점까지 떨어져 있었다. 중환자실 의료진이 혈압 상승제 용량을 조금씩 줄이려는 시도를 할 때마다★ 그녀의 혈압은 생명을 위협하는 수준까지 급강하했다. 고용량의 약물이 계속 투여됨에 따라 생명 유지에 필

★ 약물로 혈압을 끌어올리는 것은 일시적인 방편으로, 일정 기간 약물을 사용한 후에는 반드시 용량을 조금씩 낮추면서 약물 투여를 끊기 위한 준비를 한다.

수적인 다른 장기들에도 점점 더 무리가 가기 시작했다. 또한 중환자실에서 치료를 받는 데 따른 자질구레한 고통들도 적지 않았다. 소변줄, 24시간 밝은 불빛과 계속되는 알람 소리, 목의 혈관을 통해 심장 근처까지 삽입되어 있는 굵은 카테터 등이 모두 사라를 힘들게 했다. "의료진 모두가 마음이 불편했어요." 심장내과의사가 말했다. "우리가 볼 때 환자는 딸 때문에 너무 오래 불필요한 고통을 겪고 있었습니다. 그저 딸을 기쁘게 해 주려고 버티고 있는 듯했으니까요."

한 번은 사라의 주치의가 병원에 없을 때, 다른 당직 의사가 너무 솔직하게 말을 한 적이 있다. 중환자실에서 일하는 다른 동료의 증언에 따르면, 그는 칸막이가 쳐진 사라의 병상에 다가와서, 그녀의 심장이 도저히 생명을 유지할 수 없을 정도로 망가졌다고 이야기한 다음 이렇게 물었다. "혹시 플라자호텔처럼 아주 비싼 특급호텔에 숙박해 본 적이 있습니까?" 사라는 "네, 있었지요."라고 대답했다. 의사는 위험을 무릅쓰며 이렇게 말했다. "그럼 그 방이 얼마나 비싼지 아시겠네요. 6백에서 8백 달럽니다. 그럼 혹시 이 방이 얼만지도 아십니까? 자그마치 1만 달러라고요." 그곳엔 리사도 있었다. 그녀는 분노했다. 소송을 걸겠다며 위협했고, 의사를 바꿔 달라고 요구했다. 그리고 어머니를 계속 살려 놓기 위해 할 수 있는 모든 조치를 요구했다. 속으로는 자원 낭비에 대해 불평을 하고 씁쓸해 하면서도, 의료진은 결국 끝까지 해 보는 데에 동의할 수밖에 없었다.

4주 후, 사라는 걸어서 퇴원했다. 그녀는 신장을 비롯한 어느 장기에도 손상을 입지 않은 채 혈압상승제를 끊을 수 있었고, 중환자실에서 나와 일반 병실로 옮겨진 다음 결국 퇴원 수속을 밟았다. 입원 당시의 심장 박출률은 겨우 목숨을 부지할 수 있는 수준인 20%대 초반에 불과했지만, 퇴원할 때는 35%까지 높아졌다. 심근경색 동안에 죽어버린 심근 세포는 재생되지 않는다는 것을 고려하면, 이는 설명이 불가능할 정도로 놀라운 변화였다. 의사들도 그녀의 회복에 대해 어떤 의학적 해석도 하지 못했다.[41] "정말 깜짝 놀랐습니다." 심장내과의사가 회상했다. "내가 이 일을 이십 년 동안 해왔습니다. 사실 우리 의사들은 중환자를 보면 이 환자가 살 수 있을지 여부에 대해서 어느 정도 감을 잡을 수 있지 않습니까. 그런데 이 케이스 이후로 나는, 우리의 미래 예측하는 능력이 얼마나 부족한지, 사람들에게 여기가 옳은 길이라고 인도하는 것이 얼마나 부질없는 일인지 실감했습니다."

퇴원 후 사라는 딸의 집과 자신의 집과 노인거주시설assisted living facility을 오가면서 생활했다. 건강상의 문제가 생긴 경우도

---

[41] 의사들은 소위 '동면 심근(hibernating myocardium)' 현상이 아닐까 하고 추측했을 뿐이다. 심장 근육이, 죽은 것은 아니지만, 심근경색으로 인해 발생한 스트레스를 극복하는 동안 (대개는 몇 시간에서 며칠) 일시적으로 정지되는 현상을 말한다.

없지 않아서, 한 번은 시설의 도우미가 엉뚱한 식사를 제공하는 바람에 병원에서 입원 치료를 받기도 했다. 그녀의 신장이 과도한 소금과 수분을 배출하지 못하여 폐에 물이 찼었기 때문이다. 하지만 리사는, 그 끔찍한 몇 주 동안에는 도저히 누릴 수 없을 것만 같았던, 어머니와의 행복한 시간을 몇 년간 보낼 수 있었다. 리사의 아이들도 작고 상냥하면서도 씩씩한 할머니와 함께 돈으로 살 수 없는 소중한 추억들을 만들 수 있었다. 사라도 이 모든 일이 기뻤다. 그녀는 자신이 역경을 물리쳤음을 잘 알고 있었다.

"이 일 이후로, 다른 환자에게 '생존 확률이 없습니다.'라고 말하는 일이 무척 어려워졌습니다." 심장내과의사가 말했다. 그가 가장 아쉽게 생각하는 것은 그녀의 예후를 제대로 예측하지 못한 게 아니었다. 그는 자신의 동료 의사가 사라의 중환자실 입원과 플라자호텔을 비교하여 언급했던 그 일을 떠올리면서, 이렇게 말했다.

그가 그 말을 하지 않았더라면, … 어쩌면 며칠 후에 내가 나섰을지도 모릅니다. 가족들에게 '지금까지 충분히 하셨다'고 설득했을 것이고, 이제는 그만 곱게 보내드리자고 말했을 겁니다. … 그리고 이 일은 세상 누구의 주목도 받지 않고 지나갔겠지요.

그는 말했다. "(동료 의사가 했던 그 말은) 정말 터무니없는 것이었죠. 환자가 가족들에게 그런 말은 결코 해서는 안 되는데." 하지만 혈압상승제를 중단하고 사라를 포기하는 것은 분명히 옳은 일이었다. 그 비용에 비해 성공 가능성이 너무도 낮았기 때문이다.

> 그런 일이 날마다 일어나는 게 현실입니다. … 수많은 사람들이 병원에 오고 매일 누군가는 죽습니다. 의사-환자 관계가 그렇게 복잡하게 꼬이는 일은 거의 없죠. 만약 제가 만나는 모든 80세, 90세 된 할머니들에게 똑같이 해야 할까요? 사라가 살아났다는 사실이 곧 내가 다른 모든 환자들에게도 그렇게 해야 함을 의미하는 걸까요? 저는 그럴 준비가 되어 있지 않습니다.

따라서 사라의 케이스에서 그가 가장 후회스러운 것은, 사라(그리고 리사)와 의사들 사이의 관계가 무너졌다는 사실이다. "환자-의사 관계는 정말로 중요한 겁니다. 그게 깨진다는 것은, 우리가 환자를 돌봄에 있어서 가장 중요한 무기 중의 하나가 없어진다는 뜻입니다." 실제 현장에서는 의료를 배급할 수밖에 없는 상황에 대해서 그는, "위선적인 행위를 계속할 수밖에 없다면, 조용히 그리고 상냥하게 해야겠죠."라고 말했다.

'조용하고 상냥한 위선'이 행해질 수 있는 기회는 점점 늘고 있다. 대부분의 주에서는 의사들로 하여금 '무의미하거나 부적절한' 치료는 거부하도록 하고 있다. 이 용어들은 좀 애매모호하게 들린다. 실제로 소송에 대한 두려움 때문에[42] 이런 거부 행위가 아주 흔하게 일어나지는 않는다. 하지만 이런 규정들로 인해 점점 더 많은 의사와 병원들이 쉽게 '아니오'라고 말할 수 있게 되고 있는 것만은 틀림없다. 의학, 생명윤리학, 법학 분야의 전문가들과 학자들은 치료를 하지 않는 명분으로 '의학적 무의미성'을 점점 자주 거론하고 있다.[43] 모델로 흔히 언급되는 1999년 텍사스 법률에서는, 의료진이 작성한 의견서에 윤리 담당 컨설턴트가 서명만 한다면 법적 책임에 대한 두려움 없이 '무의미한' 치료를 중단할 수 있도록 했다.[44] 텍사스의 법률은 '무의미함'이라는 용어의 의미를 구체적으로 규정해 놓는 대신 윤리 담당 컨설턴트의 재량으로 남겨 놓았다. 그런데 윤리 담당 컨설턴트는 대개 병원의 직원이다. 전문가 단체나 법원이 무의미한 치료의 범위를 규정한 적도 없다.

[42] Thaddeus Mason Pope, "Medical Futility Statutes: No Safe Harbor to Unilaterally Refuse Life Sustaining Treatment", *Tennessee Law Review* 75 (Fall 2007): 1-82.

[43] 앞의 논문. 또한 M. Wreen, "Medical Futility and Physician Discretion", *Journal of Medical Ethics* 30, no. 3 (June 2004): 275-278; Thomas Wm. Mayo, "Living and Dying in a Post-Schiavo World", *Journal of Health Law* 38, no. 4 (2005): 587-608; Ashley Bassel, "Order at the End of Life: Establishing a Clear and Fair Mechanism for the Resolution of Futility Disputes", *Vanderbilt Law Review* 63 (March 2010): 491-540.

[44] Vernon's Texas Statutes and Codes Annotated, Health & Safety Code §166.046

즉 침묵에 의해 만들어진 법적 피난처가 존재하는 것이고, 이로 인해 잠재적으로 생명을 구할 수도 있는 값비싼 치료를 하지 않기가 더 쉬워지는 것이다.

의학적으로 무의미한 치료는 하지 말자는 주장에 흔히 등장하는 '대표선수' 격의 사례들은 십 년 전의 테리 시아보Terry Schiavo 사건과 같은, 명백히 가망 없는 사례들이다. 유명한 시아보 사건에서 그녀는 의식이 회복될 희망이 없는 식물인간 상태로 여러 해를 살아 있었다.★ 그러나 '의학적 무의미성'이라는 말의 용례는, 사라의 사례와 같이 '긍정적인 결과를 기대하기는 어렵지만 완전히 배제할 수도 없는' 경우에까지 점차 확장되고 있다. 어떤 의사들은 이제, 성공 가능성[45]이 1%에 못 미치면 의학적으로 무의미한 치료로 간주해야 한다고 주장하는 윤리학자 로렌스 슈나이더만의 제안에 동조하고 있다.[46] 하

★ 시아보는 15년 동안 식물인간으로 살다가 영양공급 튜브의 제거로 2005년에 숨졌다. 영양 공급관의 제거를 요구하는 남편과 이를 반대하는 시아보의 부모 측이 7년간 법정 소송을 벌였고, 이 사건은 안락사 및 의료윤리와 관련한 세계적인 논쟁을 불러일으켰다.

---

45   슈나이더만이 정의한 성공이란, 의식의 회복, 중환자실의 생명 유지 장치들의 완전한 제거, 혹은 다른 생명 관련 지표의 현저한 개선을 말한다.

46   Lawrence J. Schneiderman, Nancy S. Jecker, and Albert R. Jonsen, "Medical Futility: Its Meaning and Ethical Implications", in Bioethics: An Inroduction to the History, Methods, and Practice, 2d ed., Nancy S. Jecker, Albert R. Jonsen, and Robert A. Pearlman, eds. (Sudbury, MA: Jones and Bartlett Publishers, 2007): 408-416.

지만 1% 해결책은 진정한 판정 기준이라기보다는 하나의 은유일 뿐이다. 실제 환자의 사례들은 모두 다 복잡하고 독특하기 때문에, 결과를 정확히 예측한다는 것은 불가능하기 때문이다.

몇몇 전문가들은 생명을 구하는 치료라도 은밀히 중단해야 한다는 의견을 공개적으로 주장하기도 한다. 윤리학자이자 법학자인 마크 홀은, 의사들이 환자의 신뢰까지 '도구'로 활용하여 공익의 증진을 위해 노력해야 한다는 주장도 서슴지 않는다.[47] 홀의 주장은 우리를 꽤 불편하게 만들지만, 사라의 담당 의사가 했던 이야기와 일맥상통한다. 요점은, 의사에 대한 환자의 신뢰는 '회복탄력성이 있다'는 것이다. 아프고 두려운 사람들은 어린 아이처럼 변해서, 자신을 곁에서 지켜줄 든든한 후원자를 원한다. 그래서 환자의 건강 상태가 아주 나빠졌을 때에는, 회의주의는 잦아들고 신뢰가 오히려 깊어진다. 그를 돌보는 의료진이 신뢰할 만한 사람들인지 여부는 물론 논외다. 마크 홀의 주장은, 은밀하고도 교묘하게 한계를 설정할 수 있는 바로 이 기회를 의사들이 붙잡아야 한다는 것이다. 가장 위중한 환자의 절박함이 오히려 의심의 여지없이 그 일을 할 수 있게 해 준다는 것이다.

홀의 주장을 다르게 말하면, 그것이 겉으로 드러나지 않는 한

---

[47] Mark Hall, "Law, Medicine, & Trust", Stanford Law Review 55 (2002): 463.

은, 의사들이 히포크라테스 선서를 위반하는 것을 용인할 수 있다는 뜻이다. 이는 매우 용감한 주장이 아닐 수 없다. 마치 어떤 사람이 너무나 자신의 배우자를 신뢰해서 수많은 불륜의 단서들을 알아차리지 못하는 한 외도는 전혀 문제될 것이 없다고 말하는 것과 비슷하다. 하지만 이런 생각은 비용 절감에 대한 압박과 히포크라테스적인 이상 사이에서 고뇌하는 의사들에게 점점 파고드는 생각이기도 하다. 사라의 담당 의사는 내게, 삶과 죽음을 가르는 결정에서 비용의 중요성을 인식하는 것은 실행 가능한 옵션이 아니라고 했었다. "우리가 시장의 논리 때문에 이렇게 한다고 생각하는 건 정말 어리석은 일입니다. 우린 지난달에만 2천 명의 가입자가 줄었습니다." 그는 이렇게 주장했다. "사람들에게 '당신은 당신이 원하는 걸 뭐든지 얻을 수는 없습니다.'라고 경고하는 건 분명 마케팅 전략이 아니지 않습니까?"

하지만 '조용하고도 상냥한 위선'도 위험성을 내포한다. 하나는, 이런 종류의 위선은 히포크라테스적 이상을 존중한다고 믿고 있는 의사들을 자기기만에 빠뜨린다는 것이다. 사라의 의사들은 사라가 생명 연장 장치의 중단을 원한다고 생각했다(이는 사실과 달랐다). 또한 사라의 딸이 비이성적으로 사라에게 부담을 주고 있다고 생각했고, 모든 당사자들이 다 같은 편이라고, 즉 사라 및 리사와의 관계가 전혀 적대적이지 않다고 생각했다. 동시에 그들은 사라의 소생 기회를 박탈하는 한이 있더라도 더 큰 차원의 공익을 위해서 한정된 자원을 관리하는 집사 역할을 해야 한다고 생각하고 있었다(나에게 그렇게 말했다). 의사 한 명이 플라자호텔의 비유를 통해 중환자실 치료의 비용에 대한 이야기를 꺼냈을 때 벌어진 소동은, 이처럼 여러 모순들로 이루어진 혼합물이 갑자기 끓어넘친 것이었다. 의사들이 '조용하고도 상냥하게' 위선을 행하기 위해서는 불안한 마음과 인지의 부조화를 없애야 하는데, 이는 환자들이 혹은 의사들 스스로가 생각하는 진실을 약간 왜곡함으로써 가능해진다. 하지만 슬며시 퍼지는 불안은, 때로 빈정거림이나 분노와 함께, 환자와 가족들에게 전해져서 뭔가 잘못됐음을 느끼게 한다. 환자들이 값비싼 치료를 원하지 않는다는, 혹은 어떤 치료의 성공 가능성이 불확실한 게 아니라 전혀 없다고 생각하는 것과 같은 왜곡된 믿음은, 가끔 일이 잘 풀리지 않았을 때에는 외부에 노출되기도 한다. 사라의 케이스도 그런 경우다. 보호자인 딸과 의사들 사이의 관계가 엉망이 되었기 때문에 드러난 것이다. 위선이 나쁜 것이라는 관념은 우리 머릿속 깊이 뿌리박혀 있다. 정직하고 성실하지 못한 행위에는, 특히 직접 당하는 입장이라면, 상처받고 분노한다.[48]

    비용을 따지는 행위 자체를 아예 외면하는 것도 합리적인 대

---

48   Mark D. Hauser, Moral Minds: How Nature Designed our Universal Sense of Right and Wrong (New York: Ecco, 2006).

안을 찾기 위한 고민을 가로막는 일이다. 다른 것과는 비교할 수도 없을 만큼 중요한 보건의료의 혜택들, 즉 수명의 연장과 삶의 질 향상, 왜 나쁜 일이 벌어졌으며 앞으로는 어떻게 되는 것인지에 대한 환자들의 궁금증 해결, 운명의 갈림길에 외롭게 홀로 서 있지 않다는 느낌 등의 가치를 우리가 어떻게 매길 것인지에 대해 진지한 대화를 나누려면, 비용 생각을 전혀 안 해서도 곤란하다. 삶의 가치에 대한 토론 없이 대충 만들어진 프로토콜(유방암 검진에서 MRI 촬영에 관한 프로토콜 같은 것들)은 다양한 질병으로 고통 받는 환자들을 일관된 원칙으로 공평하게 치료하는 일을 매우 어렵게 만든다. 삶의 특정한 양태에 대한 가치 판단을 의사들 개개인의 선입견에 오롯이 맡겨 놓는 것도, 의료 현장의 정의를 추구하는 데 위협이 된다. 비용- 효과 사이에서 어떤 균형을 추구할 것인지를 정책적으로 명확히 해 두지 못하면, 보건의료 분야의 수많은 이해당사자들(제약회사나 의료기회사, 의료계의 각 학회, 특정한 질병을 가진 환자 집단 등)의 다툼을 유발하게 된다. 거시적 관점을 갖지 못한 채 제각각 자신들을 위해 한정된 사회적 자원을 끌어오려 하기 때문이다. 요컨대 '조용하고도 상냥한 위선' 전략을 택하는 것은, 불합리와 불공평과 은밀한 편견으로 가득한 벌판으로 우리를 인도하는 행위다.

    의료 현장에서의 편견, 즉 의료 행위의 규범들 속에 은폐되어 있는 도덕적 정치적 이슈들에 대해서는 4장에서 좀 더 많은 이야기를 할 것이다. 이어지는 3장에서는, 우리 의사들이 환자들의 믿음을 저버리지 않으면서도 비용을 통제할 수 있게 하기 위해서 워싱턴의 의료정책 결정자들이 무엇을 해야 하는지를 다룬다.

3

이해당사자들, 꼼꼼쟁이들, 그리고 한계를 설정하기

히포크라테스는
the hippocratic myth
모른다

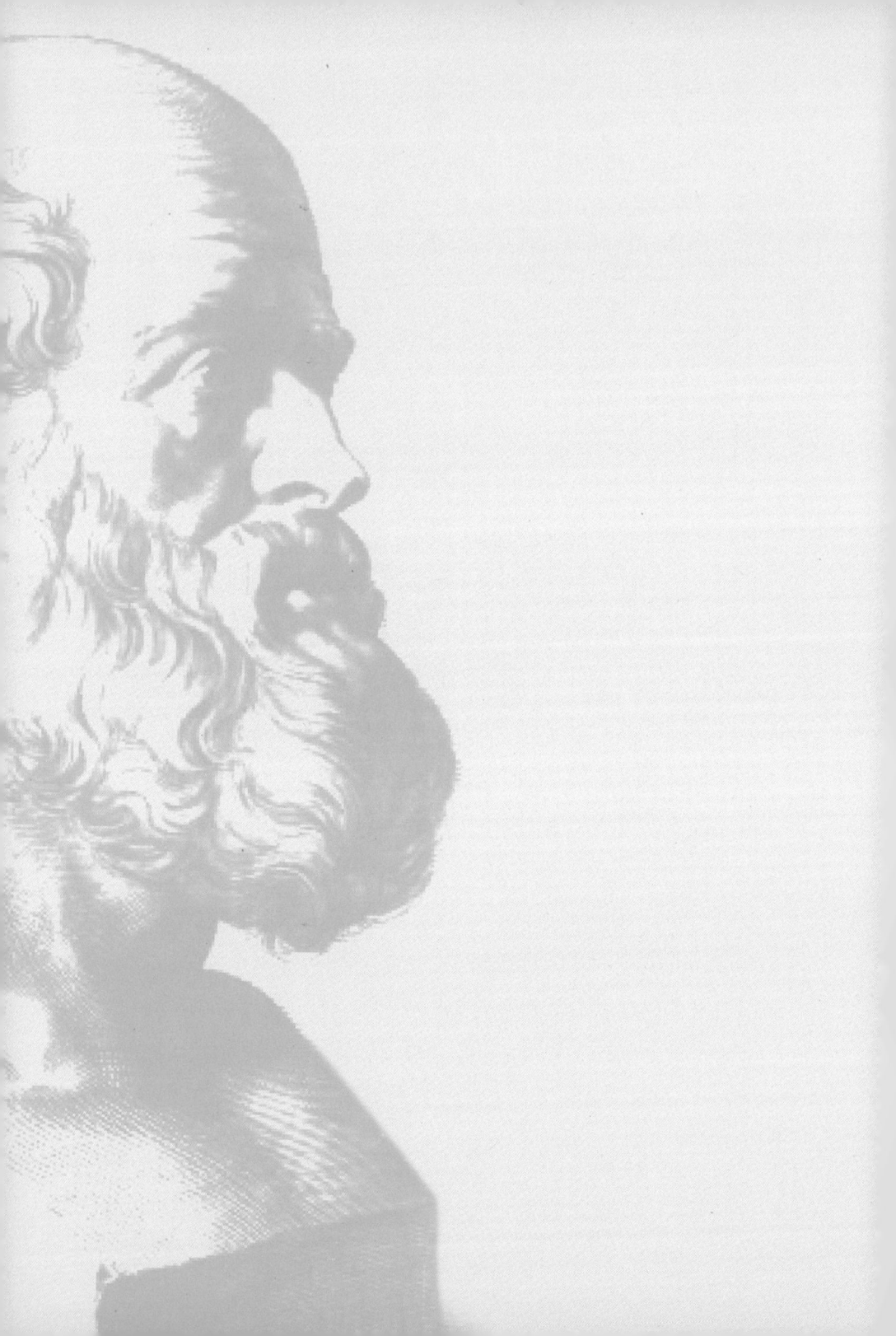

히포크라테스는
the hippocratic myth
모른다

워싱턴의 희망사항: 낭비를 없애 비용을 통제하기

임상적 효용이 없는 의료 행위들만 쏙쏙 골라내 제거함으로써 의료비를 억제할 수 있다면, 그건 정말 멋진 일일 것이다. 워싱턴에서 의료개혁을 외치는 사람들의 일관된 약속이 바로 그것이다. 생명을 구하는 데 필요한 치료라도 돈을 아끼기 위해서 포기하자는 주장은 국회의사당 안에서 공개적으로 언급될 수 있는 주장이 아니다. 환자가 누워 있는 병상 옆에서 그런 이야기를 못하는 것과 마찬가지다. 하지만 내가 오바마의 대리인 자격으로, 우리에게 별 도움이 안 되는 의료비 지출을 대폭 줄일 수 있는 기회에 대해 이야기했던 내용들은 진실이다. 현재 약 30%의 의료비는 쓸데없는 의료 행위에 쓰이고 있다.[1] 이는 모기지 구제 금융에 매년 허비되고 있는 액수와 비슷한 7천억 달러에 달한다. 그에 더해, 전체 의료비의 약

10% 정도는 줄일 수 있는 행정 비용에 쓰이고 있으며, 이 또한 매년 2천억 달러에 달한다. 어떤 검사나 치료법이 정말로 유용한 것인지에 대해서 더 많이 파악하고, 유용하지 않은 것으로 드러난 검사나 치료법은 정리시키고, 불필요한 관료주의를 타파하는 일이야말로 당연히 추구해야 하는 방향이다.

하지만 유용하지 않은 치료행위를 없애는 것은 대단히 어렵다. 대부분의 사람들은 어떤 검사나 치료법이 유용하고 어떤 것들은 유용하지 않은지를 의사들은 잘 알고 있을 것이라 생각한다. 최소한 개별 환자들에 대해서는 그러하리라고 생각한다. 내가 의과대학에 입학하기 전까지는 나도 그랬다. 하지만 나중에 알게 됐다. 어릴 적 나의 소아과의사가 엉터리 약을 주면서 효과가 있을 거라며 나를 속였다는 사실을 말이다. 나는 8살 때 그가 내게 주려는 알레르기 주사를 맞지 않으려고 진찰대 밑으로 계단으로 벽장 속으로 도망가곤 했었다. 하지만 그가 매주 나에게 주사했던 것은 곰팡이와 꽃가루와 포유동물의 털을 섞어서 만든 마법사의 혼합물에 불과했다. 당연히 그건 효과가 없었고, 우리 부모님은 거기다가 헛돈 수백 달러를 쓴 것이었다. 의과대학 시절의 교수들은 1학년 때부터 나와 내 동료들에게 근거라는 게 얼마나 중요한지를 강조했고, 흔히 사용되고 있는 여러 치료법들이 실제로는 효과가 없음을 보여줬

---

1   2장 각주 22와 동일.

다. 내가 의대 1학년이던 바로 그 해에, 기술평가국(과학기술 분야에서 미국 의회에 조언하는 기구로 1995년까지 존속했다)에서는 단지 10~20%의 치료법만이 '최고 수준의 근거', 즉 무작위 임상시험 결과를 바탕으로 하고 있다고 추산했다.[2]

지난 30년 동안 이 비율이 얼마나 크게 달라졌을지는 의문이다. 위압적인 도전이 앞에 놓여 있기 때문이다. 제약회사들, 의료기기 회사들, 의학 분야의 여러 학회들 등은 여러 검사 및 치료법들을 비교하고 각각의 효과를 바탕으로 비용을 조절하려는 시도들에 격렬한 저항을 보인다. 연방 기구가 과학적 근거를 바탕으로 '요통 환자에게 척추 수술을 덜 하는 것이 바람직하다'고 권고했을 때 척추수술 전문가들이 위협적일 정도로 강력하게 반발하고 나섰던 것은 많은 사례들 중의 하나일 뿐이다.[3] 심지어 그들은 의회를 설득하여, 임상진료지침을 만들어 공표하는 기관의 업무를 못하게 만들기도 했다.[4]

---

[2]   Office of Technology Assessment, *Assessing the Efficacy and Safety of Medical Technologies*, September 1978.

[3]   Shannon Brownlee, *Overtreated: Why Too Much Medicine is Making us Sicker and Poorer* (New York: Bloomsbury, 2007): 293.

[4]   한때 의료정책연구국(Agency for Health Care Policy & Research, AHCPR)으로 불렸던 이 기구는(그때는 근거중심 임상진료지침을 발표할 권한을 갖고 있었다), 1999년에 보건의료품질관리청(Agency for Healthcare Research

더욱 최근의 사례로는 'CT 혈관조영술'을 들 수 있다. 이는 심장 부위를 CT로 촬영하여 관상동맥의 막힌(혹은 깨끗한) 정도를 3차원 영상으로 보여주는 장치로, 수많은 주사를 전혀 사용하지 않고도 심장 내부를 들여다 볼 수 있게 해 준다. 하지만 의사들이 심장 내부를 더 잘 볼 수 있다는 사실이 환자 치료에 실제로 도움이 되는지 여부는 확실하지 않다. 이 기술의 사용은 2006년에 GE社가 고해상도 64채널 CT를 시장에 출시한 이후 급등했다. 메디케어를 관리하는 관료들은 이 비용 급증에 긴장하지 않을 수 없었다.[5] 2007년 12월, 메디케어 측에서는 이 검사에 대한 비용은 매우 제한적인 상황에서만 지불될 것이며, 그나마 이 검사의 효과를 검증하는 연구에 참여하는 의사들이 처방한 경우에 한정한다고 밝혔다.[6] 이미 이 장비를 구입하는 데 큰돈을 투자한 의사들은 메디케어가 조건 없이

& Quality, AHRQ)으로 이름이 바뀌면서 기구가 축소되었다. AHRQ는 보험 혜택 축소의 근거가 될 수 있는 임상진료지침 발표 권한을 갖고 있지 않다.

5 CT 혈관조영술의 메디케어 급여 여부에 관한 여기의 기술들은 줄리아 애플비의 탁월한 설명을 바탕으로 이루어졌다. Julia Appleby, "The Case of CT Angiography: How Americans View and Embrace New Technology", *Health Affairs* 27 (2008): 1515.

6 이를 담당하는 CMS(Centers for Medicare & Medicaid Services)라는 기관은, 심장으로의 혈액 공급이 불충분함을 보여주는 증상들(일반적으로 협심증이라 알려진, 신체적 혹은 심리적 스트레스와 관련된 흉통 및 흉부 불쾌감이 대표적이다)이 있는 환자에 대해서만 비용을 지불한다고 밝혔다. 즉 위험인자(LDL 콜레스테롤 수치의 증가 등)를 가진 무증상 환자들이나 위험인자도 없지만 단지 이상이

검사 비용을 지급해야 한다고 주장하며 전쟁에 나섰다. 그들은 상원의원들에게 로비를 펼쳤고(GE社도 함께), 79명의 상원의원들이 조건 없는 비용 지불을 메디케어 측에 요구하는 문서에 서명을 했다.[7] 애초의 발표 이후 3개월 만에 메디케어는 말을 바꾸었다. CT 혈관조영술에 대해 조건 없이 비용을 지불할 것이며, 해당 검사의 효과에 대해서는 향후 연구가 진행되기를 '희망'한다는 것이 메디케어 측의 변화된 입장이었다.

위험하면서도 값비싼 치료법들은 대체로 효과를 검증하는 연구들 없이 상용화된다.[8] 최근의 사례로는 폐경 이후 여성에 대한

없음을 확인하고자 하는 환자 등 과거 이 검사를 받았던 광범위한 환자들에 대한 비용은 더 이상 지불하지 않겠다는 것이다.

[7] Alex Berenson and Reed Abelson, "The Evidence Gap: Weighing the Costs of a CT Scan's Look Inside the Heart", *The New York Times*, June 29, 2008.

[8] FDA에서는 제약회사 및 의료기기 회사들에게 그들이 생산하는 제품이 '안전'하고 '효과적'이라는 사실을 증명할 것을 요구한다. 이러한 기준으로 인해 회사들은 값비싼 신제품을 내놓을 때 그것이 기존의 저렴한 제품보다 더 낫다는 사실까지 증명할 필요는 없다. 따라서 이들 기업(혹은 그 후원을 받는 연구자들)에 의해 행해지는 연구에서 새로운 제품이 기존 제품보다 어떤 점에서 더 나은 것인지를 구체적으로 보여주는 일은 흔하지 않다. 제약회사와 의료기기 회사들은 FDA 허가를 위해 특허가 있는 신제품의 뛰어난 효능을 반드시 증명해야 하는 규정에도 오랫동안 반대해 왔다. 새로운 수술법이나 시술법은 '안전'하고 '효과적'이라는 사실을 증명하지 않고서도 의료 현장에 도입될 수 있다. 도입 여부를 결정하는 것은 오직 의사들의 처방 의향과 보험회사의 지불 의향일 뿐이다.

호르몬 대체 요법과 항혈전 약제로 코팅된 관상동맥 스텐트를 들 수 있다. 연방 정부의 기금으로 진행된 연구 결과 두 가지 치료법 모두 그들이 구해낸 생명보다 그로 인해 목숨을 잃은 경우가 더 많다는 것이 드러났고, 이 결과들은 모두 신문의 1면을 장식했었다.[9] 연방 정부의 기금으로 진행된 또 다른 연구도, 이미 일이 벌어지고 난 사후에 진행되긴 했지만, 적극적 마케팅의 결과로 1990년대에 대부분의 정신과의사들이 처방했던 일련의 새 항정신병 약물들이 기존의 저렴한 약들보다 나을 게 없다는 사실을 밝혀냈다.[10]

이들 사례에서 가장 주목할 만한 사실은, 결국 철저한 연구들이 진행되기는 한다는 점이다. CT 혈관조영술의 사례는 더욱 전형적이다. 새로운 기술들은 효과의 비교 우위에 대한 최소한의 근거만 가진 채 슬그머니 시장에 진입한다. 민영 보험사들은 그런 종류의 연구에 대해서는 연구비를 지원하지 않는다. 그 이유는 경제학의 기초만 알아도 짐작할 수 있다. 만약 어떤 기술이 효과적이지 않

---

[9] 한때는 폐경 이후 여성들의 심근경색 및 뇌졸중 위험을 감소시키는 것으로 생각됐던 호르몬 대체요법은, 결국 그 위험을 오히려 증가시키는 것으로 판명됐다(2장 각주 11 참조). 약물 코팅 스텐트 또한 마찬가지로, 응급 상황에서 다량 형성되고 있는 혈전에 대처할 목적으로 사용되는 경우를 제외하면, 치명적인 심혈관계 질환의 발생 위험을 오히려 증가시키는 것으로 판명됐다(2장 각주 12 참조).

[10] Jeffrey A. Lieberman, M.D. et al., "Effectiveness of Antipsychotic Drugs in Patients with Chronic Schizophrenia", *New England Journal of Medicine* 353, no. 12 (September 2005): 1209-1223.

다는 결과가 나오더라도, 그 혜택은 연구비를 낸 회사뿐만 아니라 다른 모든 보험회사들에게도 똑같이 돌아가기 때문이다. 하지만 효과 면에서 비교 우위가 있다는 연구 결과는 경제학 용어로 '공익'이 되고, (출판을 거쳐) 모든 이들에게 그 사실이 알려지기 때문에, 보험회사들은 다른 라이벌과의 경쟁에서 한 발 앞서기 위해서 그 치료법을 채택하지 않을 수 없게 된다.

변화는 어렴풋이 나타나고 있다. 2010년 의료개혁 법안에 의해 '환자 중심적 성과분석 연구소Patient Centered Outcomes Research Institute'가 만들어졌다. 이 연구소는 메디케어 및 민간 보험회사들이 낸 부담금으로 만들어졌고, 여러 치료법들의 효과를 분석하는 연구를 진행하게 된다. 하지만 이 부담금 규모는 미국인들이 매년 보건의료 분야에 지출하는 비용의 0.1%에도 미치지 못해서, 앞으로도 과학적 근거에 입각한 의학적 결정의 비율이 급격하게 늘어나기는 어려울 전망이다. 또한 이 연구소를 이끄는 사람들이 주로 병원, 보험회사, 제약 및 의료기기 회사의 대표들 및 의사들로 이루어져 있기 때문에, 그들의 이익을 위협할 가능성이 있는 연구는 제대로 진행되지 않을 가능성이 있다. 더욱이 법률상의 여러 조항들로 인해(의료공급자들과 제약 및 의료기기 회사들이 찾아낸 것들이다), 이 연구소가 후원하여 진행된 연구를 기반으로 하여 메디케어가 급여 관련 결정을 내리는 데에는 많은 제약이 있기도 하다.[11]

심지어 어떤 치료법이 효과도 더 좋고 값도 저렴하다는 연구 결과가 나왔을 때조차 일은 쉽지 않다. 의사들의 그 연구 결과를 따를 경우 상당한 타격을 입게 될 이해당사자들이 나서서 의사들이 그렇게 하지 않도록 영향력을 행사하기 때문이다. 이런 경우 중에 대표적인 것이 'Allhat' 연구다.[12] 이는 고혈압을 가진 수천만 명의 미국인들에게 심근경색과 뇌졸중 예방을 명분으로 흔히 처방됐던 약품들에 대한 대규모 임상연구이다. 이 연구에 의하면, 개발된 지 50년이 넘었고 일주일치 약값이 50센트에 불과한 이뇨제가, 그보다 몇 배나 비싼 값이 매겨져 있는 몇몇 최신 약제들보다 효능이 좋았다.[13] 이런 약들 중의 하나가 화이자제약의 '카두라'이다. 소위

---

11   예를 들어, Patient Protection and Affordable Care Act에는 "1181절에 있는 규정(임상적 효과를 비교하는 연구와 관한 규정이다)은 … 단지 그 결과만을 바탕으로 이 법령에 의거하여 장관이 특정한 제품이나 서비스에 대한 비용 지불을 거절하는 근거로 사용될 수는 없으며…"라는 구절이 있다. Patient Protection and Affordable Care Act, Pub. L. No. 111-148, §1182(b)(2), 937 Stat. 622(2010).

12   약에 이름이 붙듯이 여러 임상시험들도 기억하기 쉽도록 이름이 붙는다. 주로 머리글자를 따서 붙여지지만, 최근에는 관련 정보의 홍수 속에 좀 더 눈에 잘 띄도록 '브랜드'처럼 들리게 이름을 붙이는 경향이 있다. 'Allhat'이라는 이름은 'Antihypertensive and Lipid-Lowering Treatment to Prevent Heart Attack Trial'을 의미하는데, 당연히 서부영화를 연상하기를 바라면서 붙여진 이름이다(브랜드 이름은 그럴듯한데 효과는 뛰어나지 않은 의약품이 떠오르기도 한다). ('all hat and no cattle'이라는 표현이 있는데, 이는 서부영화에서 '말만 많이 하고 실제로 행동으로 옮기지는 못하는' 인물을 가리킬 때 사용된다 – 역주)

알파 수용체를 차단함으로써 혈관을 확장시키는 작용을 가진 이 약은 복용자의 심부전 위험을 이뇨제에 비해 두 배 가까이 높였고, 그 결과 연구결과가 공식적으로 발표되기 2년 전인 2000년에 연구자들이 연구 자체를 중단시키기까지 했다. 화이자의 또 다른 베스트셀러인 칼슘길항제 '노바스크'는, 이뇨제보다 스무 배나 비싼 가격에도 불구하고, 심부전 위험을 40% 가까이 높였다.

화이자의 대응은 기민했다. 영업사원들을 동원하여 '카두라'가 안전하다는 확신을 의사들에게 심어주기 위해 노력했고, 'Allhat' 연구결과는 심부전 관련 부분은 무시하고 심근경색이나 뇌졸중 위험을 이뇨제와 같은 수준으로 감소시켰다는 부분을 강조함으로써 '노바스크의 성공 스토리'로 바꿔 버렸다.[14] 화이자의 한 임원은 어느 이메일에서 이렇게 자랑하기도 했다. 화이자의 영업사원들이 영향력 있는 주요 의사들에게 '관광여행'을 제공함으로써

---

13   ALLHAT Collaborative Research Group, "Major Outcomes in High-Risk Hypertensive Patients Randomized to Angiotensin-Converting Enzyme Inhibitor or Calcium Channel Blocker vs. Diuretic", *Journal of the American Medical Association* 288, no. 23 (December 2002): 2981-2997. 이 연구는 나온 지 50년 된 사이어자이드 이뇨제(thiazide diuretic)가 혈압 조절 및 심혈관계 질환 발생 위험 감소에 있어서 특허를 취득한 신약과 비슷하거나 우월한 효과를 갖고 있음을 밝혔다.

14   Andrew Pollack, "The Evidence Gap: The Minimal Impact of a Big Hypertension Study", *New York Times*, November 28, 2008.

'Allhat' 연구 결과가 발표되는 컨퍼런스에 주의를 기울이지 못하도록 만들었다고 말이다.[15]

　화이자는 한술 더 떠서, 그 연구의 주요 책임자 중의 하나인 리처드 그림 박사에게 20만 달러를 지불했다. 그림은 노바스크 등 비싼 약품들이 이뇨제보다 낫다는 취지로 의사들 앞에서 여러 차례 강연했고, 해당 연구를 관리하는 운영위원회에서 노바스크 반대자들을 축출하는 데도 앞장섰다.[16] 결국 화이자는 영향력 있는 주요 의사들을 포섭하고 광고 및 디테일링★을 통해 대다수 의사들에게 노바스크를 친근한 약품으로 만드는 데 수백만 달러를 지출했고, 그 결과 이뇨제의 이점을 알리려 애썼던 국립 심폐혈액연구소Heart, Lung, & Blood Institute의 노력을 물거품으로 만들었다. 2006년의 노바스크 매출이 50억 달러까지 치솟은 것은 전혀 놀라운 일이 아니다. 이듬해 노바스크의 특허가 만료됨에 따라 그 마케팅 활동도 줄이고 나서는 매출이 뚝 떨어졌다.[17] 하지만 이뇨제가 그 자리를 차지한 것은 아니었다. 노

★ 의약품 관련 정보를 의사들에게 상세하게 알리고 설명하는 행위로, 제약회사들의 주된 판촉활동 중의 하나다.

15　앞의 기사. 이 이메일은 회사를 상대로 소송을 제기한 환자를 대리하는 변호사가 입수한 후 저널리스트인 앤드류 폴락에게 전달한 것이다.

16　앞의 기사.

17　마찬가지로, 카두라 매출도 화이자가 특허 만료 이후 마케팅 노력을 줄임에 따라 2000년 이후 차츰 감소했다.

바스크의 빈자리를 채운 건 'Allhat' 연구가 시작될 때에는 출시되지도 않았던, 다른 종류의 특허를 보유한 새로운 약품들이었다. 그 약품들과 기존 약품들의 효능을 비교하는 과정은 물론 없었다.

'Allhat' 사례는 연구자들이 임상진료에 끼치는 영향이 별로 크지 않다는 것을 잘 보여준다. 연구결과에 저항을 보이는 것은 비단 힘 있는 이해당사자들 뿐만이 아니다. 비즈니스와 관련된 이유들로 인하여 새로운 제품이 출현하고 다른 어떤 제품은 사라지는 시장의 움직임을 연구라는 방법으로 신속하게 쫓아가는 것은 매우 어렵다. 2007년의 노바스크 매출이 크게 감소한 것은 특허 만료에 의한 것이지, 해당 약품의 효능이 별로라서가 아니다. 'Allhat' 연구를 통해 효능이 평가 절하된 아스트라제네카제약의 '제스트릴'[18] 또한 특허가 만료됨에 따라 회사의 마케팅 노력도 줄어들었다. 그 무렵 치열한 미국 고혈압 약 시장에서 강자로 떠오른 것은 '디오반'이었는데, 이 약은 'Allhat'의 연구 대상이 아니었다. 2007년, 'Allhat' 연구의 대상이었던 모든 약들의 매출이 감소하는 가운데, 디오반의 매출은 50억 달러에 달했다. 시장은 이미 'Allhat'은 잊고, 그 다음 단계로 넘어가 있었다.

심지어 연구 결과에 의해 특정 검사나 치료법이 명백한 실패

18 　머크가 함께 판매하는 이 약 역시 심부전 위험을 이뇨제에 비해 약 20% 증가시키며, 뇌졸중 위험도 15% 높인다.

로 판명된 경우에도, 그 방법을 계속 사용하고자 하는 지지자들은 '환자들에 따라 다양하게 나타나는 반응'을 명분으로 내세울 수 있다. 실제로 환자들의 반응이라는 건 '프랙탈 기하학'처럼 복잡해서, 병원균, 의약품, 시술 등에 대한 환자들의 반응은 천차만별이다. 바로 이러한 이유 때문에 그들은 "우리 환자들은 달라요."라고 주장할 수 있다. 물론 충분히 다르다. 전체 인구집단을 고려했을 때는 열등한 것으로 나타났던 치료법으로도 이익을 얻는 환자가 존재할 만큼은 충분히 다르다. 의사들과 제약회사들과 다른 몇몇은 '개인화된 의학', 즉 과학적 근거를 바탕으로 개인에게 제공되는 맞춤 치료를 약속하기도 한다. 추구해 볼만한 일이다. 하지만 우리는 아직 질병이나 치료에 대한 감수성을 좌우하는 유전적 요인과 환경적 요인 사이의 변화무쌍한 상호관계에 대해서도 가야 할 길이 한참 멀다. 이런 종류의 생물학적 이해에는 백 년이 걸릴 수도 있다. 유전자와 환경적 자극들이 우리의 해부학적 구조나 생리학적 반응에 끼치는 영향에 대한 우리의 지식이 일천하기 때문이다. 사실 날씨, 경제, 고등생물의 생리학과 같이 복잡하게 얽혀 있는 체계를 이해한다는 것은 본질적으로 불가능한 일인지도 모른다.[19]

---

[19] Phillip Anserson, "Complexity Theory and Organization Science", *Organization Science* 10, no. 3, Special Issue: Application of Complexity Theory (May/June 1999): 216-232.

따라서 쓸데없는 의료 행위에 낭비되고 있는 30%의 비용을 단시일 내에 대폭 줄일 수 있다는 주장은 별로 타당해 보이지 않는다. 과도한 행정 비용으로 허비되고 있는 10%도 마찬가지다. 우리가 캐나다 식의 '단일 보험자 시스템'을 택한다면 행정적 비용을 지금의 절반이나 3분의 1로 줄일 수 있겠지만, 당장 그렇게 할 수는 없다. 이해당사자들의 저항[20]과 권력의 중앙 집중에 대한 대중적 반감으로 인해 우리 보건의료의 분산된 재원조달체계는 계속 존속할 것이다. 다수의 보험자 및 무수히 많은 비용 지불 옵션들을 특징으로 하는 이 분절화 시스템의 행정적 복잡성은 불가피하다.

그런데 만약, 쓸데없는 의료 행위에 허비되고 있는 30%를 모두 없애 버리고, 과도한 행정비용으로 허비되고 있는 10%까지도 근절할 수 있다면 문제가 해결될까? 그렇지 않다. 미래의 비용 증가를 통제해야 하는 과제가 남기 때문이다. (불가능해 보이는 일이지만) 우리가 5년에 걸쳐 '모든 낭비', 즉 전체 의료비의 40%에 해당하는 비용을 절감한다고 가정해 보자. 이는 향후 5년간 평균적으로, 현재 의료비의 8%에 해당하는 비용을 해마다 줄인다는 뜻이

---

[20] 당연히 보험회사들이 그들의 몰락을 막기 위해 가장 열심히 반대한다(아마도 워싱턴에서 가장 로비도 많이 할 것이다). '단일 보험자 시스템'을 반대하는 동맹군에는 의사들, 병원들, 제약 및 의료기기 회사들이 다 포함되는데, 그들이 두려워하는 것은 단일 보험자의 구매력이 너무 커져서 그들이 제공하는 제품/서비스의 가격을 대폭 낮추는 일이다.

다. 어마어마한 일이다. 하지만, 지난 수십 년 동안 의료비가 매년 5~10%씩 증가해 왔음을 고려하면, 일시적인 상쇄에 불과함을 알 수 있다. 파국을 몇 년 늦출 수 있을지언정 파국 자체를 막을 수는 없는 것이다. 끊임없이 상승하는 의료비 증가 곡선의 방향을 아래쪽으로 돌리기 위한 장기간의 노력이 필요한 이유가 바로 여기에 있다.

상냥하게 '아니오'라고 대답하기

환자들의 신뢰를 저버리거나 히포크라테스적 이상을 포기하라고 의사들을 압박하지 않으면서도 '곡선을 구부릴'[21] 수 있는 방법은 무엇이 있을까? 일단 우리는 두 가지를 인정하고 시작해야 한다. 첫

---

21 의료개혁에 관한 2009~2010년의 논쟁에서 '곡선 구부리기'는 장기적 관점의 비용 절감을 뜻하는 비유로 유행처럼 사용됐다. 이 말은 의료정책 싱크탱크의 2007년 보고서에서 처음 등장했다. Cathy Schoen, Stuart Guterman, Anthony Shih, Jennifer Lau, Sophie Kasimow, Anne Gauthier, and Karen Davis, *Bending the Curve: Options for Achieving Savings and Improving Value in Health Spending* (New York: Commonwealth Fund, 2007). 이 보고서는 의료비의 지속적 상승을 초래하는 고가의 신기술 사용을 억제함으로써 같은 지출로도 더 큰 이익을 누릴 수 있는 방향으로 나가야 한다는 예민한 내용을 담고 있었다. 이 보고서가 거의 공론화되지 못했다는 사실은, 미국이 직면해 있는 '의료서비스 제한'이라는 주제를 적절한 방식으로 다루는 것이 얼마나 어려운 것인지를 보여준다.

째는 생명을 구할 수 있는 치료를 어느 정도는 포기해야 한다는 것이고, 둘째는 이와 관련해서 '침묵의 위선'은 성공할 수 있는 대안이 아니라는 것이다. 장기적인 재정 안정을 이룰 수 있을지 여부는 우리가 대중들의 분노를 불러일으키지 않으면서 '아니오'라고 말할 수 있는 방법을 찾을 수 있는가에 달려 있다. 지금까지는 처참한 실패였다. 하지만 앞으로는 가능성이 없지 않다. 사람들의 생각, 시장의 상황, 관련 법률 등의 변화가 이제는 의료 현장에서의 신뢰 상실 없이도 훨씬 더 검소한 의료를 받아들일 수 있는 환경을 조성하고 있다.

사람들의 생각이 변하고 있다는 데서 이야기를 시작해 보자. 특히 '구조'와 관련된 사람들의 생각은 변하고 있다. 우리는 위기에 처한 사람을 보면 도움을 주기 위해 최선을 다하도록 프로그래밍되어 있다.[22] 영화 〈라이언 일병 구하기〉를 보면, 병사 하나를 찾기 위해 부대 전체가 상식적으로는 이해할 수 없는 위험을 감수하는 동안 전쟁의 본질적인 목적은 희미해지고 있다. 라이언 일병의 세 형제가 모두 며칠 전에 전사했다는 사실을 무시한다면 아주 비상식적인 행위였다. 하지만 이 가족에게 일어난 비극은 아주 특별

---

22 Francis T. McAndrew, "New Evolutionary Perspectives on Altruism: Multilevel-Selection and Costly-Signaling Theories", *Current Directions in Psychological Science* 11, no. 2 (April 2002): 79–82.

한, 조지 마샬 장군이 부하들에게 "라이언을 지옥에서 반드시 꺼내 오도록" 지시할 정도로 특별한 것이었고, 이것이 이 영화의 주된 테마였다. 영화가 진행되면서 많은 사람들이 죽는다. 전쟁의 상대방이 나치라는 사실은 별로 중요해 보이지 않는다. 군인들의 희생은 서로에 대한 헌신으로 인해 숭고해진다.

우리는 큰 위험을 감수하고 구조에 나선 사람들에게 경의를 표한다. 그렇게 할 수 있었는데도 하지 않은 사람들을 가혹하게 평가한다. 히포크라테스적 헌신이라는 것도 이런 정서와 같은 것이다. 하지만 우리는 목숨이 위태로운 사람들의 숫자가 통계적 관념에 불과할 때나 구조 자체가 불가능해 보이는 상황에서는 비슷한 비난을 가하지 않는다. 예를 들어 우리는, 〈스타 트렉〉의 '닥터 맥코이'에게 그랬던 것처럼, 치료에 실패했다고 해서 의사들을 나쁘게 보지는 않는다. ★ 지금은 누구나 심장병과 밀접한 관련이 있다고 알고 있는 혈중 지질 농도에 대해 1980년대의 의사들이 관심을 기울이지 않았다는 이유로 그들을 비난하는 사람은 없다. 마찬가지로 관상동맥질환을 치료하지 못한다는 이유로 요즘 의사들을 비난하는 사람도 없다. 항생제로 치명적인 감염을 치료하는 것처럼, 언젠가는 의사들이 동맥 내부의 치명적 찌꺼기들을 해결하는 날이 오겠지만 말이다.

★ 미국의 유명 TV시리즈 〈스타 트렉〉에 나오는 의사 맥코이는 자신의 의술 범위를 뛰어넘는 과제가 주어질 때마다 "나는 의사이지 …가 아니오 (I'm a doctor, not a …)."라는 말을 반복해서 사용했다.

이는 우리가 의사들로 하여금 우리를 은밀히 배신하게 하지 않고서도 의료비 증가세를 늦출 수 있는 전략이 가능함을 시사한다. 우리는 고비용의 새로운 검사나 치료법이 우리 환자들의 기대 범위 안에 편입되는 것 자체를 어렵게 만들 필요가 있다. 우리는 과학적 진보를 중단시킬 수 없고 그래서도 안 된다. 우리들 자신에 대한 생물학적 이해의 폭이 넓어지는 것은 우리를 위해서나 미래 인류의 안녕을 위해서나 좋은 일이다. 그러나 우리는, 진정한 의미의 '결정적 진보'와 의사이자 과학철학자인 루이스 토마스가 언급했던 '절반의 기술'을 반드시 구별해야 한다.[23] 전자가 위대한 과학적 발견을 통해 치료의학의 새로운 도약을 가능하게 하는 기술을 말한다면, 후자는 기계공학적 관점에서는 얼핏 세련돼 보이지만 실제로 인체에 미치는 영향을 보잘것없는 기술을 말한다.

　후자에 속하는 기술들이 의료비 급등을 일으키는 숨은 장본인이다. 그들은 복잡한 기계를 운영하기 위해 고급 인력을 채용하게 만든다. 게다가 이런 기술들은 문제에 대한 해결책이라기보다는 대체로 임시방편에 불과하기 때문에 사용기간이 늘어나기도 한다. 중환자실에서 경고음을 울려대는 여러 기계들이 전형적인 경우다.

23　Lewis Thomas, "On the Science and Technology of Medicine", *Daedalus - Doing Better and Feeling Worse: Health in the United States* 106, no. 1 (Winter 1977): 35-46.

인공호흡기, 심장내부 감시장치, 이동식 촬영장비 등등의 정교한 기계들은, 인체에 뭔가 큰 영향을 주지도 않으면서 우리 삶의 마지막 몇 주 혹은 몇 달 동안 의료비 청구액을 엄청나게 끌어올린다. 우리의 의료제도는 그런 종류의 신기술을 개발하고 사용하는 사람들에게, 그로 인한 치료효과가 크든 작든 간에, 금전적 보상을 더 많이 해주는 방식을 택하고 있다.

이와는 대조적으로, 생물학 분야에서 진정으로 위대한 성과는 임상적으로 더 큰 혜택을 주면서도 비용도 적게 든다. 항생제로 인한 혁명이 좋은 사례다. 자연에서 항생 물질을 발견함으로써(나중에는 실험실에서 합성도 했지만) 박테리아 내부의 화학 반응을 억제하고 결국 박테리아의 성장을 중단시킨 성과야말로 최고 수준의 업적이었다. 더 가까운 사례로는 텍사스의 두 과학자 조셉 골드스타인과 마이클 브라운이 1970년대에 지질 대사의 메커니즘을 규명한 것을 들 수 있다. 이 발견은 지방과 단백질이 결합하여 혈관 내에서 혈전을 생성하는 과정을 약물을 통해 늦출 수 있는 길을 열었다. 몸에 해로운 저밀도 지단백을 감소시키고 동맥 혈전 생성을 억제하는 '스타틴' 계열의 약물도 이 발견에서 비롯된 것이다. 항생제나 스타틴은 중환자실에서 사용되는 여러 기술들과 비교할 때 엄청나게 싸다. 그것들은 인체 내에서 절묘하게 작용하여 잘못된 생체 시스템을 바로잡는다. 이런 진보를 초래하는 연구야말로 지원할 가치가 있다. 하지만 오류를 교정하는 게 아니라 현상적 문제에 일시적으로만 대처하는 기술들의 효용은 훨씬 미약하다. 건강의 증진에는 그다지 큰 역할을 하지 못하는 기술들이 의료비 증가에 있어서는 가장 중요한 역할을 하고 있다.

그러므로 우리는 '절반의 기술'들이 시장에 등장하는 것을 지금보다 훨씬 까다롭게 만들어야 한다. 그렇게 해야 의사들이 환자의 신뢰를 저버리지 않고서도 덜 유용한 기술들을 사용하지 않을 수 있다. 새로운 치료법이 의료 현장에 도입되고 의료보험의 적용을 받기 전에, 그것이 기존 방법보다 우월하다는 증거를 먼저 제출하도록 의무화하는 데서 출발하면 된다. 이로 인해 손해를 보게 될 이해당사자들, 즉 기업들과 전문의들과 기타 과도한 이득을 누려온 여러 사람들은 저항할 것이다. 지금까지는 이런 저항이 성공을 거두어 왔지만, 앞으로는 달라질 것이다. 의료비의 과도한 상승은 기업들, 납세자들, 미국의 채권자들 모두를 덜 관용적으로 만들었기 때문에, 이들 이해당사자들의 입김은 점차 약해질 수밖에 없다.

더 중요한 것은, 진정한 의미의 과학적 진보에서 비롯된 특별한 방법에 대해서, 그리고 환자와 직접 대화를 나누고 문제 해결을 위해서 직접 고민하는 의사의 행위에 대해서 더 많은 금전적 보상을 해주는 쪽으로 의료보험의 지불 시스템을 개편하는 일이다. 내가 의대생 시절 수술실에서 실습을 할 때, 머릿속으로 간단한 계산을 해 본 일이 있었다. 당시 수술실에 있던 집도의가 1분에 얼마를 버는지를 계산해 봤더니, 그해의 히트 영화 〈사관과 신사〉의 여주인공 데브라 윙거가 러브신을 찍으면서 벌어들이는 액수보다 더 많았다. 그는 관상동맥우회술 한 건에 대해 메디케어로부터 7천 달러를 받는데, 어떤 날 아침에는 두 개의 수술실을 오가면서 동시에 두 건의 수술을 진행하기도 했다. 그가 이렇게 할 수 있는 이유는, 갈비뼈를 자르고 가슴을 열 때부터 근육과 피부를 다시 봉합할 때까지 대부분의 일을 성실한 레지던트와 펠로우들이 대신 해주기 때문이다. 물론 그들은 언젠가 집도의 수준의 보상을 받기를 기대하면서 그 힘든 일을 견디는 것이다. 집도의가 실제로 투입하는 시간은 20분 정도로, 그는 환자의 다리에서 떼어낸 혈관을 다른 혈관에 이어붙이는 데 그 시간을 썼다. 그가 환자와 면담을 하는 데 그 시간을 쓴다면, 겨우 수백 달러를 벌 것이다.

이처럼 침습적인 '절반의 기술'에 금전적인 보상을 많이 하는 시스템이 현재 미국 의료에 만연해 있다. 비싸고 덜 유용한 기술을 활용하는 의사들이 스타틴이나 항생제를 처방하고 간단한 시술을 행하는 의사들보다 훨씬 많은 돈을 번다.[24] 때로는 간단한 행위들이 생물학적으로는 더 세련되고 더 효과적인데도 말이다. 마찬가

---

24 예를 들어, 침습적 시술을 하지 않는 심장내과의사는 2007년에 평균 36만 5천 달러를 벌었지만, 침습적 시술을 행하는 심장내과의사는 평균 46만 달러를 벌었다. Martin, Fletcher Annual Benefits and Compensation Report (2007), http://www.martinfletcher.com/PressRoom/MF_CompSurvey_Phys_07.

지로 병원들도 침습적이고 난이도가 높은 서비스를 제공해야 더 많은 돈을 번다. 때문에 의사들과 병원들은 고가의 장비를 기꺼이 들여놓고 장비를 운용하는 인력도 채용한다. 이 모든 현상은 미래에도 영향을 준다. 기업가와 발명가들은 새로운 장비를 개발하기 위해 더 많은 노력을 하고, 투자자들은 이런 시도에 더 많은 돈을 투자하며, 의대생들은 돈 되는 기술을 익히기 위해 더 많은 훈련을 자청한다. 이들이 이런 식으로 일단 자리를 잡으면, 그 다음에는 자신들이 받는 보상을 유지하기 위해 정치적 영향력을 행사하여, 신기술 우대 정책을 바꾸려는 움직임에 대해서 적극적으로 반대하게 된다.

하지만 우리는 정교한 방법으로 이런 흐름을 깨야 한다. 임상적 가치가 큰 결정적 발전에 대해서는 더 많은 보상을 해야 하고, 이득은 불분명한데 비용만 많이 발생하는 새로운 기술의 발달은 오히려 억제해야 한다. 이런 식으로 인센티브 수혜 대상을 변경하는 것이 의료비 자체를 감소시키지는 못한다.[25] 하지만 증가 속도를 늦출 수 있다. 겉보기엔 번지르르하지만 실속은 별로 없는 신기술에

---

pdf 더 침습적일수록 더 복잡한 기술을 사용할수록 이런 차이가 벌어지는 현상이 의료계 전반에 퍼져 있다.

25 국내총생산(GDP)에서 의료비가 차지하는 비율은 당분간 계속 높아질 것이다. 의학 지식의 발전 및 평균 수명의 연장과 더불어, 보험회사들이 혁신적 의료 행위에 대한 가입자들의 비용적 민감성을 둔하게 만드는 것도 주요한 원인이다.

대한 기대 수익을 줄이는 것만으로도, 의학 관련 투자와 관련한 손익계산 방식을 바꿀 수 있다.

물론 이렇게 해도 의학은 점점 더 많은 일을 할 수 있게 될 것이고 그에 따라 비용도 늘어날 것이다. 기술적으로는 생명을 좀 더 연장하는 것이 가능하지만 사회 전체적인 우선순위를 고려했을 때 '아니오'라고 말해야 하는 상황이 점점 자주 발생할 것이다. 때로는 선택의 결과가 비극적인 경우에도, 그 방법을 선택해야만 할 것이다. 의사와 환자 사이의 신뢰를 훼손하지 않으면서도 그런 선택을 내릴 수 있는 권한을 의사들에게 부여해야 한다. 이를 위해서는 현재 '의학적 필요성'이라는 미명 하에 은밀히 행해지고 있는 '의료 배급'의 패러다임이 바뀌어야 한다. 새로운 패러다임은 한정된 자원이 합리적으로 분배될 수 있게끔 하는 '눈에 보이는' 규칙을 만드는 것이다. 이 규칙은 사회적 합의를 통해 의사와 환자 모두에게 적용되는 규칙이어야 한다. 이 규칙은 때로 비통한 상황을 초래할 수도 있을 것이다. 하지만 환자나 가족들은 그것이 더 큰 차원의 공익을 추구한 결과라는 사실을 이해하게 될 것이다. 의료 행위를 일부 제한하는 것에 대한 슬픔과 분노가 상존하게 될 가능성이 있다. 그렇지만, 적어도 의료 현장에서 히포크라테스적 가치가 훼손되는 일만은 막을 수 있다.

완전히는 아니더라도, 대체로 그럴 수 있다. 규칙이 허용하는 범위 내에서 의사들은 생명 연장 치료의 적용 여부에 대해 사안별로 개인적인 판단을 내릴 수 있다. 대도시 병원 응급실의 혼란 와중에, 야니라의 담당 의사는 그녀가 말한 우측 근력 약화 증상이, 뇌 CT 촬영에 관한 프로토콜에 비추어 볼 때, 촬영 지시를 내리기엔 뭔가 부족하다고 판단했었다. 어떤 규칙이 적용되어야 하는지, 그녀의 이야기를 더 자세히 조사하는 차원에서 추가적인 검사를 해야 하는지 여부를 결정하는 것은 의사들이다. 규칙이나 프로토콜을 적용하려면 그에 앞서 반드시 어떤 기준이나 규칙을 적용할 것인지에 대한 판단이 선행돼야 한다.[26] 의사들은 환자의 희망이나 필요에 의거하여, 히포크라테스적인 잣대로 이러한 판단을 해야 한다. 의사들이 맡아야 할 역할은 환자의 이익과 보험회사의 재정적 목표 사이에서 공정한 중재자 노릇을 하는 것이 아니다. 의사들은 오직 환자를 옹호해야 한다. 하지만 의사와 환자는 모두 한정된 자원을 아끼는 것도 그들 몫의 일부라는 사실을 인정해야 한다. 변호사가 타당한 근거가 없는 주장을 해서는 안 되는 것과 마찬가지로,[27] 의

---

[26] 아주 세세한 부분까지 규칙을 만들고 배포함으로써 의사들의 재량 범위를 아주 좁게 인정하려는 시도는 역효과를 초래한다. 불투명하고 모순적인 규정들은 의사를 혼란스럽게 만들고, 그러면 의사들은 제한적인 재량권을 더 광범위하게 사용할 수 있고, 그것은 기대하지 않았던 불합리한 상황들을 초래할 수 있다.

[27] 미국변호사협회의 행동강령(*Model Rules of Professional Conduct*,

사는 의료비 지출을 제한하는 규정을 회피하기 위해 기이한 방식으로 규정을 해석해서는 안 된다.

의사들이 이런 태도를 견지하는 것이야말로 보험회사들이 여러 가지 제한 규정을 명확히 설정하게끔 만드는 압력으로 작용한다. 계약서 내용을 모호하게 만듦으로써 꼭 필요한 치료까지 제한하려는 보험회사들의 시도는, 환자의 편에 서서 그 모호함을 역이용하는 의사들에 의해 좌절될 것이다. 의료 서비스의 제한 규정을 설정하는 방법은 여러 가지다. 비용과 효과 사이의 균형을 수식의 형태로 만들 수도 있고(예를 들어 1년의 수명 연장을 위해서 쓸 수 있는 최대 금액을 미리 정해 놓는 방식), 구체적인 검사나 치료법을 제외시킬 수도 있다. 여기서 중요한 것은 보험회사들이 실질적인 제한 범위 설정에 있어 솔직해야 한다는 점과, 어떤 이론적 근거를 바탕으로 그러한 제한을 설정하느냐 하는 점이다.[28]

이런 종류의 투명성이 있어야, 우리가 낮은 가격의 제품 및 서비스를 찾아다니고 세금 인하를 약속하는 정치인들에게 표를

2004)의 규정 3.1은 다음과 같이 규정하고 있다. "변호사는 법적인 근거나 중대한 이유가 없는는, 소송절차를 시작하거나 변호 업무를 맡지 않는다. 중대한 이유 중에는 기존 법률의 기한 연장, 수정, 변경 등을 위한 선의의 주장도 포함된다."

[28] 이 규정들에도 불구하고 의사들은 수없이 많은 재량적 판단을 내릴 수밖에 없다. 의학의 불확실성으로 인해, 의사들이 이런 규정들을 개별 사안에 적용할 때 전문가적 판단에 맡겨지는 부분이 많기 때문이다. 게다가 이런 규정들은 미래에 벌어질 모든 임상적 상황들에까지 적용되도록 만들어질 수도 없다.

던지고 더 값싼 의료보험 상품을 선택하는 방법으로 스스로 설정해 놓은 범위 안에서는, 보험회사들이 이로운 치료에 대해서도 지불을 거절할 수 있다는 진실과 타협할 수 있다. 보건의료의 배급에 관한 '침묵의 위선'은, 이러한 제한들과 의사들이 모든 것을 다 해줄 것이라는 우리의 기대 사이에 존재하는 모순을 잘 보이지 않게 한다.

이런 한계를 '어떻게' 설정할 것인가가 우리 정치의 과제다. 상대적으로 진보적 성향을 가진 미국인들은 비용 – 효과 균형의 원칙이 모든 사람 혹은 대부분의 사람에게, 그가 가입되어 있는 보험이 민간 보험이든 정부 보조가 있는 보험이든, 똑같이 적용돼야 한다고 생각할 것이다. 의사들과 병원들과 보험회사들이 생명의 가치를 평가하는 일은 그의 경제적 지위와는 완전히 별개로 이루어져야 한다고 생각할 것이다.[29] 이해당사자들의 각종 간섭들로부터 독립

---

[29] 여기서 전제는, 의료 서비스가 경제학적 관점에서 '가치재', 즉 사람들의 지불 능력이나 지불 의사가 적절한 소비 및 분배를 위한 지침이 될 수 없는 재화라는 사실이다. 의료 서비스를 이런 방식으로 분류하는 것을 정당화하는 논리들로는, 사람의 건강의 가치를 그의 재력에 따라 다르게 매기는 것은 인간의 존엄성과 형평의 원칙에 대한 모독이라는 주장, 건강은 인간이 정상적으로 기능을 수행하는 데 있어서 본질적인 요소라는 주장, 사람이 적절한 의료 서비스를 받을 수 있다는 사실은, 적어도 산업화된 사회에서는, 곧 그가 그 사회의 구성원임을 확인해 주는 것이라는 주장 등이 있다. Normal Daniels, *Just Health Care: Studies in Philosophy and Health Policy* (New York: Cambridge University Press, 1985), Michael

된 공적 기구에서 비용-효과 균형의 이론들을 정교하게 만들어내고, 그것을 보험자 및 의료공급자들을 위한 프로토콜로 전환하여 배포해야 한다고 생각할 것이다.[30]

반면 좀 더 시장 중심적 사고를 가진 사람들은 이와 같은 '보편적 단일 원칙'에 반대하면서, 본인이 선택한 의료보험 상품의 계약 조건에 따라 자원이 분배되는 방식을 선호할 것이다.[31] 사람들이 자신의 능력과 지불 의사에 따라, 비용-효과 균형을 고려한 여러

Walzer, *Spheres of Justice: A Defense of Pluralism and Equality* (New York: Basic Books, Inc., 1983).

[30] 보건장관 토마스 대슐에 의해 제안됐던 '연방 건강 위원회'가 하나의 전형이라 할 수 있다. Tom Daschle, Scott S. Greenberger, and Jeanne M. Lambrew, *Critical: What we can do about the Health Care Crisis* (New York: Thomas Dunne Books, 2008). 대슐의 위원회는 행정적 법률적 도전으로부터 보호를 받으며, 보험 급여에 대한 이론과 규칙들을 개발하려 했다. 영국의 NICE(National Institute for Clinical Effectiveness)와 독일의 IQWiG(Institute for Quality and Efficiency in Health Care)가 일종의 모델이었다. NICE와 IQWiG는 의사, 병원, 제약 및 의료기기 회사, 환자 단체 등의 이해당사자들에게 특정 사안에 대해 제안을 하거나 이미 내려진 결정에 대해 반대 목소리를 낼 수 있는 기회를 제공하고 있다. NICE나 IQWiG가 철저하게 비용-효과 균형의 논리에 따라 급여 관련 프로토콜을 만드는 것은 아니다. 대신 두 기구는 기존의 치료법들을 대체로 수용하는 편이고, 혁신적인 신기술에 대해서도 그것이 고비용을 상쇄할 만큼 뛰어난 치료법으로 발전할 잠재적 가능성 여부를 고려하여 결정한다.

[31] Clark C. Havighurst, *Health Care Choices: Private Contracts as Instruments of Health Reform* (Washington, D.C.: American Enterprise Institute, 1995).

종류의 상품 중에서 자유롭게 선택하는 '의료 슈퍼마켓' 모델을 이상적이라 생각할 것이다. (이에 대해서는 5장에서 더 자세히 기술할 것이다.) 내가 가진 지식으로는, 보건의료와 경제력이 너무 밀접하게 연결되는 것은 바람직하지 않다. 병원 로비의 편의시설에서 구하든 첨단 기술로 생산된 제품을 구입하든, 부자들은 그들이 원하는 최대한의 치료를 받을 수 있는 방법을 어떻게든 찾아낼 것이다. 하지만 우리가 열망하는 공정한 자원 배분의 원칙은, 건강을 증진시키고 질병을 치료하고 치료가 불가능한 상황에서는 고통을 없애주는, '높은 가치의' 치료를 우리 모두가 받을 수 있도록 보장하는 원칙이어야 한다.

이에 대한 대답은 우리 정치권이 할 것이다. 그 대답은, 아마도 나를 포함한 일부의 사람들에게는, 별로 마음에 들지 않을 것이다. 하지만 내가 꼭 짚고 싶은 것은, 공적 절차를 통해서든 시장의 원리에 의해서든, 한계를 정하는 과정은 반드시 공개적으로 투명하게 진행돼야 한다는 사실이다. 그래야만 우선순위를 정하는 과정에도 우리가 적극적으로 참여할 수 있고, 때로 비극적인 결과가 나타날지라도 환자나 가족들이 '아니오'라는 결정을 내릴 수밖에 없는 상황에 대해 '내가 내린 결정'이라는 최소한의 느낌을 갖도록 할 수 있다. 또한 의사들이 더 이상 '침묵의 위선'을 통해 환자들을 배반하지 않게 할 수 있다. 우리는 정치권이 이 일을 하도록 점점 많은 압력을 가해야 한다. 의료비, 의학의 능력, 우리의 기대 모두가 지속적으로 상승하고 있기 때문이다. 이는 우리가 아플 때 의사들이 더 많이 우리 곁에 있도록 하기 위해서 필요한 일이다. 또한 점점 추락하고 있는 의료 현장의 신뢰를 회복하기 위해서도 필요한 일이다.

4

정치, 도덕, 그리고 의학적 필요성 I

PTSD
(외상후 스트레스 장애)

히포크라테스는
the hippocratic myth
모른다

히포크라테스는
the hippocratic myth
모른다

"그를 잡았습니다."

"가족 중의 몇몇은 저를 귀신이라고 불렀죠. 제가 소리 없이 다가가 곤 했거든요." 진스 크루즈는 군대에서 목을 꺾거나 목에 칼을 그어서 사람을 조용히 죽이는 방법을 배웠다. "군대에 가기 전에는 갱들이 싸움을 벌이고 살인과 자살이 난무하는 험한 곳에서 살았습니다." 맨해튼의 어느 호텔에서 그가 나에게 말했다. 9.11 사건 이후 그는 자원입대하여 기갑부대의 정찰병이 되었다. 대담한 행동을 할 수 있는 충분한 기회였다. 훈련 과정에서 약간의 문제가 있기는 했지만(그는 내게 '제가 성미가 좀 급하거든요.'라고 말했다), 그는 특수 정찰대원으로 선발됐고, 이라크 전쟁 초기에 바그다드와 티그리트에 투입됐다. 크루즈는 험비*의 꼭대기에서 50구경 기관총으로 무장한 채 저격수

★ 군용 지프차의 일종.

들을 살폈고 그들을 향해 총탄을 발사했다. 그는 적들의 총구에서 불빛이 번쩍이는 것을 발견하고 그들을 향해 총을 쏘았고, 사람들은 죽어갔다. 브롱크스 뒷골목의 싸움꾼이 전사戰士가 되었고, 동료 군인들이 경외해 마지않는 무공武功 메달을 받기도 했다.

크루즈는 한동안 '이라크 조사단'의 일원으로 일했다. 그건 대량살상무기를 발견하는 임무를 띤 팀을 부드럽게 부르는 명칭이었다(결국은 찾지 못했지만). 그 다음에 그는 반군을 색출하고 인질로 잡힌 아군을 구출하는 임무를 담당하는 특수부대에 배치됐다. 그의 말에 의하면, 언론에 보도된 것 이상의 일들이 있었다. "아군 여러 명이 그들에게 잡혔는데, … 그들은 우리 동료들의 목을 잘랐습니다. 신문에 나진 않았지만, 우리가 했던 일들도 … 제네바 협정은 그야말로 개소리일 뿐이죠."

크루즈는 훌륭한 인간 사냥꾼이었다. "특수부대 대원들과 일하는 게 아주 좋았어요." 그가 말했다. "그들은 똑똑했고, 뭔가 할 수 있다는 것을 보여주면 신뢰로 보답하곤 했죠." 그가 했던 일은 조용히 침투해서 풀밭이나 나무들 사이에 숨어 있다가 운 나쁘게도 그를 발견한 현지인들을 소리 없이 제거하는 일이었다. 때로는 농부 옷을 입고 아군에게 적대적인 마을에 숨어들기도 했는데, 혹시 그를 발견하게 되면, 어린 아이든 컹컹 짖는 개든, 즉시 목숨이 끊어졌다. 아무런 소리도 내지 않은 채 지붕 위에 숨어서 아래쪽에서 들려오는 대화를 밤새 엿들은 적도 몇 번 있었다.

2003년 12월에는 애드워 마을 근처에 있는 티그리스 강가의 농장에서 오가는 사람을 일주일 동안 감시하는 임무가 주어진 적이 있다. 그는 야자수 숲과 레몬 과수원에 숨어 있었는데, 그곳은 반군이 득시글거리는 이라크 수니파의 심장부였다. 12월 14일, 마침내 침투 명령이 하달됐다. 수백 명의 기습조가 황혼녘에 모였다. 특수부대원도 있었고 기갑부대원도 있었고, 어떤 임무가 주어졌는지도 모른 채 합류한 보병들도 있었다. "서로 다른 그룹들이 각기 다른 지역을 차지하고 있었는데, 어디를 담당할 것인지에 대한 안내를 받았습니다. 우리는 어디가 집이고 어디가 농장이고 어디에서 물이 흐르는지 알고 있었죠. 우리는 그들이 지도상에서 어디에 있는지 알았고, 사진도 갖고 있었습니다."

"기습은 자정에 시작됐습니다." 크루즈가 말했다. "섬광과 총성 속에서 우린 힘겹게 전진했어요. 어느 가옥에 집주인과 두 명의 아내와 주로 소녀들인 여섯 명의 아이들이 있었습니다. 그 남자는 애들을 다치게 하고 싶지 않았는지, 싸우려 하지 않았습니다. 총을 쏘기 시작한 건 그의 동생이었던 것 같아요." 기습조는 그 집 아래에서 지하통로와 함께 무기와 돈이 쌓여 있는 벙커를 발견했다. 원래의 계획은 트럭에 탄 채 본채를 타격하는 것이었지만, 계획이 달라졌다. 크루즈와 다른 두 명의 정찰대원은 걸어서 집 안으로 들어가야 했다. 그들은 폭발물이 연결된 부비트랩이 설치되어 있을 것만 같은 땅 위에 발을 내딛었다.

세 사람은 야간 투시경을 쓴 채 미리 보았던 사진에 있었던 이 정표를 찾으면서, 혹시 땅에 고정된 철사는 없는지 살펴보면서, 조심스럽게 이동했다. 그들 앞에는 분명히 사람의 손으로 만들어진 듯한 웅덩이가 있었다. 폭탄은 없어 보였다. 지도에는 없었던 작은 물줄기도 발견했다. 그 옆에는 몇 개의 PVC 파이프가 삐져나와 있는 것이 보였다. 파이프 근처에는 진흙으로 덮인 작은 깔개가 놓여 있었다. 셋 중 한 사람이(크루즈는 셋 중의 누구였는지 말하지 않았다) 깔개를 들어올렸다. 깔개 아래에는 가로세로 30센티미터 정도 되는, 콘크리트 블록처럼 생긴 덮개가 로프에 묶인 채 놓여 있었다. 세 명이 함께 로프를 쥐고 힘껏 들어 올렸더니 의외로 쉽게 움직였다. 스티로폼이었다. 그 아래는 암흑이었다. 지하 공간으로 내려가는 통로였던 것이다.

잠깐 동안 침묵이 흘렀고, 곧이어 공포가 찾아왔다. 그리고 크루즈는 엄청난 위험을 감수했다. 그는 섬광 수류탄을 던졌다. 치명적이지 않은 방법으로 터지도록 고안된 폭탄으로, 잠깐 동안 적들의 눈과 귀를 멀게 하고 방향 감각을 잃게 하는 효과가 있는 것이다. "만약 섬광 수류탄이 다른 폭발물들까지 터지게 했더라면, 우리들 모두 가루가 됐을 겁니다." 그가 말했다. 폭발물들이 바로 옆 벙커에서 발견됐던 것이다. 하지만 1초, 2초, 3초가 흘렀지만, 추가적인 폭발도 없었고 다른 소리가 나지도 않았다. 크루즈는 좁은 통로를 통과하기 위해 배낭과 구급상자를 내려놓고 몸에 부착된 여러 장비들을 풀어놓기 시작했다. 그는 뛰어내렸고, 잠시 휘청거렸지만 이내 균형을 되찾았다. 그의 발은 화장실보다 별로 클 것이 없는 작은 방의 바닥을 딛고 있었다. 악취를 풍기는 한 남자가 정신이 혼미한 채 2단 침대 곁에서 AK-47 소총과 권총을 붙잡고 서 있었다.

"제 가슴은 쿵쾅거렸습니다." 크루즈가 말했다. "그가 총을 쏠 수도 있었으니까요. 내가 그에게 달려들어 그를 넘어뜨리고 무기를 뺏었습니다. 그가 그러더군요. 자기가 이라크의 대통령이라고, 자기가 사담 후세인이라고."

"우리는 그를 집 밖으로 끌어냈고, 헬기가 오기를 기다렸습니다. 험비로 돌아가서 생각해 보니, 정말 믿어지지 않더군요. 정말 후세인이면, 우리는 집에 갈 수 있다. 내 아들, 5월에 태어난 내 아들. 그때까지 한 번도 못 봤거든요."

"여러분, 그를 잡았습니다." 이라크 최고 행정관 폴 브레머는 다음날 바그다드에서 전 세계를 향해 이렇게 말했다. 같은 날 크루즈의 상관은 정찰대원들에게 임무를 몇 달 더 수행해야 한다고 말했다. 반군을 마저 소탕해야 했다. "사담을 체포한 후 일주일 쉬고 나서 다시 작전에 투입됐죠. 국가가 요청했으니까요. 국가가 저를 필요로 한다는 사실이 자랑스럽긴 했습니다. 하지만 젠장, 좀 쉬어야 할 거 아닙니까."

사담을 체포하고 나서 딱 2주 후, 크루즈는 작전을 마치고 귀대했다. 동료의 부상 때문에 크루즈는 피로 범벅이 되어 있었다. 몇 시간 후 그는 바그다드로 떠났고, 그곳을 거쳐 볼티모어– 워싱턴 국제공항에 도착했다. 가족들과 잠시 시간을 보내기 위해서였다. "닷새 동안 계속된 작전에서 돌아오자마자 떠났다고요. 샤워도 못 했고요. 사람들이 저보고 뉴욕 가는 비행기 타라면서 돈을 좀 건네 더군요. 400달러 줍디다.[1] 볼티모어에서 뉴욕의 라과르디아 공항까지 가는 비행기에서도 저는 피 묻은 군복을 입고 있었습니다."

기억들

크루즈는 아내와 갓난 아들이 기다리는 집으로 돌아왔고, 미국의 영웅이 되었다. ABC의 〈더 뷰The View*〉에 출연했고, CNN에 출연하여 폴라 잔Paula Zahn**과도 인터뷰를 했다. 다른 몇몇 프로그램에도 얼굴을 비쳤다. 그는 갑자기 미국에서 가장 유명한 군인이자 9.11 이후 대두된 대담한 애국주의의 아이콘이 되었다. 하지만 그는 얼마 후 이라크 수니파의

* ABC 방송의 대표적인 토크쇼.

** ABC, CBS, CNN 등에서 활동한 유명 여성 앵커.

---

1   미 국방부의 정책은, 예나 지금이나, 해외 주둔지에서 미국 내의 국제공항까지의 항공편만 제공한다. 군인 및 그 가족들은 국제공항에서 자신의 집까지는 각자의 비용으로 이동해야 한다.

본거지로 되돌아가 전쟁의 공포 속으로 빠져들었다. 그 무렵부터 그의 회복력은 갑자기 휘청거리기 시작했다. "환각을 느끼기 시작했군. 탱크라고? 거기엔 아무 것도 없어. 제 상관은 더위 때문이라고 말했던 것 같아요." 악몽을 꿨고, 공황 발작이 닥쳤다. 장교와 언쟁을 벌이기도 했다. 크루즈는 병장에서 하사로 진급을 한 상태였는데, 그는 이렇게 회상했다. "새로운 친구가 우리 팀을 지휘하게 됐죠. 웨스트포인트 출신이고, 대위였죠. 얼굴을 바싹 들이대고 시비를 걸었습니다. 그가 저를 와락 잡아챘고, 저는 그를 밀치면서 목을 졸랐죠. 그는 징계를 받았고, 저는 강등 당했습니다."

그는 부상도 당했었다. 사담을 체포하기 한 달쯤 전에, 크루즈는 암벽 등반을 해야만 하는 임무를 수행하게 됐다. "제 앞에 있던 동료가 박쥐에 놀라는 바람에 로프를 놓쳤습니다. 6미터 높이에서 떨어졌죠. 메고 있던 배낭 때문에 옆구리에 충격이 왔고, 신장이 손상을 입었습니다. 소변에 피가 섞여 나왔죠. 등에도 심한 통증이 있었고 경련도 계속 일어났어요." 그의 요통과 혈뇨는 결코 사라지지 않았다. 다른 정찰 임무 수행 중에는 박격포 공격을 당하기도 했다. "우리는 일단 달렸습니다. 땅에 작은 구멍들이 있었는데, 제 발이 그 구멍 하나에 걸리면서 넘어졌습니다. 벌떡 일어나서 다시 달렸죠." 겨우 탈출에 성공하고 나서 보니 발목이 부어 있고 통증도 있었다. 발의 뼈에 골절이 있었다가 약간 어긋난 채 다시 붙었다는 사실을 의사가 확인해 준 것은 1년이 지난 후였다.

기억들은 밤새도록 그를 사납게 괴롭혔다. "2003년 9월 18일, 우리는 매복하고 있던 적군 50~60명에게 포위되고 말았습니다. 우리는 13명이었죠. 그들은 로켓포와 AK기관총과 수류탄으로 맹렬하게 공격했죠. 정말 지옥이었어요. 몇 명은 포위망을 뚫으려 달렸고 몇 명은 맥없이 쓰러졌습니다. 정말 어려운 순간이었죠." 그는 다른 순간도 떠올렸다. "저에게 신참 하나가 배당됐어요. 전투 경험이 전혀 없는 초짜였는데, 저보고 잘 좀 돌봐주라는 거였습니다. 얼마 후 상관이 갑자기 그를 다른 곳으로 보내더군요. 제가 말했습니다. '뭐하는 겁니까, 이 친구는 제 부하입니다'라고요." 진스는 그때 벌어진 일을 설명하기 위해 손가락을 들어 올리더니 자기 뒤통수에 갖다 댔다. "총알이 여기로 들어가서 이마로 나왔습니다. 그의 신혼 생활과 아내와 아이에 대해 우리가 이야기를 나눈 게 13시간 전이었는데…, 제가 그 친구의 아내에게 편지를 썼습니다."

더 괴롭고 가혹한 기억들도 있다. "우리 임무 중에는 절대로 아무 소리도 나서는 안 되는 임무가 있습니다." 그의 말에 의하면, 그러나 가끔, 숲이나 지붕이나 다른 어떤 곳에 숨어 있다가 아이들과 마주치는 일이 있었다. 그에 의하면, 아이들은 미군이 어디에 있는지를 말하면서 법석을 떨 것이었다. 특수부대의 상관들은 그 아이들이 결코 순진하지 않다고 말해 왔다. 반군들은 미군의 움직임에 따라 도망을 가거나 공격을 하기 위해 아이들을 시켜 미군을 찾게 한다고, 상관들은 주장했었다. 정찰 임무를 수행하는 특수부대원이 예방적으로 택하는 방법은, 그들을 소리 없이 제거하여 적막을 깨뜨리지 않는 것이었다.

그 기억들은 반복적으로 크루즈를 괴롭혔다. 브롱크스 거리에서 뛰노는 아이들을 볼 때, 혹은 여섯 살 된 아들의 눈을 바라볼 때처럼 예기치 못한 순간에 그 기억들이 되살아나곤 했다. "아이들을 생각하면… 대부분의 경우 아이들을 만나면… 한 번인가 두 번인가는 서너 살, 기껏해야 다섯 살인 아이도 있었고…." 그는 말을 멈추었다가 다시 시작하기를 반복했다. "우리가 한 일은… 그들을 붙잡은 다음…." 한 번 더 말을 멈추었다가 그가 말했다. 칼로 아이들의 목을 그었다고.

특수부대 소속 군인들이 이라크에서 반군을 추적하는 과정에서 적지 않은 일탈 행위를 저질렀으며, 고위급 장교들이 크루즈가 말한 것과 같은 행위들을 용인했다는 주장이 계속 제기되어 왔다. 하지만 주류 언론을 통해 이런 사실이 확인된 바는 없다. 크루즈도 구체적인 장소나 사람 또는 부대의 이름을 대지는 못했다. 개인적 책임 및 법적 관점에서 볼 때, 이 주장들의 진실성 여부는 대단히 중요하다. 크루즈가 묘사한 행동들은 당연히 전쟁 범죄다. 하지만 크루즈의 정신 건강 관점에서 볼 때는, 그의 범죄가 사실인지 아니면 상상에서 비롯된 것인지는 별로 중요하지 않다. 분명한 것은 크루즈가 그렇게 '믿고' 있다는 것이고, 그 믿음이 그에게서 평화를 앗아가고 있다는 사실이다.

2004년 3월, 크루즈의 이라크 근무가 끝났다. 그는 더 이상을 전쟁을 보지 않아도 됐다. 제 4 보병대의 다른 대원들과 함께, 그는 수송기 편으로 텍사스의 후드 기지로 귀환했다. 그의 인생은 그때부터 망가지기 시작했다. 악몽과 공황 발작은 점점 심해졌다. 천식이 생겨 훈련에서 가끔 빠져야 했다. 아내와의 관계도 소원해졌다. 군복무를 계속해도 좋다는 허가는 떨어졌지만, 심리 상담을 받으러 가야 했다. 하지만 치료 효과는 별로 나타나지 않았다. 정신과의사(그는 '키 작은 흑인 여성, 닥터 그레이'라고만 기억했다)는 그의 말에 귀를 기울이지 않았고 그것이 그를 더 힘들게 했다고 말했다. "그녀는 '으-흠'이라는 소리를 여러 번 냈어요. 한 번은 내가 벌떡 일어나 소리를 질렀죠. 내 말에 주의를 기울이지 않아서요. 난 뭔가 정말 어리석은 일들을 말하려 했어요. 예를 들면 내가 소녀를 죽였어요, 다른 날에는 단지 웃음소리를 냈다는 이유 때문에 어떤 여잘 죽이기도 했습니다, 와 같은 말을 말입니다."

상황은 악화됐다. 상관, 동료, 의료진과의 언쟁이 더 늘어났다. 그는 회상했다. "헌병 여섯 명에게 공격을 당한 적도 있어요. 내가 책상과 의자들을 던지면서 싸움을 시작했었거든요." 사람이 많이 모이는 것 자체가 그를 힘들게 했다. "사람이 많으면 증상이 생겼어요. 누군가 총을 쏘기 시작할지 모른다는, 그러면 도망칠 곳도 없겠다는 공포를 느꼈습니다. 두세 사람만 모여도 마음이 편하지 않았어요."

크루즈는 전형적인 PTSD, 즉 외상후 스트레스 장애post traumatic stress disorder 증상을 보이고 있었다. PTSD는 1970년대와 1980년대에 베트남전 참전 군인들 수천 명이 경험한 증상에서 비롯된 정신질환의 이름이다. 전쟁의 상흔이란 건, 아주 오랜 역사를 갖고 있다. 비록 최근 백 년 동안 훨씬 더 강한 화력을 지닌 무기들로 인해 전쟁으로 인한 정신적 충격이 더 커지긴 했지만, 그 기원은 그리스 시절로까지 거슬러 올라간다. 전쟁 쇼크shell shock, 전쟁 신경증war neurosis, 전쟁 피로증battle fatigue 등의 용어는 모두 1차 세계대전 이후 나타났는데, 이는 전쟁으로 인한 정신적 충격이 임상적 문제를 일으킨 수많은 경우들을 지칭한다. 의사학자醫史學者들은 남북전쟁과 크림전쟁 이후 전쟁으로 인한 트라우마trauma★에 대한 의학적 서술들을 연구한 결과, 증상도 매우 다양하고 질병에 대한 견해도 아주 편차가 크다는 사실을 밝혀냈다.² 하지만 베트남전 이후 정립된 바에 의

★ 원래는 '외상(外傷)'이라는 뜻이지만 '정신적 외상이나 충격'을 뜻하는 말로도 흔히 사용된다.

---

2   Zahara Solomon and Mario Mikulincer, "Trajectories of PTSD: A 20 Year Longitudinal Study", *American Journal of Psychiatry* 163, issue 4 (2006): 659–666; Edgar Jones, Robert Hodgins_Vermaas, Helen McCartney, Brian Everitt, Charlotte Beech, Denise Poynter, Ian Palmer, Kenneth Hyams, Simon Wessely, "Post_combat syndromes from the Boer war to the Gulf war: a cluster analysis of their nature and attribution", *British Medical Journal* 324 (2002): 1–7.

하면 PTSD는 세 가지 핵심 요소를 갖고 있다. 첫째, 트라우마를 유발한 순간에 대한 불편한 기억이 자꾸 떠오르는 것으로 가끔은 악몽이나 플래시백*의 형태로 나타난다.
둘째, 트라우마를 남긴 경험과 연관이 있는 생각이나 활동을 회피하려는 것으로,

★ 어떤 기억이 마치 영화를 보거나 환각을 느끼는 것처럼 너무 생생히 떠오르는 현상.

때로는 감각이 둔해지는 증상이나 다른 사람들과 동떨어져 있다는 느낌과 동반된다. 셋째, 지나친 각성 상태로, 이는 예민함, 불면증, 집중력 장애 등을 포함할 수 있다.[3] 크루즈는 각각의 범주에 속하는 다양한 증상들을 모두 경험했다.

정치

크루즈의 증상은 의사들, 보험회사들, 그리고 군대가 모두 그 권위를 인정하는 기준에 비추어 볼 때, PTSD 진단에 부합했다. 그 기준이란, 정신의학 분야의 가장 큰 성공 사례 중의 하나인 미국정신의학회의 진단기준 매뉴얼 4판DSM-4-TR[4]을 말한다. 1980년 이전까

---

[3] American Psychiatric Association: *Diagnostic and Statistical Manual*, Fourth Edition, Text Revision (Washington, D.C.: American Psychiatric Association, 2000), 463-467.

지는 정신질환의 진단과 관련해서 일반적으로 받아들여지는 표준적 진단 기준이 없었다. 정신과 내부의 단체에서 만든 진단 매뉴얼이 있긴 했지만, 그 기준은 발병 원인이나 경과에 관한 여러 상반된 이론들에 기초하여 만들어진 탓에 그 정의가 불분명했었다. 정신과의사들은 그 정의를 무시하기도 했고, 일관성 없이 적용하기도 했다. 그러다 보니 정신의학에서 주장하는 내용에 대한 회의가 생겼고 의료보험 회사들이 비용 지불을 꺼리기도 했다.

1970년대 후반, 학회에 지도자들이 행동에 나섰다. 미국정신의학회American Psychiatric Association, APA는 질병의 원인에 대한 논쟁과는 별개로, 표준화되고 적용하기 쉬운 진단 기준의 체계를 세우는 일에 착수했다. 정신과의사들로 구성된 위원회에서는 수십 개의 진단 틀을 만드는 데 동의했고, 그 중에는 PTSD도 포함돼 있었다. 이후 세 차례의 개정이 있었지만, PTSD는 여전히 하나의 진단 틀로 규정돼 있다.[5]

의료보험 회사들과 의료 혜택을 제공하는 공공기관들(국방부와 보훈부도 포함된다)도 정신질환의 분류 및 진단 기준에 관해서

---

4   TR은 'Text Revision'을 뜻한다. 2000년에 DSM-4가 약간 수정된 데 따른 것이다.

5   APA의 진단기준 매뉴얼은 1980년에 3판(DSM-3)이 발간됐고, 개정판은 1987년(DSM-3-R), 1994년(DSM-4), 2000년(DSM-4-TR)에 발간됐다. 2013년에 5판 발간이 예정되어 있다.

는 APA의 매뉴얼을 채택하고 있다. 1980년대 후반에 레지던트 수련을 받은 정신과의사로서, 나는 이런 분류와 기준이 과학적 탐구를 통해 얻어진 결과라고 배웠다. 많은 역학 연구들이 이들 질병들의 존재를 밝혀 주었기 때문이다. 내가 아는 한 PTSD의 진단 기준은 전쟁 트라우마[6] 및 그 정신적 영향에 대한 최첨단 지식들에 의해 만들어졌다. 정치적 혹은 도덕적 판단과는 아무런 상관이 없다. PTSD라는 진단과 그 기준은 세상에 이미 존재하는 증후군을 제대로 묘사하기 위해 정신과의사들이 최선을 다해 노력한 결과라 할 수 있다. 하지만 진스 크루즈가 괴로운 기억과 난폭한 행동에 대해 검진을 받고 있을 무렵은, PTSD의 진단에 대한 정치적 개입이 최고조에 달했을 때였다.

이 진단명을 비판하는 우익 인사들은, PTSD는 개인적 차원에서 발병 과정에 있는 경우들을 잘못 평가하여 만들어진 기준일 뿐이라고 주장했다.[7] 그들의 주장에 따르면, 전쟁의 공포는 용기로 극

---

6   전쟁 트라우마가 PTSD라는 진단명이 만들어지는 계기가 된 것은 맞지만, APA 매뉴얼은 PTSD의 범위를 좀 더 넓게 해석하여, 고문, 전시의 잔혹행위, 강간, 다른 폭력적 범죄 피해 등이 모두 PTSD를 유발할 수 있다고 본다. 매뉴얼에는 "개인이 자신이나 타인에 대한 살해나 살해 위협이나 심각한 상해, 또는 신체적 안녕에 위협을 가져다주는 사건(들)을 경험하거나 목격하거나 직면하였을 때", "개인의 반응에 극심한 공포, 무력감, 고통이 동반될 때"라고 기술되어 있다. American Psychiatric Association: *Diagnostic and Statistical Manual*, Fourth Edition, Text Revision (Washington, D.C.: American Psychiatric Association, 2000), 463, 467.

복해야 하는 것으로, 군인들을 희생자로 포장하는 건 잘못이었다. 전쟁에서 귀환한 사람들은 그들의 전투 경험에서 벗어나야 하고, 그러한 회복력은 참전 이전과 이후의 일상생활에서 얻어지는 것이었다. 그에 필요한 것은 인격일 뿐, '환자' 역할에서 비롯되는 의존은 아니라는 것이 비판자들의 생각이었다. 그들에게 치료를 제공하는 문화는 개인의 책임을 약화시켜 오히려 수동적 인간을 만든다는 것이 비판자들의 주장이었다. PTSD는 약간의 기능 장애를 과대평가하는 것이며, 자신을 PTSD로 진단해 달라고 요청하지 않는 수많은 독립적인 사람들에게는 공짜 치료와 장애 연금을 지불하지 않는 방식으로 오히려 벌을 주는 결과를 낳는다고도 비판했다. PTSD를 비판하는 보수주의자들은 더 나아가 이런 불평도 한다. PTSD는 참전 군인들을 영웅이 아니라 고통 받는 사람으로 낙인찍도록 사람들을 부추기고, 전쟁에 참여하는 것이 명예롭고 헌신적 행동이라는 생각이 널리 퍼지는 것을 방해한다고 말이다.

    이런 도전은 9.11 사건으로 촉발된 전쟁 이전부터 시작됐다.

---

7   Ben Shepherd, *A War of Nerves, Soldiers and Psychiatrists in the Twentieth Century* (Cambridge, MA: Harvard University Press 2001); Sally Satel, MD and B. Christopher Frueh, PhD, "Sociopolitical Aspects of Psychiatry" in *Kaplan Sadock's Comprehensive Textbook of Psychiatry: Ninth Edition Vol.* 1, Benjamin James Sadock, MD, Virginia Alcott Sadock, MD, and Pedro Ruiz, MD, eds. (Philadelphia: Lippincott Williams & Wilkins, 2009), 728-734.

1990년대 후반, 베트남 참전 군인들의 지연 발생 PTSD에 대한 치료비 및 장애 급여에 관한 신청이 급증했고,[8] 그에 따라 PTSD 회의론자들의 분노도 일어나기 시작했다. 수십 년 전의 트라우마 기억과 현재의 질병 및 장애 급여를 연결시키는 것은 퇴역 군인의 인생에 대한 책임감을 약화시킬 뿐이라고, 회의론자들은 주장했다. 이라크에서의 군사 작전은 PTSD 논쟁에 새로운 의미를 부여했다. 어느 퇴역 군인이 워싱턴 포스트에 익명으로 기고했듯이, 그건 '전쟁을 지지하는가 반대하는가에 대한 이슈'가 되어 버렸다. "우리가 만약 PTSD가 심각할 정도로 널리 퍼져 있다고 본다면, 그건 전쟁을 더 이상 계속하지 말아야 하는 작은 이유를 하나 더하는 것이 된다. 하지만 반대로, PTSD 비율이 그렇게 높지 않다면… 그건 부시 행정부에겐 아주 좋은 소식이 된다."[9]

이라크에 대한 미국의 개입이 깊어질수록 PTSD의 정치학은 점점 중요해졌다. 중립적인 기관이 조사한 바에 의하면, 이라크전 참전 군인들의 PTSD 유병률은 20%에 달했다.[10] 국방부가 자체적

---

8   Sally Satel, "Stressed Out Vets: Believing the Worts About Post-Traumatic Stress Disorder," *The Weekly Standard* 11, no. 46(August 11, 2006).

9   Shankar Vedantam, "A Political Debate on Stress Disorder," *Washington Post*, December 27, 2005.

10 Charles S. Milliken et al., "Longitudinal Assessment of Mental Health

으로 이라크 및 아프가니스탄 참전 군인들의 정신질환 실태를 조사한 바에 의하면, 두 차례 전투를 경험한 군인의 15~20%가 우울증 또는 PTSD 증세를 보였고, 3~4회 전투를 경험한 경우에는 그 비율이 30%까지 증가했다.[11] 반전론자들과 국방부의 전략전술 담당자들은 전쟁이 유발하는 인적 재정적 비용에 대해 부시 행정부에게 책임을 요구했다.[12] 기술적 진보와 신속한 후송 체계로 인해 군의관들은 과거와는 비교할 수 없을 만큼 많은 생명을 구하고 있다.[13] 2006년 9월 30일까지의 이라크 전쟁 통계에 의하면, 미군 사망자가 1명 발생할 때 8명의 부상자가 생명을 구했다. 이 비율이 베트남 전쟁에서 2.6, 한국 전쟁에서는 2.8, 2차 세계대전에서는 1.6이었

Problems among Active and Reserve Component Soldiers Returning from the Iraq War," *Journal of the American Medical Association* 298, no. 18 (2007): 2141-2148.

11 Report of the Mental Health Advisory Team V, Office of the Surgeon General U.S. Army Medical Command (February 14, 2008), http://www.armymedicine.army.mil/reports/mhat/mhat_v/MHAT_V_OIFandOEF-Redacted.pdf

12 Joseph E. Stiglitz and Linda J. Bilmes, *The Economic Cost of the Iraq War*, Milken Institute, 4th Quarter (2006); Congressional Joint Economic Committee, *War at any Price: The Total Economic Costs of the War Beyond the Federal Budget* (2007).

13 Atul Gawande, MD, MPH, "Casualties of War - Military Care for the Wounded from Iraq and Afghanistan," *The New England Journal of Medicine* 351, no. 24 (2004): 2471-2475.

던 것과 비교하면, 엄청난 발전이다.[14] 하지만 생존자가 많다는 것은 곧 평생 의료 서비스를 필요로 하는 참전 군인이 많다는 뜻이기도 하며, 이는 곧 납세자들의 장기적 부담이 늘어난다는 뜻이기도 하다. 외상에 의한 뇌손상 및 심한 우울증과 더불어, PTSD는 전쟁으로 인한 의료 문제 중에서 대표적인 것이 되었다.

수십억 달러에 달하는 비용을 유발할 수 있는 전쟁들이 이후에도 계속됐다. 부시 행정부가 트라우마를 당한 참전 군인들의 처지를 고려하지 않는 모습도 계속됐다. 그들은 충분한 휴식도 주지 않고 군인들을 다른 작전에 연이어 투입했고, 그로 인해 군인들은 절실히 필요로 했던 의학적 사회적 지원을 받지 못했다. 한 연구가 추산한 바에 의하면, 이라크 전쟁에서 신체적 부상을 입거나 정신적 트라우마를 입은 군인들에게 평생 지급해야 하는 의료비와 장애 급여의 총액은 7천억 달러에 이른다.[15] 민주당은 의회에서, 전쟁으로 인해 유발되는 정신과적 문제에 대한 예산을 세우지 않은 것에 대해 행정부를 비난했다. 참전 군인들의 옹호자는 치료를 받기 위한 대기시간도

---

14   Dept. of Veterans Affairs, Office of Public Affairs, *America's Wars*, September 30, 2006. http://www1.va.gov/opa/publications/factsheets/fs_americas_wars.pdf

15   Linda Bilmes, "Soldiers Returning Home from Iraq and Afghanistan: The Long-Term Costs of Providing Veterans Medical Care and Disability Benefits," (Working Paper 07-001, Harvard University, John F. Kennedy School of Government, Faculty Research, 2007)

길고 수준 높은 치료도 받지 못한다면서 불만을 터뜨렸다.

부시 행정부는 PTSD를 타깃으로 삼았다. 군의관이나 보훈병원 의사들에게 PTSD 진단을 적게 내리도록 내부 압력을 가하는 여러 보고서들을 만들었고, 전투에 참가한 이후에 벌어진 일들을 너무 전투와 연결시키지 않도록 PTSD의 진단 기준을 강화해 달라면서 정신의학계 지도자들을 상대로 로비를 벌이기 시작했다. 심지어 미국정신의학회APA를 건너뛰고 국립과학원과 연계되어 있는 미국의학원Institute of Medicine에 직접 압력을 행사하기도 했다. 압력의 내용은 물론 PTSD 진단 기준을 바꾸라는 것이었다.

이런 노력에 힘입어 PTSD 비판자들은 몇 가지 과학적 근거들을 내세웠다. PTSD의 증상들과 충분히 PTSD라고 진단할 수 있을 정도의 트라우마 사건 사이의 상관관계가 전혀 없거나 매우 낮다는 연구결과도 나왔다(PTSD로 진단하기 위해서는 '필요한 증상'과 '과거의 트라우마 경험' 두 가지가 모두 필요하다).[16] 우울증 환자들에게 PTSD 증상들이 얼마나 나타나는지를 관찰한 어느 연구에 의하면, PTSD 진단에 사용되는 증상들의 발현 정도는 트라우마 경험이 있는 그룹과 없는 그룹에서 동일한 것으로 나타났다. 비판자들

---

16   J. Alexander Bodkin, Harrison G. Pope, Michael J. Detke and James I. Hudson, "Is PTSD Caused by Traumatic Stress," *Journal of Anxiety Disorders* 21, issue 2 (2007): 176-182.

은 이에 대해, 문제의 그 증상들이 정신적 트라우마가 아니라 뭔가 다른 이유에 의해서 생겼다는 사실을 보여준다고 주장했다. 그들은 또, PTSD를 하나의 질병으로 규정짓는 것 자체가 말이 안 된다고 주장했다. PTSD가 트라우마와 증상 사이에 인과관계가 있다는 것을 전제로 해서 붙여지는 진단명인데, 그런 인과관계는 존재하지 않는다는 것이다.

하지만 PTSD를 무력화시키려는 캠페인은 정신의학계 지도자들의 마음을 흔들어놓지 못했다. APA는 PTSD의 진단 기준에 문제가 없다고 했고, 미국의학원 역시 두 번이나 이를 확인해 줬다. 두 개의 보고서 중 하나는 PTSD 관련 의료비 지출을 줄이려는 명백한 목적으로 보훈부가 의뢰한 연구였지만, 미국의학원은 APA의 접근방식을 지지했다. 별로 놀라운 일은 아니다. 미국의학원은 이런 경우 임상의학 및 보건정책 분야의 전문가들을 패널로 위촉한다. PTSD 기준을 평가할 목적으로 위촉된 그 패널들 대다수는 정신의학 분야의 석학들이었고, 그들은 곧 APA의 진단 매뉴얼을 작성한 연구자 및 임상 의사 그룹의 일원이었기 때문이다. PTSD를 비판하는 보수주의자들은 이를 두고 PTSD가 조작된 질병이라는 증거라고 주장하기도 했다. 그들은 미국의 정신의학계 엘리트들이 정신과의사들의 경제적 이익을 위해 납세자들에게 부당한 부담을 전가하고 참전 군인들을 희생자로 만드는 일에 자신들의 전문가로서의 권위를 이용했다고 비판했다.

진단과 재량

군이나 보훈부는 사람들의 이목을 피해 저항을 계속했다. 군의관들은 PTSD 진단을 최소화하라는 압력이 계속되고 있다고 내게 말했다. 국방부의 관점에서 보면 대단히 큰 이해관계가 걸려 있는 문제다. 이라크에서 복무한 군인의 5분의 1에서 PTSD가 발생했다는 사실(이라크 및 아프가니스탄 참전 군인의 3분의 1 혹은 그 이상이 언젠가는 APA의 진단기준으로 하나 이상의 중증 정신질환 진단을 받게 될 것이라는 전망도 있다)은,[17] PTSD를 비롯한 여러 정신질환이 군 병력에 초래할 심대한 악영향에 대한 경각심을 불러일으켰다. 치료비나 장애 급여에 소요될 장기적 비용도 걱정인 것은 두말할 필요도 없었다.

PTSD 반대를 위한 군대의 은밀한 노력은 가끔씩 외부에 드러났다. 2008년 6월, 한 군인은 자신을 담당한 심리학자가 "여기 있는 모든 임상 전문가들은 PTSD 진단을 내리지 말라는 압력을 받고 있다"고 말하는 것을 몰래 녹음하는 데 성공했다.[18] (그 심리학자는

---

17   Karen H. Seal, "Trends and Risk Factors for Mental Health Diagnosis among Iraq and Afghanistan Veterans using Department of Veteran Affairs Health Care, 2002-2008," *American Journal of Public Health* 99, no. 9 (2009): 1651-1658.

18   Michael De Yoana and Mark Benjamin, "Coming Home, the Army's

더글러스 맥닌치였는데, 그는 '달리 분류되지 않는 불안장애' 등 전쟁과 연관성이 없는 다른 진단명을 붙이라는 압력을 받았다고 고백했다.) 그보다 1년 앞서서는, 군 의무사령부가 진단에 논란이 있는 사례 수십 건(참전 이후 생긴 군인의 정신과적 문제가 PTSD나 뇌 손상에서 비롯된 것이 아니라 원래부터 갖고 있던 성격적 결함에서 비롯된 것이라고 군의관이 판단한 사례들)을 재검토해 달라면서 위촉한 정신과의사가 사실은 콜로라도의 카슨 기지의 행동건강 책임자로서 그런 진단들을 직접 내리거나 감독했었다는 사실이 '아미 타임즈'와 'NPR' 방송의 보도로 세상에 알려졌다.[19] 그 정신과의사는 스티븐 크노르 대령이었는데, 그는 어느 인터뷰에서 전쟁의 스트레스는 과거에는 발현되지 않았던 원래의 인격적 문제들을 노출시킬 수 있다고 설명했다.[20] "우리는 군인들이 자신의 행동에 대해서는 스스로 책임질 수 있도록 해야 합니다." 크노르는 NPR 방송의 대니얼 츠워들링이 입수한 메모(부하 의료진에게 전달한 것이

Fatal Neglect," *Salon*, April 8, 2009.

19   Kelly Kennedy, "Fort Carson Faces more Probes into PTSD Cases," *Army Times*, May 4, 2010, http://www.armytimes.com/news/2007/05/military_carson_070503w/ ; Daniel Zwerdling, Soldiers Say Army Ignores, Punishes Mental Anguish, *National Public Radio*, December 4, 2004, http://www.npr.org/templates/story/story.php?storyId=6576505.

20   Joshua Kors, "How Specialist Town Lost His Benefits," *The Nation*, April 9, 2007.

다)에 이렇게 썼다. "어린 아기, 미친 사람, 치매 환자, 정신 지체자를 제외한 모든 사람은, 인생에서 자신이 행한 모든 일에 대해 책임을 져야 한다."

2008년 5월, 부시 행정부의 이라크 정책에 비판적인 어느 퇴역 군인 단체에서 이메일을 하나 공개했다. 텍사스의 보훈부 소속 심리학자가 같은 부서 직원에게 보낸 이메일을 그 단체가 입수한 것인데, 거기에는 PTSD 진단에 제동을 걸라는 내용이 적혀 있었다. 노르마 페레즈라는 심리학자가 쓴 메일에는 "보상을 바라고 찾아오는 퇴역 군인들이 점점 늘고 있으니, PTSD 진단을 내리지 말 것을 권고하는 바입니다. '적응장애'와 같은 다른 진단명을 고려하시고…"라고 적혀 있었다.[21] 제임스 피케 보훈부 장관은 즉시 페레즈의 이메일과 보훈부 정책 사이의 관련성을 부인했다. 보훈부에서도 이를 공식적으로 부인하면서 페레즈에게 주의를 줬다고 발표했다. 하지만 이 일로 인해 언론이 법석을 떨게 되면서, 몇 개월 전에 보훈부 고위 관료가 법정에서 했던 말이 새삼 주목을 끌게 됐다. 보훈부가 전쟁 스트레스를 대수롭지 않게 생각하는 것이 아니냐는 질문에 대한 답변이었다. 그 재판은 보훈부가 퇴역 군인들의 정신

---

[21] Kelly Kennedy, "VA Officials Grilled on PTSD E-Mail", Army Times, June 10, 2008, http://www.armytimes.com/benefits/health/military_wounds_061008w/.

과적 문제를 무시하고 있다는 이유로 보훈부를 상대로 제기된 집단소송이었는데, 보훈부의 마이클 쿠스만 차관은 다음과 같이 대답했다. "대부분의 사람들이 '비정상적인 상황에 대한 정상적인 반응'이라고 생각할 수준의 문제를 갖고 있다고 해서 정신질환자라는 낙인을 찍는 것은 불공평하고 부적절합니다."

후드 기지에서 진스 크루즈를 담당했던 정신과의사인 섀럿 그레이 중령은, PTSD에 대한 논란이 한창 벌어지고 있는 와중에 크루즈를 평가했다. 그녀를 비롯한 의료진은 크루즈가 불안 및 우울 증세와 함께 악몽에 시달리고 있음을 발견했고, 그에게 기분안정제를 처방했다. 나중에 다른 의사들은 크루즈가 PTSD 진단에 충분한 증상을 갖고 있었다고 결론을 내렸다. 하지만 그레이 중령은 그 진단 대신 '인격장애'라는 병명을 붙이면서 크루즈가 즉시 군에서 전역해야 한다는 권고를 했다. 크루즈의 상관은 이를 받아들였고, 크루즈는 자신의 뜻에 반하여 전역을 해야 했다.[22] 복무 연장 결정이 난 지 6개월이 채 흐르지 않은 시점이었다. 거기에 더해 크루즈는 의료 및 장애 급여 대상에서도 제외됐다.[23] 크루즈의 '인격장애'는

---

22 미 육군 규정에 따르면, 정신과의사나 심리학자가 '인격장애'라고 진단을 하고, (정신과의사나 심리학자가) 전역조치가 필요하겠다는 권고를 하고, 이를 지휘관이 받아들일 경우 강제 전역을 명할 수 있다. AR 635-200, Chapter 5-13(Personality Disorder).

23 만약 그레이 중령이 크루즈에게 PTSD 진단을 내렸더라면, 그에 관한 기록이

의료보험 회사들이 '기존의 질병'이라고 말하는 것의 군대식 표현이라고 해도 과언이 아니었다. 그가 2002년 입대 이전부터 인격장애를 갖고 있었다는 이유로 군대가 모든 혜택을 거절할 수 있는 확실한 근거가 마련된 셈이었다.

상황은 더 나빠졌다. "아내도 저에게 5-13 규정을 적용했지요." 그레이 중령과 다른 상관들이 자신을 군대에서 내쫓는 데 사용한 규정을 활용한 냉소적인 유머였다.★ 그들의 결혼이 실패로 끝나고 있을 때, 군대는 복무

★ 미군은 자원 전역 및 강제 전역에 대한 규정을 각각 마련해 두고 있는데, 강제 전역 관련 규정의 하나인 5-13 항목이 규정한 이유가 바로 인격장애다.

군 의학검토위원회에 넘겨져 복무 적합성 여부가 결정되었을 가능이 높다. 거기서 복무 부적합 판정이 나오면 '의병 제대(이는 그에게 즉시 보훈병원 치료를 받을 수 있는 자격을 부여한다)' 결정으로 이어지고, 장애 정도 판정을 위해 신체감정위원회로 서류가 넘어간다. 장애 정도가 30% 이상이라는 판정이 나올 경우, 크루즈는 평생 동안 장애 연금을 수령하게 된다(30% 미만일 경우는 장애 연금이 없다). 내가 만나 본 군 의무 행정 관계자에 의하면 이런 절차는 6개월에서 1년 정도 걸린다. 의병 제대 결정 이후 신체감정위원회의 판정이 나오기까지의 기간은 약간 어정쩡한 상태로, 해당 사병은 자신의 업무를 계속할 수는 없지만 급여는 받을 수 있다. 반면, 5-13 규정에 의한 전역은 정신과의사나 심리학자의 권고 이후 몇 주에서 몇 달 안에 모두 끝난다. 즉 '의병 제대'로 처리될 경우 5-13 규정에 의한 전역에 비해, 군의 비용 부담이 훨씬 커진다. 또한 5-13 규정에 의한 전역은 단순히 의료 혜택이나 장애 연금이 없어지는 것 외에도, 소위 '보통 전역'으로 분류되기 때문에, 전역 이후의 사회생활에도 불이익을 초래할 잠재적 위험이 있다. (미 육군은 전역의 종류를 여러 가지로 분류하고 있지만, 대개의 경우는 '명예 전역'으로 분류된다. 정확한 통계는 공개돼 있지 않지만, 일반적으로 '명예 전역'의 비율이 90% 이상 되는 것으로 알려져 있으므로, '보통 전역'으로 분류되는 것 자체가 불명예라 할 수 있다 – 역주)

계약 연장 보너스로 지급했던 1만 달러를 회수할 목적으로 크루즈의 은행 계좌를 동결했다. 할부금을 내지 못해 크루즈의 자동차도 압류됐다. 2005년 6월, 그가 전역하고 나서 몇 주가 흘렀을 때, 크루즈 부부는 미국 노숙자 클럽의 일원이 됐다. 그들이 후드 기지 인근의 군인 아파트에서 쫓겨났다는 사실을 보도한 매체는 단 한 군데도 없었다. "아내와 저는 이틀 동안 유-홀U-Haul★에서 자야 했습니다."

★ 유-홀은 화물의 운송 및 보관업을 하는 유명 업체로, 자신들의 이삿짐과 함께 창고에서 이틀을 지냈다는 뜻이다.

부부는 브롱크스로 되돌아왔고, 갈라섰다. 크루즈는 이제 휠체어 신세가 되었다. 만성 요통과 다리의 통증, 반복되는 천식 발작, 원인 불명의 신장 손상으로 인한 지속적 혈뇨가 그를 괴롭혔다. 아들에 대한 양육권도 잃었다. 크루즈는 부모의 집으로 들어갔지만, 의료보험이 없기는 마찬가지였다. 보훈부는 요통이나 신장의 동통 등 이라크 전쟁에서 입은 신체적 부상에서 비롯된 것이 분명한 여러 증상들조차 치료해 주지 않았다. 이론적으로는 '직무와 관련성이 있는' 증상들이었기 때문에 자격이 있었다. 하지만 '인격장애'로 인해 강제 전역을 당했다는 사실이 또 다시 그를 관료주의의 함정에 빠뜨렸다. 군 의무위원회가 그에게 보훈부로부터 치료 지원을 받을 수 있다는 사실을 확인해 주기 이전에 전역 조치가 내려진 게 문제였던 것이다. 물론 그가 스스로 지원을 신청할 수는 있었지만, 그건 몇 년이 걸릴지 모르는 긴 대기자 명단의 맨 아래에 이름을 쓴다는 뜻이었다. 만약 군대에서 미리 필요한 절차를 밟아주기만 했더라면, 그는 즉시 보훈병원에서 치료를 받을 수 있었을 것이다.

크루즈는 일상생활 중에 겪게 되는 여러 가지 일들에 대해서 나타나는 자신의 폭발적인 반응을 자제하려고 많은 애를 썼다. 그건 상황을 더 나쁘게 만들 뿐이었다. "제대한 후 저는 좀 쉬기를 원했습니다. 사람들이 자꾸 저를 자극하더군요." 그가 말했다. "여동생은 욕을 하며 돌아다녔어요. 세상에 이런 법이 어디 있냐고요. … 요즘은 애 하나를 때리기만 해도 경찰이 오는 세상이잖아요." 마음속에는 계속 뭔가가 쌓여 가는데, 분출할 방법도 장소도 없었다. "절제, 인격, 마음의 상태… 열심히 노력해서 지금은 누구보다도 괜찮은 것 같지만… 사람들의 멍청함, 그게 저를 열 받게 합니다. 당신이 생각하는 상식이 다른 사람들의 상식과 완전히 다르다면, 만약 당신이 다른 사람에게 신체적 정서적으로 상처를 주는 실수를 저지른다면, 저는 그걸 못 참겠어요." 그는 복잡한 거리에서 사람들이 큰 소리로 이야기하거나 그의 앞에 끼어드는 상황에서 증상이 악화됐다. 좀 더 개인적인 창피도 감수해야 했다. 소변 조절이 잘 되지 않아서 성인용 기저귀를 차게 된 것이다. 휠체어에 앉아서는 그가 되고자 했던 아버지의 모습이 될 수도 없었다. "제 아들이 '아빠, 축구해요, 야구해요' 하는데, 아빠인 저는 아무 것도 할 수가 없어요."

크루즈를 '인격장애'로 진단한 것에 대해 그레이 중령을 책망하는 일은 쉽다. 논란이 있는 전쟁 비용을 줄이기 위해 PTSD 진단에 정치적으로 개입하는 부시 행정부를 비난하는 일도 쉽다. 퇴역 군인 단체들과 국회의원들은 그렇게 할 만한 충분한 이유가 있다. 군이나 보훈부가 인정하지 않고 있을 뿐, 전쟁 스트레스로 인해 고통 받는 이라크 및 아프가니스탄 참전 군인이 수천 명에 달한다는 증거는 널려 있다. 하지만, PTSD의 개념이 '비정치적'이라고 주장하는 것은, 질병에 대한 APA의 정의나 그 정의를 크루즈나 다른 사람들에게 적용하는 데 내재되어 있는 문화적 도덕적 선택들을 무시하는 행위가 될 수 있다.

의학적 진단을 위해 사람들의 행동이나 경험을 범주화하는 것은 인간에 대한 문화적 도덕적 설명을 하는 행위일 수 있는데, 그 중 하나는 생물학적 요인을 강조함으로써 스스로의 인생을 가꿔나가는 사람들의 의지를 과소평가하는 것이다. 진단이란 사람들의 도덕적 수동성을 대신하여 누군가를 용서하는 행위다. 행동이나 경험이 징후나 증상이 될 때, 사회는 책임을 묻거나 비난하기 어려워진다. 특정한 진단이 내려진 경우에는 성격에 대한 판단을 해서도 안 된다는 뜻이 아니다. 불확실성, 고통, 나쁜 예후로 인한 절망 등을 견뎌내는, 용감하고 영웅적인 환자들도 많이 있다. 높은 자존감과 타인에 대한 사랑과 배려로 그렇게 할 수 있는 것이다. 그렇게 함으로써 그들은 스스로가 삶의 확실한 주체임을 보여준다. 하지만 질병은 의사에 대한 존중과 그들의 치료에 대한 순응을 요구한다. 따라서 어떤 질병이 진단되면 성격이 발휘될 가능성은 위축된다. 이런 현상은 히포크라테스가 질병을 신의 기분을 언짢게 만든 결과가 아니라 자연적인 현상이라고 규정한 이래로 계속 있어왔던 일이다.

참전 군인의 불안이나 안절부절못하는 현상이 질병이 된다고 말하는 것은, 그들의 개인적 책임의 관점에서 서술하는 것이라 할 수 있다. 그런데 동시에 이것은 '국가의 책임'에 대한 선언이 되기도 한다. 국가가 그들을 전장으로 보냈고, 그들을 전쟁 스트레스와 그로 인한 생물학적 결과들에 노출시켰기 때문이다. PTSD의 정의 속에 도덕적 판단이 내재되어 있다는 사실은, APA의 매뉴얼에 다른 삶의 위기에 부합되는 질병 카테고리는 존재하지 않는다는 점에서도 확인된다. 대입 예비시험에서 나쁜 점수를 받아 다시 시험 준비를 하기 위한 비용이나, 말썽을 일으키는 빈민가 아이들을 위한 상담 비용이나, 업무와 관련된 스트레스로 인해 관계가 산산 조각난 부부의 상담 비용이나, 에로틱한 친밀감을 느끼지 못하는 남녀를 위한 섹스 테라피 비용을 의료보험 회사에 청구하는 근거가 될 만한 문장은 수많은 '질병'들이 나와 있는 APA 매뉴얼 어디에도 없다. 어디까지가 '의학적' 영역인지에 대한 판단은 도덕적이고 문화적인 것이다. 대부분의 미국인들은 직장이나 가정이나 학교에서 자신이 이룬 개인적 성과를 모두 자신의 책임이라 생각한다. 또한 에로틱한 경험은 가격이 붙어서 거래되어서는 안 되는 것으로 생각한다.[24]

---

24   물론 우리는 이와 관련해서 위선적이다. 포르노 및 성매매 산업은 번창하고

APA의 매뉴얼은 이런 도덕적 관점을 담고 있다. 그러므로 이 매뉴얼을 환자들에게 적용하는 의사들은, 그들이 스스로 그 역할을 인지하고 있는지 여부와 무관하게, 공공의 도덕률을 대신 적용하는 사람들이기도 한 것이다.

이런 의미에서, 의사들은 그들에게 주어진 히포크라테스적 의무를 지킴으로써 사회의 도덕관념을 비준하고 강화시키는 '정치적인' 임무를 수행하고 있는 셈이다. 더 나아가 의사들은 개별 환자들에게 진단 기준을 적용하는 과정에서 APA 매뉴얼에 내재되어 있는 도덕적 관점들을 '해석'하는 역할도 한다. 아주 다양한 상황들 속에서 법률 문구를 그에 맞게 해석함으로써 법률에 의미를 부여하는 판사들과 같이, 의사들은 개별 환자를 평가하는 과정에서 매뉴얼에 나와 있는 기준을 상황에 맞게 해석하고 적용하는 것이다. 매뉴얼에 나와 있는 '트라우마 경험'은, 비록 그것이 PTSD 진단을 위한 전제조건이기는 하지만, 명쾌하게 규정되어 있지 않다. 환자가 '살해 위협이나 심각한 상해'를 당했는지, 그런 사건을 '목격하거나 직면'하였는지, '극심한 공포, 무력감, 고통이 동반'되었는지 여부는, 그 환자를 진료하는 의사가 일련의 주관적 판단을 통해 결정하는 것이다.

있고, 영화배우들의 성적 연기는 미국 중산층이 영화관을 찾는 대표적인 이유다. 하지만 포르노 및 성매매가 여전히 오명을 뒤집어쓰고 있는 것과 달리, 대형 스크린에 비춰지는 섹스는 예술적 장치로 포장되어 용인되고 있다.

전쟁은 그 속성상 적군의 위협이 당연히 존재하므로, 실제 전선에 투입되는 모든 군인들은 여러 종류의 위험에 노출되기 마련이다. 특히 반군과 벌이는 전쟁은 전투의 경계조차 불분명하다. 적들이 몰래 설치해 놓은 폭발물, 박격포 공격, 아군을 죽이거나 불구로 만들기 위해 행해지는 모든 노력들이 잠재적 위험이다. 따라서 적어도 이론적으로는, 이라크나 아프가니스탄 전쟁에 투입된 모든 군인들은 PTSD 진단의 전제조건을 충족시킨다고 할 수 있다. 누구나 어느 정도는 죽음이나 상해의 위협에 직면한다. 두려움을 느끼지 않는다고 하면 오히려 이상한 것이다. 만약 PTSD 진단을 가능하게 하는 트라우마 경험의 범위를 좁혀서 PTSD 환자의 수를 줄이고자 마음먹은 의사가 있다면, 그 의사는 상당한 공을 들여 자신의 해석을 뒷받침할 근거를 찾아내야만 할 것이다. 아마도 이런 수고를 감내하는 의사가 있다면, 그건 아마도 전쟁에 나가는 사람이면 누구나 그 정도의 위험이나 두려움은 마땅히 견뎌내야 한다는 도덕적 신념을 가졌기 때문일 것이다.

　　PTSD 진단을 위한 APA의 다른 기준도 의사의 재량에 상당 부분 맡겨져 있다. PTSD 진단을 위해서는 반복적으로 불쾌한 기억이 떠오름, 미래에 대한 희망이 없음, 쉽게 분노하고 쉽게 화를 냄 등과 같은 증상들의 유무를 체크리스트에 기록해야 하는데, 이에 대한 판단도 주관적일 수밖에 없다. 매뉴얼에 의해 의사가 판정해야 하는 사항들 중에는 "환자에게 심리적 장애(이건 뭉뚱그려 '증상'

과 비슷한 표현이다)"가 있는지, "임상적으로 유의미한 고통"이나 "사회생활, 직업수행 등 중요한 영역에서 기능 저하"가 있는지 등도 있다. 하지만 우리의 인생이란 본디 실망스러운 일들도 있기 마련이다. 행복한 결혼 생활을 하고 있고 자녀들은 하버드에 다니는 노벨상 수상자 겸 대기업 CEO가 세상에 몇 명이나 있겠는가. 따라서 개인적 차원의 모든 결핍이 '임상적으로 중요한 의미가 있는 것으로' 간주되지 않는 한(만약 이렇게 되면 정신과의사들에게는 엄청난 행운이고 보험회사에게는 재앙이 되겠지만), 의사들은 사람들이 '고통'이나 '기능 저하'를 어느 수준까지 견뎌야 하는지에 대한 도덕적 판단을 내려야만 한다.

판사들이 기존의 판례를 참고하듯이, 의사들도 자신에게 주어진 재량권을 발휘함에 있어서 해당 분야의 전문가 그룹이 만들어놓은 가이드라인이나 동료들의 진료 행태를 참고한다. 사실 그레이 중령도 이렇게 한 것이다. 진스 크루즈의 병력은 대단히 복잡했다. 고통스러운 경험을 했으며, PTSD를 강력히 시사하는 증상들도 있었다. 하지만 그는 입대 이전 브롱크스의 뒷골목에 있을 때도 '성미가 급했고', 훈련병 시절에는 상급자에게 반항하는 태도를 보인 적이 있었다. 약간 건방진 그의 태도는 도시의 거리에서 생존하는 데는 도움이 되었을 것이다. 하지만 첫 번째 전투에 투입될 무렵에 나타난 그의 난폭한 태도는, 원래 그에게 경계성 인격장애가 있었을 가능성을 말해준다. 그는 자신의 팔뚝을 칼로 긋거나 담뱃불로 지진 일도 있는데, 이 역시 전형적인 경계성 인격의 모습이다. 소소한 위법 행위나 상관과 벌였던 사소한 다툼 역시 반사회적 인격장애를 시사한다.

군 의무 분야의 고위층에서 그레이 중령에게 가이드라인을 하달했는지, 하달했다면 어떤 내용이었는지는 미스터리로 남아 있다. 그에 관해 군은 앞으로도 침묵할 것이다.[25] 하지만 병사들이 입대 이전에 이미 갖고 있었던 문제점들을 부각시키고 전투 경험으로 인해 증상이 생긴 거라는 병사들의 설명에는 회의적 시각을 가지라고 강조하는 내용의 다양한 압력이 군의관들에게 가해졌음을 보여주는 증거는 대단히 많다. 그레이 중령은 두 가지를 다 했다. 크루즈는 오래 전부터 인격장애를 갖고 있었으며, 입대 이전에 그가 일으킨 문제들은 물론 군 복무 중의 다툼이나 명령 불복종 등이 모두 인격장애에서 비롯된다는 것이 그녀가 내린 결론이었다. 게다가 그레이 중령은, 크루즈가 PTSD 진단을 내릴 정도로 충분한 스트레스를 경험했다고 인정하지 않았다. 크루즈가 사담 후세인의 벙커로 뛰어든 일 때문에 무공 훈장을 받고 세계적으로 유명해졌는데도 불구하고 말이다.

---

25   후드 기지의 행동 건강 담당관이자 그레이 중령의 상관인 벤 필립스 박사는 내가 전화를 걸었을 때, PTSD 및 인격장애 진단에 관해 언급하기를 거절했다. 같은 분야에 있는 다른 군 고위층들도 모두 이에 관한 언급을 거부했다.

과학보다 정치가 높다?

뉴욕으로 돌아온 이후 크루즈는 브롱크스 보훈병원을 찾아가 도움을 청했다. 그곳의 심리학자는 그와 면담한 이후 PTSD 진단을 붙였고, 의료비 및 장애 연금 지급 신청서를 작성하여 보훈부로 보냈다. 하지만 보훈부는 군의 결정을 뒤집지 않았다. 그들도 입대 이전의 문제들을 인정했고, 전쟁 스트레스는 충분한 증거가 없다고 주장했다. 크루즈는 거동이 불편해지기 이전까지는 생계유지를 위해 보일러 수리를 하러 다녔다. 천식을 비롯한 여러 질병들이 악화됐지만 의료보험도 없었다. 그 무렵, 이라크 및 아프가니스탄 참전 군인의 정신질환 문제를 취재하고 있던 워싱턴 포스트의 기자 대너 프리스트가 관련 분야의 활동가들로부터 크루즈의 일을 알게 됐다. 크루즈의 사연이 신문의 1면을 장식한 것은 그가 후드 기지에서 내쫓기고 나서 꼭 2년이 지났을 때였다.

기사가 나가고 4일 만에, 31명의 상원의원이 서명한 서한이 로버트 게이츠 국방장관에게 전달됐다. 인격장애로 인한 강제전역 규정의 남용을 조사하고, 크루즈 병장과 같은 사례가 다시 발생하지 않도록 적절한 조치를 취해 달라는 내용이었다.[26] 공화당의 킷 본드

---

26 킷 본드, 바버라 복서, 조셉 리버만, 버락 오바마 상원의원이 로버트 게이츠 국방장관에게 2007년 6월 21일에 보낸 편지. http://grassley.senate.gov/about/

상원의원(미주리)은 인격장애 진단을 받은 크루즈 및 여타의 병사들이 부당한 취급을 받고 있다고 주장했고,[27] 민주당의 버락 오바마는 '인격장애'에 의한 강제 전역 조치를 금지하는 법안을 제출하기도 했다. 주요 TV 방송사 대부분은 크루즈 사건을 집중 보도했다. 그래미상을 수상한 가수 데이브 매튜스는 '라디오시티 뮤직홀'에서 청중들에게, 인격장애로 강제 전역을 당한 다른 상이군인 존 타운의 사례를 언급하면서, "우리 모두 죽도록 슬퍼해야 할 정도로 뻔뻔하고도 부당한 일"이라고 말했다.[28] 매튜스는 ABC 방송의 〈디스 위크This Week〉★ 프

★ 일요일 아침에 방송되는 정치 분야 토크쇼.

---

upload/Secretary-Gates-letter.pdf 이 편지에 공동으로 서명한 상원의원의 명단은 다음과 같다. 맥스 바커스(민주, 몬타나), 에반 베이(민주, 인디애나), 조셉 바이든(민주, 델라웨어), 마리아 캔트웰(민주, 워싱턴), 벤자민 카르딘(민주, 메릴랜드), 힐러리 클린턴(민주, 뉴욕), 수전 콜린스(공화, 메인), 크리스토퍼 도드(민주, 코네티컷), 엘리자베스 돌(공화, 노스캐롤라이나), 러셀 파인골드(민주, 위스콘신), 찰스 그래슬리(공화, 아이오와), 주드 그렉(공화, 뉴햄프셔), 톰 하킨(민주, 아이오와), 에드워드 케네디(민주, 매사추세츠), 존 케리(민주, 매사추세츠), 허브 콜(민주, 위스콘신), 프랭크 로텐버그(민주, 뉴저지), 패트릭 레이(민주, 버몬트), 클레어 맥카스킬(민주, 미주리), 바버라 미컬스키(민주, 메릴랜드), 패티 머레이(민주, 워싱턴), 버나드 샌더스(무소속, 버몬트), 올림피아 스노위(공화, 메인), 존 수누누(공화, 뉴햄프셔), 존 테스터(민주, 몬타나), 론 와이든(민주, 오리건).

27   Interview with Senator Kit Bond(R–MO), Congressman Bob Filner(D–CA), and musician Dave Matthews by Bob Woodruff, ABC Nightline Segment, July 12, 2007.

28   Audio Available at : http://joshuakors.com/davematthews042207.mp3

로그램에 출연하여 이 사건에 대해 맹렬한 비난을 퍼붓기도 했다. 하원은 청문회를 개최했다. 평론가들과 정치인들은 앞을 다투어 인격장애 꼬리표는 엉터리라고 비난했다.

2008년 1월, 부시 대통령은 '인격장애'에 의한 전역 절차에 관한 보고서 제출을 국방부 장관에게 명령하는 문서에 서명을 했다. 거기에는 PTSD나 다른 전투 관련 원인으로 인해 고통 받는 남녀 병사들이 인격장애를 근거로 면직당하는 일이 발생하지 않도록 하는 예방조치를 마련하라는 내용도 포함돼 있었다. 하지만 국방부는 다음과 같은 결론을 내리면서 문제가 없다고 회신했다. "테러와의 전쟁에 투입된 병사들에게 인격장애 진단이 내려지는 과정에 체계적인 오류나 광범위한 실수가 있다는 증거는 어디에서도 발견하지 못했다."[29] 하지만, 군과 보훈부는 크루즈에 대한 결정은 번복했다. 그의 PTSD를 인정한 것이다. 그는 비로소 브롱크스 보훈병원에서 자신의 정신적 신체적 문제에 관한 진료를 받을 수 있게 됐다.

참전 군인을 대변하는 단체들에게, 또한 게이츠 장관에게 편지를 보낸 31명의 상원의원들에게, 이는 올바른 진단이 펜타곤의 정치를 이긴 결과였다. PTSD 비판자들에게 이는, 정치가 과학을

---

29 Office of the Undersecretary of Defense for Personnel and Readiness, Report to Congress on Administrative Separations Based on Personality Disorder: Fiscal Years 2002 thru 2007 10 (2008): 10.

이긴 결과였다. PTSD를 진단하기에 충분할 정도의 트라우마에 노출되는 것과 PTSD의 증상들 사이의 연관성이 부족하거나 아예 없다는 것을 증명하는 연구결과는, 전쟁 스트레스는 단지 과거에 발견되지 않았던 인격장애를 유발할 뿐이라는 크노르의 주장과 일맥상통한다. 크든 작든 스트레스에 직면했을 때 그에 적응하는 능력은 사람에 따라 크게 다르다. 많은 사람들은 PTSD라는 진단을 붙일 정도로 심각하지는 않은 트라우마 경험에 의해서도 PTSD가 발병할 수 있다(APA 기준은 '심한 스트레스에 노출'되어야 하는 것이다). 이는 인격장애에 대한 APA 기준의 경우에도 마찬가지다. 이와는 반대로, PTSD 진단에 충분할 정도의 심각한 트라우마를 경험한 많은 (아마도 대부분의) 사람들은, PTSD의 증상을 보이지 않는다. 그것을 극복할 정도의 회복력을 갖고 있기 때문이다.

크노르와 같은 PTSD 비판자들은 바로 이 이유 때문에 군인들이 PTSD 증상을 보일 때에 그것이 진짜인지 의심해야 한다고 주장한다. 그들은 또 APA 매뉴얼을 보면 일부 증상들이 PTSD와 인격장애에서 공통적으로 나타난다고 지적한다. 결국 임상 의사들의 판단이 중요하다는 뜻이다.

임상적 판단은, 그 판단에 따른 의료비 지출도 물론, 도덕적 문화적 정치적 상황에 크게 영향을 받는다. 국방부와 보훈부가 PTSD 진단에 부당하게 개입했느냐 여부에 관한 논쟁에서, 양측은 공통적으로 자신들의 주장을 뒷받침하는 과학적 근거들을 제시했다. 양측은 상대방을 두고 솔직하지 못하다고 비판했다. 하지만 과학은 그들이 제기한 문제의 정답을 제시할 수 없었다. 내가 볼 때에, 군을 비판하는 사람들은 임상적인 견해를 더 중요하게 생각하는 것이다. 만약 일반적으로 학교에서의 총격 사건이나 거리에서 폭력을 경험한 것이 PTSD의 기준을 충족시킨다면, 당연히 총에 맞거나 동료가 죽는 것을 보거나 폭발물 매설이 의심되는 길을 걸어가는 것도 PTSD의 '트라우마'로 인정되어야 한다. 그렇지 않다면 군이 보통 시민들에게 적용되는 임상적 기준과 불합치 되는 판단 기준을 갖고 있는 셈이기 때문이다. 하지만 보통의 임상적 기준이란, 견딜 수 있는 일과 견디기 힘든 일의 경계를 사람들이 어디쯤에 설정하고 있는가에 대한 가정을 바탕으로 만들어진다. 이러한 가정은 사실 군사 작전을 펼칠 때 상당히 큰 부담으로 작용한다. 이런 전제들을 바탕으로 해서 PTSD를 진단하는 것은 사실 전투 조직 운용에 전반적인 문제를 일으킬 수 있다. 전투에 직접 참가하는 모든 군인들은 치명상의 위험에 노출되어 있고 실제로 총상도 많이 입는다. 시민들이 모여 있는 광장에서 자살 폭탄 테러를 감행하는 반군을 상대하는 경우에는, 심지어 지원 부서에서 근무하는 군인들도 죽음의 위험에 노출되어 있다.

    20% 가량의 군인들이 이라크 근무 후 PTSD를 갖고 귀환한다는 것을 보여주는 연구들은, 트라우마 여부를 인정함에 있어 순수하게 임상적 믿음에 근거할 경우에 나타날 수 있는 잠재적 혼란

가능성을 분명히 보여준다. 투지, 기개, 극기 등의 미덕은 장기간에 걸친 정신적 안녕을 유지하는 데는 별 도움이 안 될지 모르지만, 국가를 위해 위험을 무릅쓰며 냉정을 유지하고 있는 군인들의 능력을 끌어올린다. 전투 경험의 의료화medicalization*는 전쟁 상황에 필요한 이런 미덕들을 강조하는 것과는 적절히 어울리기 어렵다. 전쟁에 관한 기억까지 의료화하는 것은 장기간에 걸친 경제적 부담을 남긴다. "전쟁을 견뎌낸 사람을 돌보는 일[30]에" 국가가 반세기 혹은 그 이상 힘을 쏟아야 하기 때문이다.

★ 원래는 의료의 영역이 아니었던 것이 의료의 영역으로 편입되는 현상을 뜻하는 말.

군인은 의료 혜택이나 장애 연금을 포기하고 알아서 고통을 견뎌야 한다고 말하기는 어렵다. 정신적 문제를 가진 채 다시 전장으로 돌아가라고 말하기도 어렵다. 하지만 용기나 성격에 관한, 또한 전쟁 비용을 누가 낼 것인가에 대한 문화적 도덕적 관념들이 PTSD의 정의나 진단과 관련된 논쟁을 촉발한다는 사실은 확실하다. 또한 PTSD 진단이 하나의 정치적 행위라는 것, 임상적인 판단이라는 덮개를 쓰고 있지만 실제로는 문화적 도덕적 규범을 재확인하는 행위라는 것도 분명하다. 대부분의 정신과의사들이 PTSD에 담긴 정치

---

30 Abraham Lincoln, Inaugural Address March 4, 1865, The Abraham Lincoln Papers at the Library of Congress, Section 3. General Correspondence (1837-1897), http://memory.loc.gov/cgi-bin/ampage?collId=mal&fileName=mal3/436/4361300/malpage.db&recNum=0

적 함의를 의식적으로 인지하지 못하고 있다는 사실은 별로 중요하지 않다. 하지만 가치중립적으로 들리는 임상적 용어들로 이런 정치적 함의를 암호화하는 것은, 당면한 정치적 문제에 대한 논쟁을 가로막는다. PTSD 진단이 문화적 도덕적 전제를 바탕으로 이루어지며 그에 따라 사회적 자원의 분배 방식까지 결정된다는 사실은 미국 의학원의 보고서나 APA의 매뉴얼 어디에도 언급되어 있지 않다. 의사들은 정치와는 유리된 채 의술을 행하고 있다고 생각한다. 공공의 도덕률이 아니라 오직 환자들을 위해 일하고 있다고 생각한다.

히포크라테스의 신화는 이런 믿음을 더욱 강화시킨다. 의료를 정치나 도덕적 의무와는 분리시키는 것이다. 그리하여 PTSD 진단에 내재된 정치적 균형을 유지하도록 하는 공평무사의 의무는, 의사들을 난처하게 만든다. 하지만 이런 정치적 판단은 공적인 것이다. 치료에 대한 열정과 군대가 요구하는 투지나 극기의 미덕을 어떻게 조화시킬 것인가, 우리를 대신하여 전쟁의 위험에 직면해 있는 사람들에게 우리는 어느 수준의 희생까지 기대할 것이며 어떤 보상을 해 줄 것인가. 이들은 모두 민주적 결정이 필요한 문제다. 선거를 통해 뽑힌 지도자들과 우리 시민들이 관심을 갖고 토론할 가치가 있는 주제다. 진단 기준을 만든 사람들에게 이 문제를 해결해 달라고 떠넘기며 교묘하게 회피해서는 안 된다. 진단 행위가 곧 문화적 도덕적 가치관에 대한 논쟁을 부르는 정치적 행위라는 사실을 인지할 때에만, 우리는 이 문제의 해답을 찾는 일에 시민들을 끌어들일 수 있다.

5

정치, 도덕, 그리고 의학적 필요성 II

사회적 자원의 동원

히포크라테스는
the hippocratic myth
모른다

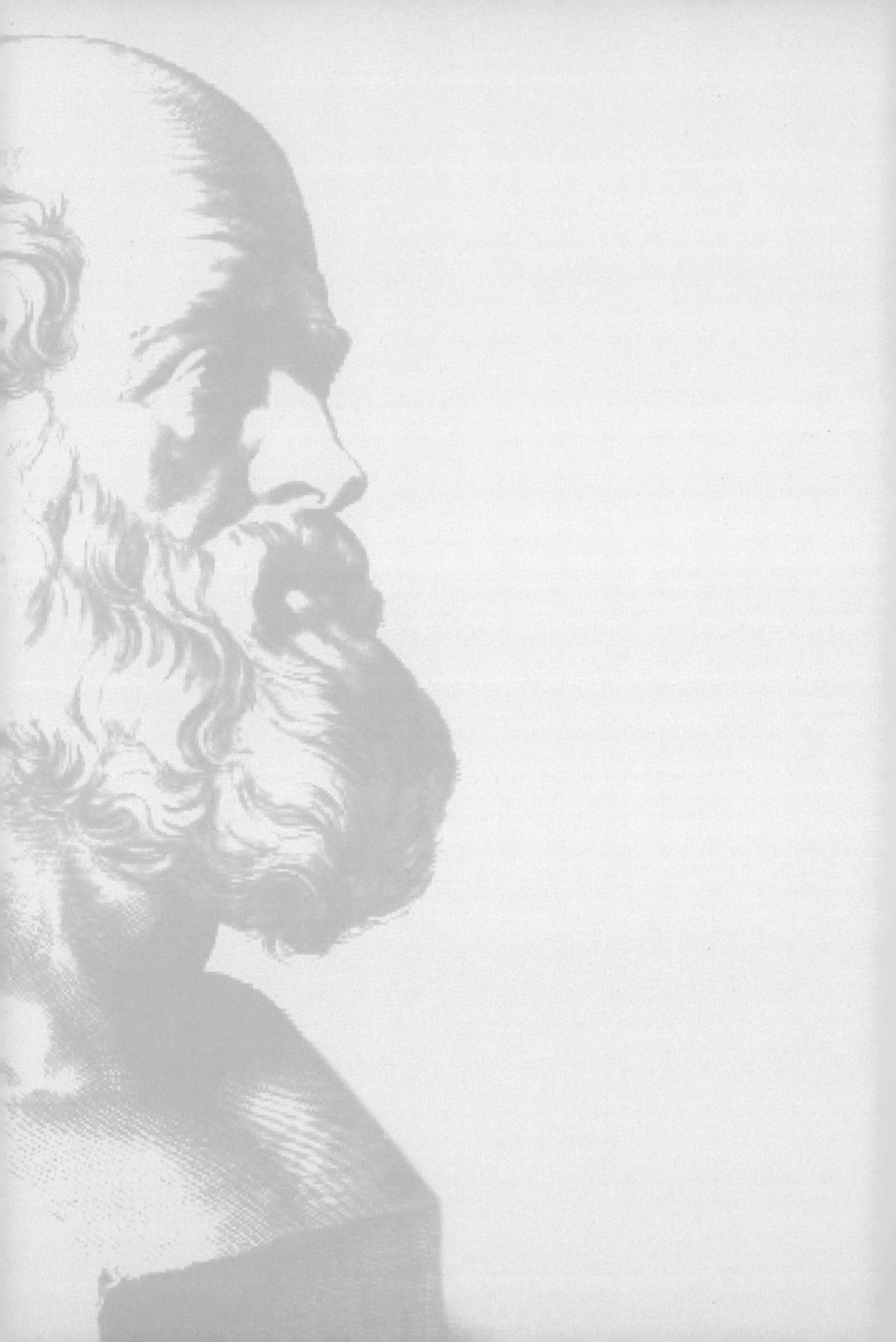

히포크라테스는
the hippocratic myth
모른다

모든 의학적 진단은 정치적이다. 그것은 증상과 징후라는 개인적 특성을, 원하지 않았던(병적인) 하지만 개인적 책임의 차원을 넘어서는 어떤 것으로 규정짓는다. 확실히 어떤 질병은 과거에 저지른 과오로 인한 것으로 받아들여진다. 흡연과 폐암, 무분별한 성생활과 HIV 감염을 떠올리면 된다. 마찬가지로, 치료에 대한 순응도 역시 개인적 책임의 문제다. 약을 마음대로 끊은 결핵 환자나 혈당 조절을 제대로 하지 않은 당뇨병 환자를 우리는 좋지 않게 생각한다. 하지만 질병이 한번 이름 붙여지고 비난받기 시작하면, '그것'은 비난의 대상이자 의사와 환자 공통의 적敵이 된다. 진단은 사회적 자원(공보험과 사보험)을 질병과의 싸움에 동원시키고, 사람들을 숱한 사회적 의무로부터 벗어나게 한다.

대부분의 진단은 논쟁적인 정치적 함의를 담고 있지 않으므로, 우리는 그에 관해 깊이 생각하지 않는다. 우리는 폐렴구균 폐렴이 질병인지 여부를 놓고 논쟁하지 않으며, 호흡 곤란, 흉부 엑스선 사진의 특이 소견, 폐렴구균의 존재 확인 등의 진단 기준을 놓고 왈가왈부하지도 않는다. 하지만 아주 사소한 측면에서는, 정치적 선택을 하는 것이기도 하다. 폐렴구균의 시각에서 보면, 폐는 배를 채우고 번식하기에 더없이 좋은 장소이며, 항생제와 함께 생활하는 것은 고약한 일이다. 다행스럽게도, 박테리아 권리를 옹호하는 시민단체가 의사들을 괴롭히는 일은 없다. 의사들은 치료를 위해 박테리아를 죽이고, 우리는 (우리의 의료보험도) 기꺼이 그 비용을 지불한다. 마찬가지로 우리는 심근경색이나 뇌졸중을 기꺼이 질병으로 간주하며, 그로 인해 고통 받는 사람들을 구하기 위해 비싼 방법들을 활용한다. 그것이 사람들을 약속된 기한이 넘도록 살려 놓는 행위라서 문제라며 투덜거리는 사람은 아무도 없다.

질병이란 무엇인가?

하지만 우리가 상상하는 것보다 많은 질병들이 문화적 도덕적 논쟁거리들을 내포하고 있다. 정신의학 분야에서는 특히 그렇다. APA 매뉴얼에 등장하는 많은 질병들은, 우리가 인생에서 무엇을 열망할 것인지 혹은 역경과 낙심에 어떻게 대처할 것인지에 관한 주관적 신념들을 바탕으로 하여 진단된다. 정신과의사들이 외래에서 만나는 환자에게 흔히 진단을 내리고 보험회사에 치료비를 청구하는 '적응장애'를 생각해 보자. 실연, 실직, 혹은 다른 괴로운 일들을 겪은 후에 나타날 수 있다고 '기대되는' 수준 이상의 고통을 느끼고 있다는 사실을 의사가 주관적으로 평가하여 이런 진단을 내리는 것이다. 즉, 진단 및 보험급여의 기준이 예상할 수 있는 것 이상의 '과도한' 고통이라는 뜻이다.[1] 하지만 어느 정도를 기대하고 예상할 것인지는 다양할 수밖에 없다. 상투적인 생각에 의하면, 사랑에 실패하거나 다른 실망스러운 상황이 벌어졌을 때, 이탈리아인은 감정 표현을 과도하게 하고 영국인은 감정 표현을 너무 억제한다. 이런 생각은 과장된 것일 수 있지만, 사람들이 스트레스에 반응하는 방식에 있어 문화적 차이가 존재하는 것은 분명하다. 당연히 사람들이 정상적인 반응으로 '기대하는' 수준도 다르다. 어느 정도로 슬퍼하고 어느 정도로 흥분해야 하는 상황인지에 대해 환자의 입장에서 생각해 보지 않고서는, 적응장애를 진단할 수 없는 것이다.

마찬가지로 적응장애라는 진단이 내려지려면 '사회생활, 직업 수행, 학습 등에 있어서 심각한 수준의 기능저하'가 있어야 한다.[2]

---

1   American Psychiatric Association: DSM-4-TR (Washington D.C.: American Psychiatric Association, 2000), p. 683.
2   앞의 책.

여기서 '심각한 수준의 기능저하'라는 표현은 앞에서 본 주관적 판단과는 또 다른 차원의 문제를 야기한다. 출세한 사람과 그렇지 못한 사람 사이에 편견이 발생하는 것이다. 스트레스란 본디 멍하게 단순 작업을 계속하는 사람보다는 진취적이고 고도의 집중력을 발휘해야 하는 업무를 수행하는 사람에게 더 큰 영향을 끼치기 때문이다. 같은 정도의 스트레스를 받아도 기업의 CEO나 신경외과의사가 톨게이트 수납원보다 업무능력 하락이 더 크다는 뜻이다. 적응장애는 상류층의 병이다. 의료보험 재정이 부자들을 위해 더 많이 지출되게 하는 질병이다. 매력적으로 들리진 않겠지만, 경제적 효율성의 관점에서는 옹호할 수 있는 측면이 있다. 기업의 CEO를 치료하여 업무수행 능력을 끌어 올리는 것은 어느 정도는 사회적 편익을 증진시킨다고 할 수 있다. 같은 고통을 받고 있는 톨게이트 수납원을 치료하는 것은 그를 편안하게 하는 것 이외의 이득은 없다. 스트레스를 받은 수납원이 거스름돈 돌려주는 일을 빼먹지만 않았다면 말이다. CEO에게는 적응장애라는 진단명을 붙이고 톨게이트 수납원에게는 그런 진단을 내리지 않는 의사는, 일종의 역 로빈 후드 정책을 따르고 있는 셈이다.★ 물론 의사들은 그것을 인지하지 못한다. APA 매뉴얼 속에 내재되어 있긴 하지만, 그 매뉴얼을 만든 사람들조차 그 규정에 내재된 분배의 정치학은 인지하지 못했을 것이다.

★ 로빈 후드 정책은 '부자들의 것을 빼앗아 가난한 사람들에게 나눠주는 방향의 정책'을 뜻하는 속어로 1993년 미국 언론이 처음 사용하기 시작했고, 역 로빈 후드 정책은 그 반대의 정책을 말한다.

정신치료에 많은 비용을 쓰게 만드는 질병인 인격장애에 관한 APA 규정도 마찬가지다. 그 규정은 분명히, 일반적인 사회적 조건 하에서 어떻게 대처하는 것이 정상적인 것인지에 대한 상식에 의존하여 만들어졌다. 예를 들어 자기애성narcissistic 인격장애의 기준은, 직장에서 좋은 평판을 듣기 어려운 행동이나 태도들의 목록과 비슷하다. '스스로의 중요성에 대한 과대평가', '자신이 특별하고 독특하다는 믿음', '특별한 권리가 있다는 생각', '특별히 우호적인 대우를 받을 것이라는 근거 없는 기대'[3] 등의 성격적 특징들은 상사나 동료들의 기분을 거슬리게 하는 것들이다. 직장인이 이런 식으로 행동한다면 조직의 목표 달성을 어렵게 만들거나 최소한 상사를 불쾌하게 만들 것이다. 하지만, 이런 경우는 어떨까. 2002년의 어느 날 GM社의 중간 관리자가 앞으로는 연비가 좋은 차가 잘 팔릴 것이라고 예상하여, SUV 차량을 더 많이 생산하라는 회사의 지시에 반기를 들었다고 치자. 상사가 지시를 따르라고 했을 때 그는, 조용히 물러나서 시키는 대로 할 수도 있고 회사의 전략이 향후 유가 전망과는 맞지 않음을 지적하며 고집을 부릴 수도 있다. 아무도 동의하지 않는데 그가 후자를 택한다면, 외로운 반대자가 되어 낭만주의자 취급을 받을 것이다. 회사의 방침을 따르는 동료와 상사를 불편하게 만들기도 할 것이다.

---

[3] 앞의 책, 717.

자기 자신을 다른 사람들과는 전혀 다른 위치에 놓았으니, 그는 '스스로의 중요성에 대해 과대평가(APA 체크리스트의 1번 항목이다)'를 하거나 스스로를 '특별한' 존재라고 믿은 것일까? 나중에 휘발유 가격이 급등하여 SUV 시장이 몰락했다 하더라도, 그가 동료들을 짜증스럽게 만들었으니 '그렇다'고 대답해도 되는 걸까? 정신과의사들이 이런 기준에 근거하여 자기애성 인격장애를 진단한다는 사실은, 이 질병이 '가만있으면 중간은 간다'는 행동 규범에 의존하고 있음을 잘 보여준다.

미국에서 인구에 회자되는 특별한 성공담 중 상당수는 '끝이 없는 성공에 대한 환상(APA 목록 2번이다)'이나 특별하고도 우연적인 계기를 갖고 있다. 도리스 컨스 굿윈이 쓴 아브라함 링컨 전기 〈팀 오브 라이벌스Team of Rivals〉*를 보면, 링컨이 20대에 품었던 신념들은 실현 가능성이

★ 국내 번역서 제목은 '권력의 조건'이며, 오바마 대통령이 이 책을 읽고 힐러리 클린턴을 국무장관에 임명했다고 해서 유명해졌다.

없어 보이는 것들이었지만 결국 그는 나중에 역사를 바꾼다. 같이 배를 몰고 다니던 친구나 좀 더 나중에 같이 일했던 동료 변호사들의 눈에 링컨의 신념은, 꼭꼭 숨겨두지 않았다면, 분명 과대망상으로 보였을 것이다. 링컨은 또한 '흔히 다른 사람들을 질투(진단 기준 8번이다)'했는데, 특히 자신보다 먼저 '성공에 대한 열망[4]'을 이

---

4   Doris Kearns Goodwin, *Team of Rivals: The Political Genius of*

룬 사람들에 대해서는 더했다.

 나는 워싱턴 D.C.에 살고 있는데, 이곳에서 활동하는 정치 및 행정 분야의 귀족들과 그 부하들의 세계에는 '거만하고 무례한 행동과 태도(기준 9번)'가 풍토병처럼 번져 있다. 나는 주로 '당하는 쪽'인데, 그런 경험들은 내가 일일이 기억하지 못할 정도다. 많은 사람들이 '특별하거나 지위가 높은 사람들과 관계를 맺기 위해' 애를 쓰고 (기준 3번), '자신들의 목적을 이루기 위해 다른 사람들을 이용'한다 (기준 6번). 돈이나 섹스와 관련해서 그들이 일으키는 소소한 비행들을 보면 알 수 있듯이, 그 중 일부는 경계를 모르는 것 같다. 그들은 나르시시스트일까? 아마 그럴 것이다. 그들의 성향이 APA 목록에 있는 성격적 특성들과 궤를 같이 한다는 연구 결과도 나와 있다. 내가 볼 때는 유해한 특성이다. 나는 인간이 동료나 아랫사람들을 착취하거나 위협하거나 혹사시키지 않고도 큰 성공을 거둘 수 있는 존재라고 믿고 싶다. 하지만 그게 정신질환인가 하는 것은 별개의 문제다.

 그걸 정신질환으로 다루는 것은 인생에서 그리 잘나가지 못하는 사람들에게 '그런 행동은 용납되지 않는다'는 메시지를 전달하는 행위다. 하지만 우리는 도널드 트럼프* 나 A-로드** 나 자신의 분야에서 일가를 이룬 다른 사

* 미국 최대 부동산회사인 트럼프그룹 회장.

** 뉴욕 양키즈 소속의 유명 프로야구 선수 알렉스 로드리게스를 말함.

Abraham Lincoln (New York: Simon & Schuster, 2005), pp. 5-59.

람들의 똑같은 행동은 허가할 뿐 아니라 존경하기까지 한다. 어떤 행동이 상사의 심기를 거스를 것 같을 때에, 그 행동을 병적인 것으로 스스로 규정하는 것은 세상의 질서 유지에 도움이 된다. 또한 진단은 그런 성격을 변화시키는 데에 사회적 자원을 사용하게끔 한다. 만약 치료가 성공하면, 사회적 규제 내에서 '환자'는 좀 더 행복해지고 생산성도 높아진다. 치료자는, 스스로 인지하고 있든 그렇지 않든, 사회적 규제를 대변하는 행동을 하고 있는 것이다.

정신과 이외의 영역에서도 임상적 진단이 정치적 함의를 내포하고 있는 경우는 아주 많다. 우리의 심장 속에 그들의 보금자리를 만들기 위해 애쓰는 포도상 구균을 편들어주는 사람은 없다. 암세포로 변하기 위해 애쓰는 세포들에 우호적인 사람도 없다. 포도상 구균에 의한 심내막염이나 각종 암들은 우리 모두가 동의하는 질병이다. 적절한 대처 방법에 대해서도 이견이 없다. 우리는 그런 질병들과 전쟁을 벌임에 있어 한 치의 의구심이나 후회도 가지지 않는다.

그러나 저신장이나 비만은 좀 다르다. 1990년대까지만 해도 부모들이나 소아과의사들은 저신장을, 그것이 영양흡수 장애나 종양이나 유전병과 같이 확인된 질병에 의한 것이 아닌 이상, 단지 하나의 특성으로 간주했다. 같은 또래의 아이들 중에서 키가 작은 5%에 속하는 아이들을 키가 작다, 단신이다, 왜소하다고 지칭했을 뿐, 그들을 환자로 생각하지는 않았다. 그러다가 재조합 인간 성장호르몬이 개발됐고, 키와 여러 종류의 사회적 이득 사이에 연관관계가 있다는 사실도 비슷한 시기에 널리 알려졌다. 그 이후 성장호르몬을 생산하는 회사의 후원으로 '특발성 저신장증[5]'이라는 질병이 나타난 것은 전혀 놀라운 일이 아니다. 2003년에 FDA는 엘라이 릴리의 성장호르몬을 특발성 저신장증 치료제로 판매할 수 있다고 승인했다. 3년 후 한 연구팀의 추산에 의하면, 10세 소년의 성인 신장을 2인치 크게 만드는 데 약 10만 달러가 소요되며 그 대부분이 제약회사로 들어간다.[6]

릴리社는 FDA에 제출한 신청서에서 가장 키가 작은 1.2%만을 '저신장'으로 정의했다. 하지만 릴리의 경영진은 알고 있었을 것이다. 이런 제한이 향후 더 넓은 곳으로 나아가는 발판이 될 것이며, 보험회사를 설득할 수만 있다면 '오프 라벨'★ 처방을 통해 더 큰 수익을 창출할 수도 있다는 사실을 말이다. 어떤 소아과의

★ 의약품을 허가사항 이외의 용도로 사용하는 것으로 꼭 필요한 경우에는 허용된다.

사들은 하위 5%에 속하는 아이들이 모두 저신장증으로 진단되어야 한다고 주장했다. 엄청난 비용도 문제지만(만약 미국의 10세 아동 중에서 키가 하위 5%에 속하는 아이들 모두를 치료한다면 1년

---

5   '특발성(idiopathic)'이라는 용어는 라틴어에서 유래한 것으로, 원인을 알 수 없을 때 의사들이 사용하는 용어다.

6   Joyce M. Lee, Matthew M. Davis, et al., "Estimated Cost-effectiveness of Growth Hormone Therapy for Idiopathic Short Stature", *Archives of Pediatric & Adolescent Medicine* 160, no. 3. (2006): 263-269.

에 100억 달러가 필요하다), 그보다 더 곤란한 문제들도 있다. 좀 더 좋은 직장을 구하고 좀 더 멋진 데이트 상대를 구할 수 있을 것이라는 기대로, 우리가 우리 아이들의 키를 갖고 어설픈 시도를 하는 것은 정당한 일인가? 만약 저신장이 질병이라면, 입술이 덜 도톰하고 가슴이 덜 탱탱한 것은 어떤가? 100미터 달리기 기록이 축구 코치가 정한 커트라인에 미달하는 것은? 만약 우리가 10만 달러를 들여서 하위 5% 아이들의 키를 자라게 하는 데 성공했다면, 그 다음 5%(이제는 그 아이들이 하위 5%가 됐다)는 어떻게 할 것인가? 우리는 어느 시점에 '그만'이라고 말할 것인가? 경쟁적 탐미주의나 공공의 가치관에 대한 판단, 또한 어디까지가 받아들여야 할 운명이고 어디부터가 극복해야 할 운명인지에 대한 판단 없이는, 이런 질문들에 답할 수 없다.

비만은 질병의 요건을 둘러싼 갈등을 더 확실하게 보여준다. 얼마 전, 내가 과일음료 하나를 사기 위해 슈퍼마켓 계산대 앞에 줄을 서 있을 때였다. 체중 증가에 조바심을 내고 있던 나의 눈앞에, 말랑말랑한 초콜릿 케이크 네 조각이 나타났다. 그것들은 〈패밀리 서클〉* 표지에서 애틋한 눈빛으로 나를 바라보고 있었다. 바로 옆에 놓인 잡지 표지를 장식하고 있는 스키니 진 차림의 갈색 머리 미녀도 내 눈길을 끌고 있었다. 〈패밀리 서클〉의 표지는 '쉽고 빠르게 초콜릿 케이크를 만들 수 있다'고 약속하고 있었다. 그 약속 바로 옆에는 '지

★ 인기 있는 여성잡지로 요리나 식품 관련 기사가 많다.

방을 줄이면서도 활력을 찾아주는 슈퍼 다이어트'라는 카피가 적혀 있었고, 그 아래에는 '최고의 햄버거', '당신의 남편이 섹스에 대해 알고 싶은 것들'이라는 말도 적혀 있었다. 음료 값을 지불하기 위해 지갑을 꺼내면서 나는, 달려가서 저 잡지를 집어올 시간 여유가 있는지를 고민하고 있었다.

계산대 옆에 놓이는 잡지를 만드는 사람들은 우리들 마음속에서 욕망과 자제가 벌이고 있는 치열한 전투에 관해서는 거의 초자연적인 통찰력을 갖고 있다. 그들은 우리의 욕망을 자극하고 그 욕망을 자제하려는 의지도 자극함으로써 물건을 판매한다. 다국적 유통 기업들도 그런 투쟁을 잘 이용해서 돈을 번다. 하지만 의료 분야에는, 우리를 그런 갈등에서 벗어나게 해 준다고 약속하는 것들이 있다. 비만은 질병이라고, '자꾸 재발하는 만성질환이자 신경화학물질과 관련된 질병'이라고, '의지력이나 생활습관 개선보다는 약물을 통한 자동화 전략이 가장 좋은 대처 방법'이라고, 그들은 장담한다.[7] 그들은 '질병' 이론을 뒷받침하기 위해 복잡한 화학물질들의 경로 (지방세포의 과잉과 뇌의 식욕 중추 사이의 되먹임 회로)가 망가졌다는 식의 설명을 한다. 지방이 내분비조직이라는 것을 지금의 연구자들은 알고 있다. 지방세포는 '렙틴'이라는 물질을 분비하여 우리

---

[7] G. A. Bray, "Obesity Is a Chronic, Relapsing Neurochemical Disease", *International Journal of Obesity* 28, no. 1 (2004): 34-38.

가 포만감을 느끼도록 신호를 보내고, 혈압을 올리고 인슐린 저항성을 유발하고 동맥경화를 촉진함으로써 우리의 생명을 단축시킨다.

'의지력'이 최선의 치료법이라는 이야기는 집어치우고 그 대신 비만을 질병으로 규정함으로써 비만에 대해 새롭게 접근해 보자는 관점에 나는 매우 많이 이끌린다. 긴 세월 동안 초콜릿 케이크나 햄버거와 지겹도록 싸우지 않고도, 심장병으로 인한 사망을 피할 수 있고 스키니 진을 입은 갈색 머리 미녀가 나를 간절히 원하게 할 수 있으면 정말 좋겠다. 하지만 적어도 아직은, 나는 내 의지만으로 허리 사이즈를 유지하고 있다. 약속의 알약은 아직 없다. 식욕억제제는 효과도 없고 위험하다는 사실이 증명됐다. 우리는 원하는 것을 얻기 위해 필요한 것이 절제라는 것을 잘 알고 있다. 꽉 끼는 청바지도 도움이 된다. 디자이너 칼 라커펠트가 다이어트 서적의 표지에 청바지 차림으로 등장하면서 말하고자 했던 것은, 패션 분야에서 탐험해 본 결과, 공포보다는 섹시함이 훨씬 더 유쾌하게 동기를 유발한다는 사실이었다. 무려 45킬로그램을 감량한 라커펠트는 분명히 알고 있었겠지만, 정말 중요한 것은 맛있는 식사를 물리치고 헬스클럽이나 조깅 트랙으로 우리를 몰아넣는 일이다.

그래서 비만을 질병으로 규정하는 것에 반대하는 사람들은, 사람들이 스스로 칼로리를 소비해야 한다는 책임을 덜 느끼도록 만드는 것이 문제라고 주장한다. 하지만 비만이 질병이라 주장하는 사람들은 과식의 생물학, 과식의 사회학에 대한 설득력 있는 이야기들을 제시한다. 식품산업, 앉아만 있는 생활습관, 그리고 몇몇 유력한 원인들이 모두 일정한 역할을 하고 있음은 분명한 사실이다.[8] 1980년대 이후 과체중 인구가 크게 늘어난 것도 분명한 사실이다. 의사들이 정해 놓은 규정에 의하면, 현재 미국인의 3분의 2가 과체중이며, 거의 3분의 1이 비만이다.[9]

비만을 질병으로 상정하고 있는 쪽에서는 이처럼 걱정스러운 상황 자체가 긴급한 행동이 필요한 이유라고 본다. 질병이라는 지위를 부여해야, 의사나 제약회사들이 '의지력'보다 더 좋은 치료법을 개발하기 위해 노력하게 되고 그 비용을 의료보험 회사에게 청

---

[8] 흔히 언급되는 비만 유행의 원인으로는 식품 가격의 하락과 소득의 증가, 앉아서 일하는 근로자의 증가, 무분별한 도시의 팽창, TV와 비디오 게임, 온라인 소셜 네트워킹, 1인분의 분량 증가, 음식 준비 시간의 감소, 유혹적인 패스트푸드 광고 등과 함께 (논란이 있기는 하지만) 여성들의 사회활동 증가까지, 다양한 것들이 있다. 이 중 일부는 어느 정도 근거가 밝혀져 있지만, 일부는 불확실하다. Susan Okie, *Winning the War against Childhood Obesity* (Washington D.C.: Joseph Henry Press, 2005); Eric A. Finklestein & Laurie Zuckerman, *The fattening of America: How the Economy Makes Us Fat, If It Matters, and What to Do About It* (Hoboken, NJ: john Wiley & Sons, Inc. 2008); David Crawford, Robert W. Jeffrey, Kylie Ball, and Johannes Brug, eds., *Obesity Epidemiology: From Aetiology to Public Health, Second Edition* (Oxford: Oxford University Press, 2010).

[9] 사람의 체중 중에서 지방이 차지하는 비율을 정확히 측정하는 것은 어렵기 때문에, 의학에서는 이를 반영할 수 있는 지표로 체질량지수(BMI, body mass index)라는 것을 주로 사용한다. BMI = 체중(kg) / 키의 제곱(m^2). 일반적으로 BMI가 25를 넘으면 과체중, 30을 넘으면 비만으로 본다.

구하기도 쉬워진다는 주장도 한다. 더 중요하게는, 의회나 법원이 비만 확산과 관련이 있는 패스트푸드 회사나 엔터테인먼트 사업을 공중보건 증진의 이름으로 규제할 수 있는 명분도 제공한다. 자유 의지를 중요하게 생각하는 보수주의자들은 이런 관점을 끔찍하게 싫어한다.[10] 그들은 '의지력'이야말로 그 자체로 미덕이며, 신경화학물질 따위에 의해 대체될 수 없는 것이라 생각하기 때문이다. 이들은 패스트푸드 업체를 상대로 하는 비만 소송이나 패스트푸드 광고에 대한 제한 조치 등은 국가가 개인의 삶에 지나치게 개입하는 '보모 국가nanny state'*를 상징하는 것이라고 주장한다.

★ 정부 기관이 개인의 삶을 보호하고 통제하는 국가라는 뜻으로, 복지국가를 경멸적으로 일컫는 표현으로도 쓰인다.

비만이 질병인지 여부를 놓고 벌어지는 논쟁을 의학이 끝낼 방법은 없다. 의학이 비만의 질병 여부를 가려줄 것이라는 정반대의 주장들[11]은 어떤 상태를 질병으로 볼 것

---

10 Richard Epstein, "What (Not) to do About Obesity: A Moderate Aristotelian Answer", *Georgetown Law Journal* 93, no. 4 (2005): 1361.

11 비만이 질병이라는 것을 지지하는 쪽과 반대하는 쪽 모두는 과학적 근거가 자신들의 견해를 뒷받침하고 있다고 주장해 왔다. 지지자들은 생물학적 원인(식욕 조절 되먹임 고리의 붕괴), 그 결과(수명 단축 및 장애 유발의 위험을 높임), 합의된 임상적 징후들(BMI, 허리둘레, 심한 경우 대사 장애 등), 치료법(식이요법과 운동, 약물치료, 소화관의 외과적 절제 등) 등을 근거로 제시한다. 반대자들은 신경화학적 결정 요인들이 아직 충분히 규명되지 않았고, 누가 그 질병에 걸리는지 구별할 수 없고(우리 모두 지방 속에 영양소를 저장하며, BMI나 허리둘레 같은 기준은 자의적임), 증상이 없다(증상이 있는 질병을 유발할 수는 있지만 그 자체로는 증상이

인지를 결정하는 데 있어서 도덕이나 정치의 역할을 축소시킨다. 비만의 경우에는, 경제적 이해관계가 정치적 영향을 좌지우지한다. 위 절제수술을 하는 의사들이나 다이어트 약품을 공급하는 회사들은 보험회사들이 비만을 질병으로 인식하기를(그리하여 치료비도 지불하기를) 원한다. 당연하게도 보험회사나 기업들은 계속 저항해 왔다. 식품회사들도 마찬가지다. 그들은 비만이 질병으로 인식되는 현상이 정부의 강한 규제를 촉발하지 않을까 걱정한다. 2004년에 메디케어를 운영하는 연방 기구가 급여 관련 매뉴얼에서 '비만은 질병이 아니다'라는 문장을 삭제했을 때,[12] 기업들의 후원을 받는 관련 단체의 대표는 질병에 대한 관념을 지나치게 단순화시키는 잘못을 저질렀다면서 연방 기구를 비판했다. 그는 "이건 내

없음) 등의 이유를 제시한다. 하지만 의학은 아직 충분히 규명되지 않은 질병에 대해서도 이미 치료를 하고 있다(암, 우울증 등). 또한 질병으로 인식되고 있는 다른 조건들도 누가 걸리는지에 대해서는 알려진 바가 별로 없는 경우도 많다. 대표적인 예가 고혈압이다(우리 모두 지방 세포를 갖고 있는 것처럼 우리 모두 혈압을 갖고 있으며, 정상 혈압과 고혈압을 나누는 기준은 의사들이 자의적으로 정해 놓았을 뿐이다). 마찬가지로, 고혈압을 비롯한 몇몇 질병들은 증상이 없다. 그런 질병들은 나중에 심각한 문제를 일으키는 데 영향을 주기 때문에 임상적으로 의미가 있을 뿐이다.

[12] 그 기관인 CMS(Center for Medicare & Medicaid Services)는 즉시 비만 치료에 보험급여를 제공할 것이라고 발표하지는 않았다. 하지만 환자들과 공급자들이 그 효용성에 대한 증거를 제시할 경우 특정 비만 치료에 보험 혜택을 주는 것을 고려할 것이라고 밝혔다.

가 해결책을 아주 잘 알고 있는 유일한 질병이다. 규칙적으로 많이 걷고 입만 좀 닫으면 된다." 그는 이렇게 불평했다.[13] 반면, 비만 치료제를 판매하는 회사들을 대변하는 단체에서는, 메디케어가 정책을 변경하는 데에는 그들의 로비와 설득이 결정적 역할을 했다고 자랑했다.[14]

비만이나 다른 몇몇 상태가 질병인지 여부에 대한 해답을 의학이 줄 수 있다면, 그건 정치적 문화적 규범을 기준으로 결정할 때에만 가능하다. 진단을 하고 처방을 하면서 의사는 사회의 보편적 규범의 대변자가 되기도 한다. 때로는 의식적으로 훨씬 자주는 무의식적으로, 의사들은 우리가 사회에 기대해야 하는 것과 우리가 알아서 해결해야 하는 것이 무엇인지에 대한 대중적인 인식을 활용하기도 하고 거꾸로 형성하기도 한다. 하지만 히포크라테스의 신화는 의사들이 이를 인정할 수 없게 만든다. 그것은 오로지 환자를 위해서만 행동할 것을 명하고 있기 때문에, 의사가 사회적 규범의 대변자 역할까지 맡는 것은 도리에 어긋나는 일이 된다.

---

13 Rick Berman, executive director of the Center for Consumer Freedom, quoted in Rob Stein and Ceci Connolly, "Medicare Changes Policy on Obesity", *Washington Post*, July 16, 2004, http://www.washingtonpost.com/wp-dyn/articles/A52835-2004Jul15.html

14 American Obesity Association, *Medicare & Obesity: Frequently Asked Questions*, http://obesity1.tempdomainname.com/treatment/medicarefaq.sthml

초콜릿 케이크를 먹을 권리가 있는가?

개인적 책임에 대한 정치학은 또한 암묵적으로 치료에 관한 결정에 영향을 주며, 치료와 관련된 논란을 유발하는 경우도 흔하다. 내가 초콜릿 케이크를 먹으면 동맥경화를 유발하는 LDL 콜레스테롤(저밀도 콜레스테롤, 흔히 '나쁜 콜레스테롤'로 불린다) 수치가 올라가고 내가 의사를 찾아가게 되고 결국 내가 속한 회사에서 내는 비용으로 LDL 콜레스테롤 수치를 낮추는 값비싼 약을 먹어야 하는데, 나에게는 초콜릿 케이크를 먹을 권리가 있는 걸까? 아니면 LDL 콜레스테롤을 낮추는 약을 먹기 위해 매년 수천 달러를 부담하라고 보험회사에 요구하기 이전에, 자제력을 발휘하여 초콜릿 케이크나 버터 쿠키를 멀리하고 헬스클럽에서 땀을 흘려야 하는 것일까?

우리가 스스로 책임져야 하는 부분이 어디까지인지에 대한 관점에 따라, 의사들마다 이 질문에 대해서는 다른 대답을 할 것이다. 수많은 세미나나 컨퍼런스에서, 그리고 블로그에서, 그들은 열심히 논쟁을 벌인다. LDL을 낮춰주는 스타틴이 동맥경화의 발생을 늦추고 혈전이 터져서 뇌졸중을 일으키는 것도 막아주지만, 간, 근육, 기억력 등에는 악영향을 끼친다는 분절적인 데이터들을 놓고 왈가왈부한다. 하지만 이런 논쟁의 기저에는 본능적인 이견이 존재하고 있다. 우리들 스스로나 아이들에 대한 의무에 대해서, 제약회사들이 행하는 좋은 일과 나쁜 일에 대해서, 기본적으로 다른 견해를 갖고 있는 것이다.

어떤 의사들은 스타틴을 두고 21세기 최고의 의약품이며 60여 년 전에 개발된 항생제의 혁명 못지않은 쾌거라고 주장하면서, 제약회사들은 충분한 보상을 받을 자격이 있다고 말한다. (내가 아는 어떤 의사는 스타틴을 수돗물에 넣어서 공급해야 한다고 주장하기도 했다.) 다른 어떤 의사들은 인간의 나약함과 기업의 탐욕이 문제라고 비판한다. 어느 의학 블로거는 이렇게 주장했다. "이 나라에 가득한 과체중 부모들은 가공식품이나 즉석식품에 중독되어 있어서, 스스로를 망치고 과체중 국가를 만들고 있고, 당뇨병과 암에 걸릴 위험이 높은 아이들을 만들고 있다. 미국소아과학회와 미국심장학회는 훨씬 더 적극적으로 콜레스테롤 저하제를 사용하라고 권고하고 있다."[15] 다른 블로거는 콜레스테롤 수치가 정상인 사람도 스타틴을 복용하는 게 이득이라는 스타틴 예찬에 대해, "최대한 많은 사람들에게 스타틴을 먹이려는 거대 제약회사들의 음모"라고 경고했다.[16]

제약회사들의 마케팅 압력에 의해 치료적 결정이 내려지는 일

---

15 Dr. Joel Fuhrman, MD, Disease Proof (blog), http://www.diseaseproof.com/archives/2009/01/articles/cholesterol/

16 Christiane Northrup, MD, "Buyer Beware: Statins to Lower Cholesterol Are Not a Panacea", http://www.huffingtonpost.com/christiane-northrup/buyer-beware-statins-are_b_246566.html

은 사라져야 하며, 사라질 수 있다. 하지만 치료적 결정이란 언제나, 의료기술의 효용에 대한 의사들의 신념이나 편견, 관련 기업들의 상업적 행동 및 동기, 사람들 스스로가 갖고 있는 책임감 등이 모두 뒤섞인 결과로 나타나는 것이다. 우리의 의사들은, 히포크라테스의 신화에도 불구하고, 그들이 가진 신념과 편견에 따라 행동하고 있다.

이번에는, 천식 발작을 예방함으로써 매년 수천 명의 목숨을 구하고 있는 과학적 성과에 대해 생각해 보자. 2003년 FDA는 '오말리주맙'이라는 약의 판매를 승인했다. 발음하기도 어려운 이 약은 유전공학을 통해 만들어진 단백질로, 놀라운 효능을 갖고 있다. 이 약은 우리 면역체계에 존재하는 화학물질 가운데 천식발작을 유발하는 물질에 달라붙는다. 이 화학물질은 면역글로불린 E인데, 오말리주맙은 여기에 결합하여 발작을 유발하지 못하도록 하는 안전장치 역할을 한다.[17] 현재 미국에서만 매년 약 5,000명이 천식발작으로 사망하고 있는데, 비용 문제를 논외로 하면, 이 약은 그들

---

[17] 면역글로불린 E (IgE)는 처음에는 항원(꽃가루, 개 비듬, 집먼지 진드기 등)과 결합하고, 그 다음에는 비만세포(mast cell)의 세포막에 있는 IgE 수용체와 결합하여 천식 발작을 일으킨다. 비만세포는 히스타민과 '사이토카인'이라는 물질을 분비한다. 이것들은 염증과 근육 경련을 촉발함으로써 천식 환자의 기관지를 좁아지게 만들고 이것이 호흡곤란을 유발한다. '오말리주맙'은 IgE와 먼저 결합하여, IgE가 비만세포의 수용체와 결합하는 것을 차단한다.

대부분의 생명을 구할 수 있다. 그런데 문제가 있다. 노바티스社가 '졸레어'라는 이름으로 판매하는 오말리주맙이 매우 비싸다는 것이다. 최소 용량을 복용할 경우 연간 5천~1만 달러, 최대 용량을 복용할 경우에는 3만 달러에 이를 정도다.

이와는 대조적으로, 천식에 대한 전통적인 치료법은 저렴해서, 기껏해야 1년에 몇 백 달러 수준이다. 그리고 대부분의 천식 환자들에게 매우 효과적이다. 그런데 이 치료법은, 발작을 예방하는 효과는 있지만, 발작이 일어난 환자의 생명을 구하는 '구조' 약물이 되지는 못한다.[18] 전통적인 치료법 중에서 대표적인 것이 스테로이드 흡입요법[19]인데(몇 가지 종류가 있다), 이는 폐에서 일어나는 알레르기 반응을 억제하는 효과가 있다. 발작 위험이 있는 환자는 몇 주 혹은 몇 달 동안 계속 사용해야 한다. 그런데 용법이 환자에게 부담스럽다. 환자들은, 쌕쌕거리는 특유의 숨소리 유무와 무관하게, 시간에 맞춰서 하루에 몇 차례씩 흡입기를 사용해 약을 들이마셔야 한다. 물론 많은 사람들이 잊어버린다. 아예 신경을 쓰지 않는 사람들도 많다. 발작이 지나가고 나서 며칠 혹은 몇 주가 지난 후에는 더

---

18   소위 '구조' 약물이 되려면 (흡입제든 주사약이든) 몇 분 내에 환자의 기관지 근육들을 이완시켜야 한다.

19   코티코스테로이드로 알려진 이 약물은 운동선수들이 근육량을 늘리기 위해 복용하는 스테로이드와는 다른 종류의 스테로이드로, 면역 반응을 억제한다.

욱 그렇다. 스테로이드 제제를 흡입해야 하는 미국의 천식 환자(널리 받아들여지고 있는 치료 프로토콜[20]에 의거하여 환자를 정의했을 때) 중에서 겨우 4분의 1만이 실제로 그렇게 하고 있다.[21] 나머지 4분의 3 중에는 비용을 감당할 수 없는 사람도 있다. 그런 처방을 받지 못한 사람들도 있다.[22] 하지만 훨씬 더 많은 경우는, 의사들의 용어로 말하자면, 치료에 대한 '순응도'가 낮은 사람들이다.

오말리주맙은 해결책을 내놓았다. 한 달에 한 번만 주사를 맞으면 된다. 성가시게 기억하고 흡입할 필요가 없다. 약 흡입을 잊어버리는 바람에 천식 발작이 일어날, 아마도 수천 명에 이르는 사람들의 생명을 구할 수 있다. 그래서 의사들은 치료 순응도가 낮은 환

---

[20] National Asthma Education and Prevention Program, "Expert Panel Report 2: Guidelines for Diagnosis and Management of Asthma", *Journal of Allergy & Clinical Immunology* 110, no. 5 (2002): S141-S219.

[21] R. J. Adams, A. Fuhlbrigge, et al., "Inadequate Use of Asthma Medication in the United States: Results of the Asthma in America National Population Survey", *Journal of Allergy & Clinical Immunology* 110, no. 1 (2002): 58-64.

[22] 의료보험을 갖고 있는 미국인 중에서도 놀라울 정도로 많은 사람들이 최선의 진료를 받지 못하고 있다. 400개 이상의 근거가 확립된 최선의 치료법을 대상으로 실시한 랜드 연구소(RAND Corporation)의 국가 차원 연구에 의하면, 최선의 치료를 받는 환자의 비율은 대부분의 치료법에서 50~60%에 불과했다. Elizabeth A. McGlynn, Ph.D. et al, "The Quality of Health Care Delivered to Adults in the United States", *New England Journal of Medicine* 348 (June 26, 2003): 2635-2645.

자에게 오말리주맙을 처방한다. 그리고 '의학적으로 필요한' 치료이므로 보험회사가 비용을 내야 한다고 말한다. 하지만 다른 사람들은 '낮은 순응도'는 공동의 사회적 재산인 의료보험에서 매년 수만 달러를 더 지불해야 하는 이유로 적절하지 않다고 주장한다. 그들은 오말리주맙은 다른 모든 표준적 치료가 실패했을 때의 최후 수단이 되어야 한다고 주장한다. 그들에 의하면, 환자들 자신의 무관심으로 인한 나쁜 결과까지 '치료 실패'의 범주에 포함되어서는 안 된다.

여기서 의학적 필요에 대한 의견의 불일치가 나타나는 이유는 개인적 책임에 대한 생각이 다르기 때문이다. 한쪽에서는 용서해야 한다고 생각한다. 사람들이 일상생활 속에서 여러 가지 부담으로 인해 약 복용을 잊어버리는 것은 이해할 수 있는 현상이라는 것이다. 하지만 다른 의견도 있다. 그게 자연스러운 일이든 아니든, 의사들과 보험회사들은 환자들이 싸고 안전하고 효과적인 치료를 받을 수 있도록 그들을 이끌어야 하는 의무가 있으며, 훨씬 비싼 다른 치료법에 대해서는 처방이나 비용 지불을 거절하는 것이 그 방편 중의 하나가 되어야 한다는 것이다. 어쨌든, 여기서도 '의학적 필요성'은 결국 도덕 및 정치와 관련되어 있다.

또 다른 R-단어

정치가 의학적 판단의 기저에 깔릴 때, 가끔은 아주 고약한 결과가 초래된다. 인종이 결부될 때도 그런 경우다. 몇 년 전에 나는 미국 의학원 산하에 만들어진, 보건의료 분야에서의 인종/민족 차별에 관한 위원회에 참여하는 기회를 얻었다. 차별은 광범위하게 벌어지고 있었다. 연구자들이 의료보험 가입률의 인종적 차이를 보정한 후에도 그 결과는 마찬가지였다. (미국에는 의료보험이 없는 사람이 5천만 명 있는데, 의료보험 가입률은 인종이나 민족에 따라 다르다.) 의료보험을 갖고 있는 흑인은 심혈관질환, 당뇨병, 여러 암, 기타 다양한 질병에서 백인보다 못한 치료를 받고 있었다. 우리는 이러한 불평등에 관한 방대한 분량의 기록들을 취합했고, 그 원인을 설명하기 위해 애썼다.[23] 그 과정에서 우리는 다양한 이념적 스펙트럼을 가진 많은 사람들을 화나게 했다. 어떤 사람들은 우리가 '인종주의'라는 용어를 사용하지도 않고 그것을 비난하지도 않은 것을 두고 우리를 공격했다. 그러한 차이가 발생하는 원인은 분명히 노골적인 인종 차별인데, 우리가 그 단어를 사용하지 않음으

---

[23] Institute of Medicine, *Unequal Treatment: Confronting Racial and Ethnic Disparities in Health Care* (Washington, DC: National Academies Press, Washington, DC, 2003).

로 인해서 문제를 덮어버렸다는 게 그들의 주장이었다. 다른 사람들은 우리가 '편차bias'라는 단어를 사용한 것을 두고, 인종주의를 암시하는 그런 용어를 쓰는 것은 분열을 조장할 뿐이라면서 우리를 비난했다.

우리는 '편차'라는 용어를 사용했다. 이는 인종을 포함한 여러 가지 '단서들'이 의사들의 판단에 무의식적으로 작용한다는 의미였다. 의식적이고 합리적인 판단은 사람들이 뭔가를 결정함에 있어서 아주 일부의 역할만을 담당하고 있고, 복잡한 일상생활을 영위하는 데 있어 더 많은 부분은 소위 '휴리스틱heuristic'*이라고 부르는 정신 능력에 의존하고 있다는 결론을 뒷받침하는 수많은 근거들을 우리는 제시했다. 휴리스틱은 흔히 무의식적으로 발휘되는데,

★ 사소한 결정을 내릴 때 생각하지 않고 습관적으로 결정을 내릴 수 있는 신속하고도 효율적인 정신능력을 일컫는다. 많은 경우 효율을 높여주지만 편견을 조장하는 문제점도 있다.

매우 유용한 것이다. 그건 우리의 제한적인 인지 능력과 우리를 둘러싼 정보의 바다 사이의 간극을 메워준다.[24] 우리가 길을 건너거나 운전을 할 때, 주변에 있는 수많은 사람들과 자동차들의 움직임에 관해서 수많은 사항을 예측하고 판단하지 않아도 되는 것이 이것 때문이다. 우리는 많은 것들을 보고 다른 많은 것들을 무시하면서 위

---

24 Gerd Gigerenzer et al., *Simple Heuristics that Make Us Smart* (New York: Oxford University Press, 2000).

험을 회피하며 앞으로 나아갈 수 있다. 인체의 생리현상은 매우 복잡하기 때문에, 의사들의 진료에 있어서도 휴리스틱은 중요한 역할을 한다.[25] 하지만 인종이나 민족이 휴리스틱을 촉발할 때, 예단은 쉽게 편견이 되고, 위험한 문제가 생길 수 있다.

또 다른 'R-단어'라 할 수 있는 '인종주의'라는 말로는 현실을 다 표현하지 못한다.* 물론 아주 고전적 의미의 차별, 즉 흑인, 라틴계 등의 인종을 모두 덜 가치 있는 인간으로 보았던 '짐 크로우 Jim Crow' 시절의 차별도 여전히 존재한다.** 환자에 대한 공감의 측면에서도 불평등이 존재한다. 의식적인 행동 여부를 떠나서, 많은 의료 공급자들이 백인 아닌 사람들을 덜 선호하고 그들에게 덜 공감하는 경향을 보이는 것이다. 나의 주치의는 예일대학병원에서 수련을 받은 백인 내과의사이며 보건의

* 과거에는 '정신지체, mental retardation'이라는 용어가 주로 쓰였으나 이것이 장애인을 비하하는 용어라는 비판에 따라 지금은 '지적장애, intellectual disability'라는 용어가 통용된다. 이 운동을 처음 펼친 단체에서는 홍보물 등에서 'retardation'이라는 표현을 아예 사용하지 않고 그 대신 'R-word'로 표현했었다. 오바마 대통령이 TV 생방송에 출연했을 때 장애인을 비하하는 말실수를 범한 일로 인해 이 운동은 더 유명해졌다. 우리나라에서도 2007년부터 '정신지체' 대신 '지적장애'가 공식 용어가 됐다. 여기서는, 일반적으로 금기시되는 행위 중의 하나인 인종주의(racism)를 '또 다른 R-단어'로 표현한 것이다.

** 짐 크로우는 노래하고 춤추는 흑인을 그린 캐리커처의 이름인데, 1965년 이전 미국의 인종차별정책을 상징하는 단어로 사용된다. 유색인종을 차별하는 내용을 담고 있는 법률을 통칭하여 '짐 크로우 법'이라 부르기도 한다.

---

25   케케묵은 단어인 '의술(art of medicine)'은 여기서 중요한 역할을 한다.

료 정책에 대한 토론을 좋아하고 민주당 지지자이다. 그는, 매일같이 폭력 및 가난과 맞서 싸워야 하는 남南 브롱크스 거리에서 온 환자보다는 나에게 더 쉽게 공감할 것이다. 공감이 중요한 것은, 단순히 환자들이 그걸 원하기 때문만은 아니다. 한정된 의료 자원을 의사가 환자들에게 분배하는 데에 영향을 미치기 때문이기도 하다.

그러나 인종과 관련해서 가장 흔히 발생하는 예단은 환자의 선호, 필요, 사회적 상황 등에 관한 선입견이다. 예를 들어 많은 의사들은, 흑인은 백인에 비해 첨단의료에 대해 회의적이라서 그런 치료를 덜 원한다는 막연한 생각을 갖고 있다. 또한 흑인들은 적극적인 치료를 받는 데 필요한 가족들의 지지가 부족할 것이라는, 전혀 근거 없는 인식도 널리 퍼져 있다. (그로 인해, 흑인 남자는 관상동맥이 막혔을 때 관상동맥우회수술을 받게 될 가능성이 낮아진다.) 의사들이 가진 이런 선입견들은 아주 힘든 치료를 권유할 것인지 말 것인지와 같은 문제를 결정하는 데 영향을 준다.

이는 곧 분배와 관련된 묵시적 결정을 내리는 행위이기도 하다. 물론 비주류에 속한 사람들에게는 적은 양의 치료만 행하는 결정이다. 인종과 관련된 선입견들을 이겨내고 개별 환자의 생각을 파악하기 위해서는 좀 더 많은 노력이 행해져야 하겠지만, 의사들은 그런 선입견들을 별다른 의심 없이 받아들인다. 그들이 받는 불이익을 상쇄할 수 있는 다른 방법을 찾기라도 하면 좋을 텐데(예를 들어 가족의 지지가 부족한 환자를 위해서는 적극적인 치료 대신 가정간호 서

비스를 고려하는 식으로), 우리의 의료 체계는 그런 환자들에게 단지 최첨단 치료를 제공하지 않는 불이익만 줄 뿐이다.

미국에 사는 흑인들이 첨단 치료에 대해(의사나 병원에 대해서도) 별로 신뢰하지 않는 것이 어느 정도 사실이라면, 왜 그런지를 생각해 보는 것이 합리적 태도다. 덜 적극적인 치료에 대한 그들의 선호가 흑인들의 비극적인 역사에서 비롯된 것이라는 증거는 아주 많다. 1932년부터 1972년까지, 항생제가 널리 퍼진 지 25년도 더 지난 이 시기에, 미 공중위생국의 연구자들은 치료하지 않은 매독의 장기적 예후를 알아보기 위해 수백 명의 흑인 남성들을 대상으로 그 악명 높은 연구를 강행했다.★ 많은 환자들이 사망했고, 뇌 기능의 심각한 손상으로 고통받은 환자도 많았다. 그들의 아내나 연인들을 감염시키기도 했다. 1972년에 내부

★ 최악의 생체실험 사례 중 하나로 꼽히는 소위 '터스키기 매독연구' 사건을 말한다. 미국 정부도 공식 인정하고 보상했으며, 1997년에는 클린턴 대통령이 직접 터스키기를 방문하여 유족들에게 사과하기도 했다.

고발자의 제보에 의해 이 사실이 언론에 보도되지 않았더라면, 그 연구는 훨씬 오래 계속됐을 것이다. 백인들은 '터스키기 사건의 유산'이라 하면 사람을 대상으로 하는 연구에서 '고지된 동의informed consent'를 근간으로 하는 피험자 보호 장치가 마련된 것을 떠올릴 것이다. 하지만 흑인들에게 그 사건의 결과는 의사들과 보건의료 체계에 대한 지속적인 불신이었다.[26]

무뚝뚝하고 복잡하기만 한 병원의 관료주의는 이런 불신을 두

텁게 했다. 대부분의 의사들과 그들이 치료하는 상당수의 흑인 환자들의 사회적 배경에서부터 커다란 차이가 있었다. 우리는 고약한 우체국이나 케이블 회사 직원과 맞닥뜨렸을 때, 인내와 예의를 적당히 섞은 다음 못마땅한 그들을 고생시키는 능력까지 버무려서 마법의 약이라도 만들고 싶지만 그럴 능력이 없다. 생명이 위협 받는 상황에서는 더 어렵다. 전화 한 통 거는 일도 쉽지 않아서, 교환원은 알려준 번호로 전화를 걸지만 받는 사람이 없다. 당신이 만나고 있는 상대가 신분이 더 높은 사람이라면, 도무지 뭔지 알 수 없는 절차와 의식儀式들에 휩쓸려야 하는 상황이라면, 훨씬 더 어렵고 심지어 위협적으로 느껴지기까지 한다.

2008년 대통령 예비선거에서, 한때 버락 오바마가 다녔던 교회의 목사인 레버렌드 제레미아 라이트의 과거 발언이 문제가 된 적이 있다. "에이즈 바이러스는 유색 인종에 대한 인종 청소를 위한 방편으로 의사들이 발명한 것"[27]이라는 것이 문제의 발언이었다. 많은 사람들이 라이트를 비난했다. 치료에 대한 접근성을 떨어뜨

---

26 Patricia A. King, *Dangers of Difference, in Tuskegee's Truths: Rethinking the Tuskegee Syphilis Study* (Chapel Hill, NC: University of North Carolina Press, 2000), pp. 424–430.

27 Juliet Lapidos, "The AIDS Conspiracy Handbook: Jeremiah Wright's Paranoia, in Context", *Slate* (March 19, 2008), http://www.slate.com/id/2186860

림으로써 흑인들의 건강을 위험에 빠뜨릴 수 있는 유언비어를 퍼뜨렸다는 것이 비난의 이유였다. 하지만 라이트는 적지 않은 사람들이 실제로 갖고 있는 생각을 입 밖에 낸 것뿐이었다. 설문조사들에 의하면, 최소 10% 이상의 흑인들이 이런 믿음을 갖고 있다.[28] 의사와 병원에 대한 흑인들의 생각의 단편이 드러난다.

이런 불신은, 그들이 우리 의료 시스템 내에서 겪은 여러 시련과 창피들과 함께, 흑인들이 받는 의료 서비스의 수준과 질을 낮추는 결과를 초래한다. 내가 참여했던 미국의학원 산하의 위원회에서는 이것이 흑인들을 경멸하고 무시해 온 인종 차별적 역사에서 비롯된 잔재로(현재의 차별에서 비롯된 것은 아니라 할지라도), 매우 정의롭지 못한 것으로 판단했다. 하지만 혹자는 이런 시각이 가부장적이며 모욕적인 것이라 비판하기도 했다. 흑인들이 실제로 갖고 있는, 덜 침습적인 치료에 대한 '선호'를 인정하지 않았기 때문이라는 이유다. 나아가 이런 시각은 자신이나 가족을 위해 최고 수준의 생명연장 치료를 선택하지 않는 흑인들을 무책임하거나 비난받아야 하는 사람들로 취급하는 것이라고도 비판했다.

이러한 보수적인 비판에 깔려 있는 공통의 논리는, 사람들은 보건의료에 관해서 스스로 선택할 권리가 있으며 의사들은 그것을 존중해야 한다는 것이다. 비판자들은 그들이 왜 그런 선택을 하는

---

[28] 앞의 기사.

지에 대해서는 별로 관심을 기울이지 않는다. 로널드 레이건의 보건의료 정책고문[29]과 듀크대학 로스쿨 교수를 역임한 클라크 하비거스트는, 미국의학원 위원회 참여자들이 진정으로 불공정한 것 한 가지를 놓쳤다면서 내게 불평을 했다. 적은 양의 의료 서비스를 원하는 흑인들이 백인들과 똑같은 액수의 의료보험료를 내고 있기 때문에 결과적으로 흑인들이 백인들의 의료비 일부를 부담하고 있는 꼴이 되는 현실이 문제라는 것이었다. 그가 제시한 해법은, 의료 서비스를 덜 원하는 사람들을 위한 저렴한 의료보험 상품을 개발하는 것이었다.

    의사들이 임상적 판단을 할 때 흑인들이 치료를 덜 원하는 것으로 알려져 있다는 사실이나 치료와 관련하여 평등한 대우를 열망한다는 사실을 감안해야 할 것인가 하는 문제는 정치적인 문제다. 흑인이나 다른 비주류 집단에 소속된 사람들이 그 동안 두려움과 불신을 가져 왔으며, 그로 인해 많은 사람들이 적극적인 치료를 받거나 적절한 의사-환자 관계를 가지지 못했던 것에 대해 우리가 책임을 느껴야 한다고 나는 믿고 있다. 최고의 의료 체계는 환자 친화적인 것이어야 한다. 환자들을 적극적으로 예방의학의 영역으로 끌어들여야 한다. 의사들이 치료 전반의 과정을 조율하면서 관료주의의 덤불 속에서 헤매는 환자들이 길을 잘 찾을 수 있도록 도와야 한다.[30]

---

29   하비거스트는 1980년 대통령 선거에서 로널드 레이건을 도왔다.

그래서 나는, 두려움과 불신에서 말미암은 '회피'가 도덕적 이슈로 다루어지지 않고 단지 그들의 '선호'로 취급되는 것에 반대한다.[31] 하지만 어느 쪽이든, 의학적 판단이 환자의 책임이나 사회의 불공정함에 관한 의사들의 신념에 의해 영향을 받는다는 것은 피할 수 없는 사실이다. 이런 신념을 완전히 체화함으로써 의사들은 히포크라테스적인 이상보다는 오히려 정치적 도덕적 비전을 주장하는 대리인의 역할을 담당하게 된다. 원래 그들에게 맡겨진 임무가 아니었던 일을 하고 있기 때문에, 의사들은 그런 이야기를 꺼리게

---

30   Elliot S. Fischer, "Building a Medical Neighborhood for the Medical Home", *New England Journal of Medicine* 359, no. 1 (2008): 1202; Robert J. Reid et al., "The Group Health Medical Home at Year Two: Cost Savings, Higher Patient Satisfaction, and Less Burnout for Providers", *Health Affairs* 19, no. 5(2010): 835; Sheryl M. Ness and William Young, "Dynamic Endocrine Testing: The Mayo Clinic Model", *Endocrinology & Metabolism Clinics of North America* 26, issue 4 (1997): 957-972.

31   자유의지를 중시하는 보수주의 학자인 리처드 엡스타인은 이런 행위는 소위 '교차보조(cross-subsidy, 특정한 그룹의 구매자들이 상품을 싸게 구입할 수 있도록 다른 그룹의 구매자들에게는 비싼 가격을 책정하는 행위를 말함 – 역주)'를 수반하게 됨을 지적했는데, 그의 말이 옳다. Richard A. Epstein, "Disparities and Discrimination in Health Care Coverage: A Critique of the Institute of Medicine Study", *Perspectives in Biology and Medicine* 48 no. 1 Supplement (Winter 2005): 26. 의료 시스템을 믿지 않는 사람들에게 신뢰를 심어주고, 보건의료 체계에서 가장 소외되어 있던 사람들을 시스템 내로 편입시키고, 복잡한 관료주의에 잘 적응하지 못하는 사람들을 위한 지원 방안을 마련하려는 노력을 하려면, 그 비용은 결국 의료보험에서 나와야 할 것이다. 그렇게 되면 결과적으로는 우리들 중에서 부유한 사람들의 돈이 가난한 사람들을 위해 쓰이게 된다.

되는 것이다. 의사들이 인종차별적 행위를 하고 있는 것인지, 아니면 숨겨져 있는 환자들의 선호까지 찾아낸 다음 거기에 맞추어 좋은 진료를 하고 있는 것인지는, 큰 주목을 끌고 있지는 않지만, 우리에게 맡겨진 논쟁의 주제라 하겠다.

진스 크루즈

임상적 판단에 내재된 도덕적 함의에 대한 논쟁은 때로 변화를 유발한다. 진스 크루즈를 비롯하여 스트레스 증후군에 시달리는 다른 군인들을 내쫓기 위한 방편으로 인격장애 진단을 활용한 군의관들에 대한 분노가 거세지자, 국방부는 해당 증상을 가진 퇴역 군인에 대한 의료비 및 장애 연금 제공과 관련된 절차들을 변경하였다. 그러나 국방부는 PTSD의 진단 기준을 변경하지는 않았고, 전쟁에서 필요한 용기나 성격과 관련해서도 아무런 언급을 하지 않았다. 전쟁 비용을 누가 부담해야 하는지에 대해서도 물론 침묵했다. 국방부나 의회의 비판자들은, 'PTSD 진단은 정치와는 무관한 순수하게 과학적인 문제'라는 믿기 힘든 입장을 유지했다. 미국의학원도 기존 입장을 고수했다. PTSD 진단 기준을 강화시켜 달라는 부시 행정부의 요청을 거절한 것이다. 하지만 정신과 군의관들의 태도는 분명히 달라졌다. 대놓고 말하지는 않았지만, 그들은 기저에 깔려 있는 도덕적 문제들을 좀 다른 시각으로 바라보기 시작했고, 그에 필요한 명분을 찾기 위해 모호한 APA 매뉴얼의 규정들을 다시 들여다보기 시작했다.

이런 변화로 인해 진스 크루즈는 그토록 원했던 치료를 받을 수 있게 됐다. 하지만 이것이 이 이야기의 결말은 아니다. 2008년 내내 크루즈의 건강 상태는 점차 나빠졌다. 그가 브롱크스의 보훈병원에서 진료를 받았을 때, 악화되고 있는 천식과 요실금과 혈뇨는 의사를 고민에 빠뜨렸다. 그의 집에서 브롱크스 보훈병원까지는 제법 가까워서, 자동차로 10분 거리였다. 하지만 휠체어를 타고 대중교통을 갈아타며 이동할 때에는 왕복에 거의 하루 종일이 걸렸다. 허리 부위의 경련과 극심한 통증은 툭하면 나타났다. 잘 때에는 끔찍한 기억들이 변함없이 떠올라 그를 괴롭혔다. 의사는 크루즈를 위해 약 처방을 여러 번 바꿨지만 별로 소용이 없었다. 그의 괴로움은 점점 심해졌다. 아버지, 남편, 가족의 부양자가 되고 싶은 그의 희망은 점차 사그라졌다.

크루즈가 사담 후세인을 체포했던 이라크의 수니파 본거지에는 평화가 찾아왔다. 하지만 크루즈의 아파트 계단 아래의 브롱크스 거리에서는, 구역 다툼을 하는 마약 중개인들과 미래를 포기한 갱들이 벌이는 전쟁이 여전히 계속되고 있었다. 총탄이 날아다니고 사람들이 죽었다. 트라우마 기억과 현실의 혼란 사이의 경계가 불분명할 지경이었다. 군대 시절의 동료들, 의회 관련자들, 퇴역 군인 단체의 사람들 등등, 그레이 중령의 인격장애 진단을 바로잡기 위해 그를 도왔던 많은 사람들이 있었지만, 크루즈에게 더 이상 연락하는 사람은 아무도 없었다. 2009년 여름 무렵에는, 침대에서 일어나기조차 힘들어졌다. 약속된 날짜에 병원에 가는 일도 힘든 일이 되었다. 그는 내게 '전선戰線의 형제들'이라는 글자와 바람에 나부끼는 깃발이 새겨진 명함에다 자신의 전화번호를 써 주었었다. 하지만 그 번호는 어느새 다른 사람이 사용하고 있었다.

지난 4월에 그는 나에게 "이건 감정의 전투인데, 제가 지고 있는 것 같아요."라고 말했다. 7월말에는 어떻게 지내느냐는 나의 이메일에, "최근에 정말 많이 아팠어요. 좀 나아지는 중이긴 한데, 여전히 별로입니다."라고 답장을 보냈다. 그는 내가 자신의 담당 의사들과 대화해 주기를 바랐다. 그들이 뭘 알고 있는지, 이 혼란스러운 질병을 고치기 위해 그들이 앞으로 뭘 할 수 있는지 알고 싶어 했다. 하지만 그는 서류를 만들어 보내지 않았다. 내가 그 일을 하려면 그의 프라이버시 보호와 관련된 서류가 필요했는데, 그런 일은 우리들 중에서 꽤 능력이 좋은 사람에게도 쉽지 않은 일이다. 그는 또, 자신의 군대 관련 기록을 바로잡는 일을 무료로 도와줄 변호사를 찾아달라고도 했다. 하지만 그와 연락하는 일은 점점 더 어려워졌다. 나중에는 아무리 수소문해도 연락이 닿지 않았다. 언젠가 그의 가족들에 의해 '유령'이라고 불렸던 한 남자는, 자신만의 분노와 절망의 세계로 다시 사라져버렸다.

6

동의에 의한 한계의 설정

히포크라테스는
the hippocratic myth
모른다

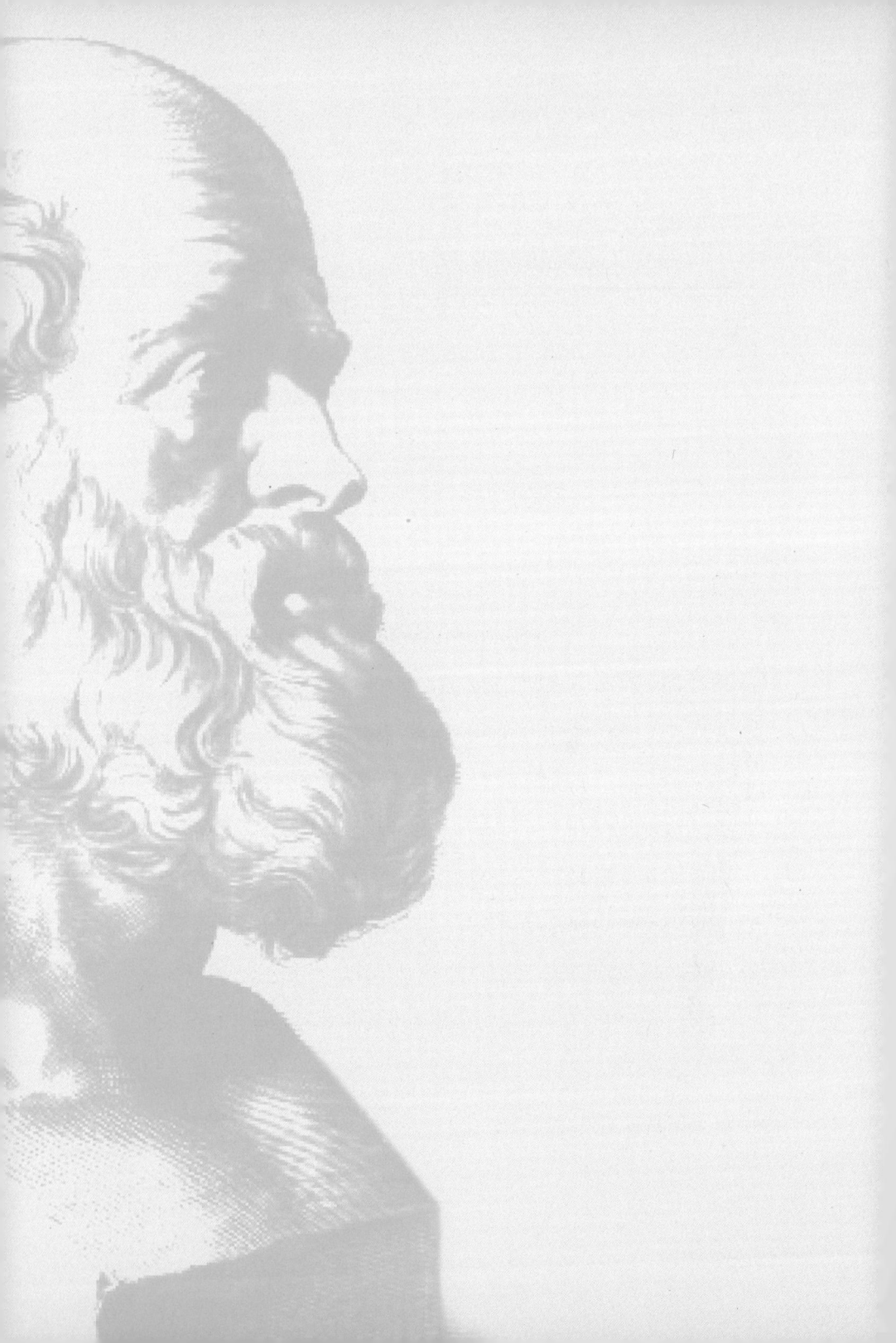

히포크라테스는
the hippocratic myth
모른다

피어슨 부인

피어슨 부인을 생각할 때 가장 기억에 남는 것은, 그녀가 내게 죽게 해 달라고 말할 때 보여줬던 냉정할 정도의 침착함이다.[1] 그녀는 50대 후반의 멋진 흑인 여성으로, 주름진 병원 가운을 걸치고 있을 때조차 우아했다. 적당히 웨이브가 있는 회색 머리카락은 막 샴푸를 한 것처럼 윤기가 흘렀고, 맑은 목소리와 정확하고 부드러운 발음도 듣기 좋았다. 내가 그 병실을 찾은 것은 그녀의 주치의가 요청했기 때문인데, 나에게 주어진 역할은 그녀가 투석 치료의 중단을 결정할 수 있을 정도로 정신 상태가 온전하다는 사실을 확인하고 기록하는 것이었다. 그건 그녀가 몇 주 안에 사망한다는 걸 의미했

---

1 '피어슨 부인'은 가명이다.

다. 그녀의 신장은 기능을 상실한 상태여서 몸속의 노폐물을 걸러 내지 못했다. 그녀는 지금 스스로의 혈액에 독성물질을 쌓는 방식으로 생을 마감하려는 것이다.

나는 10분이 채 지나기 전에 그녀의 정신 상태가 지극히 정상임을 확신할 수 있었다. 그녀는 통증과 불편함에 대해 분별 있게 말했고, 몇 년 동안 투석을 해 오면서 얼마나 힘들었는지를 설명했다. 그녀는 거의 매일 몇 시간 동안씩 혈액 투석기 옆에 앉아 있어야 했다. 보기 흉한 상처에 늘 꽂혀 있는 두꺼운 바늘을 통해 그녀의 몸속에 있는 혈액들이 빠져나왔다가 되돌아가곤 했다. 그녀는 투석을 시작하기 몇 시간 전부터 두려움을 느꼈다. 투석이 끝나고 나면 상처 부위의 통증이 한참동안 남아 있었다. 그녀는 말했다. 쉽게 말해서, 이미 너무 오래 끌었다고.

피어슨 부인은 합리적일 뿐만 아니라 달변가였다. 그녀는 이득과 부담의 균형에 대해 이야기했고, 그녀가 아주 많이 고민했다는 사실도 잘 표현했다. 우리가 인생의 중요한 순간마다 누구와 결혼할지, 어떤 직업을 택할지, 어떻게 죽을지를 고민하는 것처럼, 그녀도 긴 고민을 거쳐 선택을 한 것이었다. 그녀는 우울해 보이지 않았다. 잠이 잘 들지 않거나 새벽에 깨거나 식욕이 없거나 하는 등의, 정신과의사들이 흔히 '식물성 우울 증상'이라고 부르는 문제도 없었다. 절망적인 감정에 사로잡혀 충동적으로 내린 결정은 아니었다. 그녀는 이미 너무 많은 고통을 겪었고, 앞으로도 아주 오랫동안 그걸 겪어야 할 이유가 없다고 생각했다.

나는 내가 해야 하는 일을 계속했다. "오늘이 며칠인가요? 여기는 어디인가요? 지금 대통령은 누구죠?"와 같은 질문들을 했다. 추상적인 사고 능력을 알아보는 기초적 검사로, "구르는 돌에는 이끼가 끼지 않는다"와 같은 진부한 표현들의 의미를 묻기도 했다. 나는 차트에 기록할 내용이 필요했고, 그녀는 내 질문에 모두 정답을 말했다.

윤리적 측면에서 보면 내 의무는 분명했다. 피어슨 부인이 상황을 완전히 이해하고 있고 의식이 명료한 이상, 그녀는 치료를 거부할 권리가 있었다. 그녀는 모든 검사를 쉽게 통과했다. 투석은 중단돼야 했다. 의식이 명료한 환자로부터 고지된 동의를 얻지 못한 경우에는, 아주 사소한 것 이외에는 검사나 치료를 하지 않는 것이 윤리적이다. 그녀는 동의를 철회하고 있었고, 그녀의 의식 상태는 나만큼 멀쩡했다.

히포크라테스적 신의에서 고지된 동의로

고지된 동의는 최근에 생긴 개념이다. 1970년대까지만 해도, 치료에 앞서 환자의 허락을 받을 필요는 없다는 것이 의사들의 일반적 생각이었다. 그들이 간직하고 있는 히포크라테스적인 박애정신은,

의사들이 환자를 위하여 옳은 일을 하고 있음을 확실히 증명해 줬다. 여기서 '환자를 위한 옳은 일'이 '환자가 원한다고 말한 일'을 의미하는 것은 아니었다. 의사들이 흔히 더 많은 것을 알고 있었으니까. 환자의 이익을 위해서, 의사들은 환자를 어르고 달래는 과정에서 사실의 일부를 말하지 않기도 하고 사실이 아닌 이야기를 꾸며 내기도 했다. 환자는 잘 모른다, 어린 아이처럼 의존적이다, 두려움에 잘 대처하지 못한다는 이유 때문에 이런 행위들은 정당화되었다. 의사들이 환자들의 소망과 걱정과 성격적 특징까지 아주 잘 파악하고 있다는 이유에 의해 정당화된 측면도 있다. 가족 소유의 농장들을 돌아다니면서 순회 진료를 하던 시골의 의사나, 엄마, 아빠, 아들, 딸 모두를 여러 해 동안 돌보아 온 도시의 가정의는 실제로 그들의 삶을 충분히 이해할 수 있었을 것이다. 일반적인 실제 상황이 이러했다.

고지된 동의라는 개념은 의사들이 인체를 대상으로 실험을 하기 시작하면서 히포크라테스적 신의가 무너진 데서 유래했다. 히포크라테스적 전통은 그런 종류의 과학을 금지했다. 수세기 동안 정립된 생각은, 의사는 오직 환자에게 더 좋은 결과를 찾기 위해서만 새로운 치료법을 시도할 수 있다는 것이었다. 즉 의사들은 희망과 예감을 바탕으로 새로운 치료법을 시도했다. 하지만 과학적 방법은 그 이상을 필요로 한다. 과학적으로 검증하기 위해서는, 새로운 치료를 받은 환자군(치료군)과 비교할 수 있는 대상, 즉 기존의 치료를 받았거나 아무런 치료도 받지 않은 환자군(대조군)이 필요하다. 더 이상적으로는, 희망이 연구 결과를 왜곡하는 일을 피하기 위해서, 어느 환자가 새로운 치료를 받고 어느 환자가 기존의 치료를 받고 어느 환자는 아무 치료도 받지 않는지를, 의사나 환자가 모두 전혀 몰라야 한다. 과학적인 방법이라는 것이 결국은 환자를 목적이 아니라 수단으로 삼는 셈이다. 비록 그 수단이, 지식의 축적을 통해 가장 좋은 치료법을 찾아서 미래에 다른 사람들을 돕기 위한 수단이긴 하지만. 이 상황에서는 히포크라테스 선서와 충돌하는 부분이 생긴다. 의사가 다른 환자들을 위한 방법을 찾는 과정에서, 자기 환자의 이익을 침해할 가능성이 분명히 존재하기 때문이다.[2]

따라서 의사들이 과학적 방법을 받아들이는 데 소극적이었던 것은 전혀 놀라운 일이 아니다. 의학이 이런 경로를 밟는 일은, 19세기 프랑스에서 처음으로 일어났다. 피에르 루이스라는 프랑스 의사가 실험군과 대조군의 치료 결과를 비교할 수 있는 수학적 방법을 최초로 개발한 것이었다.[3] 1835년에 그는 폐렴 환자에게

---

[2] 일부 의사들은 이런 문제가 전혀 없다고 항변한다. 새로운 치료법과 기존의 치료법 중에서 어느 쪽이 더 효과적인지가 과학적으로 밝혀지지 않은 상황이므로 (두 가지를 비교하는 연구가 시행되기 이전이니까), 어느 쪽이 더 환자에게 더 유리한 것인지도 알 수 없다는 것이 그들의 주장이다.

[3] Roy Porter, *The Greatest Benefit to Mankind: A Medical History of Humanity* 312-312(1997).

사혈瀉血 요법을 쓰는 것이 전혀 효과가 없다는 사실을 논문으로 출판하여 동료 의사들을 경악하게 했다. 하지만 루이스나 그 시대의 다른 의사들은, 연구하는 의사들이 직면할 수 있는 히포크라테스적 역할과 과학자로서의 역할 사이의 갈등에 대한 해답을 제시하지 못했다. 일부는 그 문제를 무시했다. 다른 일부는 연구에 참여하는 피험자들은, 그 연구가 그들에게 이익을 줄 가능성이 없을 때에는 특히, 환자가 아니라고 주장하면서 이 문제 자체를 부정했다.

이러한 역할 갈등을 인정한 의사-연구자*들은 두 가지 방법으로 문제를 해결하려 했다. 첫 번째 방법은 그야말로 영웅적인 것으로, 의사들 스스로가 피험자가 되는 방법이었다. 1900년, 미 육군 군의관 월터 리드 소령은 쿠바에 파견된 연구팀을 이끌고 있었다. 스페인과의 전쟁에서 수천 명의 목숨을 앗아갔던 황열이 모기에 의해 전염되는 것인지를 확인하는 것이 연구팀의 임무였다. 연구팀은 그 지역 모기들을 모아 황열 환자를 물게 했고, 다음에는 그 모기들에게 스스로를 노출시켰다. 얼마 후, 그 의사들 중 한 사람이 사망했다. 하지만 그것만으로 모기가 황열을 일으킨다고 하기는 불충분했다. 황열과 모기의 상관관계를 증명하기 위해서는 네 명으로 구성된 리드 소령의 연구팀보다 훨씬 많은 피험자가 필요했다.

그래서 리드 팀은 쿠바인 자원자를 모집하기로 했다. 이것이 히포크라테스적인 의무와 연구자로서의 역할 사이의 갈등에 대처

★ 진료와 연구를 병행하는 사람을 뜻함.

하는 두 번째 방법이었다. 리드와 동료들은 모든 자원자들에게 개별적으로 '일부러 황열 감염 위험에 노출시킬 것'이며, '어느 정도 생명의 위협이 있다'는 사실을 설명했다. 대신 '최선을 다해 모든 치료를 행할 것'이며 '미국 금화로 100달러를 제공'하며 '혹시 피험자가 황열로 사망할 경우 추가로 100달러를 더 제공한다'고 제안했다.[4] 윤리학자들은 당시 리드 팀이 현지인들에게, '이 섬에 살고 있기 때문에, 실험에 참가하지 않더라도, 어차피 황열에 걸릴 수 있다'면서 설득한 것을 비판할 수 있다. 하지만 리드의 연구는 모기가 황열을 퍼뜨린다는 사실을 증명했고,[5] 의사-연구자들의 히포크라테스적 의무와 연구자로서의 책무 사이의 갈등을 해결하는 방법으로 고지된 동의 개념을 사용한 최초의 대규모 공식 연구라는 기록도 남겼다.

이후 수십 년 동안, 고지된 동의가 다시 활용된 사례는 거의 없다. 미국의 저명한 의사-연구자들은 고지된 동의를 의무화하는

---

[4] English translation (from Spanish) of the Informed Consent Agreement for Antonio Benigno, November 26, 1900, Philip S. Hench Walter Reed Yellow Fever Collection, available at http://etext.lib.virginia.edu/etcbin/fever-browse?id=07004001

[5] 이 연구는 수십만 명 혹은 그 이상의 생명을 구했다. 미국 남부, 카리브 해 일대, 라틴 아메리카 등 여러 지역에서 황열을 통제하기 위해서는 모기 퇴치 캠페인을 벌여야 한다는 점을 알려준 연구였다. 이 연구는 또한 파나마 운하의 완공을 앞당기고 황열로 인한 수많은 희생자 없이 열대 지역에서 군사 작전을 수행할 수 있도록 함으로써, 경제 및 군사 분야에도 커다란 영향을 끼쳤다.

것을 반대했다.⁶ 그들은 1930년대 내내 고지된 동의 규정을 법제화하려는 정치인들과 다른 분야 전문가들과 맞서 싸웠다. 생명윤리학자 앨버트 존슨이 말했던 것처럼, 고지된 동의 규정을 최초로 만든 것이 독일이라는 사실은 아이러니컬하다. 1900년에 만들어진 프러시안 규정Prussian regulation은 '나타날 수 있는 나쁜 결과에 대한 충분한 설명을 기반으로 한' 피험자의 동의 없이는 사람을 비치료적 목적의 실험에 참가시킬 수 없도록 하였다. 동의에 관한 더 자세한 규정은 독일연방 내무부에 의해 1931년에 공식화되었는데, 이는 히틀러가 정권을 잡기 2년 전의 일이다.⁷

1947년 뉘른베르크에서는, 도저히 이해할 수 없는 엽기적인 실험들을 자행한 혐의로 기소된 칼 브란트 외 15명의 의사들에 대한 재판Doctors' Trial이 열렸다. 당시 법원은 미국의사협회가 추천한 윤리학자의 "인간을 대상으로 하는 연구에 관한 규정은 관습, 사회통념, 의료윤리 등에 의해 잘 정립되어 있다"는 주장을 받아들였었다. 법원은 이와 관련해서 "피험자의 자발적 동의는 절대적으로 중요하다"고 밝히기도 했다.⁸ 하지만 '환자'들에게 동의를 받는 행

---

6   Albert R. Jonsen, *The Birth of Bioethics* (New York: Oxford University Press, Inc., 1998): 129–133.

7   Hans-Martin Sass, "Reichsrundschreiben 1931: Pre-Nuremberg German Regulations Concerning New Therapy and Human Experimentation", *Journal of Medicine and Philosophy* (1983): 99–111.

위는 당시 의사–연구자들의 '관습'은 아니었다.[9] 그것이 새로운 치료법에 대한 연구든 치료적 이득이 없는 실험에 대한 참여든 마찬가지였다.[10] 대부분은 소위 역할 갈등은 그리 큰 문제가 아니라는 생각을 갖고 있었다. 환자에 대한 히포크라테스적 헌신에서 가장 중요한 것이 환자를 보호하는 것인데도 말이다.[11]

결국 뉘른베르크 재판은 7명의 나치 의사들을 사형시키면서 끝났다. 하지만 그 재판에서 주요한 근거로 활용된 규칙은 정작 미국 의사들도 잘 지키지 않는 것이었다. 1940년대와 1950년대에 걸쳐 미국의 의사들은 환자들에게 플루토늄을 주사했고, 치명적인 감염성 질환에 환자들을 노출시켰고, 호르몬들과 환각물질들을 투여하여 환자들의 몸과 마음에 상처를 입혔는데, 모두 환자들의 동의

---

8 Trials of War Criminals before the Nuremberg Military Tribunals under Control Council Law No. 10, Vol. 2, pp. 181-182. Washington, D.C.: U.S. Government Printing Office, 1949.

9 환자가 아니라 '건강한' 사람들을 대상으로 하며 연구 참여자의 건강이나 생명에 위험이 초래될 수 있는 연구에서 피험자들에게 동의를 구하는 것은, 미국의 연구자들 사이에서 1940년대에 이미 보편적인 것이 되어 있었다. *Advisory Committee on Human Radiation Experiments - Final Report* (1996): http://www.hss.energy.gov/HealthSafety/ohre/roadmap/achre/report.html

10 앞의 문서.

11 Jay Katz, *Experimentation with Human Beings* (New York: Russel Sage Foundation, 1972).

없이 이루어졌다.[12] 브란트를 비롯한 나치 의사들에게 사형 선고를 내리는 논거로 법원이 제시했던 내용을 근간으로 하여 만들어진 것이 소위 '뉘른베르크 강령'인데, 미국의 연구자들은 이를 거의 무시했던 것이다. 뉘른베르크 강령에서 가장 중요한 부분이라 할 수 있는 '피험자의 자발적 동의'는 '야만적인' 의사들로부터 환자를 보호하기 위한 방편일 뿐, 선량한 의사들에게까지 필요한 규정은 아니라고 생각했다.[13] 즉 '우리는 나치와 윤리적으로 전혀 다른 부류'라고 생각했던 것이다.

의사들이 이런 무사 안일한 태도를 유지할 수 있었던 것은, 1950년대가 미국 의학 및 미국의 연구기관들에 대한 대중의 신뢰가 가장 높았던 시기라는 사실에서 기인한다. 하지만 1960년대 이후 상황이 크게 달라진다. 시민의 권리에 대한 인식이 널리 퍼지고 권위주의에 대한 비판 의식이 확산되는 상황에서 불거진 스캔들 하나가 중요한 역할을 했다.[14] 1966년 하버드의 마취과 의사가 〈뉴잉글랜드 의학저널〉에 게재한 논문 한 편은 수많은 동료 의사들의 분노를 불러일으킴과 동시에 더 많은 환자들에게는 최악의 두려움을

---

12 6장 각주 9에 나오는 *Advisory Committee* 참조.

13 6장 각주 11.

14 David J. Rothman, *Strangers at the Bedside: A History of How Law & Bioethics Transformed Medical Decision Making* (New York: Basic Books, Inc., 1991).

초래했다. 그 논문의 내용은 이미 발표된 연구 결과들을 검토한 결과, 최소 22개의 연구가 비윤리적이라는 것이었다. 그들 중 일부 연구는 무시무시한 내용을 담고 있었다. 환자를 고의적으로 위험에 빠뜨리기도 했고, 유효한 치료를 제공하지 않은 경우도 있고, 가난한 사람이나 지적장애인을 착취한 경우도 있었다. 대중의 압력이 점차 거세지는 가운데, 연구 분야의 지도자들은 뉘른베르크 강령을 다시 들여다보기 시작했다. 정부 관리들도 규제 장치 마련을 검토하기 시작했다. 이제 더 이상 의사들 개개인의 양심에만 맡겨 놓을 수는 없었다.

뉘른베르크 강령의 논리를 따라, 연구자들과 관료들도 고지된 동의를 해법으로 생각하기 시작했다. 하지만 이것은 의사-연구자들이 직면하고 있는 갈등에 대한 진정한 해법이라기보다는 임시방편에 불과했다. 역할 갈등이라는 진짜 문제를 외면한 채, 고지된 동의라는 말로 문제의 본질을 개인적 선택을 보호하는 차원으로 바꾸어 버린 것이다. 환자들이 자유 의지에 의해 자신을 스스로 보호할 수 있게 되었으므로, 의사-연구자들은 연구만 열심히 하면 되게 된 것이다. 이런 해법은 1960년대의 사회 분위기를 반영하는 것이다. 당시에는 지나친 권위주의에 대한 반작용으로 개인의 자율성이 특히 중요하게 대두되어 있었다.

사실 한 가지 다른 접근도 있었다. 역할 갈등을 완전히 해소할 수 있는 방법이었다. 독일 출신으로 나치 집권 직후 미국으로 이주한 오토 구텐탁이라는 의사가 1951년에 주장한 것인데, '실험가-의사'와 '친구-의사'를 아예 분리하는 방안이다. 그는 "연구와 진료가 한 사람에 의해 동시에 행해질 수는 없다."고 주장했다. 실험의 목적은 "누군가를 돕는 것이 아니라 무엇인가가 옳거나 틀렸다는 사실을 증명하는 것"이라면서, 환자를 돌보는 의사의 의무는 환자 곁에서 환자와 '연대'하는 것이라고 그는 주장했다.[15]

구텐탁의 주장은 그럴듯하게 들렸지만 큰 반향을 얻지는 못했다. 너무 돈이 많이 드는 방안이었다. 모든 환자들이 두 명의 의사를 가질 수는 없다. 하지만 그의 주장은 논쟁을 유발하는 효과를 발휘했다. 그는 연구자의 역할과 '친구'의 역할 사이에 역작용이 발생할 수 있음을 지적함으로써, 역할 갈등에 대한 고민을 공론화했다. 그의 주장을 따르자면 연구하는 의사들은 진료를 하는 다른 동료 의사들의 면밀하고 지속적인 관리감독을 견뎌야만 했다. 고지된 동의 해법은 이와 반대로, 이러한 역할 갈등을 덮어 버렸다. 의사들에게 가해진 제한은 환자들이 연구 참여를 거절하는 것 외에는 없었다. 그런데, 나중에 드러난 일이지만, 대부분의 환자들은 연구 참여 요청에 매우 순순히 응했다.

어쨌거나, 구텐탁의 '친구-의사' 주장은 다른 측면에서 생각

---

15 Michael B. Shimkin, "The Problem of Experimentation on Human Beings" *Science* Vol. 117 no. 3035 (February 1953): 205-215.

할 거리를 제공한다. 의학이 발달함에 따라 의사들은 말을 타고 환자들의 집을 방문하는 대신 병원에서 많은 장비들을 활용하며 진료하게 됐다. 의사들은 환자들에게 '낯선 사람'이 됐고, 환자가 위중한 상황에 처했을 때는 더욱 그러했다. 내가 검색해 본 결과, 의료법윤리학 분야의 저명한 학자들이 출간한 책 가운데 '낯선 사람'이라는 말이 제목에 포함된 책이 네 권이나 있었다.[16] 의사는 환자의 인생과 사랑과 두려움에 대해서 잘 모르는 전문가일 뿐인데, 우리 모두는 의사와 환자가 매우 가까운 관계라는 패러독스에 빠져 있다. 환자에 대해 잘 알지 못하는 낯선 사람으로 환자를 만나서 하나의 증상이나 질병에만 집중하는 의사가 '친구-의사' 역할을 수행하기란 매우 어렵다. 고지된 동의라는 개념은 의학이 하나의 테크노크라시*가 되어 버린 현재의 사고방식과 잘 어울린다.

* 과학 기술 분야 전문가들이 많은 권력을 행사하는 정치 및 사회 체제.

의사들은 환자들과 최소한의 일시적인 관계만을 유지하게 되었고,

16　Peter D. Jacobson, *Strangers in the Night: Law and Medicine in the Managed Care Era* (New York: Oxford University Press, Inc., 2002); Charles E. Rosenberg, *The Care of Strangers: The Rise of America's Hospital System* (Baltimore: Johns Hopkins University Press, Inc., 1995); David J. Rothman, *Strangers at the Bedside: A History of How Law & Bioethics Transformed Medical Decision Making* (United States: Basic Books, 1991); Robert Burt, *Taking Care of Strangers: The Rule of Law in Doctor-Patient Relations* (New York: Free Press, 1979).

그래서 환자들에게 위험을 이야기하면서 동의를 요청하는 일도 그리 어렵지 않은 일이 되었다.

1960년대 중반부터 1970년대 중반까지 십여 년 사이에 임상연구에서 고지된 동의라는 개념은 표준 절차가 되었다. 연방 정부의 규정도 만들어졌다. 흔히 그러하듯이, 새로운 스캔들이 터질 때마다 그에 대한 조사와 법률 및 규칙 제정이 연달아 진행됐다. 윤리학자들과 법학자들은 그 동안 연구의 관리감독과 관련한 개념적 틀을 구축하였는데, 그 중심에는 '개인의 자율성'이 놓여 있었다.[17] 연방정부의 관리들도 받아들인 이 틀[18]은 신의를 바탕으로 하는 히포크라테스적인 약속보다는 분석 철학의 추상적인 개념들에 의존하

---

[17] National Institute of Health, *The Belmont Report: Ethical Principles and Guidelines for the Protection of Human Subjects of Research*, The National Commission for the Protection of Human Subjects of Biomedical and Behavioral Research (April 18, 1979): http://ohsr.od.nih.gov/guidelines/belmont.html

[18] 터스키기 매독 연구는, 앞에서도 서술했듯이, 이런 흐름은 물론이고 연방 법률의 제정에까지 큰 영향을 끼쳤다. 터스키기 사건의 폭로와 그 이후 진행된 연방 차원의 조사는 의회로 하여금 '생명과학 및 행동과학 연구의 피험자 보호를 위한 국가 위원회'를 설치하게 했다. 저명한 의사, 연구자, 의료윤리학자 등으로 구성된 이 위원회는, 가장 중요한 세 가지 도덕적 이론으로 '인간 존중, 선행, 정의'를 언급했다. 하지만 현실에서는 첫 번째 항목이 가장 중요하다. 이는 다시 고지된 동의의 획득을 근간으로 하는 '자율성 존중'의 모습으로 나타난다. 또한, 이 위원회가 말했듯이, 소위 벨몬트 보고서(6장 각주 17)로 불리는 권위 있는 문건은 오늘날까지도 의학 연구 분야에 관한 연방 차원의 규제 장치들을 만드는 데 기초가 되고 있다.

는 것이었다. 병상에서의 열정은 '선행'이 되었다. 의사에 대한 존경심을 떨어뜨릴 수도 있는 주장은 '인간에 대한 존중'이라는 칸트적 이상으로 대체되었는데, 진료 현장에서 이것은 '자율성 존중'을 의미하는 것이다. 그리고 철학자들이 만들어낸 복잡하고 정교한 추론들은 그들 스스로를 일종의 테크노크라트로 생각하는 신세대 의사-연구자들의 구미에 잘 맞았고, 의료윤리는 높은 전문성을 지닌 또 하나의 세부전공으로 받아들여졌다. 의과대학들은 의료윤리학과를 설치했고, 철학과 법학을 공부한 학자들을 교수로 임용했다. 이들 학자들이 세밀하게 만들어낸 분석들은 연구 디자인 및 규제 정책의 틀을 형성하는 데 기여했다.

1970년대가 되면 고지된 동의는 다시 한 단계 도약하여, 임상 연구에서뿐만 아니라 일반적인 진료 전반에 걸쳐서까지 적용된다. 판사들이 이런 경향을 보였고, 신세대 의사들도 이를 수용했다.[19] 그들은 환자에게 위험과 이득에 대해 설명하고 환자가 그것을 거부할 기회를 줘야 한다는 사실을 의대 시절에 이미 배운 의사들이었다. 내가 피어슨 부인의 병실을 방문하게 된 것도, 그녀가 전후 맥락을 이해하고 있는 한 더 이상의 투석을 거부할 것이라는 사실을 담당 의사가 이미 알고 있었기 때문에 이루어진 일이었다.

---

19 Rothman, 6장 각주 14.

우경화

고지된 동의라는 혁명적 변화를 이끈 사람들은 대개 정치적으로 자유주의자들이었다. 그들은 시민의 기본권부터 성적 자기결정권에 이르는 개인적 자유의 영역에서 벌어진 여러 캠페인들로부터 에너지와 영감을 얻었다. 하지만 1980년대가 되면 고지된 동의는 '우경화' 현상을 보인다. 당시 산업계나 관료들은 인지하기 시작했지만 의료윤리학자들은 거의 신경 쓰지 않았던 일이 있었는데, 그건 바로 의료비 증가였다. 자유 시장주의를 지지하는 보수 세력들은, 의료비 증가 문제를 해결하기 위한 대책의 하나로 고지된 동의 개념을 가져왔다.

사실 1970년대 후반부터 의료비 증가로 인한 '위기'에 대한 언급은 많았다. 보험회사들은 의사나 병원에게 백지수표를 준 다음 그것을 사업주들에게 청구하던 관행을 바꾸라는 압력에 직면해 있었다. 그들은 사상 처음으로 '아니오'라고 말하기 시작했다. 계약 서류를 작성할 때 작은 유인물이 하나 첨가됐고, 그것은 의사가 처방한 치료에 대한 비용 지불을 거절할 수 있는 권한을 보험회사들에게 부여하는 서류였다. 어떤 이들은 의사가 검사나 치료를 하기 전에 보험회사의 허가를 얻도록 하자고 주장하기도 했다. 이런 일들은 60년대나 70년대에는 들어보지도 못한 것이었다. 그때까지 보험회사들은, 의사가 필요한 치료라고 하면 무슨 치료든지 다 비용을 지불했었다.[20] 하지만 1980년대 초반이 되면 이와 같은 보험회사들의 개입은 일상이 됐다. 의사들은 이를 모욕이라 느끼며 분개했다. 환자에게 최선을 다해야 하는 히포크라테스적 의무를 수행하는 데 있어 보험회사들이 훼방을 놓으면 안 된다고, 의사들은 경고했다. 한편 환자들은, 치료를 거절했을 때 생길지 모르는 위험과 치료를 선택했을 때 날아올 엄청난 액수의 청구서 사이에서 큰 고민에 빠지게 됐다.

시장주의를 신봉하는 사람들은 용감무쌍한 반응을 보이기도 했다. 의사들이 너무 과도한 지출을 하지 않도록 보험회사들이 확실하게 선을 그어주는 일은, 의사들이 큰 고민을 하지 않고도 히포크라테스적 의무를 지키는 데 오히려 도움이 될 것이라는 주장이었다. 새로운 정책은, 환자들이 의료보험에 가입할 때부터 지불 한도가 정해진 계약서에 서명함으로써 미리 '경제적인 치료'를 선택하도록 하는 것이었다. 이런 한도를 설정하는 경우에만 보험회사는 보험료를 깎아줄 수 있었다. 이처럼 미리 한도를 정해 놓는 일은, 의사들이 히포크라테스 선서를 손쉽게 지킬 수 있게 한다. 환자들

---

20   1970년대 이전의 보험 계약서에도 급여 제외 규정들이 명시되어 있었다. 대표적인 것이 '연구 차원의' 혹은 '실험적' 치료에 관해서는 지불하지 않는다는 조항이었다. 하지만 '의학적 필요성' 여부를 결정하는 것은 (특별한 예외 규정이 없는 한 대부분의 보험에서 표준적으로 인정하는 치료에서) 임상 의사들의 영역으로 인식되었다.

이 보험에 가입할 때부터 이미 제한적 치료를 '선택'했기 때문이다.

클라크 하비거스트(그는 이런 논거의 개척자다)가 지적한 것처럼, 여기서 가장 핵심적인 것은 '동의가 이뤄지는 장소'가 병상에서 의료보험 가입 서류에 서명하는 곳으로 이동했다는 사실이다. 하비거스트는 이것이 자연스러운 일이라고 말했다. 사람들이 보험 상품을 구입할 때 혜택과 가격을 모두 살펴보고 책임 있는 결정을 한다는 것이다. 이와는 대조적으로 병원에서는 선수들이 하우스머니로 게임을 하기 때문에(우선본인부담금 및 가입자분담 한도를 일단 넘기고 나면), 비용을 줄여야 할 특별한 동기가 없다.* 그러니까, 보험회사에 청구서를 보낼 권리가 있는 한도 내에서는, 도움이 될 가능성이 있는 모든 치료를 다 시도하는 것이 전혀 이상한 일이 아니다. 따라서 사람들이 계약서에 서명할 때 내렸던 결정을 존중하는(혹은 강제하는) 것은 돈을 어떻게 쓸 것인지에 대한 그들의 선택을 존중하는 일이기도 하다.[21]

* 미국의 의료보험제도는 상당히 복잡하지만, 보험 계약 조건에 따라 일정 금액까지는 본인이 부담해야 하고 그 한도를 넘으면 보험회사 부담이 크게 늘어나는 것이 일반적인 방식이다. 여기서는 그러한 한도를 넘겨 본인부담액이 없거나 적어진 상황을 묘사하기 위하여 '카지노에서 남의 돈으로 게임을 하는 상황'에 비유한 것이다.

---

21   이 부분을 특히 강조하는 논객들은 의미를 명확히 하는 차원에서 다음과 같은 비유를 흔히 사용한다. '율리시즈는 자신의 몸을 기둥에 묶은 채 사이렌을 향해

이런 맥락에서는, 환자들이 직접 한도를 정해 놓은 이상, 의사들이 역할 갈등을 느낄 필요가 없다. 의사들은 단지 환자들의 선호를 존중하기만 하면 된다. 환자들은 자유 의지로 스스로에게 한계를 설정한 것이다. 이런 제한이 없으면, 즉 보험회사들이 책임지기로 약속하지 않은 치료에 대해서도 비용을 지불해야 한다면, 보험회사들은 사업을 유지할 수가 없다.

1980년대와 1990년대에 접어들면 보험회사들은 더욱 적극적으로 변한다. 그들은 치료를 하지 않은 의사에게 대가를 지불하고, 고가의 치료에 대해서는 지불을 거절하기 시작했다. 내가 2장과 3장에서 이야기했던, 비용 절감을 위한 갖가지 술수들이 보편화됐다. 법정에서, 의회 청문회에서, 다른 여러 논의의 장에서, 보험회사와 그들이 고용한 전문가들은 자신들이 계약 내용을 충실히 이행함으로써 환자들과의 신뢰를 유지하고 있다고 끊임없이 주장했다.

하지만 이론적인 동의와 실제 진료 사이에는 간극이 있었다. 비용 절감을 위한 보험회사들의 정책들은 거의 드러난 것이 없다.

나아갔다.' (사이렌은 그리스 신화에 나오는 바다의 요정으로, 근처를 지나가는 뱃사람들을 아름다운 노래로 유혹했다. 이들의 유혹에 넘어간 남자들은 바다로 뛰어들어 목숨을 잃곤 했다. 하지만, 율리시즈는 부하들에게 미리 귀를 막게 해서 사이렌의 음악을 듣지 못하게 한 뒤 자신을 돛대 기둥에 묶게 하여 사이렌의 유혹을 벗어난다. 여기서는 의료보험 계약에 명시된 치료의 상한선을, 최선의 치료를 하고 싶은 유혹을 물리치게 하는 '기둥'에 비유한 것이다— 역주)

대부분의 회사들은 비용 지불의 기준을 '비밀'이라는 이유로 공개하지 않았다. 의사나 환자들이 제도의 허점을 '악용'할 수 있기 때문이라는 것이 비공개의 명분이었다. 치료를 적게 한 의사에 대해 그들이 보상을 한다는 사실은 계약 서류의 어느 귀퉁이에도 적혀 있지 않았다. 계약서에 명시된 '의학적 필요성'이라는 용어 뒤에 숨어서, 그들은 지불을 거절할 수 있는 엄청난 재량권을 누렸다.

일부 시장주의자들은 보험회사들이 비용 효과의 균형 부분을 명확히 언급하지 않음으로써 '의학적 필요성'의 의미를 훼손시켰다고 비판했다. 하지만 대부분의 사람들은 보험회사들이 비용을 통제하고 있다는 점은 공개되지 않는 반면 환자들이 보험 계약을 할 때 제한적인 치료에 동의했다는 사실은 공개되고 있는 불일치에 대해 별로 불편해 하지 않는다. 진료에 있어서 한도가 설정된다는 데 대한 '고지된 동의'는 얻어지지 않는다. 보험회사들은 그들이 치료를 배급한다거나 의사들로 하여금 그렇게 하도록 유인한다는 사실을 잠재적 고객들에게 전혀 이야기하지 않는다. 때문에 치료를 제한한다는 사실 및 그 방법에 대해 환자들이 계약 당시에 이미 알고 있었다는 보험회사의 주장은 근거가 부족하다.

보험회사들에게는 실망스러운 일이겠지만, 법원은 이에 대한 책임을 묻고 있다. 어떤 판사들은 계약서에 명기된 '의학적 필요성'에 관한 구절이 의사들의 비용 절감 행위를 용인한 것이라는 보험회사의 주장을 인정하지 않는다. 또한 법원은 보험회사들이 불충분한 치료를 제공하도록 의사들을 유인한 것에 대해서도 비판적인 태도를 보이고 있다. 사람들의 주목을 끌었던 사례를 하나 보자. 40세 남자인 패트릭 시아는 흉통, 어지러움, 호흡곤란을 호소하며 자신을 심장내과 전문의에게 의뢰해 줄 것을 자신의 가정의에게 여러 번 간청했다. 그의 가정의인 시드니 에젠스텐과 제프리 아렌슨은 그럴 필요가 없다고 말했다. 그들은 패트릭의 증상들을 불안 및 소화불량 탓으로 돌렸다. 1993년 3월 5일, 패트릭은 아내 다이안에게 전화를 걸어 흉통이 다시 생겼다고 말했고, 곧바로 자신이 다니던 병원으로 차를 몰았다. 그는 병원에서 몇 블록 떨어진 지점에서, 운전대에 엎어져 숨진 채 발견됐다.

부검 결과 중증의 관상동맥질환이 발견됐고, 그것이 사망 원인으로 생각됐다. 다이안의 의뢰를 받은 변호사들은 패트릭이 가입한 보험회사에서 에젠스텐과 아렌슨에게 환자를 전문의에게 덜 의뢰하는 데 대해 보너스를 지급해 왔다는 사실을 알아냈다. 변호사들은 연방 법원에서, 보험회사들은 의사들에 대한 이러한 유인책들을 사전에 공개했어야 한다고 주장했다. 1심에서는 다른 판결이 나왔지만, 항소심 재판부는 고인의 건강 문제에 있어서 그러한 유인책의 존재는 '중대한' 사실이므로 보험회사는 그것을 미리 공개했어야 한다고 판시했다.[22] 3년 후 '페그럼 대 허드리치' 사건에서

22　*Shea v. Esensten*, 107 F.3d 625 (1997)

도 연방 대법원은 보험회사들이 치료를 적게 한 의사들에게 인센티브를 주는 것은 '의료자원의 합리적 분배를 위해 인정할 수 있는' 유인 행위라고 판결하면서, (판결 자체와는 무관한 이야기였지만) 보험회사는 그런 행위들을 공개할 의무가 있다고 언급했다.

동의의 논리, 그리고 그 한계

보험회사들이 예비 고객들에게 치료의 제한과 관련된 사항들을 사전에 공개했다면, 계약 당시에 환자들이 그런 계약 내용에 동의했다는 사실이 정당화할 수 있는 부분은 어디까지일까? 환자들의 요구를 저버리고 보험회사가 정해 놓은 방침을 충실히 따르는 것도 정당화될 수 있을까? 달리 말해서, 계약서에 서명할 때 소비자가 한 번 내린 선택은 병이 생긴 후에 환자에게 어떤 상황이 벌어지든 절대적으로 침범할 수 없는 성역인 것일까? 이런 상황에서, 의사가 보험회사의 돈으로 환자와의 신의를 지키고 히포크라테스적 의무를 다하는 것은 바람직한 일인 걸까?

이는 논리적인 삼단논법으로 대답할 수 있는 문제가 아니라 가치관의 문제다. 상식적으로 생각해 보면, 두 가지 모두를 인정할 수밖에 없다. 한계를 설정하는 것이 불가피하다는 것, 하지만 환자에 대한 무한한 헌신이라는 관점에서 보면 그래서는 안 된다는 것.

보험이란, 히포크라테스 선서를 만든 사람들은 전혀 생각하지 못했던 변수다. 오랜 기간에 걸쳐 그것을 서약해 온 의사들도 마찬가지다. 자신의 치료비를 스스로 부담하는 환자에게 신의를 지키기 위해서는 그들의 재정적 상황에 대한 민감성도 필요하다. 환자가 감당할 수 있는 치료비가 어디까지인지를 생각해야 한다는 뜻이다. 즉, 보험이 존재하지 않는 상황에서는, 비용에 관해서는 의사가 책임을 맡고 있다. 하지만 보험이 개입하게 되면, 히포크라테스적 의무에서 비용에 관한 복잡한 계산 부분은 없어진다. 다른 누군가가 비용을 지불하기 때문이다. 혜택을 (아마도 보험료도) 꼼꼼하게 따져본 후 계약서에 서명한 환자들의 관점을 최대한 존중한다는 것으로 히포크라테스 선서를 재해석하지 않는 이상 그렇다는 말이다.[23]

물론 그렇게 한다고 해서, 보험회사의 정책에 부합하지 않는다는 이유로 생명을 구할 수 있을지 모르는 치료를 행하지 않는 의사에 대해 환자들이 주관적으로 느낄 수 있는 상실감이나 배신감까지 없어지는 것은 아니다. 하지만 만약 보험회사의 정책들이 모든 계약자들에게 명확하고 자세하게 공개된다면, 그래서 소비자들이

---

23   여기서 '아마도'라는 표현을 쓴 것은, 많은 미국인들은 회사에서 의료보험 보장을 받아 자기 부담이 거의 없기 때문이다. 회사에서 대부분의 비용을 지불하고, 이에 대해 근로자들은 세금도 면제 받는다. 이러한 혜택을 거절한다고 해서 회사가 지불하던 의료보험료를 근로자가 가질 수도 없다. 따라서 많은 경우 계약서에 서명을 하는 순간에도, 의료보장을 위해 필요한 실제 비용을 '체감'하지 못한다.

고급 상품부터 저렴한 상품까지 다양한 비용 효과 균형을 가진 여러 옵션들 중에서 자유롭게 고를 수 있다면, 신뢰를 저버렸다는 비판은 어느 정도 피할 수 있다.

그러나 너무 많은 '만약'이 있는 게 문제다. 소비자들이 보험계약을 할 때 여러 상품들의 비용 효과 균형을 명확하게 이해하고 그에 따라 합리적 선택을 할 수 있게 하려면, 도대체 뭘 어떻게 해야 하는 것일까? 보험회사들이 그들의 정책을 공개할 때 반드시 지켜야 하는 통일된 형태를 (가령 1년의 수명 연장을 위해서 검사나 치료에 지출할 수 있는 액수의 상한선을 명시한다든가 하는 방식으로) 법률로 정해 주면 되는 걸까? 응급처치부터 건강검진에 이르는 수많은 의료서비스들이 나열된 목록에다 보험이 되는 것과 안 되는 것을 일일이 표시해서 보여주는 방식은 어떨까? 환자들에게 충분히 많은 선택의 자유를 주기 위해서는 얼마나 많은 종류의 보험 상품을 개발하면 되는 걸까? 마지막으로, 경제적 수준에 따른 불평등 문제는 어떻게 해결할 수 있을까? 그 이하로 내려가면 진정한 의미의 보험이라 할 수 없을 정도의 하한선은 어디쯤일까? 이들은 모두 정책의 문제이자 정치의 문제이며, 이 책의 범위를 벗어난다. 하지만 대중적 관심과 토론이 필요하고, 나아가 사회적 합의가 필요하다. 특히 우리가 보험회사 및 의사들에 의해 설정된 한계에다 국가 차원의 지원을 요청하려 한다면 더욱 그래야 한다.

일부 히포크라테스적 순수주의자들은, 의사들이 의료의 배급과 관련해서 어떤 종류의 결탁도 해서는 안 된다고 생각할 것이다.[24] 그들은 히포크라테스 선서가 환자와의 신의를 지키라고 요구하지, 보험회사의 규칙을 지키라고 요구하지는 않는다고 주장한다. 하지만, 우리가 히포크라테스 선서를 환자들도 동의한 의료 배급 규칙에 대한 헌신으로 받아들이는 것을 거부한다 하더라도, 의사들이 그러한 정책을 따르는 행위는 정당화될 수 있다. 전문가의 사회적 책임이란, 상충되는 여러 주장들 가운데 사회적 합의와 절차를 거쳐서 정해진 규칙의 테두리 안에 존재하는 것이기 때문이다. 병원 안에서는 의사-행정가*들이 어느 환자가 중환자실 치료를 우선적으로 받을 것인지,

★ 요즘 의사들은 환자 진료 이외에도 다양한 행정적인 측면을 고려하지 않을 수 없다는 뜻으로 이런 표현을 쓴 것이다.

어느 환자가 한정된 의료 자원을 더 많이 사용할 것인지를 결정한다. 의사가 이런 선택을 내리기는 하지만, 검사 결과를 속일 수는 없다. 심혈관계 중환자실 책임자의 결정을 거스르며 환자를 그곳에 무작정 들이밀 수도 없다. 마찬가지로 변호사들도 의뢰인의 일을 열의를 다해 처리해야 할 윤리적 의무가 있지만, 위조된 서류나 거짓 증언까지 활용하도록 용인되지는 않는다. 변호사들도 법원의

---

24   Edmund Pellegrino, "Rationing Health Care: Conflicts within the Concept of Justice", in The *Ethics of Managed Care: Professional Integrity and Patient Rights*, eds. William B. Bondeson and James W. Jones, (Dordrecht: Kluwer Academic Publishers, 2002).

규칙을 따라야 하는, 넓은 의미의 '법정 관료'이다. 정당한 방법으로 설정된 임상적 한계들은, 환자가 직접 동의했든 다른 방법으로 동의가 이루어졌든, 히포크라테스적 의무의 경계를 지정해 준다. 증거의 법칙이나 각종 규정 및 절차들이 변호사 책임의 한계를 규정짓는 것과 마찬가지다.

의사들이 의료서비스 제공을 인색하게 한 데 대한 보상은 다른 차원의 문제다. 의사들이 환자를 위해 할 수 있는 일의 범위를 정하는 것과 의사들에게 환자에 대한 신뢰를 깨뜨리라고 부추기는 것은 완전히 별개다. 유방 MRI 촬영이나 자궁내막증 수술에 대한 보험 급여를 신청했지만 거절당했다는 사실을 환자에게 이야기하는 의사는 단지 실망스러운 소식을 전하는 것뿐이다. 하지만 고가의 치료를 지레 포기함으로써 의사가 돈을 받았다는 사실은 환자에게 엄청난 배신감을 불러일으킬 것이다. 환자가 그 사실을 알게 된다면 말이다. 앞의 경우와 같은 환자의 실망은 한계를 설정하는 시스템 하에서는 불가피하다. 그러나 배신은 불필요한 것이다. 그건 의사-환자 관계를 깨뜨리는 독毒이다.

검소한 것이 중요하지 않다는 뜻은 아니다. 과학적 근거에 기반을 둔 치료가 분별 있게 행해질 수 있도록 잘 만들어진 지불 구조는, 환자에 대한 신뢰를 깨뜨리지 않으면서도 비용을 크게 절감하도록 의사들을 적절히 유도할 수 있다. 가입자들이 수용한 균형에 기반을 둔 표준적인 진료를 행하는 것과 무조건 소량의 치료를 제공한 의사에게 보상이 주어지는 것은 엄청난 차이가 있다. 전자는 환자의 선택에 맞는 치료를 제공하도록 의사들을 부추기는 것이다. 반면 후자는 불의를 조장하는 행위로 대중의 공분을 초래한다.

동의했다는 것을 근거로 고비용 치료를 거절할 수 있다는 논리가 어디까지 확장될 수 있는가 하는 것은 이성적 추론의 문제가 아니라 실용적 판단의 문제다. 환자가 사전에 확실히 동의했다는 전제 하에서 의사가 그 내용에 부합하는 진료를 제공하는 것은 정당하다는 나의 결론은, 급등하는 의료비에 대한 나의 걱정과 의사에게 규칙을 지키도록 요구하는 것은 환자에게 배신감을 느끼게 하지 않는다는 나의 신념 모두를 반영한 것이다. 또한 치료를 적게 한 것에 대해 의사에게 금전적 보상을 하는 것은 너무 지나친 처사라는 나의 판단은, '동기'가 매우 중요한 것이라는 나의 관념 때문이다. 환자의 이익을 위해 애쓰는 의사가 치료 제한과 관련된 나쁜 소식을 전할 때와, 자신의 경제적 이익을 추구하기 위해 의사가 같은 내용을 말할 때는 환자의 반응이 다를 수밖에 없다. 비록 같은 규칙의 범주 내에서 행해지는 것이라 할지라도, 환자들은 의사가 자기 편일 때 훨씬 더 쉽게 상황을 받아들일 수 있다.

동의의 논리에는 분명한 한계가 있다. 피어슨 부인이 내게 가르쳐 준 이 교훈을 나는 결코 잊을 수 없다. 그녀의 의식 상태에 대한 검사를 마친 후 나는 차트에 기록을 하기 위해 간호사실로 갔다. 그녀가 스스로 죽음을 택하도록 허락해야 한다고 쓰기 위해서였다.

내가 당시 약간의 자부심 같은 걸 느꼈다는 사실을 인정하려니 부끄럽다. 나는 환자의 자기결정권을 존중해야 한다는 윤리학 이론을 현실에 적용하여 막 행동으로 옮기려는 참이었다. 나는 피어슨 부인이 침착하고 매우 이성적이며 투석을 계속하는 것의 장점과 단점을 논리적으로 설명할 수 있을 정도로 의식이 명료하다고 기록해야 했다.

그녀가 치료 중단을 결정할 수 있을 정도로 온전한 판단력을 유지하고 있었음은 의심의 여지가 없다. 그녀는 놀라울 정도로 합리적으로 보였다. 어쩌면 그 정도가 지나치다고 할 수도 있었다. 너무 합리적이다? 나는 차트 쓰기를 중단하고 다시 병실로 갔다. 그녀는 나를 반갑게 맞았다. 나는 당시 이십대였던 두 딸의 근황을 물었고, 그녀는 잘 지내고 있다고 대답했다. 가족의 해체도 없었고 가족과 관련된 특별한 문제점도 없었다. 나는 그녀에게 딸들이 어머니를 잃는 것에 대해 어떻게 느낄 것 같은지 물었다. 엄마가 스스로 죽음을 택하려 한다는 사실을 딸들은 알고 있느냐고 물었다. 그녀는 나를 고요한 눈빛으로 바라봤다. 한참 동안 그렇게 나를 쳐다본 후에 그녀가 대답했다. 딸들은 슬퍼하겠지만 이겨낼 것이다. 아직은 모르지만, 엄마를 이해할 것이다.

피어슨 부인은 딸들과의 이별을 원했을까? 내가 다시 물었다. 위험을 감수하고 있다는 것을 나도 알았다. 나는 피어슨 부인에게 억압되어 있는 느낌을 표현하라고 제안하고 있었던 것일까, 아니면

공연히 그녀를 자극하고 있었던 것일까? 나는 잘 모르겠다. 그녀는 아니라고 대답했다. 그녀는 딸들과의 이별을 원하지 않았다. 그녀의 볼에 약간 힘이 들어가는 게 보였지만, 목소리는 변함이 없었다. 그녀의 침착함이 조용한 분노로 바뀌는 것처럼 보이기도 했다. 그 아이들이 잘 견뎌야죠, 라고 그녀가 말했다. 정작 견뎌야 하는 건 그녀인데, 그녀는 못 견디겠다고 말하고 있었다. 알고 보니 다른 문제가 있었다. 투석실 운영 담당자들이 그녀의 투석 스케줄을 바꾼 것이었다. 그녀의 말에 의하면, 양해를 구하거나 의견을 묻는 절차는 없었다. 더 이상 야간 투석은 불가능했다. 아마도 비용 문제이리라. 그녀는 좀 더 자주 병원에 와서 더 짧게 머물러야 했다. 더 많은 통증을 견뎌야 했다. 투석실의 기사가 두 개의 두툼한 바늘을 그녀의 팔에 찔러 넣을 때마다 느껴야 했던 그 통증, 혈관이 구불구불하고 상처가 많아서 때로는 몇 차례씩 반복됐던 그 통증을 더 자주 견뎌야 했다.

　야간에 하던 투석을 낮으로 옮기는 것은 투석이 생활의 중심이 됨을 뜻했다. 최소한 그녀는 그렇게 느끼고 있었다. 야간에 투석을 하는 것은 하루 일과가 끝난 후에 따라오는 부록이었다면, 주간 투석은 그날의 메인이벤트가 될 터였다. 어떤 환자들은 투석을 가리켜 도로 포장 공사에서 사용하는 증기롤러와 같다고 말한다. 피어슨 부인은 증기롤러와 통증과 공포를 거의 매일 겪어야 하는 상황이었던 것이다. 병원은 신경 쓰지 않았다. 투석실의 기사도 관심이 없었다. 그녀가 싫다고 말할 수 있는 통로도 없었다. 투석 자체를 거부하는 것 말고는 방법이 없었던 것이다.

그제야 뭐가 문제인지 알았다. 나는 피어슨 부인이 자신의 인생을 스스로 끝내는 결정을 할 수 있을 정도로 충분히 온전한 정신 상태를 유지하고 있다고 기록함으로써 의료윤리에서 배운 내용을 현장에서 활용하는 (스스로 느끼기에) 멋진 행동을 하는 데 정신이 팔려서, 핵심을 놓치고 있었던 것이다. 나는 간호사실로 돌아가 차트를 마저 작성하는 대신, 내가 투석실 근무자들과 대신 이야기를 좀 나눠 봐도 되겠냐고 물었다. 그녀는 그러라고 했지만, 틀림없이 아무 소용이 없을 거라고 덧붙였다.

나는 미해결 사건을 추적하는 탐정이 된 기분을 느끼면서, 누가 피어슨 부인의 투석 스케줄을 바꾸었는지, 누가 그것을 원래 상태로 되돌릴 수 있는지 파악하기 위해 애썼다. 투석실 근무자들은 모두 자신들과 무관한 일이라고 답했다. 의사들도 자신들은 아무 권한이 없다고, 그런 건 다른 층에서 일하는 행정 담당 고위직들이 결정하는 일인데, 그 중 누구의 소관인지는 모르겠다고 답했다. 내가 담당자를 결국 어떻게 찾아냈는지는 잊었다. 하지만 그는 내게 병원의 연간 적자가 얼마인지, 투석실 야간 운영에 얼마나 많은 비용이 들어가는지를 설명했고, 모두가 조금씩의 불편은 감수해야 한다고 말했다. 나는 그녀의 사례는 좀 특별하다고 주장했다. 피어슨 부인은 내게 자신의 패를 넘겼고, 나는 그녀를 위해 최선을 다했다.

그는 투석실 야간 운영을 축소하는 계획을 수립하고 있었다. 하지만 약간의 빈틈이 없지는 않았다. 그는 피어슨 부인을 위한 자리를 마련해 주었다. 앞으로도 계속 저녁 시간에 투석을 받을 수 있도록 해 준 것이었다.

나는 그녀에게 이 사실을 알리기 위해 달렸다. 나는 조바심이 느껴졌다. 내가 행한 일종의 정치적 치료 행위가 충분한 효과를 발휘할까? 그녀가 투석을 거부하는 새로운 이유를 대면서, 자신의 의식상태가 멀쩡하다는 기록이나 얼른 남기라고 나를 몰아세울까? 그녀의 진심은 무엇일까? 이게 나의 일이기는 한 걸까? 의료윤리 시간에 배운 대로 그녀의 뜻대로 일이 진행되도록 차트에 기록하는 것이 진짜 나의 임무가 아닐까? 틀에 박힌 생명윤리에 구애받지 않고 그녀가 왜 그런 생각을 하는지에 대한 미스터리를 풀기 위해 애쓰는 내가 기특한 것일까?

나는 피어슨 부인의 방에 들어갔다. 미소를 참기가 어려웠다. 딱지를 끊는 교통경찰관처럼 그녀를 향해 다가간 다음 일장연설을 시작했다. 나는 그녀에게 다음날 저녁에 투석을 받을 수 있도록 약속을 잡았으며, 앞으로도 예전에 했던 것처럼 저녁에 와서 한 번에 긴 시간 동안 투석을 받을 수 있게 되었다고 말했다. 나는 병원의 관료주의에 대해서 이런저런 불평을 내뱉었고, 뭔가 문제가 생기면 투석실의 직원들이 곧바로 그 문제를 알 수 있게 해야 한다는 이야기도 했다. 그녀는 빙긋 웃으면서, 앞으로도 투석을 받겠다고 부드럽게 말했다. 과거와 달라지는 것은 없었다. 그녀가 아주 기뻐했다거나 행복해 보였다고 말할 수는 없다. 하지만 최소한 훨씬 편안해 보였다. 그녀는 나에게 조용히 고맙다고 말했고, 나는 작별인사를 건넸다. 나는 정신과 협진이 완전히 종료되기 전까지 가끔씩 야간에 투석실에 들르겠다고 말했다.

나는 간호사실로 가서 쓰다 만 차트를 보았다. 정신상태 검사 결과와 투석 거부를 결정하기에 충분히 의식이 명료했다는 사실을 기록했고, 그녀가 당분간은 투석 치료를 계속하는 것으로 마음을 바꿨다는 사실도 기록했다. 며칠 후에 한 번, 그리고 몇 주 후에 한 번, 투석실에 들러 보았다. 그녀는 여전히 저녁 시간에 와서 투석을 잘 받고 있었다. 그녀를 직접 만나지는 못했지만, 나는 이후에도 시간이 날 때마다 몇 차례 투석실을 찾았다. 넓디넓은 대학병원 안에서 의사와 환자 사이에 맺어진 작은 약속이었다. 우리는 비록 낯선 사람으로 만났지만 삶과 죽음의 순간을 잠시 공유했고, 다시 각자의 길로 떠났다.

피어슨 부인의 마음속에서 어떤 일이 생겼던 것인지 나는 잘 모른다. 하지만 분명히 자신의 마음을 알아주는 누군가가 있다는 사실을 느꼈을 것이다. 아마도 투석 스케줄 자체가 살고 죽는 문제는 아니었을 것이다. 그녀의 인생은 그녀 자신의 것인데, 병원의 관료주의가 그 사실을 무시하는 것이 진짜 문제였을 것이다. 잘 보존되어 지켜지고 있는 그녀의 일상생활이 뒤엉키는 상황에서 말 한마디 할 수 없게 된 그녀는, 자신이 할 수 있는 방법으로 자기주장을 했던 것뿐이다. 법은 그녀의 죽을 권리를 인정했을 것이다. 하지만 내가 그녀의 이야기를 액면 그대로 받아들이는 것은 옳은 일이 아니었다. 그건 자신의 진심과는 뭔가 다른 방향의 결정을 내리도록 그녀를 이끌었던, 겉으로 드러나지 않았던 그녀의 생각들을 완전히 무시하는 처사였을 것이다. 또한 그건 그녀의 마음을 상하게 했던, 병원 관계자의 무신경한 일처리를 포함한 모든 조건들을 그녀에게 다시 한 번 강요하는 일이기도 했을 테니까 말이다.

우리의 '선호'라는 것

법이 우리의 선호를 언급할 때, 그 관점은 매우 피상적이다. 그것은 우리의 말과 행동을 통해 겉으로 드러난 부분만을 반영한다. 법은 우리가 서명한 계약과 우리가 확실히 동의한 사실을 존중한다. 계약이나 동의의 상대방이 의사든 연인이든 누구든 마찬가지다. 하지만 눈에 보이지 않는 차원에 숨겨져 있는 사람들의 욕망이나 판단들은 훨씬 더 복잡하다. 그것들은 우리 마음속에서 승리하고자 다투는 여러 감정과 신념들의 총합에서 비롯되는 산물이다. 권력을 잡고자 투쟁하는 여러 정파들처럼, 마음의 여러 상태들은 외부에서 파악할 수 있는 형태의 선호로 표현되고자 경쟁한다. 동의나 계약과 같은 우리의 결정들은 우리 마음속의 수많은 라이벌들이 경쟁한 결과다. 여러 요인들의 경중을 따지고 최종적 판단을 내리는 신비한 존재, 즉 하나의 '자아'라는 건 존재하지 않는다. 사실 '자아'에 관한 우리의 개념이 환상일 뿐이라는 증거는 심리학과 뇌과학 분야에서 수없이 많이 존재한다.

더 정확히 말하자면, 우리가 경험하는 '자아'라는 것은 서로를 강화하기도 하고 견제하기도 하는, 인지 체계와 감정 체계의 혼합에 의한 합성물이다. 최근 사반세기 동안 인지심리학 분야에서는 이와 관련된 수많은 기발한 실험들이 행해졌다. 이런 실험들의 배경에 있는 공통적인 화두는 인간의 이성과 감정을 다른 방식으로 조합함으로써 인간의 행동을 특정한 방향으로 조작할 수 있는가 하는 것이다. 여러 연구의 결과, 조합을 바꾸면 사람들의 결정은 달라졌다. 심지어 '객관적으로는' 똑같은 선택지를 주고 고르게 했을 때도 말이다.

인지심리학 분야에서는 고전이 되었다고 할 수 있는 '아시아 질환' 실험을 살펴보자. 연구자들이 자원한 피험자들에게 제시한 상황은, 아무 개입도 하지 않을 경우 600명이 사망할 것으로 예상되는 전염병의 창궐을 앞두고 정부가 대책을 마련하는 상황이다. 피험자들은 무작위로 두 그룹으로 나뉜 다음, 사망자를 줄이기 위해 고려되고 있는 두 가지 프로그램 중에서 한 가지를 선택해야 한다. 두 프로그램을 시행할 경우 얼마나 많은 사람의 생명을 구할 수 있는지에 대한 자세한 설명을 듣는다. 실제로 그 프로그램의 내용이 무엇인지에 대해서는 설명이 없다. 이 실험의 진짜 핵심은, 두 그룹은 각각의 프로그램에 대해서 '다른 방식으로' 설명을 듣는다는 사실이다. 즉, 예상되는 두 프로그램의 효과에 대한 서술 형태가 다르다.

첫 번째 그룹은 다음과 같은 설명을 듣는다.

- 프로그램 A를 채택하면, 200명이 목숨을 건진다.
- 프로그램 B를 채택하면, 600명 모두 생존할 확률이 3분의 1, 아무도 생존하지 못할 확률이 3분의 2이다.

두 번째 그룹은 좀 다른 설명을 듣는다.

- 프로그램 A를 채택하면, 400명이 목숨을 잃는다.
- 프로그램 B를 채택하면, 아무도 사망하지 않을 확률이 3분의 1, 600명 모두 사망할 확률이 3분의 2이다.

다시 말하지만, 두 프로그램의 효과는 똑같다. 프로그램 A는 예상되는 사망자 수를 600명에서 400명으로 줄이고, 프로그램 B는 600명 모두를 살릴 수 있는 3분의 1의 확률을 주는 것이니 말이다. (물론 그 확률이 들어맞지 않을 경우 프로그램 B는 아무도 구할 수 없다.) 따라서, 안정적인 '자아'를 가진 합리적인 사람들이라면, 그들이 어떤 방식으로 설명을 들었든 같은 결정을 내릴 것으로 예측할 수 있다. 또한, 뭔가 다른 요인에 의해 영향을 받지 않는다면, 프로그램 A와 B에 대한 선호는 두 그룹에서 똑같이 나타날 것으로 예상할 수 있다.

그러나 설명 방식의 변경은 아주 큰 차이를 낳는다. 극적일 정도로 다른 결과가 나온다. 첫 번째 그룹에 속한 사람들의 대다수는 프로그램 A를 선택했고, 두 번째 그룹에 속한 사람들은 프로그램 B를 선호했다. 왜 이럴까? 첫 번째 그룹의 사람들은 프로그램 B의 불확실한 가능성보다는 프로그램 A가 200명의 목숨을 확실히 구할 수 있는 방법이라는 점에 더 끌린다. 반대로 두 번째 그룹의 사람들에게는, 400명이 확실히 사망한다는 상황보다는 600명 모두에게 생존할 수 있는 기회를 주는 것이 덜 비극적으로 느껴진다. 이런 직감이 신경망을 활성화시키고 마음의 상태에 영향을 줘서 두 그룹은 다른 결정을 내리게 되는 것이다.

뇌영상 연구에서 비롯된 증거들도 이를 뒷받침한다. 지난 10여 년 동안 과학자들은 사람들이 결정을 내릴 때에 뇌의 어느 부위가 활성화되는지를 알아보기 위하여 fMRI *functional magnetic resonance imaging*(기능적 자기공명영상)라는 기술을 활용해 왔다. fMRI는 뇌의 각 영역으로 하는 혈류의 양을 측정할 수 있는데,[25] 이를 통해 신경 활성의 변화를 추적할 수 있다. 신경이 활성되면 그 부위의 혈류도 증가하기 때문이다. 이런 방법으로 조사해 보면, 아시아질환 실험에서와 같이 똑같은 내용이라도 다른 방식으로 설명하게 되면 뇌의 다른 영역이 활성화되는 것을 확인할 수 있다. 신경이 활성화되는 이런 패턴은 피험자가 내린 각기 다른 결정, 즉 각기 다른 마음의 상태와 상관관계가 크다.

각기 다른 사람들의 다양한 마음의 상태가 자아에 대한 인식에 어떻게 영향을 끼치는지에 대해서는 아직 알려진 것이 별로 없다. 하지만 문제의 틀이 달라지면 그것이 각기 다른 영역을 활성화시키고, 그에 따라 사람들은 여러 정보를 기반으로 하여 다른 결정을 내린다는 사실만은 분명하다. 누군가 뭔지 다른 선택을 내렸다면, 그가 생각하는 문제의 틀에서는 어떤 부분이 가장 중요한 것인지에 대해 질문을 던질 필요가 있다. 피어슨 부인의 사례가 잘 보여주는 것처럼, 이 질문에는 숨은 정답이 있을 수 있다. 내 생각에, 그녀의 생사와 관련된 문제에 대해 병원 측이 갖고 있었던 사고의 틀은(특히 투석 스케줄에 대해 고압적인 태도를 보인 것은) 도덕적으로 문제가 있다.

피어슨 부인에게 병원 측의 고압적인 태도는 투석 스케줄 자체보다 어쩌면 더 중요한 문제였다. 그것은 그녀를 분노하게 만들

---

25   더 정확하게 말하면, fMRI는 혈중 산소 농도의 변화를 측정한다. 그를 통해 간접적으로 혈류의 변화와 신경세포들의 활성을 파악할 수 있기 때문이다.

었다. 그녀에게 모욕감을 느끼게 했다. 이런 종류의 감정이 때로는 사람들의 오랜 목표나 욕망 따위보다 더 중요한 것이 된다는 사실은, 다른 심리학자가 고안한 '최후통첩 게임'에서도 잘 드러난다. 나는 나의 학생들과의 첫 수업시간에 작은 선물을 걸고 이 게임을 하곤 한다. 작은 선물이란, 유혹을 참기 힘든(고백하자면 나도 그렇다) 두툼한 스위스 다크 초콜릿이다. 나는 포장을 벗겨낸 초콜릿을 들고 학생들 사이를 오가면서 그들이 초콜릿을 보고 냄새 맡게 함으로써 식욕을 불러일으킨다. 그 다음엔 누가 가장 절실하게 초콜릿을 원하는지, 혹은 왜 자신이 이 초콜릿을 먹어야 하는지 말해보라고 한다. 그리고는 초콜릿을 가장 열렬히 원하는 것처럼 보이는 두 사람을 골라서 강단으로 나오게 한다. 두 사람에게 나는 설명한다. 내가 제시하는 규칙을 지키기만 하면 두 사람이 초콜릿을 나눠가질 수 있다고.

　　초콜릿은 작은 사각형 모양으로 나뉘어져 있다. 가로 다섯 줄 세로 여섯 줄, 모두 서른 조각이다. 규칙은 다음과 같다. 편의상 여학생과 남학생이 나와 있다고 생각하자. 일단 여학생이 서른 개 모두를 갖고 있다고 가정을 하고, 남학생에게 제안을 한다. 제안의 내용은 남학생에게 몇 개를 주고 나머지를 자신이 갖겠다는 것으로, 여학생은 0부터 30까지의 숫자 중에서 자유롭게 부를 수 있다. 남학생이 여학생의 제안을 받아들이면, 그 숫자대로 초콜릿은 배분된다. 여학생은 자신이 제안한 만큼의 초콜릿을 남학생에게 주고, 나머지를 자신이 가지면 된다. 하지만 만약 남학생이 여학생의 제안을 거부하면, 초콜릿은 그냥 내가 갖는다. 내가 먹을 수도 있고, 체중 증가가 신경 쓰이는 내가 다른 학생들에게 골고루 나눠줄 수도 있다. 어느 경우든 초콜릿을 간절히 원했던 두 학생은 씁쓸하게 입맛만 다셔야 한다.

여학생에게 (자신이 초콜릿을 최대한으로 차지할 수 있는) 가장 합리적인 방법은, 남학생에게 초콜릿 한 조각을 제안하는 것이다. 남학생이 그 제안을 받는다는 전제 하에, 여학생은 스물아홉 조각을 가질 수 있다. 그 경우 남학생에게 가장 합리적인 선택은 여학생의 제안을 받아들이는 것이다. 맛있는 초콜릿 한 조각이냐 빈손이냐 중에서 골라야 하는 상황이니까 그렇다. 만약 게임 따위는 집어치우고 처음부터 그 남학생에게 초콜릿 한 조각을 주었다면, 그는 분명히(그는 초콜릿을 열렬히 원하고 있었다) 나의 선물을 기쁘게 받았을 것이다. 하지만 탐욕스러운 동료 학생이 스물아홉 조각을 차지하면서 자신에게는 한 조각만 가지라고 하는 상황에서는, 거의 모든 학생이 그 제안을 거부한다. 그들은 자신이 가질 수 있는 한 조각의 초콜릿을 스스로 내팽개치는 것이다. 기분이 나쁘기 때문이다.

어쩌면 당신은, 우리 학생들이 특별히 적대적인 성향을 갖고 있기 때문이라고 생각할지도 모르겠다. 뭐, 그들이 로스쿨 학생들이긴 하다. 하지만 다양한 문화권에서 여러 차례 행해진 이 실험의 결과는 늘 일치한다. 대체적으로, 제안을 받는 입장에 놓인 사람은 20% 미만의 배분 제의는 거부하는 경향을 보인다.[26] (심리학자들이 행하는 진짜 실험은 초콜릿이 아니라 현금을 갖고 한다.) 20%도 못 가지고 억울해 하느니, 차라리 빈손을 택하는 것이다. 우리는 그런 행동이 계산이 아니라 분노에서 비롯된다는 것을 쉽게 알 수 있다. 이 게임은 반복되는 것이 아니기 때문이다. 만약 '다음'이라는 것이 있는 상황이라면, 다음번에는 좀 더 관대한 제안을 하라는 신호를 보내는 차원에서 인색한 제안을 거부한다는 해석도 말이 된다. 하지만 그게 아니라면, 즉 단 한 번의 게임이 끝나고 돌아서면 다시는 마주치지 않는 상황이라면, 분노 외에는 그럴듯한 다른 해석이 없다.

뇌영상 연구들은 논리적 사고보다 분노가 앞선다는 사실을 확인시켜 준다. 제안을 받는 사람의 뇌를 fMRI로 모니터링한 결과를 보면, 적은 몫을 제안 받은 사람의 뇌에서는 '전방부 뇌섬엽anterior insula'이라는 부위가 높은 활성을 보이는 반면, '배외측 전전두피질 dorsolateral prefrontal cortex'이라는 부위는 낮은 활성을 보인다.[27]

26　Colin F. Camerer and George Lowenstein, "Behavioral Economics: Past, Present, Future", in *Advance in Behavioral Economics*, Colin F. Camerer, George Lowenstein and Matthew Rabin, eds. (Princeton, N.J.: Princeton University Press, 2004): 3-53, 7.

27　Darcia Narvaez and Jenny L. Vaydich, "Moral Development and

선행 연구들에 의하면 전방부 뇌섬엽은 분노나 혐오감과 관련이 있는 부위이며, 배외측 전전두피질은 목적 달성을 위한 노력과 관련이 있는 부위다. 부당하다는 느낌이 뇌를 변화시켜서, 사람들이 실제로는 훨씬 더 좋은 것들(초콜릿이나 현금을 갖게 되는 일, 피어슨 부인의 경우에는 생명의 연장)을 선택하지 않도록 만든다는 해석이 가능한 것이다.

내가 만약 피어슨 부인의 치료 거부를 그녀의 '선택'으로 받아들였다면, 나는 언급되지는 않았지만 분명히 존재하였던, 아니 실제 언급과는 정반대였던, 투석을 계속하고자 하는 그녀의 마음을 무시하는 셈이 되었을 터다. 법이 자기 결정권이라는 이름으로 그녀의 진짜 마음을 무시하라고 종용한다는 사실이 나를 실망시킨다. 그건 피어슨 부인이 긴 시간 동안 견딜 수 있는 힘을 주었던, 감춰진 희망과 믿음과 헌신의 중요성을 부정하는 일이다. 구식의 부권주의를 거부하는 것과 우리들 내부에 존재하는 모순을 무시하는 것 사이의 경계는 불분명하다. 존경, 사랑, 목표의식에 대한 우리의 갈망과 삶에서 얻을 수 있는 다른 만족들 사이의 경계도 불분명하다. 시장에서든 병상에서든, 현장에서 내려지는 사람들의 판단이 곧 그들이 진정으로 원하고 필요로 하는 것이 무엇인지를 알려주는 근거

Behaviour under the Spotlight of the Neurobiological Sciences", *Journal of Moral Education* 37, issue 3(2008): 289-312, 299.

라고 생각하는 것은 옳지 않다. 그것은 사람들 마음속의 모순들을 무시하는 것이며, 사람들의 선택이 맥락 의존적이라는 사실을 부정하는 것이기 때문이다.

더 나아가, 내가 만약 피어슨 부인의 죽고자 하는 선택을 곧이곧대로 받아들였다면, 내가 앞서 도덕적으로 문제가 있다고 말했던 병원 측의 고압적 관료주의에 아무런 문제가 없다고 인정하는 셈이 된다. 법적으로든 도덕적으로든, 누군가가 자유 의지로 뭔가를 결정한 것이라고 결론내리기 위해서는, 그가 갖고 있는 여러 견해들과 전후 맥락을 충분히 많이 검토하고 고려하는 것이 필요하다. 강압의 의미를 설명하게 위해 철학자들이 사용하는 전형적인 경우를 생각해 보자. 노상강도가 여행자에게 총을 겨눈 채, 돈과 목숨 중에서 무엇을 택할 것인지 '선택'을 하라고 한다. 이건 진정한 선택이 아니라고들 한다. 선택의 내용이 강압적이기 때문이다. 하지만 왜 그런 걸까? 강도짓을 하려는 그가 피해자를 압도할 만큼 신체적으로 강한 것은 아니다. 해리 포터의 적들이 휘두르는 마법의 지팡이와 같은 위력도 갖고 있지 않고, 지갑을 내놓으라며 여행자의 팔을 꺾고 있지도 않다. 그는 단지 여행자에게 두 가지 옵션을 제시했을 뿐이다. 돈을 주거나 죽거나. (여행자는 수정헌법 2조*의 권리를 행사하지 않았다는 가정을 하고 생각하자.)

★ 총기 소유의 자유를 명시한 조항.

우리는 여행자의 딜레마를 두고 '선택'이라 생각하지 않는다.

강도의 위협이 도덕적으로 용인되지 않기 때문이다. 이와 대조적으로, 방금 췌장암 진단을 받은 어느 여인을 생각해 보자. 의사에게 들은 바에 의하면 그녀 앞에는, 몇 개월 내에 확실히 사망하는 쪽과 수명을 몇 년 연장시킬 가능성이 제법 높은 큰 수술을 받는 쪽의 두 가지 선택이 놓여 있다. 수술 받겠다고 동의하려니 강도에게 돈을 내놓아야 하는 여행자와 비슷한 수준의 부담이 느껴진다. 하지만 우리는 그녀의 동의를 강압에 의한 것으로 생각하지 않는다. (최소한 윤리학자들과 법원은 확실히 그것을 강압이라 생각하지 않는다.) 무슨 차이가 있는가? 나쁜 행동이 아니라 나쁜 병명이 그녀에게 부담을 주는 것이다. 여기에는 비난 받아야 할 장본인도 없고 잘못된 행동도 없다.

마찬가지로, 윤리학자의 시각에서 볼 때는, 의료보험 옵션의 범위가 도덕적으로 수용 가능하다면, 한계가 설정되어 있는 보험 상품에 서명한 사람은 그에 대해 '동의'한 것이라 할 수 있다. 만약 어떤 사람에게 회사가(혹은 국가가) 제공한 선택지가 불충분하다면, 우리는 그 사람이 강압을 받고 있다고 말할 수 있다. 철학자 앨런 베르타이머가 지적했듯이, 강압이란 도덕적 기준선의 설정과 밀접한 관련이 있다.[28] 우리가 여러 선택지의 적절성을 평가할 때

28　Alan Wertheimer, Coercion (Princeton, NJ: Princeton University Press, 1987).

사용하는 그 기준선 말이다. 따라서 누군가가 자유 의지로 동의한 것인지 강압에 의해 그렇게 한 것인지를 두고 우리가 논쟁을 벌일 때에는, 그 선택지들을 평가하는 데 쓰이는 기준선에 대해 논쟁을 벌이는 것이다. 만약 피어슨 부인의 야간 투석을 취소한 병원의 행위가 단순히 그녀가 참아야 하는 '불편'이었다면, 그녀의 상황을 가리켜 '강압'이라고 하는 것은 타당하지 않다. 하지만 내가 느끼는 바와 같이 그 스케줄 변경이 도덕적으로 잘못된 것이라면, 그녀에게 주어진 선택지는 기준선에 못 미치는 것이다. 법적으로는 그렇지 않을지 몰라도, 나의 사고방식으로는 그렇다는 뜻이다. 그것이 내가 나서서 그 옵션을 재조정해 보려고 노력했던 이유다. 그녀의 야간 투석 스케줄이 취소된다는 것은 단순히 그녀의 삶을 좀 더 피곤하게 만드는 데서 그치지 않았다. 행정 하는 사람들이 그 일을 행하는 방식이 피어슨 부인으로 하여금 인격적 모멸감을 느끼게 했던 것이다.

하지만, 만약 어떤 사람이 자유의지로 내린 결론이 사실은 선택지들의 타당성과 관련해서 과거에 이루어진 판단의 부산물이라면, 그 사람의 동의는 덜 믿을 만한 것이 되고 만다. 역할 갈등을 합리화할 때처럼, 그건 일종의 셸 게임*이다. 환자의 동의가 있다고 해서, 의사가 의료 제공자와 비용 결정권자의 두 역할을 동시에 수행하는 상황이 정당화되지

★ 콩이나 작은 공이 든 종지 하나를 포함한 종지 세 개를 엎어 놓고 여러 번 위치를 바꾸어 어느 종지 안에 그 콩 등이 들어 있는지를 알아맞히게 하는 야바위.

는 않는다. 이미 계약을 한 이상 환자는 특정한 비용 절감 방식에 동의해야 한다는 주장에 대한 논란이 존재한다는 사실은, 이러한 비용 절감 방식의 도덕성 및 필요성에 관해서 우리 사회가 의견일치를 보지 못하고 있음을 반영한다. '동의'만으로는 이 문제를 해결하거나 무마할 수 없다.

민주 사회에서는 정치와 법률, 그리고 가끔은 사회적 논란을 통해서 이런 문제에 대처하고 해결책을 찾아야 한다. 의사들이나 윤리학자들이 조용히 심사숙고하는 것만으로는 충분하지 않다. 이것은 모든 시민들의 이해관계가 걸린 문제이므로, 근본적인 해결책을 찾기 위해서는 훨씬 더 많은 사람들의 총의를 모아야 한다. 정치인들을 움찔하게 만들 정도의 사회적 논란을 일으키는 것도 그 과정의 일부다. 토크쇼 진행자, 시민 논객들, 기타 수많은 사람들이 이 문제를 언급하는 것 자체가 사회적 공론화가 진행된다는 증거다. 내 생각에 이런 현상은 어쨌든 좋은 조짐이다. 하지만 결정적인 그 다음 단계는 정치인들이 나서서 사람들의 다양한 의견들을 재배열하고 정리하는 역할을 해야 한다. 그래야 지금까지는 계속 실패했던 이 문제의 해법 찾기에 한 발 다가갈 수 있다. 모든 사람에게 의료 접근성을 보장하는 문제, 공적 보조와 민영 보험을 적절하게 혼합하는 문제, 비용과 효과 사이에서 합리적 균형을 맞추는 문제, 의료 현장이 히포크라테스적 이상과 점점 더 멀어지고 있는 문제 등 수많은 현안들이 있지만, 지금 우리는 거의 아무런 대답을 내놓지 못하고 있다. 이런 상황을 돌파하기 위해서 우리는 히포크라테스의 신화에서 벗어날 필요가 있다. 그래야 우리가 차마 말하지 못하고 있는 '균형'을 추구할 수 있게 된다.

7

전사(戰士)로서의 의사 I

고문(拷問), 그리고 미국의 전율

히포크라테스는
the hippocratic myth
모른다

히포크라테스는
the hippocratic myth
모른다

닥터 위톨

2003년 11월의 어느 추운 밤, 스캇 위톨 소령을 태운 비행기가 미사일 공격을 피하기 위해 조명등을 모두 끈 채 급강하하여 바그다드에 착륙했다. 정신과의사인 위톨 소령이 절실히 필요했기 때문이다. 미국에 대한 반군의 저항은 거세지고 있었다. 바그다드 거리는 아수라장이었다. 많은 부대에서 3분의 1 혹은 그 이상의 병사들이 전쟁 스트레스 증상을 보임에 따라, 미군의 전반적인 전투 능력은 차츰 떨어지고 있었다. 위톨 소령은 전쟁 스트레스 대응팀에 배치됐고, 시가전의 공포에 의해 트라우마를 입은 군인들을 치료하는 임무를 부여 받았다. 하지만 바그다드에 도착한 지 하루 정도가 지났을 때, 위톨 소령은 자신의 임무가 달라졌음을 알게 됐다. 11월 15일, 그는 나중에 '아부 그라이브'라는 이름으로 세계에 알려지는 바그다드 중앙 구금시설에서 도착 보고를 하고 있었다.

그 후 33일 동안 위톨 소령은 205 군사정보여단 소속으로 일하면서, 포로들의 저항 의지를 누그러뜨려야 하는 심문관들에게 조언을 제공했다. 그는 의무 분야의 편제에서는 완전히 빠졌고, 대신 아부 그라이브에 새로 만들어지는 팀의 리더가 되었다. 새로운 팀의 이름은 '행동과학 자문팀'이었는데, 사람들은 그냥 '비스킷'이라고 불렀다. 그와 비스킷 팀이 아부 그라이브에서 정확히 무슨 일을 했는지는 미스터리로 남아 있다. 최소한 기록으로 남아 있는 바로는, 그는 지금까지 여기에 관해 아무 말도 하지 않았다. 하지만 위톨의 친구들의 증언에 의하면, 위톨은 정보여단에서 그에게 기대한 업무 때문에 거의 패닉 상태에 빠졌었다.

몇 년이 지난 후 그가 나에게 말했다. "아부 그라이브에 도착했을 때, 나는 비스킷이 뭔지도 몰랐습니다."[1] 심문에 관해서도 문외한이었던 그는, 의과대학이나 병원에서는 배우지 못한 사실들을 알아보기 위해 인터넷에서 관련 자료를 검색해 보기도 했다. 하지만 정보여단의 간부들은 그가 알아낸 내용에는 별로 관심이 없었다. 205 여단에서 정보의 가치에 따라 '고위급'으로 분류된 수감자들의 심문을 담당하는 남녀 군인들은, 군대나 사회에서 전통적으로 사용되는 심문 기법을 사용하는 게 아니었다. 아부 그라이브에서

---

1 스캇 위톨과의 전화 인터뷰, 2010년.

비스킷 팀에 맡겨진 임무는 비협조적인 여러 수감자들에게 그들의 성격이나 기분에 따라 다양한 스트레스 요인들, 가령 수면 박탈, 족쇄, 성적 모욕 등을 가하는 프로그램을 시행하면서 그들을 관찰하는 것이었다. 군의관은 비전투 임무만 담당해야 한다는 제네바 협약에 위배되는 임무였지만, 205 여단을 이끄는 토마스 패퍼스 대령은 전혀 신경 쓰지 않았다. 비스킷 팀의 임무는 고위급 수감자들의 심문을 전담하는 205 여단의 타이거 팀을 도와서 수감자들 개개인의 특성을 고려한 '맞춤형' 심문 전략을 개발하는 일이었다. 이를 위해 심문 담당자들은 병사들을 시켜 수감자들의 옷을 벗기고 족쇄를 채우고 처방된 스케줄에 따라 잠을 못 자게 하는 등 수감자들의 사기를 저하시키는 다양한 스트레스를 가했다.[2]

패퍼스 대령에 의하면 위톨 소령은 단순한 방관자가 아니었다. 패퍼스는 나중에 조사관들에게, 심문 계획은 '의학적 표준에 근거한 수면 계획'을 포함하고 있었으며 내과 및 정신과의사들이 모든 과정을 모니터링하고 있었다고 말했다.[3] 또한 패퍼스는 '최종 결정은 의사들이 한 것'이라며, 위톨은 심문 팀과 함께 움직이면서 수

---

2 Department of Defense, *Taguba, Annex 46, Testimony of Colonel Thomas Pappas, Commander, 205th MI Brigade*, February 9, 2004, accessed October 28, 2010, www.aclu.org/torturefoia/released/a46.pdf

3 앞의 문서.

감자들을 대상으로 하는 프로그램이 계획대로 잘 진행되는지를 감독했으며, 의학적인 혹은 신체적인 돌봄이 필요한지 여부에 대한 견해도 제공했다고 주장했다. 위톨의 치료자로서의 능력은 전투 임무의 수행을 위해 동원되었다고 할 수 있다. 그리고 그 임무는 전쟁 규범에 위배되는 형태의 심문이었다.

    위톨이 경험했던 심문 전략은 그가 아부 그라이브에 도착하기 훨씬 이전부터 구상되어 오던 것이었다. 그것을 고안하고 실제로 적용한 것은 의사들이었고, 9.11 이후 곳곳에 생겨난 미군의 포로 수용소들에 퍼뜨린 것도 의사들이었다. 이를 법적으로 정당화하고 여기에 관련된 의사들의 고문에 대한 형사 책임을 면하게 하려는 부시 행정부의 노력과 관련하여 중추적인 역할을 한 것도 의사들이었다. 이런 이야기들의 일부는 저널리스트들의 발굴과 일부 기밀문서의 누출로 인해 알려졌다. 이 책을 통해 처음으로 공개되는 다른 이야기들은, 과거에는 공개되지 않았던 관련자들과의 인터뷰 및 그들이 제공한 자료들, 그리고 정보자유법에 근거하여 새롭게 입수된 자료들 등을 근거로 하여 기술되었다.

    스캇 위톨은 이 일의 과거 배경에 대해서는 아무 것도 몰랐다. "조금 흥분된다." 자신의 놀라운 임무를 처음 알게 됐을 때, 위톨은 동료에게 이렇게 말했다. 다른 정신과 군의관들은 위톨과 같은 반응을 보이지 않았다. 정보여단에서 아부 그라이브에서 일할 정신과의사를 찾고 있다는 이야기가 퍼졌을 때, 다른 정신과 군의관들은 그 임무를 피하기 위해 연줄을 동원하곤 했다. 하지만 위톨은 아부 그라이브 근무를 환영했다. "그는 매우 열성적인 군인이었죠." 같은 시기에 바그다드에서 함께 일했던 동료는 말했다. "그는 군대 체질이었습니다. 옳은 일을 하고 싶어 하는 괜찮은 친구이긴 했는데, 가끔 너무 흥분하기도 했죠."

시간이 좀 흐른 후, 아부 그라이브의 카오스 속에서 위톨은 꺼림칙함을 느꼈다. 의무 편제에서 배제되었기 때문에, 그에게는 정보여단의 기대와 관련해서 조정자 역할을 해줄 수 있는 직속상관도 없었다. 게다가 정보여단의 기대는 미국 의학의 역사에서도 선례가 없는 일이었다. 하지만 그의 생각에, '못 하겠다'고 대답할 수는 없었다. 그는 군 경력을 소중히 여기고 있었고, 명령에 불복종함으로써 자신의 장래를 망치고 싶지는 않았다. 명령에 대해 의심을 품고 있다는 사실조차 드러나지 않게 하고 싶었다. 하지만 그는 제네바 협정을 통독했고, 아부 그라이브에서 자신에게 맡겨진 임무와 수감자들에게 의료를 제공하는 역할을 더 이상 혼동하지 않기로 결정했다. 그는 수감자들과 마주치면 이렇게 말했다. "나는 의사가 아니라 총을 든 군인입니다."

나중에 위톨이 아부 그라이브를 회상할 때면 여러 가지 복잡한 느낌들이 한꺼번에 떠올랐지만, 그 중 하나는 그곳에서 근무한 기간이 33일밖에 안 된다는 사실에 대한 안도감이었다. "너는 그곳에서 무슨 일이 벌어졌는지 믿을 수 없을 거야." 위톨이 동료에게 말했다. "저는 곁길로 비켜나 있었습니다." 몇 년 후 위톨은 비스킷 팀의 임무에 관해서 말하기를 거부하면서 나에게 이렇게 말했다. 정보여단에서 근무한 이후 위톨은 원래 배치가 예정되어 있었던 전쟁 스트레스 대응팀에 배속됐다. 이라크에서 본국으로 귀환한 이후에는 일찍이 그가 전공했던 소아정신과 분야로 되돌아가서 복무 중인 군인들의 자녀들을 돌보았다. 아부 그라이브에서 그가 직면했던 윤리적 딜레마 상황에 대해서는 전혀 말하지 않았다. 비스킷 팀 관련사항은 기밀이라고 들었기 때문에, 세간의 주목 속에 2004년 10월에 열린 정신의학과 법학에 관한 컨퍼런스에도 불참했다. 그는 패널 토론자로 참석하기로 예정되어 있었다. 그는 아부 그라이브와 관련된 주제가 등장할 가능성이 조금이라도 있는 경우에는, 민간인들과의 대화 자체를 피했다. 군대의 상급자들도 그렇게 하라고 조언했다. 공식 기록과 조금이라도 다른 내용을 언급하거나 의심을 초래할 수 있는 실마리를 제공하는 것만으로도 그는 자신의 장래를 완전히 끝장낼 수 있었다.

2004년 4월 28일, 아부 그라이브는 누구나 다 아는 용어가 되었다. CBS 방송의 시사프로그램 〈60분 II〉가 그 유명한 사진들을 방영한 날이다. 벌거벗은 채 장작처럼 쌓여 있는 수감자들, 가죽 줄에 목이 묶인 채 누워 있는 '거스'라는 별명의 수감자, 거적 같은 걸 뒤집어쓰고 손가락에는 전깃줄이 연결된 채 종이 박스 위에 위태롭게 서 있는 수감자의 모습들이 담긴 몇 장의 사진들은 이라크 전쟁의 정치학과 미국이라는 나라의 이미지를 모두 바꿔 놓았다. 동영상으로도 존재했던 몇몇 더 그로테스크한 모습들은 끝내 공개되지 않았다. 결국 11명의 군인들이 변태적인 성적 행동에 대해 유죄 판결을 받았다.

아부 그라이브의 카오스 속에서는 극단적이고 가학적인 행위들이 오히려 표준이었다. 반군의 포탄이 거의 매일 날아와서 아군과 수감자들을 죽이거나 불구로 만들었다. 수감자들은 폭동을 일으켰고, 때로는 밀반입한 무기까지 사용했다. 그런 난장판 속에서 범죄적 행위들의 경계도 희미해졌다. 어떤 것은 필요한 행동이었고 어떤 것은 심지어 영웅적 행동이었다. 반면 어떤 것은 확실한 잔혹 행위였다. 병원에서는 특히 인력과 장비가 부족했다. 위생병이 절단 수술을 했고, 치과의사가 심장 수술을 했으며, 간호사는 죽은 사병의 몸에 박혀 있던 흉관을 뽑아 다른 환자의 가슴에 박아 넣었다.[4] 감방에서는 심문 팀의 지시에 따라 옷을 벗기고 족쇄를 채우고 괴로운 자세를 취하게 하는 행위들이 지속됐는데, 스캇 위톨이 보기에 그 행위들은 소설 〈파리 대왕〉에서처럼 점점 더 잔혹해졌다. 그는 나중에 그러한 광기를 조장한 것에 대해 비판을 받았다. 또한 그는, 문제의 사진들이 공개된 이후 몇몇 저명한 의

---

4   M. Gregg Bloche and Jonathan H. Marks, "Triage at Abu Ghraib", *New York Times*, February 4, 2005.

료윤리학자들이 출판한 비판적 문헌들에 등장하는 '고문하는 미국 의사들'[5] 중의 한 사람이 되었다. 여기서 아이러니컬한 사실은, 만약 위톨이 그의 선임자들이 구상했던 까다로운 절차들이 제대로 지켜져야 한다고 주장하여 그것을 관철시킬 수 있었더라면, 아부 그라이브가 그처럼 세상에 널리 알려진 이름이 되지는 않았을 것이라는 사실이다.

시초 : 과학적 심문 방법을 찾아라

아부 그라이브에서 엉망이 되어 버린 '심문 전략'은 사실 반세기 전으로 거슬러 올라간다. 당시 공산국가의 심문자들이 사용했던 '브레인 워싱(세뇌)'에 대한 미국의 공포와 관련이 있는 것이다. 마오쩌둥 집권 초기 반대파를 강제적으로 전향시키는 데 사용되었던 이 기술은, 얼마 후 미 공군 파일럿이 방송에 나와서 '고백'을 하는 것으로 이어졌다. 한국전쟁 중에 포로가 된 조종사들은 압록강을 건너 중국으로 끌려갔는데, 그 중 수십 명이 녹화 카메라 앞에서 자신

---

5   Steven Miles, *An Oath Betrayed: America's Torture Doctors* (Berkeley and Los Angeles, CA: University of California Press, 2009), 54. (이 책은 《배반당한 히포크라테스 선서》라는 제목으로 국내에 번역 출간되어 있다 – 역주)

이 전쟁 범죄를 저질렀다고 '시인'했다. 중국에 억류된 7,000명의 미군 중에서 3분의 2 이상이 미국의 전쟁 개입 중단을 요구하는 문서에 서명하거나 자신들이 저지른 잡다한 악행들을 자백했다. 미국 대중과 군부 및 지식인들은 놀라고 당황하여 대응에 나섰다. 심리학자인 어빙 재니스를 비롯한 저명한 학자들은, 공산주의자들이 약물, 최면, 충격요법 등을 활용하여 사람의 정신을 재구성하고 의식을 몽롱하게 만든다고 경고했다. 소설가와 영화감독들은 이 가능성을 바탕으로, 브레인 워싱 기술이 사람들을 로봇과 같은 요원으로 변모시켜 정부를 전복시키거나 요인을 암살하는 상황을 상상하기도 했다.

　　지식인 사회에서는 미국의 적국이 수감자들의 정신을 조종하는 과학적 방법을 개발할지 모른다는 우려가 점차 커졌다. 앨런 덜레스 CIA중앙정보국 국장은 의학계에 도움을 청했다. 그는 코넬 대학의 신경과학자 해롤드 울프를 초빙하여 마오쩌둥주의자와 소비에트를 역으로 공격할 수 있는 전략을 연구해 달라고 요청했다.[6] CIA와 국방부는 울프 박사에게 전직 소련과 중국의 심문 전문가들, 전쟁포로로 억류됐던 미군, 기밀로 분류된 자료들에 접근할 수 있는 권한을 예외적으로 인정했다. 다른 연구자들도 이런 노력에 합

---

[6]　John D. Marks, *The Search for the Manchurian Candidate: The CIA and Mind Control* (New York: Norton, 1991), chap. 8.

류했다. 육군은 정신과의사인 로버트 리프튼을, 공군은 사회학자인 앨버트 비더만을 초빙했다. 그들은 공산국가에서 사용된 방법을 재구성하는 데 힘을 쏟았다. 그들의 방법이 정확하게 어떤 능력을 갖고 있는지, 어떤 원리와 어떤 이유로 그런 일이 나타나는 것인지 정확히 파악하기 위해 애썼다. CIA와 군의 지도자들의 마음속에는 수비적 측면과 공격적 측면의 목적이 모두 있었다. 더 강력한 공격 기술을 개발해야 하는 경쟁에서 공산주의자들보다 한 발 앞서가려는 목적도 있었고, 미국인이 전쟁 법규 따위는 무시하는 적국의 포로가 되는 상황에 좀 더 철저하게 대비하려는 목적도 있었다.

하지만 공산주의자들의 방법에 대한 궁금증에서 시작된 이 요란한 프로그램의 결론은, 그들의 방법이 의외로 별것 아니라는 것이었다. 중국과 소련의 심문 전문가들은 약물도 최면도 사용하지 않았다. 파블로프식의 방법도 없었고 할리우드에서 상상했던 미친 과학자도 없었다. 그들이 사용한 기술들 중 일부는 수백 년 된 것들로, 종교재판 시절부터 고문 기술자들 사이에 구전으로 전해지는 것들이었다. 하지만 그 기술들은 대부분의 사람들이 생각하는 그런 '고문'은 아니었다. 썸스크루thumbscrew*도, 고문 선반도, 뾰족한 대나무 막대기**도 없었고, 고통을 유발하는 다른 장치들도 없었다. 구타는 흔했지만 지속적으로 신체적 고통을 가하는 일은 드물었다. 오히려 심문 전문가들은

* 엄지손가락을 죄어 짓이기는 형틀.

** 손톱이나 발톱에 박는 데 사용됨.

세뇌시키려는 대상과 직접 얼굴을 맞대는 일은 피했다. 대신 이들은 수감자들에게 비정상적인 자세를 취한 채 오랫동안 앉거나 서 있게 함으로써 스스로 고통을 느끼게 했다. 비더만은 이렇게 기록했다. "직접적인 고통의 근원은 심문자가 아니라 수감자 본인인 셈이다. 내면의 정신력은 이런 상황에서 오히려 더 쉽게 약해지는 것 같다."[7]

비록 사례와 비유는 달랐지만, 우리의 적들이 수감자의 마음을 약하게 만들기 위해 동원한 방법들에 대해 울프 등이 파악한 내용도 이와 비슷했다. 울프 등에 따르면, 그들은 초반에는 수감자를 둘러싼 모든 사소한 환경들에 대해 절대적인 영향력을 행사한다. 예를 들어 화장실 가는 시간도 정해 놓고, 앉거나 서 있을 때 취해야 할 자세도 정해 놓는다. 장기간의 격리, 맛없는 음식, 아주 좁은 공간, 완전한 암흑(혹은 아주 밝은 빛) 등은 비더만이 '인지의 단극화'라고 부른 현상을 가져온다. 수면 박탈, 큰 소음, 추운 실내 온도 등 모든 일상의 혼란이 수감자를 좌절하게 만든다. 뺨을 때리는 등의 자잘한 모욕 행위들이 반복되는 것도 그들에게 굴욕감을 준다. 협박 역시 두려움과 의존을 유발한다. 아주 더러운 환경과 프라이버

---

[7] Albert D. Biderman, Communist Attempts to Elicit False Confessions from Air Force Prisoners of War, *Bull. N. Y. Acad. Med.* 33:616-625 (1957).

시의 침해도 그들에게 모멸감을 준다.

이런 상황에서는 불과 몇 주 만에 수감자들이 절망에 사로잡히게 된다는 것이 울프 등의 결론이었다. 이렇게 되면 두 번째 단계로 넘어가게 되는데, 그건 수감자들에게 복종심을 유발하는 것이다. 이를 위해 심문자들은 전지전능하다는 이미지를 풍긴다. 수감기간이 길어지면서, 심문자는 수감자가 접촉하는 유일한 사람이 된다. 심문자는 칭찬하거나 벌을 주거나 달래거나 꾸짖거나 상을 줄 수 있는 모든 능력을 갖고 있다. 심문자와의 관계에서 형성되는 라 뽀rapport*가 수감자에게는 절망에서 벗어날 수 있는 유일한 출구가 된다. 이렇게 되면 생각과 행동을 조종할 수 있는 가능성이 생겨난다.

★ 원래는 의사-환자 사이에 형성되는 특별한 유대관계를 말하는 용어.

중국과 소련의 심문자들은 정치적인 잘못을 '자백'하게 할 목적으로 이런 전술을 사용했다. 그러나 복종은 다른 형태로도 일어난다. 반세기가 지난 후, 아부 그라이브에서 사용된 심문 방법을 비판하는 사람들은 '유도하는' 행위와 '조작하는' 행위에 큰 차이가 존재하는 것은 아니라고 보았다. 중국과 소련은 가짜 고백에 대해 보상하는 방식으로 복종을 '조작'했다. 하지만 이론적으로 심문자들은, 다른 형태로 수감자의 행동을 변화시킬 수 있다. 그 변화에는 진실을 말하게 유도하는 것도 물론 포함된다.

1950년대 후반까지, CIA의 후원을 받은 의사-연구자들은 이런 가능성을 열정적으로 모색했다. 공산주의자들이 최면이나 정신 약물이나 충격요법을 사용하지 않았다고 해서 우리 쪽에서도 그런 방법을 사용하지 말아야 하는 법은 없다. 우리는 은밀히 그런 방법들도 시도했다. 한국전쟁 시기부터 1963년까지, 일련의 실험들이 CIA 기금으로 진행됐다. 가장 악명 높은 것 중의 하나로, 스코틀랜드 출신으로 당대 최고의 정신과의사가 되고자 했던 캐나다의 이웬 카메론Ewen Cameron의 실험이 있다. 그는 몇 주에 걸쳐 반복적으로 전기 충격을 주고 약물로 잠을 재우는 방법을 병행하면서 정신병 환자의 마음을 '백지화'할 수 있는지를 실험했다. 카메론이 공언한 이 실험의 목적은 정신분열병의 치료였다. 정신분열병 환자의 뒤엉킨 사고체계를 깨끗하게 밀어버린 다음 건강한 사고체계를 환자의 머릿속에 새롭게 배치시킨다는 것이 그의 생각이었다. 카메론은 환자가 시간과 장소를 구분하지 못하고 과거도 기억하지 못한 채 단순히 즉각적인 신체적 욕구만을 말할 수 있는 지경에 이를 때까지, 전기 충격을 주고 약물로 잠을 재우기를 반복했다.

그 상태가 되어야 그는 스스로 '정신 조종'이라고 명명한 방법을 써서 환자의 마음을 재배열할 수 있었다. 그의 환자들은 몇 주 동안 정신이 몽롱한 상태로 매일 열여섯 시간씩 녹음테이프를 들어야 했다. 거기엔 환자들이 이전 면담에서 인정했던 인생의 여러 잘못들을 비판하는 내용이 녹음돼 있었다. 존 마크스의 책에서 실제 사례 하나를 볼 수 있다.[8] 아래 내용은 신경쇠약 때문에 남편에 의해 카메론에게 보내진 30세 여성이 들어야 했던 녹음테이프다.

마들렌, 너는 지금까지 살아오면서 내내 엄마와 아빠에게 어린아이 취급을 받았어. 남자친구와 데이트를 할 때도 언제나 사사건건 엄마에게 검사를 받았지. … 너는 스스로 뭘 해 본 적이 없어. … 사람들이 너를 '징징거리는 마들렌'이라고 부르잖아. 너에겐 두 아이가 있지만, 아이들을 잘 보살피는 것 같지 않아. 남편과의 관계를 잘 유지하지도 못해. 점점 사이가 멀어지고 있지. 함께 외출을 하지도 않잖아. 남편에게 성적 매력을 어필하지도 못해.[9]

몇 주 정도 이 내용을 듣게 한 다음, 카메론은 긍정적인 메시지를 들려준다.

너는 병을 치료하고 싶어. 그러려면 너의 느낌을 밖으로 표현해야 해. 분노를 표현하는 것도 괜찮아. … 이제 엄마에게 그만 좀 이래라 저래라 하라고 해. 작은 일에서부터 혼자서 하도록 해 봐. 그럼 곧 대등한 관계에서 엄마와 만날 수 있을 거야. 너는 다른 여자들처럼 좋은 아내, 좋은 엄마가 될 수 있어.[10]

---

8   국무부 관료 출신으로 저널리스트가 된 마크스는, 냉전 시기에 CIA가 국가안보를 목적으로 심문 기술의 개발 등과 관련하여 정신의학이나 행동과학 분야에서 행한 노력에 관한 최고의 저술을 남겼다. 7장 각주 6 참조.

9   앞의 책.

10   앞의 책.

카메론의 고압 전기 치료법과 울프 등이 재구성한 공산주의자들의 방법 사이에는 분명히 닮은 점이 있었다. 이 사실은 1956년, CIA 소속 심리학자 존 기팅거John Gittinger의 주목을 끌었다. 카메론은 '백지화' 및 '정신 조종'을 치료 목적으로 개발했다. 하지만 1957년 CIA는 카메론에게 기금 제공을 제안했다. 그는 기회를 받아들여 자신의 백지화 방법에 장기간의 감각 박탈을 추가했으며, 정신 조종 방법을 강화하는 차원에서 일부 환자들에게는 LSD를 추가로 투여했다. 그 이후로도 몇 년 동안 CIA는 중국과 소련의 방법에서 유추해 낸 심문 전략을 더 발전시킬 목적으로 여러 종류의 연구를 지원했다. CIA의 연구자들은 LSD 투여 대상을 찾기 위해 매춘부를 고용하기도 했고, 아마존 숲의 식물에서 추출한 물질을 사용하기도 했고, 감각을 거의 완벽하게 차단하는 새로운 방법을 개발하기도 했다. 이와 같은 어둠 속에서 몇 명의 피험자는 목숨을 잃었다.[11] CIA의 기술지원부에서는 수십 개 기관의 백 명 이상의 연구자들을 지원했지만, 대부분의 경우는 지원 사실 자체를 비밀로

---

11 냉전 시기에 사람의 마음을 조종하기 위해 과학을 이용하려 한 CIA의 노력에 대해서는 다음과 같이 수많은 책과 논문들이 존재한다. 그 중에는 균형을 잘 유지하고 있는 것들도 있고, 격렬한 논쟁을 유발하는 것들도 있다. Gordon Thomas, *Journey into Madness: The True Story of Secret CIA Mind Control and Medical Abuse* (Ney York: Bantam Books, 1990); Harvey Weinstein, *Psychiatry and the CIA: Victims of Mind Control* (Washington, DC: American Psychiatric Press, 1990); Ann Collins, *In the Sleep Room: The*

했다. 하지만 카메론의 연구는 '유도'와 '조작'이라는 CIA의 목표에 가장 부합하는 것이었기 때문에 직접 연구자를 접촉했던 것이다.

그러나 CIA는 1960년대 초에 이 계획을 포기했다. 의식 상태가 혼미하고 매우 의존적인 수감자들이 뭔가 중요한 진실을 말할 수 있을 것으로 기대하기는 어려워 보였기 때문이다. 심지어 CIA 내부에서도 이 연구는 비판의 대상이 됐다. 1963년의 내부 감사 보고서는 이 연구에 대해 '모든 미국인의 권리와 이익을 위험에 빠뜨리는' 것이며 치료적 목적이 아닌 경우에는 '인간의 행동을 조작'하지 못하게 되어 있는 의료윤리 규정을 위반한 것이라고 지적했다.[12] CIA는 이 프로그램을 공식적으로 중단했다. (일부에서는 축소된 규모로 10년 정도 더 지속됐다고 주장하기도 한다.[13]) 아무리 똑똑한 음모 이론가라도 내용을 상상할 수 없을 것 같은 이름인 MK-ULTRA가 이 프로그램의 작전명이었다. 1975년, 이 프로그램의 존재가 대중에 알려졌을 때, 많은 미국인들은 크게 실망했다.

그 무렵 CIA의 관심사는 이미 다른 곳으로 옮겨져 있었다.

Story of the CIA Brainwashing Experiments in Canada (Ontario, Canada: Key Porter Books, 1998).

12   CIA Inspector General's Office, *Report of Inspection of Mkultra/TSD*, July 26, 1963, 2.

13   Alfred McCoy, *A Question of Torture: CIA Interrogation from the Cold War to the War on Terror* (New York: Holt Paperbacks, 2006), 50.

1975년에 이 불편한 진실이 공개됐을 때, CIA는 소련과 중국의 심문 방법을 능가하는 과학적 방법을 찾기 위한 연구에 대한 지원을 중단했다. 하지만 CIA 요원들이 1980년대까지 중남미의 군인들에게 가혹한 심문 방법을 가르쳤다는 기록들이 다수 존재한다.[14] 또한 아르헨티나, 칠레, 우루과이, 과테말라 등 여러 나라의 군사독재 정권이 반대파를 고문하는 데 이 기술을 사용했다는 혐의가 있다.[15] 이 시기에 CIA가 만든 훈련 매뉴얼들[16]은 한 세대 전에 울프와 그의 동료들이 만든 것을 답습한 것이었다. 매뉴얼들은 '항복'을 유발하는 의존적 정신 상태를 유도하기 위해 정신 활성 물질들과 최면까지도 소개했다. 또한 '고요한 적용'이라는 방법도 있는데, 이는 수감자 몰래 은밀히 약물을 투여하는 행위를 가리키는 은어였다.[17]

---

14   Tim Weiner, "C.I.A. Taught, Then Dropped, Mental Torture in Latin America", *New York Times*, July 27, 1997; Gary Cohn et al., "Torture was Taught by CIA: Declassified Manual Details the Methods used in Honduras: Agency Denials Refuted", *Baltimore Sun*, January 27, 1997.

15   Lisa Haugaard, "Declassified Army and CIA Mannuals An Analysis of their Content, Latin America Working Group", February 18, 1997, www.archivochile.com/Imperialismo/escu_ameri/USescamerica0010.pdf

16   Central Intelligence Agency, "Kubark Counterintelligence Interrogation: July 1963", www.gwu.edu/~nsarchiv/NSAEBB/NSAEBB122/CIA%20Human%20Res%20Exploit%20A1-G11.pdf

17   CIA, "Kubark Counterintelligence Interrogation", 99.

한편 매뉴얼에는 이렇게 해서 얻어진 정보의 신뢰성이 떨어지는 문제에 대한 경고도 있었다. 저자들은 최면 상태에 빠진 수감자가 거짓말을 할 수도 있다고 기록했다. 또한 약물은 환각, 망상, 신념의 변화를 유발할 수 있어서, 심문 결과를 전체적으로 왜곡할 수도 있었다.

이런 매뉴얼들 가운데 가장 중요한 것이라 할 수 있는 '쿠박 방첩 심문Kubark Counterintelligence Interrogation'[18]을 보면, 의사들의 역할이 핵심적이라고 되어 있다. 또한 의사들과 심문자들 사이의 팀워크도 매우 중요한 것으로 명시돼 있다.

> 대다수 약물의 효과는 약물 자체의 물리적 특성보다는 투여 대상의 성격에 더 크게 좌우된다. 본부의 승인이 떨어졌고 의사를 활용할 수 있는 상황이라면, 심문자가 해야 할 가장 중요한 역할은 심문 대상자의 정신 상태에 관한 정보를 최대한 정확하고 자세하게 의사에게 제공함으로써 의사가 가장 적절한 약물을 선택할 수 있도록 돕는 일이다.[19]

'부작용이 가장 적은 약물을 신중하게 선택하고, 대상자의 성

---

18 "쿠박"은 CIA가 사용한 가명 혹은 암호명이다.
19 앞의 책.

격에 가장 잘 맞는 약물을 선택하고, 용량을 주의 깊게 계산하고, 타이밍을 잘 맞추는 감각'은 심문 대상자에게 들키지 않고 약물을 투여하는 '고요한 적용'의 성공을 위해 가장 핵심적인 요소다. 은밀하게 투여된 약물의 효과는 더욱 강력할 수 있다. 수감자가 자신에게 일어나는 변화를 '순수하게 자신의 내면에서 비롯된 것'으로 느끼기 때문이다. 의사의 투약 '타이밍'이 중요한 것은 약물이 거짓 정보를 끌어낼 위험을 줄이기 위해서다. 쿠박 매뉴얼의 저자들은 "그 약물들의 기능은 항복을 유도하는 것, 즉 저항하는 태도를 협조적 태도로 바꾸는 것"이라고 설명했다. '이런 변화가 일단 일어나고 나면', 정신 활성 약물의 투여를 포함한 '강제적 방법들'은 '중지돼야 한다.'[20] 그 약물들의 목적은 '복종심을 유발'하는 것이지 '행동을 조작하는' 것이 아니다. 심문자들은 저항이 무너지고 나면 행동을 조작해야 한다.

이는 분명히 비 치료적인 행위지만, 다양한 매뉴얼들은 모두 의료윤리와 관련해서 별로 거리낌이 없었다. 1997년 클린턴 행정부가 이 매뉴얼들에 대해 비밀해제 조치를 내렸을 때, 언론들도 의료윤리에 대해서는 별 관심을 기울이지 않았다. 쿠박의 심문 이론이 40년 전의 중국과 소련 방법에 대한 연구를 바탕으로 재구성한 것이라는 데에 대해서도 마찬가지였다. 당시 제기됐던 정치적 논란은 모

---

20   앞의 책.

두 미국의 해외 정책에 초점이 맞춰졌다. 이 매뉴얼들 및 함께 공개된 몇몇 자료들은, 레이건 재임 중에 중남미 국가들에서 행해진 수천 건의 고문 행위가 미국으로부터 전수 받은 반란 진압 전술에 기인한다는 사실을 확실하게 보여줬다.[21] 라틴 아메리카의 인권유린에 관한 보고서들에 의하면, CIA는 이 작전을 1986년에 중단했다.[22] 국가안보 관련 위원회에 참여해 본 심리학자나 정신과의사들에게 전해들은 바에 의하면, 그 이후 CIA의 쿠박 방법과 관련된 부서는 급속히 위축됐다. 이 방법에 능숙한 요원들이 사직하거나 은퇴하면서 이와 관련된 기억조차 점차 조직 내에서 희미해졌다. 9.11 테러가 발생했을 무렵에는 CIA의 이런 과거는 그야말로 과거의 일이 되어 있었다. 그렇게 되기까지 CIA 내부에서든 의회나 다른 외부 전문가 단체에 의한 것이든, 쿠박 프로그램과 같은 일에 의학이 개입하는 것의 적절성에 관한 어떤 공식적인 평결도 없었다.

---

21 Dana Priest, "U.S. Instructed Latins on Executions, Torture; Manuals Used 1982–91, Pentagon Reveals," *Washington Post*, September 21, 1996.

22 CIA Inspector General, "Special Review: [redacted] Counterterrorism Detention and Interrogation Activities, September 2001 to October 2003" (2004), www.aclu.org/torturefoia/released/052708/052708_Special_Review.pdf

적에게서 배운다: '선행 실습실'

하지만 울프, 비더만, 그리고 다른 동료들이 구축한 모델은 다른 곳에서 계속 유지됐다. 북한에 억류된 파일럿들의 '자백'을 접하고 충격에 빠진 공군은 포로로 잡히는 것에 대처하기 위한 훈련 프로그램의 개발에 착수했다. 육군과 해군도 곧 뒤따랐다. 생존survival, 대피evasion, 저항resistance, 탈출escape의 머리글자를 따서 SERE로 알려진 이 프로그램은 한국전쟁에서 미군 포로들이 받아야 했던 열악한 취급에 미리 대비하는 차원에서 만들어졌다. 이를 위해 공군은 적의 방법을 역으로 이용하기 위하여 울프-비더만 모델에 의지했다. 훈련병들은 몇 주에 걸친 야외 훈련에서 벌레를 먹고 추적자의 눈을 피하는 등 여러 종류의 생존 기술을 연마했다. 훈련에서 '생포된' 병사들은 모의 수용소에 수감되어 몇 가지 가혹행위들까지 당해야 했다.

이들이 수면 박탈, 저온 노출, 불편한 자세로 오래 서 있기, 아주 좁은 공간에 갇히기 등의 고통을 겪는 동안 임상심리 전문가들은 이 과정을 감독하며 관찰했다. 그러나 울프와 비더만이 수감자들의 절망을 줄이려는 데 초점을 맞추었다면, '선행 실습실(모의 포로 체험 프로그램에 대해 국방부가 붙인 이름이다)'은 훈련병들의 자신감 제고를 위해 고안됐다. 훈련병들을 한계 상황 직전까지(물론 한계를 넘기지는 말고) 몰고 감으로써 그들의 저항력을 키워보자는 의도였다. SERE 캠프 운영 매뉴얼은 "(모의) 심문자들은 언제 훈련병이 견디지 못하고 지나치게 좌절하는지를 제때에 잘 파악해야 한다"고 경고했다. "그때는 심문자들이 일시적으로 한 발 뒤로 물러나야 한다."[23] 이를 위해 심리학자들은 훈련병들을 면밀히 관찰하다가 그들에게 가해진 스트레스가 그들을 완전히 압도한다 싶으면 곧바로 프로그램의 진행을 중단시켰다.

심리학자들이 저항을 무력화시키는 것이 아니라 오히려 강화시킬 방법을 모색했다는 사실은 커리큘럼 중에 물고문 오래 견디기 시합이 있었다는 데서도 잘 드러난다. 2007년이 되면 물고문 과정은 오직 해군 SERE 캠프에만 남아 있게 된다. 베트남에서 포로가 되었던 해군 조종사들이 실제로 물고문을 당했던 것의 영향이었을 것이다. SERE 장교가 관찰한 바에 의하면, 그것은 '과거의 해군 포로들에서 비롯되는 감정적인 문제'였다.[24] SERE에서 일했던 어느

---

23 PREAL Operating Manual, Department of Justice - Office of Professional Responsibility, "Investigation into the Office of Legal Counsel's Memorandum Concerning Issues Relating to the Central Intelligence Agency's Use of 'Enhanced Interrogation Techniques' on Suspected Terrorists," July 29, 2009, 40. http://judiciary.huose.gov/hearings/pdf/OPRFinalReport090729.pdf

24 "Talking Paper" attached to 2007 JPRA memo from U.S. Air Force Colonel Brendan G. Clare to Navy and Marine Headquarters, quoted in Jeffrey Kaye, "Waterboarding Too Dangerous, Internal DoD Memo Reveals," Truthout.org, March 4, 2010. www.truthout.org/waterboarding-too-dangerous-internal-dod-memo-reveals57372

심리학자는 이를 이해할 수 없다는 듯, 나에게 "향수鄕愁죠, 뭐."라고 말했다. 물고문 견디기 훈련은 2007년에 없어졌는데, SERE 프로그램을 살펴본 3군 조사단이 이를 금지했기 때문이다. 조사단 관리는 해군 및 해병대 지휘관들에게 이렇게 말했다. "물고문 훈련은 없어져야 합니다. 도저히 저항할 수 없는 무기력한 상황은 훈련병들에게 심리적인 패배감을 남깁니다. 저항할 방법이 전혀 없는 완전한 패배를 한 번 경험하는 것은, 튼튼한 정신 무장에도 전혀 도움이 되지 않습니다."[25]

물고문이 심한 절망을 유발한다는 것은 질식에 관한 생물학적 지식에서도 확인된다. 훈련병의 코와 입을 천으로 덮은 다음 물을 부으면, 코와 입이 봉해져 호흡이 거의 불가능해진다. 이는 곧 반사적인 공포를 촉발한다. 훈련병은 숨을 헐떡이고 팔다리를 마구 움직이게 된다. 정신력은 아무 도움이 안 된다. 훈련병은 물론 이것이 연습이라는 것을 알고, 교관들이 몇 초 후에는 물에 젖은 천을 치워줄 것이라는 것도 안다. 하지만 그들은 순간적으로 익사 체험을 하며, 곧 죽을 것만 같은 느낌을 받는다. 숨을 쉬고자 하는 욕구보다 강한 건 없다. 그래서 SERE의 수석 심리학자인 게리 퍼시벌은 물고문에 대해 "학습성 무기력을 증폭시킬 우려가 있다"고 했다.

학습성 무기력에 대한 퍼시벌의 우려는 SERE 훈련 정책을 반

---

25 앞의 문서.

영한다. 2002년 훈련 매뉴얼에는 "선행 실습실에서 훈련병들에게 '학습성 무기력'이 생기지 않도록 하기 위해 최선의 노력을 다한다"는 문장이 포함돼 있다.[26] 훈련 매뉴얼에 이런 용어가 사용되고 있다는 사실은 울프-비더만 모델을 넘어서는 개념적 발전이 있음을 보여준다. SERE 심리학자들은 행동심리학자 마틴 셀리그먼이 개에게 전기 충격을 가하는 실험을 통해 1960년대에 정립한 '절망의 이론'을 받아들였다. 셀리그먼은 다양한 조건 하에서 동물들을 우리에 가두고 충격을 가했다. 간혹 피하거나(안전한 곳으로 이동하여) 충격을 멈추게 하는(레버를 누름으로써) 동물도 있었지만, 대부분은 충격을 중단시키거나 빈도를 줄이기 위한 어떠한 시도도 하지 못했다. 후자에 속한 불쌍한 동물들은 어느 순간이 되면 노력 자체를 하지 않는 것이 보통이었다. 심지어 세팅을 바꾸어 출구가 있는 우리로 옮긴 다음에 충격을 가해도 마찬가지였다.[27]

셀리그먼은 이런 현상을 설명하기 위해 '학습성 무기력'이라는 용어를 고안했고, 사람들이 우울해지는 현상을 이해하는 방편 중의 하나라고 주장했다. 정신과의사들도 이런 생각에 동조했고, 셀리그먼은 행동과학의 선구자이자 긍정적인 사고의 권위자로 유

---

26   PREAL Operating Manual, Department of Justice, 40.

27   Martin Seligman and Steve Maier, "Failure to Escape Traumatic Shock," *Journal of Experimental Psychology* 74, no. 1 (1967).

명해졌다. 그는 〈학습된 낙관주의Learned Optimism〉, 〈낙관적인 아이The Optimistic Child〉, 〈긍정 심리학Authentic Happiness〉 등의 베스트셀러를 썼고,[28] 1990년대에는 우울증 치료 분야에서 걸출한 인물로 인정받았다. 셀리그먼과 그의 추종자들에 의하면, 우울증은 사람들이 그들에게 닥친 좋지 않은 일에 대해 아무 것도 할 수 없다고 믿는 순간에 찾아온다. 몸에 밴 낙관주의는 우울증을 예방하는 최선의 방법이다. 하지만 비관주의는 스스로 유발한 부정적 사고에 저항하는 과정을 통해 스스로를 보호한다. 이미 우울한 사람에게 행해지는 정신치료의 목적은 단순하다. 그것은, 상황이 암울해 보이지만 출구가 있고 아무리 불쾌한 걱정거리들도 물리칠 수 있다는 사실을 믿도록, 환자들을 설득하는 것이다. 이를 위해 심리학자들과 정신과의사들은 소위 인지행동치료cognitive behavioral therapy, CBT라는 방법을 개발했다. 이는 사람들이 자신의 인생에 대해 갖고 있는 '가능성'을 좀 더 긍정적인 방향으로 재구성하는 일이다. 연구들에 의하면 CBT의 효용은 다른 여러 치료들

---

[28] Martin Seligman, *Learned Optimism: How to Change Your Mind and Your Life* (NEW York: Pocket Books, 1998); *The Optimistic Child: A Proven Program to Safeguard Children against Depression and Build Long-life Resilience* (New York: Harper Paperbacks 2007); *Authentic Happiness: Using the New Positive Psychology to Realize Your Potential for Lasting Fulfillment* (New York: Free Press, 2002).

보다 높다.[29] "아무 일도 제대로 못해요."라고 생각하던 사람들이 스스로의 운명을 바꿀 수 있다는 믿음을 갖게 되면, 훨씬 희망적으로 바뀔뿐더러 다른 여러 증상들까지 줄어든다. CBT는 외상후 스트레스 장애를 비롯한 불안장애들에도 효과적이라는 사실이 밝혀져 있다.

SERE 심리학자들은 깨달았다. 저항 훈련을 일종의 '완전 몰입형' CBT라고 생각하게 된 것이다. 인지 치료를 하는 사람들이 말로써(가끔은 스트레스를 일으키는 장소로 데려가기도 하지만) 환자들을 나쁜 기억으로 인도하는 것처럼, SERE 교관들은 훈련병들의 대응 능력에 대한 확신을 심어주기 위해 일련의 학대를 통해 그들을 인도하는 것이다. "적이 하는 모든 행동을 기술이라 생각하라." 해군 장교로 일했던 심리학자 브라이스 레피브는 2009년 11월, SERE 교관 시절을 회상하면서 내게 이렇게 말했다. "너희들은 이 훈련을 통해 그들의 술수에 덜 말려들게 될 것이다. … 그들은 너희들의 희망을 파괴하려 할 것이고, 죽이겠다며 협박을 할 것이고, 너

---

29   Jesse Klein, "Cognitive Behavioral Therapy for Adolescents with Depression," Evidence Based Mental Health 11, no. 3(2008), http://ebmh.bmj.com/content/11/3/76.full ; Graeme Whitfield and Chris Williams, "The Evidence Base for Cognitive Behavioral Therapy in Depression Delivery in Busy Clinical Settings," Advances in Psychiatric Treatment 9, no. 1(2009), http://apt.rcpsych.org/cgi/content/full/9/1/21

희들을 비참하게 만들 것이다. … 우리의 임무는 그들을 모든 종류의 수법들에 미리 노출시켜서 그들이 '아하, 이번엔 내가 넘어갔지만, 다음에는 훨씬 잘 대처할 수 있을 거야'라고 생각하게 만드는 일입니다."

정신과의사들은 이를 예방접종이라고 부르는데, SERE 프로그램을 고안한 사람들도 이 용어를 받아들였다. 매년 봄에 열리는 정기 회합에서 SERE 심리학자들은 회복력에 대한 연구에 초점을 맞추곤 했다. 물론 모든 것은 비밀리에 행해졌다. SERE 프로그램은 기밀로 분류되어 있었는데, 표면적인 이유는 적들이 이 프로그램의 존재를 모르게 하기 위해서였다. 때문에 SERE 심리학자들은 그들의 생각을 논문으로 펴낼 수도 없었고, 동료들에게 보여주고 비평을 들을 기회도 만들 수 없었다. 동료 전문가들로부터 완전히 고립된 채, SERE 캠프를 순회하고 특수 부대원들을 돌보면서 그들은 그들만의 우주를 만들어 나가고 있었다. 그들에게는 가끔 헬기 라펠이나 기만전술에 대한 자문 등 특별한 임무가 주어지기도 했다. "특전사 요원이 되고 싶어 하는 친구들이 몇몇 있었죠." 한때 해군에서 일했던 심리학자가 내게 말했다. 그들은 담대함이 중요하게 취급되는 문화 속에 젖어 있었고, 심지어 가장 비슷한 일을 하는 동료들(경찰이나 교정 시설에서 일하는)과도 완전히 다른 사람들이라고 스스로 구분하여 생각하는 경향이 있었다.

이렇게 스스로를 분리하는 것은 그들의 진로나 심문에 대한 이해 등에 영향을 끼쳤다. 군의관으로 일하는 의사들의 진로는 대략 비슷해서, 20년 정도 근무하면 대령 계급에 이르는 것이 보통이다. 그들은 대개 40대 후반에서 50대 초반 무렵에 '은퇴'를 하고 더 많은 돈을 벌 수 있는 민간 분야로 진출한다(최종 급여의 40% 이상의 연금과 함께). 하지만 SERE 심리학자들은 힘든 시간을 보내게 된다. 특수한 작전이나 대담한 행동이 민간에서의 기회로 이어지는 경우는 많지 않다. 고문에 대한 인지심리학적 지식도 마찬가지다. 경찰관, 민간 조사원, 혹은 다른 직종을 모집하는 공고문에 'SERE 출신은 지원 금지'라고 적혀 있는 것이나 마찬가지라고 할까.

일부의 전직 SERE 교관들은 다국적 기업을 찾아가서 자신의 훈련 기법을 활용해 보지 않겠냐고 제안하기도 했다. 임원들이 인질범에게 붙잡히거나 하는 위기 상황에 처했을 때 더 잘 대처할 수 있도록 만들어 주겠다는 제안이었다. 하지만 더 넓은 가능성을 본 사람들도 있었다. 그들은 고문 혹은 그 비슷한 것이, 계획만 잘 세운다면, 진실을 이끌어낼 수 있다고 믿은 사람들이었다. 레피브는 말했다. "우리는 모든 것을 경험을 통해 알게 됐습니다. SERE에서 사용하는 훈련 기법들은 단순히 훈련에만 유용한 게 아니라… 훈련병들 중에 취약한 사람을 가려내는 데도 아주 유용합니다." 그들은 훈련에 투입되기 전에, 반드시 지켜야 할 가짜 비밀을 전달 받는다. 대부분의 경우에, 그들은 비밀을 지키지 못한다. "실망스러운 일이지요." 레피브가 말했다. "우리 미국의 진정한 애국자들이, 심지어 훈련 상황인데도, 말하지 말아야 할 것들까지 너무 쉽게 이야기해 버리는 겁니다."

9.11 이후 관타나모나 아부 그라이브에서 벌어진 가혹행위들(아마도 SERE 기법들을 모방하였을)이 세상에 알려졌을 때, 나를 포함한 정치적 자유주의자들은 이 방법이 효과를 보지 못했다고, 즉 정확한 정보를 얻어내지 못했다고 믿고 싶었다. 하지만 대부분 기밀로 분류돼 있는 수많은 증거들은 SERE 방법이 훈련 상황에서, 심지어 정말 포로가 된 것이 아님을 잘 알고 있는 훈련병들로부터도 진실을 추출할 수 있다는 레피브의 주장을 뒷받침한다.

주술적 과학?

1990년대의 대부분을 SERE의 수석 심리학자로 일한 제임스 짐 미첼은 이런 가능성에 강한 흥미를 느꼈다. 미첼이 2001년 5월에 공군에서 은퇴했을 때, 그는 저항 훈련 사업을 시작했다. 그는 회사를 차리고 군대 시절의 동료들을 고용한 다음, 그의 임상 노하우와 특수 작전을 수행했던 대담성을 섞어서 마케팅을 시작했다. 그는 자신감에 충만해 있었다. 그는 1974년에 고등학교를 졸업하고 공군에 입대하여 폭탄의 뇌관을 제거하는 기술을 익혔다. 군 복무를 하면서 대학을 다녔고, 결국 심리학 전공으로 박사 학위도 땄다.[30] 그는 일찍이 스트레스 관리에 관심이 많았다. 그건 자신의 폭탄처리 임무를 수행하는 데도 매우 중요했으며, 그의 박사 논문 주제인 행동과학적 방법에 의한 고혈압 조절과도 밀접한 관련이 있었다. 그는 또 셀리그먼의 생각에도 관심이 많았다. 사람들의 위기 대처 능력을 높여 줄 수 있는 가능성에 주목했기 때문이다.

마초 기질이 있으면서 행동과학을 공부한 미첼은, 특수 작전이나 SERE 관련 임무와 아주 궁합이 잘 맞았다. 그는 카리스마가 있고 네트워킹 기술도 뛰어나서, 기업이나 정부와 계약을 추진하는 사업 수완도 좋았다. 그는 스스로를 과학자인 동시에 최신 연구와 현장의 요구를 연결하는 사람으로 소개했다. 기업 임원들을 대상으로 하는 인질 상황 대처 교육, 정보 제공자의 신뢰도 측정, 말하기 껄끄러운 종류의 정보 입수 등이 그의 회사가 제안하는 서비스들이었다. 그는 잠재적 고객들을 위해 과학을 아주 단순화해서 설명했고, 그렇게 하는 데 대해 아무런 거리낌도 느끼지 않았다.

SERE 및 특수 작전에 관련된 몇몇 사람들이 미첼이 마케팅에 열을 올리는 데 대해 우려를 갖기 시작했다. "짐은 자기가 과학자라고 말했지만, 그는 과학자가 아닙니다." SERE 소속의 연구자인 어느 저명한 의사가 내게 들려준 이야기다. "내가 과거에 만나본 미첼

---

30 Scott Shane, "Two U.S. Architects of Harsh Tactics in 9/11's Wake," *New York Times*, August 12, 2009.

은 언제나 '내가 잘 아는데…'라고 말하는 사람이었어요. 누군가 그에게 질문을 하면 언제나 짜증을 내며 못 견뎌 했죠. 그는 데이터에 대해 질문 받는 것을 좋아하지 않았습니다."

열아홉 명의 테러리스트가 네 대의 비행기를 납치하여 3천 명 이상을 살해했을 때, 미첼에게는 기회가 왔다. 9.11 테러 이후 몇 주 안에, CIA와 특수부대들은 용의자들을 체포하기 시작했다. 하지만 그들로부터 신뢰할 만한 정보를 어떻게 얻어낼 것인지에 대해서는 단서가 별로 없었다. 심문 기술이 효과를 발휘할 수 있는지 없는지에 대한 결정적인 대답은 여전히 없었다. 그런 종류의 연구는 비윤리적이기도 했고 국제법에 의해 금지돼 있기도 했다. 1947년에 7명의 나치 의사들에게 내려진 사형 선고를 계기로 만들어진 뉘른베르크 강령은 동의를 받지 않고 진행하는 인간 대상 연구를 금지했다.[31] 이후 만들어진 여러 협약, 규약, 윤리강령 들도 마찬가지다. 따라서 CIA나 군대의 심문자들은 직감이나 전통에 의존할 수밖에 없었다.

군대의 야전 매뉴얼은 제네바 협약을 위반하지 않는 선에서 수감자들의 감정에 영향을 주고 라뽀를 형성하는 방법에 대한 가이

---

31 Evelyne Shuster, "Fifty Years Later: The Significance of the Nuremberg Code," *New England Journal of Medicine* 337, no. 20 (1997): 1436.

드라인을 알려주고 있다.[32] 신병들은(대부분 대학을 다닌 경험이 없는 10대) 애리조나 주에 있는 후아추아 기지 내의 육군정보센터에서 몇 주 동안의 훈련을 받게 되면 심문 담당자가 될 수 있다. 그들은 친절한 태도, 거짓 공감, 아첨, 수치심 등에 대해 배운다. 모순점을 찾아내고 영리한 책략을 세우는 방법도 배운다. 바그람과 칸다하르를 비롯한 아프가니스탄 곳곳에 있는 텐트나 가건물에서는, 심문자들이 모여서 말도 통하지 않고 정치적 입장도 이해할 수 없는 수감자들에 관한 이야기들을 주고받는다. 단편적 경험들이 모여 '지식'이 되는 것이다. "이 나라의 심문 정책은 '할머니들의 미신'에 바탕을 두고 있다고 할 수 있죠." 군사 정보 분야에서 고위직을 지낸 어느 전문가는 2009년에 나를 만났을 때, 아프가니스탄 및 이라크에서의 자기 경험을 회상하며 이렇게 말했다. "그들은 심문을 마치고 나오면서 이렇게 말합니다. '오, 이 방법 참 효과적인데?' 하지만 그걸 어떻게 알죠? 뭐랑 비교해서 그렇다는 거죠?"

9.11 테러 직후, 유효성은 특히 중요해졌다. 서로 연계되어 있는 유령 같은 극단주의자들과의 전쟁에서는 그들의 계획, 그들의 작전 능력, 인간관계 등에 대한 세밀한 정보가 절실했다. 2차 세계

---

32 Department of the Army, "Field Manual 34–52: Intelligence Interrogation," May 8, 1987, available at www.globalsecurity.org/intell/library/policy/army/fm/fm34-52/chapter3.htm

대전, 한국전쟁, 1차 걸프전, 심지어 베트남전쟁에서도, 심문은 지엽적 문제였다. 대규모 화력과 수송 능력이 훨씬 더 중요했다. 하지만 아프가니스탄에서는, 유럽부터 필리핀에 이르기까지 세계 곳곳에 흩어져 거미줄처럼 엮여 있는 지하드 광신도들과의 전쟁에서는, 심문이 결정적으로 중요했다. 또한 9.11과 같은, 혹은 더 심각한 수준의 대규모 테러의 추가적 발생에 대한 공포 때문에, CIA와 군대는 하나의 퍼즐 조각과 같은 정보라도 갖고 있을 수 있는 포로들로부터 최대한의 정보를 이끌어내는 데 역량을 집중했다. 그러나 버지니아 주 맥린 카운티에 있는 CIA 본부에는, 이슬람 근본주의자의 심문 전문가는 고사하고 평범한 포로 심문 전문가조차 없었다. CIA는 특수 부대를 활용하고 아프가니스탄 내부의 정보망을 동원하여 점령지를 확보하며 포로들을 체포하고 있었다. 때문에 테러대응센터의 책임자인 코퍼 블랙은 심문 수단을 열심히 찾고 있었다. 전직 보훈병원 심리학자인 커크 M. 허버드가 나타나 9.11 이후 미국의 대 테러 전쟁의 방향을 수정하게 만든 것이 그 무렵이었다.

 그보다 10여 년 전에, 허버드는 흔치 않은 직업 전환을 했었다. 버지니아 햄튼의 보훈병원에서 심리학자로 일하던 그가 CIA로 직장을 옮긴 것이다. 그의 업무는 CIA가 해외에서 수행하는 비밀 작전을 지원하는 일이었다. 그는 도쿄와 런던, 그리고 아마 다른 곳에서도 일을 했고, 그가 가진 지식과 요령으로 상관에게 좋은 인상을 남겼다. 9.11이 터졌을 때, 그는 본부에 돌아와 있는 상태였고, 팀의 존재 자체가 비밀로 남아 있는 작전평가부Operational Assessment Division, OAD 소속이었다. OAD 내에서 그의 직책은 작전팀장이었다가 연구분석팀장으로 바뀌었는데, 애매모호한 이 직책 이름만으로는 그가 비밀 작전을 평가하는 데 있어서 중요한 역할을 한다는 것 이상의 내용을 짐작하기는 어렵다. 하지만 그가 국가 안보 분야에서 일하는 정신의학 분야의 전문가들과 맺은 계약 내용을 보면 그의 주된 관심사가 무엇인지 알 수 있다. 그의 목표는 테러와의 전쟁 최전선에서 행동과학을 활용하는 것이었다.

허버드가 가진 CIA 직책은 그에게 기회를 제공했다. CIA의 작전부에 의해 운영되는 준군사팀은 육해공군의 특수작전팀과 긴밀한 유대관계가 있었다. 허버드는 심리전, 특수부대원 선발, 저항력 강화 훈련, 정보원의 신뢰도 검증 등에 관심이 있는 군대 안팎의 심리학자와 정신과의사들을 연결하는 비공식 네트워크의 일부가 되었다. 그는 SERE 소속 심리학자가 아니었지만 그들의 전문가회의에 참석했다. 그는 연구하는 과학자가 아니었지만 체질적으로 호기심이 많아서, 관료주의에 매몰되지 않고 열린 마음으로 새로운 아이디어를 추구했다. 그가 어떤 연유로 짐 미첼을 만났는지는 분명하지 않다. 하지만 미첼이 적대적인 수감자로부터 의미 있는 정보를 추출하는 모습을 허버드가 보게 된 것만은 확실하다.

스캇 셰인, 마크 벤자민, 그리고 캐서린 이반의 훌륭한 저술을 통해, CIA가 체포한 알카에다 조직원 몇 명을 미첼이 직접 물고문했다는 사실은 잘 알려져 있다. 미첼이 SERE 경험을 바탕으로 하여 수감자들의 의지를 꺾기 위한 방법들을 고안했다는 사실도 마찬가지다. 미첼은 SERE 방법을 반대로 재구성했고, 고문으로는 원하는 것을 얻을 수 없다는 상식은 그 과정에서 전혀 고려되지 않았다. 그는 독자 행동이 허락되는 요원이었고, '주술적 과학'의 실행자였다.[33] 그의 이런 독자 행동은 CIA도 어느 정도 허락한 일이었다. 나는 영국의 인권 변호사 조너선 마크스와 함께 이 이야기를 글로 써서, 〈뉴잉글랜드 의학저널〉과 〈뉴욕 타임스〉에 실었다.

하지만 그 이야기는 불완전했다. 고문이 효과가 없다는 사실은 진보적 성향을 가진 사람들에게는 그야말로 상식이다. 적대적인 상대방으로부터 정확한 정보를 얻어내는 것을 '효과가 있다'고 표현할 때 그렇다는 말이다. 마크스와 내가 2005년에 기술했듯이, 공산주의자들의 방법을 흉내 내는 심문으로는 단지 알맹이 없는 복종만을 얻을 수 있을 뿐이다. 즉, 한계를 넘는 수준의 학대를 당한 사람은 그 고문을 중단시키기 위해 아무 말이나 하게 된다. 때문에 고문은 거짓 자백을 얻어내는 데는 아주 유용한 도구이지만(일단 무너뜨린 다음에는 종이와 연필만 주면 된다), 진실을 발견하는 데

---

[33] Katherine Eban, "The War on Terror: Rochester and Awe," Vanity Fair.com, July 17, 2007, www.vanityfair.com/politics/features/2007/07/torture200707

있어서는 좋은 방법이 못 된다. 고문하는 사람이 듣고 싶어 할 것이라고 피해자가 생각하는 내용이 곧 진실은 아니니까.[34]

인권이라는 측면에서 보면 이건 괜찮은 윈-윈 상황일 수도 있다. 고문을 하지 마라(고문 비슷한 것도), 그러면 말하기를 꺼리는 상대로부터 더 '좋은' 정보를 얻어낼 수 있다. 하지만 그건 앨버트 비더만이 50년 전에 지적했던 바를 간과하는 것이다. 포로들의 절망감을 줄여주는 쪽으로 잘 고안되어 전략적으로 적용되기만 하면, 어느 정도의 가혹행위가 복종의 심리 상태를 '유도'할 수 있다는 사실은 그가 이미 보여줬었다. 하지만 복종의 행동을 '구현'하는 것은 별개의 문제다. 그것은 심문자가 느끼는 전능함, 즉 벌하거나 상을 줄 수 있는 독점적 권한과 관련이 있다. 그는 이 권한을 중국이나 소련이 그랬던 것처럼, 거짓 자백을 이끌어내는 데 사용할 수도 있다. 하지만 이 권한은, 만약 그가 거짓 진술을 실시간으로 알아차려 즉시 그에 대한 처벌을 가할 수 있다면, 공포와 절망에 사로잡힌 수감자들로 하여금 진실을 말하게 하는 데 사용될 수도 있다.

SERE 심리학자들은 후자의 가능성에 주목했다. 그들은 '선행 실습실'에서 가해진 압박에 의해 미군 훈련병들이 '비밀'을 누설하는 모습을 이미 보았다. 브라이스 레피브와 마찬가지로, 짐 미첼은

---

34 M. Gregg Bloche and Jonathan H. Marks, "Doing unto Others as They Did unto Us," *New York Times*, November 14, 2005.

그들이 고안하여 고문 대비 차원에서 훈련병들에게 가했던 스트레스 요소들을 적당히 재조합하고 강화할 경우, 미국을 해하려는 의도를 갖고 있는 적들로부터 우리의 생명을 지킬 수 있는 좋은 정보들을 얻어낼 수 있을 것으로 믿었다. 하지만 포로들의 의지를 꺾는 것만으로는 불충분했다. 여기서 비더만의 통찰이 중요했다. 이미 의지가 꺾인 포로의 행동을 우리가 원하는 방향으로 이끌기 위해서는, 심문자가 진실과 꾸며낸 이야기를 구분하여 진실에 대해서만 보상을 줄 수 있는 능력을 갖추는 것이 필요했다.

커크 허버드는 이런 방법을 쓰면 법규에 의해 움직이는 다른 기관들이 사용하는 '라뽀 형성' 방법보다 더 좋은 결과를 더 신속하게 얻어낼 수 있으리라고 확신했다. 울프, 비더만, 셀리그먼 등의 연구를 바탕에 두고 있으니 나름대로 과학에 '기초한' 방법이었다. 비록 그것이 과학적으로 '증명된' 방법은 아니었지만 말이다. 9.11 사건 몇 주 후, 허버드는 미첼과 CIA 지도부가 만날 수 있도록 다리를 놓았다. "그를 고용하는 결정은 내가 내린 게 아닙니다." 허버드는 내게 보낸 이메일에서, 미첼과 존 브루스 제슨(전직 SERE 교관이자 미첼의 파트너)의 역할에 대해 설명하면서 이렇게 말했다. "나는 그저 그들의 역량이 쓸 만한지 검토해 보라고 소개를 했을 뿐이죠."[35]

---

35 허버드와 나는 2010년 봄 두 달이 넘는 기간 동안 이메일을 주고받았다(여기 공개된 것 외에도 여러 가지 대화가 있었다).

CIA가 받아들이다

CIA 내부에서 허버드는 라이벌들을 고려해야 했다. 심리학자이자 심리치료사(허버드도 그렇다)인 R. 스캇 슈메이트는 수년째 해외의 비밀 작전을 지원하는 업무를 하고 있었다. 2005년 슈메이트가 미국심리학회 이사 후보가 되었을 때 본인이 직접 작성한 이력서에는 '중동 문화에 대한 풍부한 경험과 지식'을 가졌으며 '매우 힘들고 어려운 환경에서' 근무해 왔다는 소개의 글이 적혀 있다.[36] 그는 또 '다양한 테러리스트 네트워크와 관련이 있는 다수의 주요 인물을 면담해 본 경험'이 있으며, 'CIA 테러대응센터의 수석 심리학자'로 일했다고도 써 놓았다.

슈메이트는 나중에 국가안보위원회에서 자신은 미첼의 방법이 윤리적으로 문제의 소지가 있고 효과도 불분명하다고 생각해서 반대했다고 동료들에게 말했다. 하지만 허버드에 따르면, 슈메이트의 그런 태도는 자기 잇속만 차리는 행위였다. "스캇은 자신을 테러대응센터의 심리학 분야 최고 책임자라고 생각했고, 자기 자리를 지키는 데 아주 집착했습니다. 그는 가능하면 센터의 심리학 분야

---

36 Society for the Study of Peace, Conflict, and Violence, American Psychological Association Presidential Task Force on Psychological Ethics and National Security: Members' Biographical Statements(2005), www.clarku.edu/peacepsychology/tfpens.html

를 좌지우지하려 했고, 그게 어려우면 자신의 영향력이라도 행사하려 애를 썼습니다." 슈메이트가 미첼의 '강화된' 심문 방법 이외의 대안으로 무엇을 염두에 두고 있었는지는 미지수다. 분명한 것은 슈메이트가 센터 내에서는 물론이고 CIA 전체 조직 내에서도 점차 밀려났다는 사실이다. "적어도 심문 프로그램에 관해서는, 그는 중요한 사람이 아니게 된 겁니다." 허버트가 말했다. "제가 볼 때 슈메이트는 자신이 무슨 생각을 하고 있는지를 정확히 알지 못했던 것 같아요. 그는 '강화된' 심문 방법이 도덕적 윤리적으로 문제가 있기 때문에 반대하는 것이라고 스스로 생각했던 것 같지만, 제 생각엔 단지 그 이유만은 아니었습니다."

테러대응센터의 코퍼 블랙 센터장과 CIA의 조지 테넷 국장이 미첼을 채용하기로 결정한 것이 정확히 언제였는지는 불분명하다. 하지만 2001년 12월 이전인 것은 확실하다. 2004년 CIA 감찰 보고서(2009년까지 기밀로 분류되어 있었던 '대 테러 구금 및 심문 활동에 관한 특별보고서')에 의하면, CIA는 미첼에게 알카에다의 심문 대응 기술을 극복하는 방법에 관한 보고서를 준비하도록 했다.[37] 미첼은 브루스 제슨을 자기 보고서의 공동 저자로 표기했다.

---

37 Office of Inspector General, *Special Review: Counterterrorism Detention and Interrogation Activities*, (2004). www.aclu.org/torturefoia/released/052708/052708_Special_Review.pdf

이 결정은 매우 중요한 것이었다. 미첼이 제슨과 실제로 돈독한 파트너십을 유지한 것은 아니었다. 하지만 제슨은 여전히 SERE 수석 심리학자로 워싱턴 주 스포캔에 있는 합동인력회복기구JPRA에 참여하고 있었고, 이 기구는 육해공군의 스트레스 저항 훈련 전반을 감독하는 곳이었다. 제슨은 SERE 프로그램을 통해 알게 된, 격리, 물고문 등의 스트레스 요인들의 신체적 심리적 영향에 관한 정보들을 JPRA에 소개할 수 있는 위치에 있었고, 실제로 그렇게 했다. 더 중요한 사실은, 제슨이 전 세계의 미군 지휘관들에게 '강화된' 심문 방법을 퍼뜨리는 기반으로 JPRA를 활용할 수 있었다는 점이다. 제슨은 나중에 실제로 그렇게 했다.

　미첼과 제슨은 프로젝트 완성을 위해 매진했다. 2002년 2월 12일, 그들은 '알카에다의 심문 대응 기술에 대한 역 대응 전략의 개발: 저항 훈련의 관점에서'라는 제목의 보고서를 완성했다. 미첼-제슨의 접근법을 받아들인 것은 CIA 지휘부뿐만이 아니었다. CIA는 아프가니스탄과 관타나모 만에서 심문자로 일할 군인들도 SERE의 심문 방법을 미리 숙지할 수 있게 하자고 JPRA에 제안했다. JPRA에 소속된 SERE 심리학자라는 권한을 활용하여, 제슨은 그 일을 담당했다. 같은 시기에 JPRA 위원장은 미첼과 제슨이 작성한 보고서를 육해공군 사령관들에게 보냈고, 적대적인 구금자들로부터 유용한 정보를 추출해 내는 데에 SERE 프로그램으로부터 도움을 받으라고 권했다. 그는 이렇게 기술했다. "30년 이상의 훈련 경험을 바탕으로, 우리는 심문에 대한 저항력을 키우는 일과 그것을 무너뜨리는 일 양면에 공히 최고의 전문성을 갖추고 있습니다."[38] 이후, 포로들의 저항을 누그러뜨리는 데에 SERE 스트레스 요인들을 사용하는 방안은 아프가니스탄과 관타나모 만을 비롯하여 세계 곳곳의 미군 지휘관들에게 퍼져나갔다.

하지만 미첼은 CIA를 등에 업고 자신의 아이디어를 극단까지 밀어붙였다. 그가 자신의 임상 경험과 행동과학적 배경을 포로들을 절망에 빠뜨리는 데 활용하는 것과 관련된 윤리적 문제에 대해 어떤 생각을 하고 있었는지는 알려지지 않았다.[39] 하지만 허버드의 생각은 확실히 알려져 있다. 그는 지금까지 공개된 바가 없는 나와의 대화에서, '악행 금지의 원칙'* 을 포함하여 의사나 임상심리학자들에게 요구되는 임상윤리는 '의사/환자 관계에 놓여 있지 않은' 의사나 심리학자에게는 해당되지 않는다고 주장했다. 그는 오히려 의사들은 국가에 대한 의무를 갖고 있다면서, 다음과 같이 말했다.

★ 의료윤리의 네 가지 기본 원칙 중의 하나로 환자에게 해를 끼쳐서는 안 된다는 뜻임.

---

38   U.S. Senate Committee on Armed Services, *Inquiry into the Treatment of Detainees in U.S. Custody*, November 20, 2008, 7.

39   이 책과 관련하여 미첼에게 인터뷰를 요청했으나, 미첼은 자신의 변호사 헨리 F. 슈엘케를 통해 거절 의사를 밝혀 왔다. (슈엘케는 관련 소송이 진행되고 있다는 이유를 들었다.)

민주 사회의 무고한 시민들을 향한 테러리스트들의 위협에 대처하는 일에 있어서 정신과의사나 심리학자들이 인간 행동에 관한 그들의 지식을 활용하지 않는 것이야말로 비윤리적인 일이라 생각합니다. 이슬람 테러리스트들의 이해관계보다 무고한 미국인들의 생명을 더 중요하게 생각하는 것이 왠지 비윤리적인 것처럼 느껴진다는 생각에 동의할 수 없습니다. … 우리는 법률, 우리 동료 시민들에 대한 의무, 전문가로서 지켜야 할 윤리 강령이라는 세 가지 사이에서 균형을 유지해야 할 책무가 있습니다. 나의 균형감각으로는, 소위 테러리스트들의 인권보다는 우리 사회가 훨씬 소중합니다.

허버드와 미첼이 중요하게 생각했던 한계는 미국 법률, 그 중에서도 고문을 금지하고 있는 연방 법률이었다. 허버드의 심문자들은 법적으로 안전한 피난처를 필요로 했다. 미첼이 자신의 방법을 현실에 적용하기에는, '고문'의 정의가 매우 넓게 기술되어 있는 것이 문제였다. 그래서 2002년 초, CIA는 방책을 하나 만들기로 했다. CIA 관리들은 심리학자와 정신과의사들을 비롯한 학계 및 군대 내의 여러 전문가들에게 '강화된' 심문 방법이 더 효과적이라는 사실을 밝히고 그들의 방법이 '고문'에 해당하지 않는다는 주장을 뒷받침할 수 있는 근거를 마련해 줄 것을 요청했다.

초반에는 두 가지 목적 모두를 위해 JPRA를 활용하려 했다. 3월 초, 제슨은 '알카에다의 저항에 대비한 훈련 및 정보 획득 방안'

이라는 이름의 슬라이드 자료를 가지고, 비협조적인 포로들로부터 유용한 정보를 얻어내는 방법에 대해 프레젠테이션을 했다. 거기엔 '격리와 모욕주기', '감각 차단', '신체적 압박(구타를 비롯한 학대 행위를 지칭하는 SERE의 완곡한 표현이다)', '정신적 압박' 등이 포함돼 있었다.[40]

JPRA는 저항 훈련이 정신 건강에 끼치는 영향에 대한 자료들도 수집하기 시작했다. 저항 훈련이 훈련병들의 위기 대처 기술을 향상시킨다는 SERE 심리학자들의 주장을 뒷받침할 자료가 필요했던 것이다. 부시 행정부에서 법무 관련 일을 하는 관리들은 나중에 이 자료들을 '강화된' 심문은 고문이 아니라는 사실에 대한 근거로 활용했다.[41] JPRA에 의하면 SERE 훈련이 선발된 엘리트 군인들에게 유발할 수 있는 정신과적 부작용은 무시할 수 있는 수준이었다. 즉 SERE 방법은 테러 용의자의 저항을 무너뜨리기 위해 사용될 때 '심각한 수준의 정신적 고통'을 유발(법적으로 어떤 행위가 정신적 고문이 되기 위한 조건이다)하지는 않는다는 것이다.

허버드도 같은 입장을 취해서, 저항 훈련과 저항을 무너뜨리

40　Senate Committee on Armed Services, *Inquiry*, 9.

41　Department of Justice, "Memorandum for Alberto R. Gonzales: Standards of Conduct for Interrogation under 18 U.S.C.§§2340-2340A," (2002), 13, www.gwu.edu/~nsarchiv/NSAEBB/NSAEBB127/02.08.01.pdf

기 위해 SERE 방법을 사용하는 것은 근본적으로 다른 것이라는 점을 무시했다. SERE 훈련은 정신 건강에 미치는 부작용을 최소화하면서 저항력을 키울 수 있었다. 훈련병들이 무기력에 빠지지 않도록 심리학자들이 관리하는 가운데 훈련이 이루어지기 때문이다. 하지만 제슨과 미첼에게는 '학습된 무기력'이 오히려 목표였다. 따라서 SERE 교관들이 훈련병들이 정신과적 후유증을 겪지 않도록 잘 관리하는 데 성공했다는 사실은 전혀 중요하지 않았다. 미첼의 방법은 충분한 수준의 정신적 고통을 가하여 학습된 무기력을 유발해야 성공하는 것이기 때문이다.

　　미첼과 허버드는 마틴 셀리그먼에게도 도움을 청했다. 〈뉴욕타임스〉의 스캇 셰인에 의하면, 셀리그먼은 2001년 12월 필라델피아 교외에 있는 자신의 집으로 미첼과 허버드를 (다른 몇 명도 포함해서) 초청했다.[42] 포로들의 저항을 무력화시키는 데 있어 학습된 무기력을 어떻게 적용할지에 대해서 셀리그먼이 미첼과 허버드에게 조언을 했을까? 셀리그먼은 완강하게 부인했다. 그는 내게 보낸 짧은 메모에서 이렇게 말했다. "많은 사람들을 우울증에서 벗어나게 하는 데 기여하는 선의의 과학이 그처럼 수상한 목적으로 사용될 수 있다는 사실에 슬픔과 두려움을 느꼈습니다." 그는 자신이 2002년 5월에 열린 JPRA 회합에 참석하여 학습된 무기력에 관해

42　7장 각주 30 참조.

연설한 적이 있으며, 청중 중에 미첼과 제슨이 포함돼 있었다는 사실만 인정했다. 셀리그먼의 주장은 다음과 같다.

> 내가 강연을 요청 받은 주제는 … 미국인들이 고문을 이겨내고 적들의 심문을 효과적으로 피하는 데 있어서 학습된 무기력에 대한 정보들을 활용하는 방안에 대한 것이었습니다. 당연히 나는 그 이야기를 했구요.
> 나는 그때 이후 제슨이나 미첼과 전문적으로 접촉한 일이 없습니다. 나는 정부와의 계약에 의해 고문과 관련된 일을 수행한 적이 전혀 없으며, 그럴 생각도 전혀 없습니다. 심문에 관해서 일을 한 적도 없습니다. 심문 장면을 목격한 적도 없으며, 심문과 관련한 깊이 있는 지식도 갖고 있지 않습니다.

하지만 CIA 관계자의 증언에 의하면, 셀리그먼은 2002년 봄에도 미첼, 제슨, 허버드를 필라델피아에서 만난 적이 있다. 역시 그 모임에 참석했던 그 관계자는 "우리가 필라델피아에 모였다는 사실은, 미첼과 제슨이 최소한 심문 전략에 대한 고민을 갖고 있었다는 뜻"이라고 말했다. 셀리그먼은 미첼의 구상을 이해하고 돕고자 하는 마음이 있었다. 하지만 그는 학습된 무기력이라는 개념을 발견하고 '학습된 낙관주의'를 통해 우울증에 빠진 많은 사람들의 삶을 바꿔 놓은 선구자로서의 명성을 가진 인물이었다. 따라서 사람들을 절망에 빠지게 하는 방법을 CIA 요원들에게 전수하는 사람으로 알려지고 싶지는 않았다. 때문에 그는 조심스럽게 행동했다. 과학적으로 밝혀진 사실과 그렇지 않은 사실을 객관적으로 설명했을 뿐, 구체적인 조언을 하는 것은 피했다. CIA 관계자에 의하면 셀리그먼은 'CIA를 돕는 일에 대해서는 뭔지 모를 거부감을 갖는 전형적인 인물'이었다.

셀리그먼의 언급들을 분석해 보면, 그는 숨기는 게 있을지언정 거짓말을 하지는 않았다.[43] 그는 인터뷰를 거절했고, 그래서 다른 질문들을 할 수는 없었다. 하지만 미첼과 제슨이 학습된 무기력 이론을 테러 용의자를 무너뜨리는 데 활용한 것이 비윤리적인 행위였는지 여부를 이메일로 문의했을 때,[44] 그는 이렇게 대답했다. "나는 '국가에 봉사하는 프린스턴'이라는 교훈을 가진 대학 출신입니

---

[43] 셀리그먼은 자신의 JPRA 프레젠테이션 '이전에' 미첼과 제슨을 만났다는 사실을 부인하지 않았다. 그리고 "고문과 관련된 일을 수행한 적이 전혀 없으며…"라는 셀리그먼의 주장에서 사용된 '고문'이라는 용어의 의미는 부시 행정부가 내린 '고문'의 정의와 같은 것으로 보인다.

[44] 더 정확히 말하자면 셀리그먼에게 던진 나의 질문은 이랬다. "저는 이러한 접근법의 개발 및 확산에서 심리학자들(그리고 심리학)의 역할에 대한 당신의 생각에 아주 관심이 많습니다. 심리학자들이 개입했던 그 방법, 즉 위기에 처한 우리 나라를 돕기 위해 사용됐던 전략적 방법 자체가 비판 받을 수는 있겠지만, 불법 행위나 비윤리적인 행위는 없었다고 보는 것이 설득력 있는 접근일까요? 아니면 이러한 심문 방법의 개발 및 확산이 비윤리적이었거나 혹은 전문가로서 부적절한 행동이었을까요? 어떻게 생각하십니까?"

다. 나는 포트 후드 총기 사건*의 희생자들을 추모하는 자리에서 이사야서의 구절을 인용한 조지 케이시 장군을 존경합니다. '주께서 이르시되 내가 누구를 보내며 누가 우리를 위하여 갈꼬 하시니 그때에 내가 이르되 내가 여기 있나이다 나를 보내소서.'"

* 2009년 11월 5일, 텍사스주의 포트 후드 미군기지에서 발생한 총기 난사 사건으로, 13명이 사망하고 32명이 부상했다. 무슬림계 미국인으로 정신과 군의관으로 복무하던 니달 말릭 하산 소령이 범인이라는 점 때문에 미국 사회에 특히 큰 충격을 주었다.

가동 준비가 되다

필라델피아 회합이 있을 무렵, '강화된' 심문 방법 도입을 위한 CIA의 준비는 이미 상당히 진행되어 있었는데, 이는 뭔가 평소와 다른 특별한 추진 동력이 있음을 뜻한다. 3월 28일 새벽 2시, 파키스탄의 특수기동대SWAT 팀이 아부 주바이다를 체포하는 데 성공했다. 그는 사우디아라비아 사람으로, CIA 일각에서는 알카에다 조직에서 세 번째 서열의 인물이라 판단하고 있었다. CIA 최고위층에서는 주바이다가 향후 공격이나 휴면 중인 지하조직에 관한 다수의 고급 정보를 갖고 있을 것으로 확신했고, 이를 대통령에게까지 보고했다. 체포 과정에서 중상을 입고 겨우 목숨을 건진 주바이다는 방콕 외곽에 있는 CIA의 비밀 기지로 옮겨졌다.[45] 치료가 어느 정도 진행된 후, 심문이 진행됐다. 처음에는 FBI 요원이 나서서 전통적인 '라뽀 형성' 기술을 사용했다. 하지만 CIA 관료들은 주바이다가 수천 명의 목숨을 구할지도 모르는 소중한 정보를 보유하고 있다고 확신했다. 그래서 그들은 짐 미첼을 보내기로 했다.

미첼이 자신의 구상을 행동으로 옮기기 위해 필요한 법무부의 최종 승인을 얻는 데는 아마도 수개월이 소요될 것이었다. 하지만 CIA는 승인이 날 것으로 보고 일단 전화를 걸었다. 커크 허버드는 필라델피아에서 돌아오던 중에 CIA의 전화를 받았다. "전화 통화를 해 보니, '그들'이 원하는 것은 미첼이 테러대응센터의 동료 몇 명을 데리고 그날 밤에 당장 출발하는 것이었습니다."[46] 허버드는 당시를 이렇게 기억했다. "미첼은 연락 받고 열두 시간 만에 비행기를 타야 했죠." 미첼이 정확히 언제 (그리고 어떤 종류의 승인에 의거하여) 주바이다를 심문하기 시작했는지는 논란거리다. 미첼에게 임무를 넘겼던 FBI 요원의 주장에 의하면, 미첼과 그의 팀은 법무부 법률자문실Office of Legal Counsel, OLC이 2002년 8월에 그 유명한 '고문 보고서'를 통해 최종 승인을 내리기 수주 전에 이미 '고

---

45 주바이다는 체포 과정에서 복부, 허벅지, 고환 등에 총상을 입었다. CIA는 그의 치료를 위해 존스 홉킨스의 외과의사를 긴급히 파견했다. Scott Shane and Mark Mazzetti, "In Adopting Harsh Tactics, no Inquiry into Past Use," *New York Times* April 22, 2009.

46 2010년 봄에 커크 허버드가 저자에게 보낸 이메일 내용이다.

문 비슷한' 방법을 사용하기 시작했다.[47] 그리고 미첼의 행동을 보도한 많은 언론은 그를 CIA 본부의 규정을 무시하고 제멋대로 행동한 불한당으로 규정했다. 하지만 허버드는 그건 진실이 아니라고 주장했다. "짐 미첼은 본부의 서면 승인 없이 독자행동을 한 게 아닙니다. … CIA에서 분명히 승인을 했고, 그에 따른 책임도 CIA에 있습니다. 미첼과 제슨은 독불장군이 아니었어요."

분명하고도 중요한 사실은, 온 세상이 고문이라 생각하는 가혹행위의 전문가로 미첼이 활용됐을 때조차도, 미첼은 자신이 아부 주바이다의 정신 건강을 '보살피는' 사람이라는 태도를 지속적으로 견지했다는 점이다. 그의 이런 태도는 '강화된' 심문 방법의 개발 및 확산 과정에 결정적인 역할을 했다. 그가 '직접 면담 및 관찰'을 근거로 작성한 '심리평가'는, 물고문이 주바이다에게 '심각한 정신적 고통'을 초래한 것은 아니라는 법률자문실의 결론이 내려지는 데도 기여했다.[48] 나중에 벌어진 불법행위 관련 소송에서도 이는 법률자문실 측 변호인에게 유리한 근거로 활용됐다.

---

47 U.S. Department of Justice, Office of Inspector General, A Review of the FBI's Involvement in and Observations of Detainee Interrogations in Guantanamo Bay, Afghanistan, and Iraq (2008), 68-69. http://www.justice.gov/oig/special/s0910.pdf

48 James Mitchell, Psychological Assessment of Zain al-'Abedin al-Abideen Muhammad Hassan, a.k.a Abu Zubaydah (2002). www.aclu.org/torturefoia/released/082409/olcremand/2004olc4.pdf

미첼이 특별한 근거 없이 주바이다를 '평가'한 내용에 의하면, 그는 '믿을 수 없을 만큼 강한 정신력'을 가지고 있어 스트레스에 대한 저항력이 상당히 높았다.[49] 이는 의학적인 내용에 비중을 둠으로써 SERE 방법을 재조합한 미첼의 방법이 고문이 아니라는 주장을 뒷받침하려는 의도에 의해 작성된 것이 분명했다. 그는 주바이다가 '회복력이 강하며', '자신의 기분과 감정을 잘 조절하며', '기분 장애를 비롯한 다른 정신 병력이 없다'고 기록했다. 미첼은 이에 대해서도 별다른 근거를 제시하지 않았다. 임상적으로 의미가 있으려면 기분, 감정, 사고 체계 등에 관한 자세한 서술이 있어야 하는데, 그의 '평가'에는 그런 것들이 부족했다. FBI나 CIA 분석관들은 주바이다의 일기를 검토한 후 '스트레스에 취약한 경향'을 보인다고 언급했는데, 미첼은 이것도 무시했다.[50] 주바이다가 십대 시절

---

49   앞의 문서.

50   10년 이상의 기간에 걸친 주바이다의 일기는 그가 체포되는 와중에 함께 입수되었으며, 즉시 맥린에 있는 CIA 본부로 보내졌다. CIA와 FBI의 요원들이 번역본을 신중하게 검토한 결과, 그가 '하니1', '하니2', '하니3'이라는 세 가지 각기 다른 '목소리'로 일기를 썼음을 발견했다. 그 세 가지 목소리는 20살 이상의 나이 차이가 있었으며, 각기 다른 인격을 갖고 있었다. CIA의 한 분석관은 "그는 제정신이 아니고 미쳤으며 인격 분열 상태"라고 결론 내렸다. Ron Suskind, *The One Percent Doctrine* (New York: Simon and Schuster, 2007), 95–100. 이는 주바이다에게 다중인격장애라는 진단을 내리기에는 불충분했지만, 주바이다가 정신과의사들이 흔히 말하는 '해리 상태(스트레스에 의해 자아가 붕괴되는 현상으로 흔히 우울증, 심한 불안, 인지기능 감소 등을 동반한다)'에 빠질 경향이 있다는 증거로는 확실

참여했던 소련과의 전쟁에서 머리에 심각한 부상을 입었던 것이 현재에 영향을 줄 수 있다는 가능성도 물론 무시했다.

회전문 법 논리

전통적인 임상 기준에 비추어 볼 때, 미첼의 '평가'는 의료과오라 할 수 있다. 하지만 변호사들에게는 그게 중요하지 않았다. 과학으로서의 의학이 아니라 임상적인 태도 자체가 법률자문실에게는 그들이 찾던 명분을 제공했다. 그리고 7년도 더 지난 후, 미첼이 근거도 없이 주장했던 주바이다의 강한 정신력은 고문 관련 문서를 작성한 두 저자의 불법행위 혐의에 대해 면죄부를 준 법무부 결정의 근거로도 작용했다. 법무부 윤리팀에서는 불법행위의 소견이 있다고 주장했다. SERE 훈련이 정신건강에 끼치는 영향이 최소한이라는 JPRA의 자료를 저자들이 일부 오용했다는 것이 근거였다.[51] 저자

했다. (다중인격장애는 해리 상태의 일종이다.) 모의 포로가 된 스트레스로 인해 자아가 무너진 SERE 훈련병도 해리 증상을 보인다. 사실 '해리'는 SERE 관련 증상을 묘사할 때 정신과의사들이 흔히 사용했던 용어다. 결국 주바이다의 일기는 그가 SERE 방법에 노출됐을 때 '심각한 정신적 고통'을 겪게 될 위험이 유난히 높은 편이라는 사실을 시사한다고 할 수 있다.

51   U.S. Department of Justice, Office of Professional Responsibility, *Report: Investigation Into the Office of Legal Counsel's Memoranda*

들은 SERE 훈련병들도 그 정도 고통을 겪지는 않았으므로 주바이다에게 정신적 위해가 있었을 가능성은 '매우 희박하다'고 주장했다. 하지만 법무부 윤리팀은 이런 주장에 대해 SERE 방법을 저항력을 키우기 위해 사용하는 것과 무너뜨리기 위해 사용하는 것에는 큰 차이가 있음을 간과한 것이라고 말했다. 이런 견해는 사실 당연한 것인데, 법무무 고위 관리에 의하면 미첼의 '개인화된' 평가가 그 차이를 메워 버렸다. 그것은 '정신적 후유증이 있을 가능성이 희박하다'는 결론을 뒷받침하는 역할을 했다. 이를 근거로, 법무부는 고문 보고서를 작성한 두 사람인 제이 바이비(현재 연방법원 판사다)와 존 유(이 보고서에 관한 비판을 보수주의 수호자로서의 명성으로 전환시키는 데 성공했다)의 불법행위 혐의를 벗겨주었다.[52],★

★ 존 유는 1967년에 서울에서 태어난 한국계 미국인으로 UC 버클리 로스쿨 교수다.

Concerning Issues Relating to the Central Intelligence Agency's Use of "Enhanced Interrogation Techniques" on Suspected Terrorists (July 29, 2009). http://judiciary.house.gov/hearings/pdf/OPRFinalReport 090729.pdf

52   David Margolis, Associate Deputy Attorney General, "Memorandum of Decision Regarding the Objections to the Findings of Professional Misconduct in the Office of Professional Responsibility's Report of Investigation Into the Office of Legal Counsel's Memoranda Concerning Issues Relating to the Central Intelligence Agency's Use of 'Enhanced Interrogation Techniques' on Suspected Terrorists" (January 5, 2010). http://judiciary.house.gov/hearings/pdf/DAGMargolisMemo100105.pdf

이 과정에는 여러 종류의 절차들이 개입됐다. 의사와 변호사들은 나중에 전 세계가 고문이라고 판단한 그 행위를 정당화하기 위하여 서로 협력했다. 사실과 동떨어져 있었던 미첼의 '평가'는, 변호사들에 의해 법의 제재로부터 미첼을 멀리 떨어뜨려 놓는 수단으로 활용됐다. 그의 풍부한 임상 경험도 영향을 끼쳤다. 법률가들은 오로지 사실에 의해 판단해야 하는 사람들이지만, 그의 풍부한 경험은 그를 신뢰해도 좋다는 생각을 유발하기에 충분했다. 변호사들은 미첼이 주바이다에게(나중에는 다른 사람들에게도) 행한 행위들에 대해 형사적 책임을 묻기 어려울 것이라는 결론을 내렸다. 경력에 큰 오점을 남길 수도 있었던 변호사들을 보호해 준 것도 미첼의 '평가'였다.

의사들도 매우 중요한 역할을 했다. 존 유와 바이비가 승인을 했을 무렵(구두로는 2002년 7월 하순, 문서로는 8월 1일), CIA 의사들은 방콕의 비밀 장소에서 미첼과 함께 있었다.[53] 존 유와 바이비는 승인을 하면서 조건을 달았는데, 그것은 'SERE 경험이 있는 의료 전문가'가 옆에 있다가 '주바이다가 심각한 신체적 정신적 위해를 입지 않도록 예방할 의학적 필요성이 있다고 판단될 경우에는

---

53 '비밀 장소'들은 9.11 이후 체포한 사람들을 구금하고 심문하는 CIA의 비밀 시설을 말한다. 유럽, 아시아, 그리고 어쩌면 다른 곳에도 아직 그 존재가 드러나지 않은 '비밀 장소'들이 여럿 있었다.

진행 중인 심문을 중단시키는' 역할을 수행하는 것이었다.[54] '의학적 필요성'이라는 용어가 의료보험의 영역 바깥에서 새로운 의미를 획득하게 된 것이다.

현장에 있었던 의사들은 유-바이비의 법적 해석에 있어서 또 다른 유해한 역할도 했다. 어떤 행위가 법적 시각에서 고문으로 규정되기 위해서는 심한 고통 자체만으로는 불충분하고, 고통을 가함으로써 얻고자 하는 '특정한 의도'가 있어야 했다. 이것의 실제적 의미는, 고통이 있을 것이라는 사실을 인지하는 것만으로는 불충분하고 고통 자체가 고문자의 '목적'이어야 함을 뜻한다.[55] 존 유와 바이비는 바로 이 사실에 주목했던 것이다. 의사의 존재가 핵심이었다. '심문을 중단시킬 권한을 갖고 있는 의료 전문가가 상주하는 것'이야말로 극심한 통증이나 고통을 가하는 '특정한 의도'가 없었음을 증명한다는 것이 그들의 주장이었다.[56] 의사의 존재가 '선의'를 증명한다는 것이다. 즉 고통의 수준이 극심하지는 않다는 '솔직한 믿

---

[54] Jay S. Bybee, "Memorandum for John Rizzo, Acting General Counsel of the Central Intelligence Agency: Interrogation of al Qaeda Operative" (August 1, 2002), 4, 11. http://www.globalsecurity.org/intell/library/policy/national/olc_08012002_bybee.pdf

[55] 변호사들은 '특정한 의도'의 정의를 놓고 옥신각신하는 편이다. 나는 여기서 자세히 설명하지 않았지만, '특정한 의도'를 '목적'과 같은 것으로 취급하는 것이 주류 의견에 가깝다고 말할 수 있다.

[56] Bybee, 7장 각주 54, 16.

음'을 갖고 있었다는 것이다. 그 '솔직한 믿음'은 틀렸을 가능성이 높지만, 그건 별로 중요하지 않았다. '솔직한 믿음'은 고문을 가한다고 해서 반드시 고문자가 되는 것은 아니라는 사실을 보여주기에 충분했을 뿐이다. 그리하여 의사의 존재는, 주바이다가 고문과 같은 수준의 통증이나 고통을 느끼지 않도록 의사들이 그를 보호했는지 여부와는 무관하게, 그 자체로 면죄부가 되었던 것이다.

변호사들의 전폭적인 지원은 미첼로 하여금 흉포한 행동을 계속하게 했다. 여름이 끝날 무렵, 브루스 제슨이 공군을 떠나 미첼이 설립한 회사의 주역으로 합류했다. 주바이다의 심문과정은 자세한 녹취록과 92개의 비디오(나중에 다 파기됐지만)로 꼼꼼히 기록됐다. 의사들을 비롯한 의료 전문가들이 '강화된' 심문 절차를 관찰했고 기록을 남겼다.[57] CIA 감찰관은 83회의 물고문이 '적용'되었음을 확인했는데, 이는 주바이다가 익사 직전의 상태에 도달한 것이 83번이나 된다는 것을 뜻한다. (SERE 훈련병들이 일반적으로 1회 혹은 2회만 이를 경험하는 것과 비교된다.)

더욱이, 그 각각이 SERE 훈련병들이 경험하는 것보다 훨씬 높

---

[57] CIA는 강화된 심문 장면이 담긴 비디오테이프를 파기했다는 사실을 인정했다. 파기한 이유에 대해서는 그것이 공개될 경우 미국에 대한 분노가 더욱 커져서 국가 안보를 위협할 우려가 있기 때문이라고 밝혔다. 의료 전문가들이 작성한 여러 기록들을 공개하라는 요청에는 여전히 응하지 않고 있다. (정보공개법에 근거한 소송이 진행 중이며, 내가 원고를 맡고 있다.)

은 강도였다. SERE 훈련에서는 처음에 헝겊이 훈련병의 눈과 이마 부위에 덮이고, 그 다음에 작은 컵으로 한 컵 분량의 물로 헝겊이 적셔지며, 그 이후 젖은 헝겊이 아래로 내려와서 코와 입을 막는다. 그 다음에는 교관이 헝겊이 충분히 젖은 상태로 유지되도록(즉 호흡을 힘들게 하도록) 추가로 물을 부으면서 20초에서 40초를 유지한 다음 헝겊을 치운다.[58] 하지만 감찰 보고서에 따르면, 미첼의 팀은 '훨씬 많은' 양의 물을 부었다. "미첼과 제슨은 그들이 사용하는 기술이 SERE 훈련에서 사용하는 기술과는 다르다는 것을 인지하고 있었다." 감찰관의 서술이다. "그들은 그러한 차이가 발생하는 이유에 대해 '이건 실제 상황이므로 더 강렬하고 확실해야 한다'고 설명했다."

판이 커지다

부시 대통령이 나중에 '일련의 대안적 절차들'이라고 불렀던 미첼의 방법을 통해 주바이다로부터 수많은 사람들의 생명을 구하는 정보를 얻어냈었는지 여부는 격렬한 논쟁의 대상일 것이다. 하지만 분명한 것은, 국가 안보와 관련되는 정부 부처 내에서는 미첼의 방

---

58 Bybee, 7장 각주 54, 3-4.

법이 '효과를 봤다'는 견해가 신속하게 퍼졌다는 사실이다. 주바이다가 겨우 35초의 물고문 후에 모든 것을 털어놓기로 했다는 헛소문도 퍼졌다.[59] 그의 심문은 예의 비밀스런 사업에서 하나의 표준이 되었다. 2005년 5월말까지 CIA는 94명의 테러 용의자를 전 세계의 비밀 장소에 억류하고 있었는데, 그 중에서 미첼의 방법이 동원된 경우는 28명이었다.

제슨은 CIA 심문 요원들을 위한 최초의 '교육 프로그램'도 스스로 개발했다.[60] JPRA 시절의 동료인 심리학자 게리 퍼시벌이 2002년 7월 1일부터 이틀간 진행된 교육을 주도했다. 퍼시벌과 JPRA 교관인 조셉 위치는 물고문을 포함한 각종 '신체적 압박' 행위들을 시연하며 설명했고, 그 교육을 받은 사람들은 아프가니스탄 등으로 파견될 CIA 요원들이었다.[61] 2002년 11월에는 2주 과정도 생겨났다. 그 과정은 심문 요원을 훈련시킨 후 자격을 갖춘 사람을 '인증'까지 해 주었다. 1주일 동안은 이론 강의가 있었고, 그 다음 1주일 동안에는 강화된 심문 기술들을 실습해 보는 기회가 주어졌다.[62] 강화된 심문 기술을 사용하기 위해서는 반드시 인증을 필요

---

59 Brian Ross, "CIA—bu Zubaydah, Interview with John Kiriakou," CBS News: World Watch, December 17, 2007, http://abcnews.go.com/images/Blotter/brianross_kiriakou_transcript1_blotter071210.pdf.

60 7장 각주 38, 10-11.

61 7장 각주 38, 20-21.

로 했다. CIA는 타당하고 과학적인 모델에 의해 정립된 고문 기술을 훈련한 심문 요원들의 팀까지 별도로 조직했다.[63]

일종의 '의학적' 처치

'강화된' 심문이 널리 퍼지면서, 의학적 개입은 필수적 요소가 되었다. 물고문, 수면 박탈, 벽으로 밀치기,[64] 기타 여러 학대 행위들이 의학적 처치의 일종으로 재정의 되기에 이르렀다. 2004년에 유출된[65] 유– 바이비 보고서에 대한 비난은 이러한 재정의의 원인이 됐다. 부시 행정부는 이 보고서를 공개적으로 철회함으로써 법을 무

---

[62] 7장 각주 22, 31-32.

[63] 그들은 고문 기술자로 훈련되었다. 즉, 국제적으로 통용되는 고문에 대한 법적 이해가 그대로 적용되기만 하면, 당연히 유– 바이비 두 사람의 지위에 급격한 변동이 생길 수 있다.

[64] '벽으로 밀치기'는 억류자를 벽을 향해 밀치거나 내동댕이치는 것으로, 부상을 예방할 수 있는 방법으로 알려져 있다.

[65] 더 정확히 말하면, 보고서의 일부분(고문의 의미를 정의하고, 국가 안보를 위해 대통령의 특권으로 고문을 승인하는 내용)이 2004년에 공개된 것이다. 다른 부분, 즉 주바이다에 대해서 SERE 방법을 써도 좋다고 승인하는 부분이 존재한다는 사실은 당시에 함께 알려졌으나, 그 구체적인 내용은 2009년 오바마 행정부가 미국시민자유연합이 정보공개법을 근거로 제기한 공개 요청을 받아들일 때까지 드러나지 않았다.

시하는 대통령이라는 비난에서 벗어나려 했다. 하지만 이 보고서를 대체한 다른 비밀문서 역시 미첼의 방법은 '의료 전문가'가 그것을 고안하고 그 실행을 감독하는 한 고문이 아니라는 주장을 담고 있었다.[66]

이러한 목적을 위해 CIA 의사들은 물고문을 '의학적으로 적절한' 수준으로 조정했다. 그들은 그냥 수돗물이 아니라 음용 가능한 생리 식염수를 이용하도록 하였다. 그 물을 마시게 될 억류자가 저나트륨혈증에 빠지는 것을 예방하기 위해서였다. 토사물이 기도로 흡입되는 것을 예방하기 위해 그들은 물고문 전에는 액체로 된 식사를 공급하도록 하였다. 또한 인후의 경련(지속될 경우 생명이 위

---

[66] 이 보고서에서 가장 자세한 부분은 각각의 심문 기술들의 합법성에 대해 서술한 46쪽에 달하는 해설 부문인데(바이비의 후임으로 법률자문실 실장이 된 스티븐 G. 브래드버리가 썼다), 이 부분을 보면 CIA 의사들의 핵심 역할들이 아주 명확하게 명시돼 있다. "확립된 SERE 방법들을 적용하고 응용하는 데 있어서 의사 및 심리학자들의 개입은 우리의 분석을 위해서 특별히 주목할 만하다. 의료 전문가들은 특정한 처치들(특히 물고문)의 한계를 설정하거나 변화를 요청하는 데 관여해 왔다. 우리는 이들 기술들의 사용과 관련해서 의료 전문가들과 긴밀한 협조를 유지해 왔다. 우리의 기술들이 억류자들에게 심각한 신체적 정신적 고통을 유발하지 않도록 하기 위하여 의료 전문가들이 신중하게 업무를 수행하고 있다는 사실은 분명하다." Steven G. Bradbury, "Memorandum for John Rizzo, Senior Deputy General Counsel, Central Intelligence Agency: Re: Application of 18 U.S.C. §§ 2340-340A to the Combined Use of Certain Techniques in the Interrogation of High Value al Qaeda Detainees" (2005): 29-30, http://luxmedia.com.edgesuite.net/aclu/olc_05102005_bradbury46pg.pdf

태롭다)이 발생할 경우에 대비하여 기관절개술에 필요한 장비를 물고문 장소에 준비해 놓도록 하였다.[67] 더 나아가 CIA 의료서비스실OMS에서는 의사가 현장에서 물고문을 지켜보면서 호흡곤란이나 의식저하 등의 여러 문제들이 생기지 않는지 감독하도록 했다.[68] 이런 문제들이 실제로 발생했다는 사실은 '강화된' 심문을 참관하는 의사들을 위한 OMS 가이드라인에 다음과 같은 경고가 명시되어 있는 데서 잘 드러난다. "우리의 제한적인 경험에 의하면, 물고문이 과도하게 지속적으로 행해질 경우 새로운 위험들을 초래할 수 있을 것으로 보인다."[69] OMS 가이드라인을 보면 그들은 SERE 훈련병들은 대개 1회의 물고문만을 당한다는 사실과 더불어 억류자들에 가해지는 물고문은 실험적 방법이라는 사실을 인지하고 있었음을 알 수 있다. 또한 그 실험적 시도들로부터 최대한 많은 정보를 얻어내기 위해 OMS는 의사들에게 철저한 자료 수집을 명하고 있다.

향후의 의학적 판단 및 권고에 도움이 되는 정보를 얻기 위해서는 물

---

67 앞의 문서.

68 Central Intelligence Agency, Office of Medical Services, "OMS Guidelines on Medical and Psychological Support to Detainee Rendition, Detention, and Interrogation" (2004), http://dspace.wrlc.org/doc/bitstream/2041/72435/02793_041200display.pdf

69 앞의 문서.

고문과 관련된 모든 구체적 내용들이 상세하게 기록되어야 한다. 각각의 적용은 얼마나 오래 지속되었는지(시작부터 끝까지 총 시간도 포함하여), 얼마나 많은 양의 물이 사용됐는지(몇 번이나 물이 끼얹어졌는지), 물은 얼마나 정확하게 사용됐는지, 기도가 완전히 봉쇄됐는지, 비인두나 구강인두는 물로 채워졌는지, 뿜어져 나온 양은 얼마나 되는지, 각각의 적용 사이에 쉬는 시간은 얼마나 됐는지, 그때 억류자는 어떤 상태였는지 등이 모두 기록돼야 한다.[70]

CIA가 내리는 다른 의학적 판단들은 대부분 덜 근거 중심적이다. 족쇄를 채워 강제로 서 있게 하는 방식의 수면박탈을 180시간까지 지속하는 것에 대해서는 뇌기능에 '일시적인' 영향을 미치는 것 외에 '심각한 생리적 영향'은 없는 것으로 되어 있다.[71] 이런 주장은 수면 박탈이 심혈관질환, 암, 당뇨병, 감염, 기분장애, 사고장애 등을 유발할 수 있다는 증거들이 지속적으로 축적되고 있는 것과는 완전히 배치되는 것이다.[72] 또한 CIA의 비밀 기지 내에서 벽으로

---

70   앞의 문서.
71   7장 각주 66, 40.
72   Robert E Roberts, Catherine Ramsay Roberts and Hao T. Duong, "Sleepness in Adolescence: Prospective Data on Sleep Deprivation, Health and Functioning," *Journal of Adolescence* 32, no. 5 (2009): 1045-057; Michael A. Grander et al., "Problems Associated with Short Sleep: Bridging the Gap between Laboratory and Epidemiological Studies," *Sleep Medicine*

밀치기, 복부 구타, 냉수 끼얹기 등의 '처치'들을 감독하는 의사들에게는 '의학적으로 필요한 순간'에는 그런 처치를 중단시키라는 지침도 하달됐다. 마치 임상 연구자들이 이들 처치에 대한 연구를 통해 과학적 근거에 바탕을 둔 실무 지침이라도 개발한 것과 같이 느껴질 정도다. 대사 작용을 통한 저온 대처, 굴곡– 신전 손상의 예방, 찬물 속에서의 체온 손실 등에 관한 단편적인 생리학적 지식들이 윤리적인 이유로 도저히 연구될 수 없는 여러 의문들에 대한 과학적 근거 부족을 가리고 있을 뿐이었다.[73]

"해를 끼치지 말라"

어울리지 않게도 OMS는 심문을 참관하는 의사들에게 "모든 의료 전문가들은 해를 끼치지 말라는 전문가의 의무를 잊지 말아야 한다."고 지시했다. 이 터무니없는 지시는 히포크라테스적 이상과 그들이 하고 있는 일 사이의 긴장에 대한 언급을 아예 막아 버린다. 그

Reviews 14, no. 4 (2009): 239; Varsha Taskar and Max Hirshkowitz, "Health Effects of Sleep Deprivation," *Clinical Pulmonary Medicine*, 10, no. 1 (2003): 47.

73   7장 각주 68, 9-11.

것은 히포크라테스적 의무를 저버리지 않고 있다는 착각을 불러일으킨다. CIA 의사들 스스로가 자신들이 의사의 본분과 동떨어진 일을 하고 있음을 인정하기 쉽지 않게 만드는 것이다.

CIA 의사들에게는 많은 핑계가 있었다. 첫째, 그들은 '처치'를 더욱 인간적으로 만듦으로써 억류자들을 '돕고 있는' 것이다. 둘째, 그들은 '단순히 명령을 따랐을 뿐'이다(미첼 모델을 채택하는 결정을 내린 사람도 있지만). 셋째, 그들은 의사(최소한 의료서비스 제공자)로서 일하고 있는 것이 아니므로 의료 윤리에 구애될 필요가 없었다. 이런 핑계들은 모두 솔직하지 못한 것들이다. 의사들이 '강화된' 심문의 계획 및 실행 과정을 돕지 않았다면, CIA는 그것을 추진하지 못했을 것이고 변호사들도 그것을 승인하지 않았을 것이다. 그리고 '명령을 따랐다'는 주장도, 명령이 적절한 것이었는지에 대한 의문을 남긴다. CIA 의사들은 상부로부터의 명령을 거부해야 하는 상황이 생긴다 하더라도 전문가로서의 윤리적 의무를 지켜야 한다고 법률에 명시돼 있다. 의사로서 일한 게 아니라는 핑계는 더욱 기만적이다. 그들은 과학적 지식 등을 활용하여 임상적 판단만 수행한 것이 아니라 '처치'를 중단시키거나 처치에 의해 발생한 부상을 치료하는 등 확실히 치료자의 역할까지 수행했다.

의사들은 CIA의 비밀 장소들에서는 더 중요한 역할을 했다. 그들은 박애의 분위기를 조성했고 야만적인 행위를 제한했다. 부시 행정부의 변호인들은 이런 점을 잘 이용하여, 의학적 개입이 심문 과정에서 매우 중요한 것이었으므로 강화된 심문은 고문이 아니라는 결론을 이끌어내려 했다. 의사들이 개입했다는 사실로 인해 변호인들은 야만적 행위들을 의학적 용어들로 순화해서 표현할 수도 있었다. 부시 행정부의 변호인들은 물론이고 보통의 미국인들에게도, 고문 사실을 대놓고 인정하는 것은 실망스럽고 곤란한 일이 아닐 수 없다. CIA 의사들은 절묘한 용어 사용을 통해 CIA가 이 문제에서 잘 벗어날 수 있도록 했다.

이런 교묘함은 의사들 스스로도 보호했다. 수많은 의료윤리 강령들은 의사의 고문 참여를 금지하고 있다. 가장 널리 인용되는 것이 1982년 12월 UN 총회에서 채택된 것인데, 이는 고문 '참여'는 물론이고 '공모'까지 금지하고 있다. 그것은 또 다음과 같은 경고도 포함하고 있다. "신체적 정신적으로 위해가 될 수 있으며 국제법에 부합하지 않는 방식으로 죄수나 억류자를 심문하는 행위를 의학적 지식이나 기술을 활용하여 돕는 것은 의료인에게 부과되는 의료윤리에 위배되는 것이다."[74]

이 문장은 해석의 여지가 매우 많다. 심문이 국제법의 허용 범위에 놓여 있기만 하면, 심지어 죄수의 건강에 위해가 될 수 있을 때

---

[74] United Nations, Principles of Medical Ethics, Resolution A/RES. 37/194, December 18, 1982, www.un.org/documents/ga/res/37/a37r194.htm (emphasis added).

에도, 의사가 심문 행위를 돕는 것은 '허용된다'고 할 수 있다. 그리고 부시 행정부의 변호인들에 의하면, 의학적 조력 자체는 강화된 심문이 국제법에 부합한다는 주장의 바탕이었다.[75] 따라서 의사들의 참여 사실 자체가, 곧 의사들의 참여가 윤리적이라는 결론의 이유가 되는 셈이다. 기가 막힌 순환 논법 아닌가!

이러한 윤리적 '추론'은 여전히 법적 문제를 일으키고 있다. 주 의사면허국은 윤리적으로 문제가 있는 의사들에게 면허 정지나 면허 취소 등의 방법으로 제재를 가할 수 있다. 사람들은 비윤리적 행위에 의해 해를 입었다는 이유로 의사들을 상대로 소송을 제기할 수 있다. 병원들은 윤리적으로 미심쩍은 이력을 갖고 있는 의사들의 채용을 거절할 수 있다. CIA 의사들은 의사 면허 관련 징계를 두려워한다. 인권 활동가나 억류 경험자 혹은 다른 사람들에 의한 소송이 무더기로 제기되는 것도 두려워한다. 또한 CIA 활동 경력이

---

[75] 법률자문실이 2005년 5월에 작성한 일련의 문서들은 CIA의 강화된 심문 프로그램은 미국 법률상 고문의 구성요건에 해당하지 않으며, 국제법(the Convention Against Torture and Other Cruel, Inhuman, or Degrading Treatment or Punishment)상으로도 고문이 아니며 '잔인하고 비인간적이며 모욕적인' 행위도 아니라고 주장했다. 강화된 심문 기술이 고문이 아니라는 결론을 뒷받침하는 의학적 근거 및 의사들의 개입과 관련된 법률자문실의 더 자세한 논의 내용은 미국 법률에 근거하여 작성한 보고서에 포함돼 있으며, 국제법에 근거하여 작성한 보고서에도 이 내용을 참조하라고 되어 있다. 부시 행정부는 일찍이 CIA에 의해 체포된 테러 용의자들은 제네바 협약의 대상에 해당되지 않는다는 입장을 밝힌 바 있다.

그들의 발목을 잡아서 의료인으로서 다른 경력을 쌓아가는 데 문제가 생기는 것도 두려워한다. 그들은, 적어도 지금까지는, 익명을 유지하며 이런 위험들을 성공적으로 피하고 있다. 강화된 심문과 관련된 여러 사항들이 여전히 비밀로 유지되고 있기 때문에 가능한 일이다. 하지만 과거의 경력을 계속 숨기는 것은 불리한 점으로 작용하기 쉽고, 그리 쉬운 일도 아니다. 때문에 그들이 정부를 위한 업무를 수행하면서 윤리적으로 일했다고 주장하는 것은 그들 스스로를 위해서도 매우 중요하다. 현재의 법적 논리 내에서는, 의사들은 여전히 자신들이 윤리적이었다고 주장할 수 있다.

이런 법적 논리를 뒷받침하는 임상의학적 지식이 미심쩍다는 사실에는 CIA가 주목하지 않는다. CIA의 간부들 대다수가 이와 관련해서는, 과학적 근거를 거론하는 몇몇 의사들에게 책임을 전가하려 한다. CIA가 과학적 근거를 경시하는 것은 '강화된' 심문에 대한 미첼의 주장과 관련해서도 마찬가지다. 미첼을 테러 대응 관련 고위직에게 소개했던 허버드는, 미첼의 방법이 효과적이었으며 미첼은 탄탄한 과학적 근거를 갖고 있었으나 CIA 간부들이 주목하지 않았을 뿐이라는 주장을 여전히 굽히지 않고 있다. "CIA는 결과에만 관심이 있죠." 그가 내게 말했다. "과학이나 연구에 대한 이야기를 시작하기만 하면 그들의 눈빛이 흐려진다니까요."

맞대결

CIA가 강화된 심문 방법을 널리 확산시키면서 과학적 근거에 신경을 쓰지 않았다는 점은 확실하다. CIA는 비더만-셀리그먼 이야기를 받아들여, 행정부 소속 변호사들에게 '심문의 목표는 학습된 무기력 상태를 유발하는 것'이라고 말했다.[76] 하지만 강화된 심문에 관한 CIA의 다른 문서들을 보면 좀 더 노골적으로 폭력적인 경향을 보인다. 오랜 격리나 수면 박탈과 같은 방법을 통해 저항을 누그러뜨리는 대신, 비밀 장소의 심문자들은 즉시 수감자들을 위협하는 쪽을 택했다. 얼굴이나 복부를 때리고, 벽으로 밀치고, 호스로 찬물을 뿌리는 등의 방법들이 수감자 도착 이후 하루 이틀 사이에 행해졌다. 그런 행위들은 수감자의 의지와 심문자의 의지가 맞부딪치는 상황을 조성한다. 그들은 분노를 '유발'하고, 그로 인해 저항은 '강화'된다.

하지만 그들은 더 자극적인 방법을 사용했다. 육체적 힘을 겨루는 방법 가운데 '최악 중에서도 최악'이라 할 수 있는 '일대일 대결'의 구도를 만든 것이다. 2004년 12월 CIA가 작성한 '전형적인

---

76 2004년 12월 30일에 누군가에 의해 법무부 법률자문실의 댄 레빈에게 팩스로 보내진 작성일자 미상의 서류에 CIA가 다양한 심문 기술을 사용하는 것과 관련된 내용이 포함돼 있다. http://www.aclu.org/torturefoia/released/082409/olcremand/2004olc97.pdf

심문'에 대한 서술은 의학 문서와 같은 어조로 되어 있지만, 비밀 장소에서 행해진 심문의 실상을 충분히 짐작할 수 있다. 수감자가 비밀 장소에 '입원'하게 되면 몇 시간 내에 발가벗겨지고 족쇄가 채워진 다음 목에는 '목 보호대'가 둘러졌다. 심문자는 수감자에게 "중요한 정보를 얻기 위한 절차를 시작할 것"이라고 말했다. 수감자가 '조금이라도 심문자의 지시에 어긋나는 말이나 행동'을 할 경우, 심문자는 수감자의 얼굴이나 복부를 가격했다. CIA 관리의 말에 의하면 "수감자가 거짓말을 하고 있거나 정보를 숨기고 있거나 다른 저항 기술을 쓰고 있다는 점이 확실해지면" 심문자들은 수감자를 벽을 향해 거칠게 밀치기를 반복했다. '목 보호대'는 이를 위해 고안된 것이었다.[77] 이런 일을 자행함으로써 사람들의 생명을 구하는 소중한 정보가 얻어졌는지 여부는 오랫동안 논쟁거리로 남을 것이다. 이것이 9.11로 인한 3천명 이상의 희생에 대한 미국인들의 분노와 그 이후의 사회적 공포를 반영한 것이라는 사실은 부인할 수 없는 사실이다.

 비밀 장소에서의 업무와 관련된 '가이드라인'에서 CIA는 강화된 심문은 '취약하고 무기력한 상태에 놓여 있다는 수감자의 느낌을 극대화함으로써 수감자를 심리적으로 혼란에 빠뜨리기 위하여'

---

77 벽으로 밀치기를 할 때에 머리의 움직임을 제한하여 척추 손상 위험을 줄여주는 목 보호대는 의료 전문가들에 의해 고안되었다.

고안된 것으로 명시돼 있다. 취약하고 혼란스럽다는 느낌은 9.11 직후 대다수 미국인들이 느꼈던 감정이기도 하다. 강화된 심문은 이 감정을 우리를 공격한 사람들(최소한 우리가 체포한 소수의 사람들)에게 그대로 되돌려주는 것이었다. 그러므로 이는 우리 중 일부에게는 안도감을 주었다. 하지만 그를 통해 우리가 직면한 갑작스럽고 혼란스러운 무기력함을 통제할 수 있을 것이라는 그 안도감은 비현실적인 것이었다. 비밀 장소에서 감독 업무를 수행한 의사들은, 정교하게 일이 진행되고 있으며 과격한 행동은 제한된다는 분위기를 조성함으로써, 그러한 통제의 느낌 혹은 환상을 유발하는 역할을 했던 것이다.

닥터 버니

CIA의 수많은 비밀 기지 내에서는, 강화된 심문이 가내수공업에 머물러 있었다. 하지만 군대가 이를 받아들이면서는 대규모 사업이 되었다. 2002년 이른 봄까지, SERE 방법을 실제 심문에 적용하자는 미첼과 제슨의 제안은 9.11 이후의 전쟁 국면에서 사방으로 퍼져나갔다. 그것은 JPRA와 통합사령부를 거쳐 국방부까지 퍼졌고, 그 다음엔 아프가니스탄과 관타나모 만을 통제하는 지역 사령부로 전달됐다. 이후에는 새로 체포한 포로들로부터 어떻게 하면 좋은 정보를 얻어낼 수 있을지를 고민하던 하위 계급의 군인들 사이에도 입소문이 났다.

정부 최고위층에서는, 관타나모에 억류돼 있는 사람들이 알카에다 지도자들의 동향, 향후 진행될 작전의 개요, 비밀 조직 등에 관한 정보를 갖고 있으리라고 거의 확신하고 있었다. 관타나모의 정보 수집 담당 지휘관인 마이클 던라비 소장은 획기적인 정보를 수집해야 한다는 부담감에 짓눌려 있는 상태였다. 그는 거칠다고 할 수 있는 미첼의 방법이 자신이 체포해 놓고 있는 수감자들에게 꼭 맞는 방법이라고 느꼈다. 이런 느낌은 그가 소년 법원 판사로 일했던 경험의 영향도 있었다. 그는 마약을 운반하거나 더한 일을 저질렀으면서도 죄의식도 없고 후회하지도 않는 십대들을 아주 많이 만났었다. 아프가니스탄에서 이송된 수감자들도 크게 다르지 않았다고, 그는 몇 년 후 나에게 말했다. "그들은 반사회적 인격장애자들입니다." 그가 말했다. "그들은 살인을 좋아합니다. 그걸 정당화하기 위해서 종교를 핑계로 활용할 뿐이죠."[78] 그러니까 그들은 대가를 치러야 한다는 것이었다.

2002년 6월, 젊은 정신과의사인 폴 버니 소령과 임상심리학자인 존 레소 소령은 정신과적 문제를 갖고 있는 군인들을 치료하게 될 것이라 생각하며 관타나모에 도착했다.[79] 때문에 던라비가

---

78   2009년 12월에 행해진 마이클 던라비와의 전화 인터뷰.

그들을 관타나모의 새로운 조직으로 심문 관련 업무를 담당하는 170 연합 태스크포스 산하의 행동과학 자문팀에 배치했을 때, 두 사람 모두는 놀라지 않을 수 없었다. "거의 납치된 기분이었죠." 버니는 2007년에 이렇게 회상했다.[80] 스캇 위틀이 바그다드에 도착했을 때처럼, 그들도 심문과 관련된 훈련을 받은 적도 없었고 다른 비슷한 경험도 전혀 없었다. 버니는 법의학적 경험을 일부 가진 평범한 정신과의사였으며, 레소는 비행과 관련된 스트레스 관리에 약간의 전문성을 가졌을 뿐이었다. 내가 던라비와 대화를 나누었을 때, 그는 두 사람에게 경험이 부족하다는 것을 알고 있었다면서도 그들을 끌어들인 일은 정당한 일이었다고 항변했다. "무슨 일을 하게 될지 다 아는 사람은 없죠." 그의 말이다.

하지만 버니는 고문과 매우 가까운 그 심문 방법이 관타나모와 아부 그라이브까지 확산되는 데에 중심 역할을 했다. 이메일 인터뷰에서 그는 자신의 역할을 인정했지만, 그는 자신이 원래 속한 지휘 체계 밖에 놓이는 것에 대한 불안감을 처음부터 표현했었다고 주장했다. 관타나모에서 SERE 방법을 차용하기로 하는 최종 결정을 내린 사람이 누구인지는, 기억이 안 난다는 혹은 무작정 아니라는 주장만 남긴 채, 미스터리로 남을 공산이 크다. 하지만 결정 과

---

79 7장 각주 38, 38쪽.
80 7장 각주 38, 38쪽.

정에 참여한 사람들과의 인터뷰, 상원 군사위원회 조사관의 보고, 정부 조사단에 의해 발굴된 문서들을 종합하면 기본적인 사항들은 분명히 드러난다.

본인 스스로의 결정에 의한 것이든 워싱턴으로부터의 압력에 의한 것이든, '거칠게' 나가기로 결정한 것은 던라비였다. "즉각적인 결과에 대한 압력이 있었죠." 버니가 내게 말했다. "매일, 최소한 일주일 단위로는 새롭고도 중요한 정보를 캐내라는 압박이 자주 있었습니다."[81] 또한 그의 말에 의하면, 부시 행정부가 사담 후세인을 권좌에서 끌어내리기 위한 전쟁을 시작한 이후에는 '이라크와 알카에다 사이의 연결고리를 찾으라는 압력'도 가해졌다.

럼스펠드 리스트

버니와 레소가 SERE 기술의 훈련을 준비하는 과정에서 SERE의 수석 심리학자인 루이 모건 뱅크스 중령을 찾아간 것은 이런 맥락에서였다. "레소는 과거에 모건 뱅크스 중령과 함께 일한 경험이 있어서 아는 사이였습니다." 버니가 설명했다. "만약 심문 방법에 대해 우리를 가르칠 수 있는 장소가 육군 내에 있다면, 그건 SERE 훈련

---

81   2010년 3월에 행해진 폴 버니와의 이메일 인터뷰.

소와 뱅크스 중령뿐일 것이라는 게 저희의 생각이었습니다. 저희가 아주 '구체적인' 심문 기술들을 갖고 돌아가는 것이 저희 상관들이 바라는 것이라는 사실을 뱅크스 중령도 알고 있었고 저희들도 알고 있었죠."

뱅크스는 역할을 다했다. 그는 JPRA와 함께 브래그 기지(육군 SERE 훈련소의 고향이다)에서의 9월 훈련 프로그램을 계획했는데, 그 프로그램은 두 달 전에 CIA 심문관들을 가르쳤던 심리학자 게리 퍼시벌에 의해 운영될 것이었다.[82] 나흘간의 프로그램 중에는 '거친 손짓', 수면 주기 혼란시키기, '벽으로 밀치기', 공포심을 이용하는 방법, 저온 노출 등에 관한 프레젠테이션이 포함되어 있었다.[83] 나와의 인터뷰에서 퍼시벌은 버니와 레소가 어떻게 그 훈련을 이용했는지에 대해서는 전혀 아는 바 없다고 주장했다. (이 주장은 네 명의 관타나모 심문자들이 그 프로그램에 참여했다는 사실 때문에 신빙성이 떨어진다.[84]) 뱅크스는 버니와 레소의 생각을 아주 잘 알고 있었다. 하지만 뱅크스는 SERE 기술의 사용이 역효과를 가져올 것이라는 확신을 버니에게 심어주었다. "SERE 훈련소의

---

82   7장 각주 38, 40쪽, 43-49쪽.

83   7장 각주 38, 45-46쪽.

84   자신은 몰랐다는 퍼시벌의 주장에 모순이 있다는 사실은 훈련 과정에 사용된 프레젠테이션 파일들의 제목 중 하나만 봐도 알 수 있다. "알카에다의 저항 훈련을 분쇄하는 대응 방법"

목표는 결국 심문에 대한 군인들의 저항력을 키워주는 것이잖아요. 같은 기술을 수감자들에게 적용하면 마찬가지의 결과가 나올 가능성이 높습니다." 버니가 내게 말했다.

커크 허버드와 제임스 미첼도 동의했을 것이다. SERE 프로그램은 미래의 '포로'들에게 학습된 무기력에 대한 예방주사를 접종하는 차원에서 고안됐으며, 미첼의 모델 역시 같은 효과를 나타내기 쉽다. 미첼이 SERE 프로그램을 '거꾸로 활용했다'고 말한 저널리스트들은 이 점을 간과한 것이다.[85] 미첼은 SERE 교관들이 훈련병들을 보호하기 위해 사용했던 그 프로그램을 '재활용했다'고 할 수 있다. 버니와 레소도 역시 이런 구별을 하지 못했다.[86] 그들은 가혹한 기술들의 목록을 들고 브래그 기지를 떠났지만, 미첼이 구상한 것을 얻기 위해서 그것들을 어떻게 이용해야 하는지에 대해서는 잘 모르고 있었다.

그런 의심에도 불구하고, 버니는 앞으로 나아갔다. 관타나모로 귀환한 후 몇 주 안에, 그는 SERE 기술들의 목록이 포함된 보고

---

[85] Jane Mayer, *The Dark Side: The Inside Story of How the War on Terror Turned into a War on American Ideals* (New York: Doubleday, 2008), 245-48.

[86] 이것이 뱅크스와 퍼시벌(혹은 9월 훈련에 참여한 다른 교관)이 이를 강조하지 않았기 때문인지, 아니면 버니와 레소가 이를 이해하지 못했기 때문인지는 여전히 불확실하다.

서를 완성했다. 그는 상원 군사위원회 조사관들에게 다음과 같이 말했다. "좀 더 강력한 방법을 사용하라는 압력이 상당했죠. 그러니까 아마 제가 보고서에 그런 내용들을 포함시키지 않았더라면, 그게 그렇게 널리 퍼지지는 않았을 겁니다."[87] 버니의 보고서는 정말 멀리까지 퍼졌다. 일단 그의 상관인 던라비에게, 그 다음엔 남부 사령관(관타나모를 관할하는)에게, 그 다음엔 국방부에까지 전해졌다. 그 와중에 약간의 수정도 있었다. 젖은 수건으로 질식시키는 방법과 같은 내용이 추가됐고, 몇몇 항목들은 삭제되기도 했다. 하지만 버니의 '기술' 목록은 거의 그대로였다. 12월 2일, 도널드 럼스펠드 국방장관이 이 '기술들'의 사용을 승인한다.[88] 당시 그는 서명 아래에 다음과 같은 유명한 메모를 남겼다. "나는 매일같이 8~10시간씩 서 있다. 세워 놓기에 4시간이라는 시간제한은 왜 필요한 거지?"

분명히 버니는 그의 보고서에서 그의 제안이 위험할뿐더러 효과적이지 않을 것이라고 경고했다. 그는 SERE 기술들이 수감자들에게 '신체적 정신적 위험'을 초래할 것이며 '부정확한 정보가 수집

---

87   7장 각주 38, 50쪽.

88   2002년 11월 22일에 수석 법률자문위원 윌리엄 J. 헤인즈 2세가 국방장관에게 보냈고, 도널드 럼스펠드 장관이 2002년 12월 2일에 인가한 '저항 대응 기술'이라는 행동 수칙. http://www.washingtonpost.com/wp-srv/nation/documents/dodmemos.pdf

되거나 저항의 수준을 오히려 증대시킬 우려'가 있다고 기록했다.[89] 하지만 이 경고는 그것이 관타나모 섬을 출발하여 상부로 올라가기도 전에 삭제됐다. "완전히 잘린 거죠." 버니가 내게 말했다.

럼스펠드의 승인은 공식적으로는 관타나모 기지에 국한된 것이었지만, 실제로는 좀 더 넓은 의미의 승인으로 받아들여졌다. 소식은 몇 개월 안에 아프가니스탄과 이라크까지 전달됐다. 그들은 거리낄 것이 없어졌고, 버니가 작성한 기술 목록을 이용해서 테러리스트들을 더 거칠게 대하는 것이 허용되고 심지어 장려되기까지 했다. 지역의 지휘관들은 기술들의 순서를 바꾸기도 했고, 몇 가지 기술들은 그 자체를 변형시키기도 했다. 하지만 SERE의 기본기, 즉 때리기, 수면 박탈, 고통스러운 자세 강요, 발가벗기기, 격리, 벽으로 밀치기, 물 끼얹기 등은 거의 빠지지 않는 단골 레퍼토리였다. 던라비의 후임인 제프리 밀러 소장은 관타나모에서 버니가 만든 기본 틀을 열심히 받아들이는 차원을 넘어, 이라크의 심문 방법을 '관타나모 스타일'로 바꾸는 역할도 했다. 국방부에서 1년 후 그를 이라크로 보내면서 하달한 명령을 충실히 수행한 것이었다. "그들을 개처럼 다뤄야 합니다." 밀러는 여러 장소에서 아마도 부지불식중

---

89   Paul Burney and John Leso, Memorandum for Record, Counter-Resistance Strategies, October 2, 2002, p. 1, quoted in Senate Committee on Armed Services, *Inquiry* (7장 각주 38, 52쪽)

에, 마틴 셀리그만의 학습된 무기력 연구에 기반을 둔 새로운 심문 방식의 필요성을 역설하며 자주 이렇게 말했다.[90] 스캇 위톨이 복무했던 아부 그라이브 '비스킷'이 바로 밀러의 아이디어였다.

되돌아보기

던라비는 좀 더 강한 방식을 사용하는 것과 관련한 임상적 타당성을 얻기 위해 버니의 정신과의사 지위를 이용했다. 하지만 버니는 단순히 기계의 부속품이 아니었다. 그는 그 정도 역할을 뛰어넘어, 동료들의 자문에 응하고 강압적인 계획을 세우기까지 하면서, 주도적으로 참여했다. 하지만 그는 그 계획이 별로 효과적이지 않을 것이라 판단했다. 비록 이 판단은 더 강한 방법을 원했던 상관들에 의해 무시되기는 했지만 말이다. CIA의 간부들 및 미첼 모델을 용인한 변호사들과 마찬가지로, 군의 고위 지휘관들도 정확성에 대한 듣기 좋은 이야기나 의학적인 개입이 존재한다는 사실 등에만 주의를 기울였을 뿐, 잔인한 기술들의 타당성을 지지 혹은 반대하는 전문적인 근거 따위에는 별로 관심을 두지 않았다.

---

90   Seymour Hersh, "Torture at Abu Ghraib," The New Yorker, May 10, 2004, available at: www.newyorker.com/archive/2004/05/10/040510fa_fact

버니를 비롯한 군대 및 CIA 의사들이 전문가로서 제재를 받아야 한다고 생각하는 자유주의자들이 경고했듯이, 이런 듣기 좋은 이야기는 수감자들에 대한 처치가 더욱 위험해질 수 있는 여지를 남긴다. 놀라운 일일지 모르지만, 버니도 동의한다. "비스킷 팀이 심문 기술들에 대해 의학적 지지를 보낸다는 환상이 있었던 것 같습니다." 그가 내게 말했다. "실제로는 비스킷 팀이 심문 정책에 대해 승인한다거나 승인하지 않는다거나 하는 의견을 낸 적이 한 번도 없는데도 말이죠." 의사들의 존재 자체가 심문자들은 한계에 대해 신경 쓰지 않아도 된다는 신호로 받아들여지는 것도 위험한 일이었다. 심문자들은 그들의 심문이 너무 지나친 지경에 이르지 않도록 하는 데에 의사들이 도움을 줄 것이라고 생각했다. 하지만 의사들에게는 그들이 팀의 일원이라는 사실을 보여줘야 한다는 부담이 있었다. 의사들은, 특히 경계가 불분명한 상황에서는, 심문자들을 위해 경계를 좀 더 넓혀 주었다. 조나선 마크스가 언급했듯이,[91] 이런 구도는 오히려 가혹행위가 더 많이 벌어지는 결과를 초래할 수도 있다.

하지만 버니는 그렇게 생각하지 않는다. 그는 자신이 관타나모에서 심문 정책의 수립과 집행에 관여하는 과정에서 '한계의 설

---

[91] Jonathan H. Marks, "Doctors of Interrogation," *Hastings Center Report* 35, no. 4 (2005):17.

정'에 기여했다고 믿고 있다. "사람들은 제가 일절 참여하지 말았어야 한다고 주장했습니다. 돌이켜 보면 그렇게 하는 것이 저 자신을 위해서는 가장 좋은 일이었을지 모릅니다. 하지만 저는 짐바르도 효과에 대해 배운 사람입니다. 만약 심문자들이 충분히 긴 시간 동안 혼자서 다수의 수감자들을 다루어야 하는 상황에서 어떠한 지시나 한계도 없다면, 무슨 일이 벌어질지 알고 있습니다."

일어날 수 있는 일은 (버니는 아부 그라이브에서 실제로 일어난 일이라 주장하지만) 사디즘으로의 변질이다. 심리학자 필립 짐바르도가 스탠퍼드 지하실에 만든 모의 감옥에서, 아홉 명의 '죄수'를 감시하는 아홉 명의 '간수'들은 (모두 실험에 자원한 학생들이었고, 그들의 역할은 임의로 주어졌다) 불과 며칠 만에 놀랄 만큼 폭력적으로 변했었다.[92] 버니는 관타나모의 심문자들이 '끔찍할 정도로 준비가 되어 있지 않았다'고 말했다. 비스킷 의사들은 자신들의

---

[92] Craig Haney, Curtis Banks, & Phillip Zimbardo, "A Study of Prisoners and Guards in a Simulated Prison," *Naval Res. Reviews* (Sept. 1973): 1-7. 짐바르도의 팀은 1971년에 시뮬레이션을 수행했다. '간수'들은, 어떻게 하라는 안내나 지시를 전혀 받지 않았음에도 불구하고, 반란을 일으킨 사람들에게 소화기를 내뿜고 옷을 완전히 발가벗기고 주동자는 독방에 감금하는 등의 방법으로 반란을 진압했다. 그들이 죄수들을 너무 심하게 학대하는 바람에 짐바르도는 연구를 조기에 종료해야 했다(더 일찍 끝내지 않은 것에 대해 엄청난 비판을 받기도 했다). 행동에 대한 한계가 정해져 있지 않으니, 참가자들은 스스로 아무런 경계를 설정하지 않았다.

임상 경험을 활용하여 지침을 제공하거나 제한을 가할 수 있었다. 하지만 버니는 이렇게 말했다. "오래 근무해서 경험이 많은 심문자들은 저희들보다 훨씬 많은 옵션들을 갖고 있었죠."

버니가 자신의 비스킷 팀 근무에 대해 취하는 윤리적 방어 논리는 국방부의 주장과 부합하지 않는다. 국방부는 비스킷 의사들은 의사로 활동한 것이 아니므로 의료윤리와는 해당사항이 없다고 주장했었다. "저는 최선을 다했습니다." 그가 말했다. "제가 관타나모에 있을 때는 의사가 안 되려고 노력했습니다. 저는 제네바 협약에 의한 제 신분증을 비전투요원에서 전투요원으로 바꾸었습니다. 저는 수감자들을 의학적으로 진료하거나 치료하기를 거부했습니다. 하지만 잘 안 되더군요. 저는 의사니까요."

버니가 비스킷 팀 근무를 거부할 수 있었을까? 아니면 최소한 럼스펠드가 승인했던 그 기술 목록의 작성만이라도 거절할 수 있었을까? 일반적으로 군의관들은 군 의무 지휘계통의 독특함으로 인해 상관과 윤리적 갈등을 빚을 수 있다. 군대 내에서 의학은 놀라울 정도의 자율성을 유지하고 있다. 의사들은 특별한 법적 보호와 의무 속에서, 개별적으로 분리된 단위에서 독립적으로 일한다. 그들은 국제법상 비전투요원이다. (심지어 요리사들도 전투요원으로 분류된다. 의사들과 비슷한 지위를 가지는 사람은 성직자들뿐이다.) 적군도 의사들을 공격할 수 없으며, 의사들도 전투를 벌여서는 안 된다. 그들은 무기를 소지할 수 있지만, 자신을 방어하기 위해서만 사용할 수 있다. 그들은 군대 내의 규율과 국제법에 따라 이미 정립되어 있는 의료윤리를 지켜야 한다. 또한 그들은 전쟁 관련 규정의 주된 출처인 제네바 협약에 의거하여, 아군과 적군의 구별 없이 의학적 필요성에 따라 치료를 제공해야 한다.

그에 비해 비스킷 팀의 행보는 과격했다. 비스킷 의사들은 전투요원으로 차출됐고, 의무 지휘계통과는 분리됐다. 버니는 자신이 관찰한 바를 이렇게 말했다. "비스킷 팀은 제가 아는 한 의사가 의무 지휘계통에서 완전히 벗어나 있는 유일한 장소였습니다." 버니는 전투 분야 사령관에게 보고를 했다. 그에게는 자신의 역할이나 윤리적 문제에 대해 논의할 수 있는 '의무 분야'의 상관이 아무도 없었다. 더욱이 그의 업무 능력을 평가하는 사람들은 정보 담당 대령, 던라비 장군, 밀러 장군이었다. 그들의 지시에 어긋나는 행동을 하는 것은 그의 경력에 상당한 불이익을 초래할 것이 뻔했다. 그랬다가는 군사 법정에 서게 될 수도 있었다. 군법은 그것이 '명백한 불법'[93]이 아닌 이상 상관의 명령에 복종할 것을 요구한다.

물론 버니는 군사 법정에서 이렇게 주장할 수 있을 것이다. 그와 같은 가혹행위들은 군법에 어긋나는 것이며 그런 가혹행위에 의학적으로 공모하는 것은 비윤리적이므로, 자신이 받은 지시는 불법적인 것이었다고 말이다. 군대의 규정은 군의관들이 전문가 윤리

93　Uniform Code of Military Justice, 64 Stat. 109, art. 90 (2006).

를 준수해야 한다고 되어 있으며, 전문가 윤리는 국제법에 어긋나는 행위를 돕는 것을 금지하고 있다. 하지만 던라비는 관타나모의 법무감으로부터 이런 기술들의 사용을 승인하는 공식 문서를 받아냈었다.[94] 이것은 그들이 '명백한' 불법을 저지르고 있는 것은 아니라는 사실을 확인하는 용도로는 충분했다. 따라서 그 행위를 고안하고 실행하는 과정에 의학적 도움을 주는 행위도 '명백히' 비윤리적인 행위는 아니었다. 버니가 가혹한 기술들의 목록 작성을 거부했더라면, 그는 군사 법정에 회부되어 유죄 판결을 받았을 것이다.

경력 관리 실패에 대한 불안, 법적 책임에 대한 우려, 관타나모 지휘 체계의 특성 등으로 인하여, 비스킷 팀의 업무와 히포크라테스의 이상 사이에 놓여 있는 어색한 간극에 대한 토론은 시작조차 되지 못했다. 비스킷 의사들은 임상의사로 일한 것이 아니므로 의료윤리에 구애 받지 않는다는 주장은 윤리학적으로 진지한 토론 주제가 될 것이다. 비스킷 의사들과 그 상관들은 그들의 행동이 모두 비밀로 유지되었기 때문에 그에 대한 책임을 피할 수 있었다. 적어도 아부 그라이브에서 심야에 벌어진 그 야만적 행동들이 외부에 알려지면서 버니가 관여했던 심문 정책들까지 공개되기 이전까지는 그랬다.

---

94 7장 각주 38, 63-65쪽.

8

전사(戰士)로서의 의사 II

윤리, 그리고 정치

히포크라테스는
the hippocratic myth
모른다

히포크라테스는
the hippocratic myth
모른다

만약 9.11 이후 국가 안보 차원에서 심문 방법을 고안하거나 감독했던 의사들이 그들의 전문가 집단에게 이와 관련한 윤리적 지침이 있는지를 찾아봤더라면, 그들은 아무 것도 발견하지 못했을 것이다. 고문에 참여하면 안 된다는 진부한 이야기는 확실히 있다. 하지만 '고문'을 어떻게 정의할 것인지에 대해서는 비슷한 내용조차 없다. 심문이나 다른 종류의 전쟁 관련 업무에 참여함에 있어서 허용되는 것과 허용되지 않는 것을 명확히 구분해 놓은 규정도 당연히 없다. 부시 행정부가 비밀 유지에 최선을 다했음에도 불구하고 9.11 이후의 심문 과정에서 군대 소속의 의사나 심리학자들이 상당한 역할을 했다는 사실이 대중에게 알려졌을 때, 그들이 당황스러워했던 이유가 바로 여기에 있다.

미국인들의 기본적인 체면과 정부 고위직이 승인한 잔혹행위

사이에 놓인 불일치로 인해, 그와 관련된 비밀이 계속 유지되기는 어려웠을 것이다. 아부 그라이브는 촉매제였다. 문제의 그 사진들은 수많은 의문과 의혹을 불러일으켰다. 공개된 문서들에도 힌트들이 담겨 있었다. 충격을 받은 몇몇 군 관계자들이 자세한 사항들을 유출시켰다. 학자들과 저널리스트들은 전체적인 사건의 윤곽을 파악하기 위한 노력을 수년에 걸쳐 지속했다. 나의 동료 조너선 마크스와 함께 나도 이러한 노력에 동참했다. 2005년 1월 6일, 우리는 〈뉴잉글랜드 의학저널〉에 논문 하나를 발표했는데, 이 논문은 언론과 의료 전문가들 사이에 상당한 반향을 불러왔다. 우리는 정보공개법에 의해 대중에 공개된 자료들과 군 관계자들과의 인터뷰 내용을 기초로 하여, 아부 그라이브와 관타나모에서 자행된 가혹행위들과 관련하여 심문자들에게 조언하는 '행동과학 자문팀'의 존재를 최초로 보고했다.[1] 우리는 그 시점에는 SERE(생존, 대피, 저항, 탈출) 방법의 도입과 관련해서는 아무 것도 몰랐지만, 심리학자들과 정신과의사들이 심문 관련 부서에 소속되어 심문 계획의 수립에 의학적 지식을 사용했다는 점은 확인했었다.

언론인들, 인권운동가들, 의사들, 심리학자들 등 많은 사람들이 분노했고, 환자의 안녕을 위해 헌신한다는 히포크라테스 정신을

---

[1] Gregg Bloche and Jonathan H. Marks, "When Doctors Go to War," *New England Journal of Medicine* 352, no. 1 (January 6, 2005): 3-6.

위반한 의사들을 비난했다. 국방부는 심문을 도운 의사들은 '의사로서 기능한 것이 아니므로' 히포크라테스 선서와는 무관하다는 방어 논리를 전개했으나, 대부분의 사람들은 이를 일축했다.[2] 하지만 그들은 해명 과정에서 의사들이 심문이나 다른 종류의 가혹행위에 아예 연루되지 않았다는 주장은 하지 않았다. 고문을 공모한 것 혹은 전쟁 법규를 위반한 다른 행동들 자체만 문제일까? 아니면 '환자'에게 이익을 주지 않고 오히려 해를 끼칠 가능성이 있는 행위니까, 어떤 종류든 심문 과정에 의사가 참여하는 것이 모두 문제일까? '고문'과 '참여'는 어떻게 정의될 수 있을까? 만약 심문에 개입하는 것이 그 자체로서 문제가 되는 것이라면, 의학의 다양한 사회적 역할, 예를 들어 형사 범죄자의 유죄 입증에 도움이 될 수 있는 임상적 평가나 법정에서의 증언 따위는 또 어떻게 되는 것일까?

전문가 단체들이 이런 의문에 대해 전혀 대답하지 않았다는 사실은 군에 소속된 의사들의 준동을 두려워하는 사람들을 고민하게 한다. 또한 가혹한 심문 전략의 개발에 관여하거나 실제 심문을 감독하는 역할을 했던 심리학자나 정신과의사나 다른 의사들을 불안하게 만든다. 그들은 전문 자격에 대한 징계, 형사 처분, 불명예를 두려워한다. 그들이 속한 전문가 단체들의 침묵은 그들의 행위가 공식적으로 금지된 행위는 아님을 뜻한다. 하지만 동시에 그 침

---

2 앞의 논문, 4-5.

묶은 수많은 비판자들이 그들의 행위를 여러 형태의 용어들을 사용하여 비난할 수 있는 여지를 남기기도 한다.

일종의 유화정책?

우리의 논문이 실린 〈뉴잉글랜드 의학저널〉이 발행되고 나서 며칠 후인 2005년 1월 어느 날, 미국심리학회APA의 윤리담당 이사인 스티브 벤키에게서 전화가 걸려왔다.* 우리는 로스쿨에서 만난 사이였는데, 우리의 논문을 읽은 그가 만나서 점심이나 함께 하자고 연락을 한 것이었다. 허름한

* 4장과 5장에서 APA는 '미국정신의학회'의 약어로 쓰였으나, 여기 8장에서 APA는 모두 '미국심리학회'의 약어로 쓰인 것이다.

식당에서 밥을 먹으면서, 그는 군에 속한 심리학자들이 했던 일들을 내가 알고 있다는 사실과 관련해서 나를 추궁했다. 그는 예일대학 로스쿨을 졸업한 이후 조금은 독특한 행보를 걸어서, 로펌에 취직하면 받을 수 있는 급여를 포기하고 임상심리학을 더 공부하여 박사 학위를 취득했다. 그 이후에는 다시 윤리와 법학의 영역으로 되돌아와서, 9.11 공격이 있기 이전에 APA 윤리 관련 업무의 책임자 역할을 1년 가까이 맡은 적도 있다.

그 과정에서 그는 총명함과 경청하는 태도와 윗사람의 의중을 잘 살피는 능력 등으로 인해 여러 명의 상사들에게 깊은 인상을 남

겼다. 그가 별다른 어려움 없이 나를 만나서 하려는 일도 그런 종류였다. APA 회원들 다수는 〈뉴잉글랜드 의학저널〉에 논문이 실린 이후 철저한 조사를 요구하거나 비스킷 팀에 참여한 심리학자들을 비난했다. 저널리스트들과 인권운동가들은 많은 의혹을 제기하며 감시의 눈을 부릅떴다. 그 와중에, 대중의 시야에서 좀 벗어난 곳에서는, 테러와의 전쟁을 자신들의 직업군이 성장할 수 있는 절호의 기회라 생각하는 일부 심리학자들이, 국가 안보를 지키는 차원에서 윤리 문제에 대해서는 다소 관용적인 태도를 취해야 한다는 주장을 은밀히 펼치고 있었다. APA 내에서는 그런 부류의 심리학자들이 권력을 쥐고 있었다. 학회의 회장, 차기 회장, 학회를 대변하는 로비스트들은 APA와 군부 사이의 관계가 틀어지는 것을 막아보려고 애쓰고 있었다. 그들의 애국심의 발로이기도 했겠지만, APA 회원들이 계약이나 후원 등을 통해 국방부로부터 받는 수천만 달러가 걸린 문제여서 더욱 열성적이었을 것이다. 물론 이는 가혹한 심문 방법을 기획하고 교육한 군 내부의 심리학자들의 지위가 걸린 문제이기도 했다.

벤키는 내가 만약 그런 처지에 놓였더라면 어떻게 했을 것 같으냐고 물었다. 나는 모르겠다고 대답했다. 그는 군대의 심리학자들이 뭔가 잘못을 저질렀다는 증거는 사실 없지 않느냐고 조용히 말했다. 누군가를 처벌할 만큼의 충분한 증거는 거의 없다고 나는 동의했다. 하지만 나는 직설적인 질문을 던질 정도의 증거는 충분히 존재한다고 말했다. 전문가 집단과 대중은 의사들에게 어떤 요구가 주어졌는지, 어떤 일을 하였는지, 앞으로 어떤 요구가 다시 나타날 수 있는지에 대해 알 필요가 있다. 또한 이 나라는 좀 더 넓은 맥락에서 상황을 이해할 필요가 있다. 고문에 가까운 심문 기술의 근원에 대해서, 의사나 심리학자나 다른 의료 전문가들이 개입하게 된 원인에 대해서 말이다. 전문가 단체는 이런 의문을 던지기 어렵다는 것을 나는 알고 있다. 그들은 증인을 소환할 권리도 없으며 비밀정보 사용허가를 요청할 수도 없기 때문이다. 하지만 의회나 다른 독립 위원회를 통하여 그런 일이 가능하게 영향을 미칠 수는 있다. 거부, 정당화, 비밀 등의 정부 주장을 맹목적으로 존중하는 것은, 전문가와 대중 및 사회의 관계에 영향을 주는 문제에 대해 독립적으로 발언해야 하는 프로페셔널리즘의 근간을 뒤흔드는 일이다.[3]

나는 벤키에게 말했다. 심문을 기획하고 감독한 의사들은 의료윤리에 구애 받지 않아도 된다는 국방부의 주장을 거부해야 한다고 말이다. 또한 국제법에 의해 비난받을 행위를 허가함으로써 미국의 책임을 축소시키려 애쓰고 있는 고문 보고서 저자들을 거부해야 한다고 말이다. 고문 보고서의 내용을 용인하게 되면, 고문 참여

---

[3] Eliot Friedson, *Professional Powers: A Study of the Institutionalization of Formal Knowledge* (Chicago: University of Chicago Press, 1986).

를 금지하고 있는 윤리적 규정은 현실에서 유명무실해진다는 점을 나는 강조했다. 그건 심문과 관련된 학대 행위에 연루된 의료 전문가들에게 자유 이용권을 주는 것이 될 터였다. 또한 그것은 참여 명령을 거절한 전문가들을 군사 법정에서 큰 위험에 처하게 할 가능성이 크다. 그들이 속한 전문가 단체에서 참여해도 좋다고 승인한 내용을 두고 비윤리적인 행위이며 '명백한 불법 행위'라고 주장하기는 쉽지 않을 것이기 때문이다. 벤키는 나에게 APA가 두 가지 내용을 담아 공식 입장을 밝힐 것이라고 확언했다. 심문을 돕는 데 임상 기술을 사용한 심리학자들에게는 임상 윤리가 적용되어야 한다는 것이 한 가지였고, 국제법이 규정한 '고문'의 정의를 심리학자들도 윤리적 기반으로 그대로 인정한다는 것이 다른 한 가지였다.

한 달 후, APA 회장은 국가 안보 및 심문에 대한 '태스크 포스'를 구성하여 위원 열 명을 위촉했다. 여섯 명은 군 소속의 심리학자들이었고, 그 중 다섯 명은 관타나모, 아부 그라이브, 아프가니스탄의 기지, 혹은 그 밖의 비밀 장소에서 심문자들을 가르치고 조언하고 감독했던 사람이었다. 그 중 한 명은 모건 뱅크스였는데, 그는 폴 버니의 요청에 의해 관타나모 심문팀을 위한 SERE 기술 훈련 프로그램을 구성했으며 그 이후엔 관타나모 및 여타 지역의 비스킷 의사들을 위한 규칙들을 작성한 인물이다. 그 다음으로 스캇 슈메이트가 있었는데, 그는 CIA 테러대응센터 내에서 커크 허버드 및 짐 미첼과 영역 다툼을 벌였었고, 아부 주바이다를 심문하기 위해 미첼과 함께 방콕으로 떠났던 인물이다. 슈메이트는 이후 CIA를 떠나 국방부의 대 테러 프로그램을 담당하는 수석 심리학자로 자리를 옮겼고, 다른 여러 업무와 함께 관타나모 수감자들의 위협을 평가하는 책임을 맡았다.[4] 세 번째는 래리 제임스였는데, 그는 버니와 레소가 근무를 마치고 떠난 이후 관타나모 비스킷을 맡았으며 그 다음에는 뱅크스의 추천으로 아부 그라이브에서 스캇 위톨의 후임으로 근무했다. 다른 SERE 심리학자인 브라이스 레피브는 아프가니스탄에서 심문자들에게 자문을 제공했던 경력이 있으며, 미첼-제슨 방식을 지지하는 인물이었다.

이처럼 이해관계 상충이 있는 인물들로 구성되었으니, 태스크 포스의 보고서 내용은 전혀 놀라울 것이 없다. 패널들은 심문을 심리학자들을 위한 새로운 '업무 영역'으로 규정했을 뿐만 아니라, 이 분야에서 일하는 의사들은 임상 윤리와 관계가 없다는 부시 행정부의 주장도 지지했다. 그들은 죄수들에게 자신들이 치료자로 거기에 있는 게 아니라는 사실만 말하면, 히포크라테스적 의무로부터 간단히 벗어날 수 있는 것이다. 그 보고서에는 이런 문장이 있다. "상대방이 심리학자가 보건의료 제공자 역할을 하고 있다고 오해

---

4 슈메이트의 공식 직함은 국방부의 정보수집 현장 활동을 지원하는 '행동과학 디렉터'였다. APA 태스크 포스에 제출된 그의 이력서에는, 그가 국방부에서 '심리학적 작전 지원'을 제공하는 스무 명의 심리학자를 통솔하고 있다는 자랑이 포함되어 있다.

할 가능성이 있는 경우에는, 심리학자는 그 상황에서 자신의 역할을 분명히 설명할 특별한 책임이 있다."[5] 저자들은 공개만으로 윤리적 문제를 해결할 수 있다고 주장하는 것이다. 보고서에 의하면 비밀 준수 의무의 위반도 "실제로 비밀유지가 안 되는 상황에서 비밀이 유지될 것이라는 오해를 불러일으키지 않도록 심리학자가 주의를 기울이는 한" 문제될 것이 없었다(비스킷 의사들은 수감자들의 의무기록에 접근이 가능하다). 심리학자들이 그들의 "고객이 아닌 사람들(물론 '수감자들'을 말한다)"에게 가져야 하는 유일한 "윤리적 의무"는 … "안전하고 합법적이며 윤리적으로 활동하는 것"뿐이다. 부끄러움도 없이 순환논리에 기대고 있다.

    그 패널이 행한 가장 어처구니없는 행동은, 고문의 의미를 재정의하려는 부시 행정부의 노력을 지지하며 국제법을 무시한 일이다. 태스크 포스는 교묘한 위장을 통해 이렇게 했다. 일반 독자들이 얼핏 보아서는 SERE 기반의 심문을 고안하고 감독한 심리학자들은 전문가로서의 규율로부터 면책이 되는 것처럼 느껴지도록 하는 표현들을 사용한 것이다. 패널들의 보고서에는 "심리학자들은 미국 법률을 위반하는 행위에는 참여하지 않는다"는 문장이 있다.[6]

---

[5] Report of the American Psychological Association Presidential Force on Psychological Ethics and National Security (2005), 5, www.apa.org/pubs/info/reports/pens.pdf

하지만 그 다음에는 이런 문장이 작은 글자로 덧붙여져 있다. "국가 안보와 관련된 활동에 관여하는 심리학자는 이 역할과 관련된 모든 규칙과 규정들을 준수한다. 아프가니스탄, 이라크, 쿠바(관타나모) 등 미군이 주둔하고 있는 모든 장소에서, 이러한 규칙과 규정들은 의미 있게 개발되고 개선되어 왔다."[7]

'의미 있게 개발되고 개선되어' 온 것은 고문 보고서였다. 그 보고서는 SERE 기반의 심문 전략과 그 과정에 참여한 의사와 심리학자들의 전반적인 행위를 모두 용인해 주었다. 또한 태스크 포스에 의하면, 군 소속의 심리학자는 심문에 참여할 '의무'가 있었다. 그들에게 내려진 명령이 합법적이고 윤리적인 것이었기 때문이다. 패널들은 양심에 따라 명령을 거부한 정신건강 분야의 전문가들을 지지하는 대신, 군인은 '명백히 불법적인' 것이 아닌 이상 명령에 복종해야 한다는 법률을 근거로 명령을 따르지 않은 군인들을 처벌하는 데 도움을 주고 나선 것이다.

일반인들의 시각으로는, 패널들이 써 놓은 다음 문장은 좀 다

---

[6] 미국의 법률들이 고문을 금지하는 국제협약의 내용들을 내재하고 있으니 이 정도면 괜찮다고 생각될지도 모른다. 그리고 더욱 교묘한 위장술은(그 보고서가 국제법을 기반으로 하여 고문을 정의하는 것을 거부했다는 점에서), 태스크 포스가 여러 조약 중 하나인 고문방지협약을 거론하며 "이 분야에서 일하는 심리학자들이 기본적인 인권 관련 문헌들을 검토할 것을 권장한다."고 말한 사실이다.

[7] 8장 각주 5.

른 의미로 받아들여진다. "심리학자들이 이 법을 따르지 않아도 되는 윤리적인 이유는 인권이라는 기본 원리를 지키기 위해 행동할 때다." 하지만 이 문장을 군 관계자들이 볼 때, 치명적인 내부 인책이나 법적 처벌을 막을 수 있는 보호 장치로는 전혀 느껴지지 않는다. 패널들이 심리학자들에게 부당한 명령은 윤리적인 이유를 들어 거부할 것을 '요구'하고 있지 않기 때문이다. 오히려 태스크 포스는, 만약 심리학자들이 윤리와 법 사이의 갈등을 해결할 수 없을 때에는, '법적 요구사항을 우선적으로 준수할 수 있다'고 해 놓았다. '윤리'는 자발적으로 지켜야 하는 셈이다. 하지만 군대 내에서 합법적인 명령은 강제적이므로, 심리학자들에게는 참여 명령을 거부할 여지가 전혀 없다고 할 수 있다.[8]

---

[8] 여기서도 순환논리가 있다. 군대에서 명령은 그것이 '명백한 불법'이 아닌 이상 강제성을 띤다(또한 불복종은 법적으로 처벌된다). 여기서 '명백한 불법'이란 군대의 규정이나 인권 또는 전쟁과 관련한 국제법에 확실히 위배되는 상황을 말한다. 하지만 미군의 규정은 (그리고 인권 또는 전쟁과 관련한 국제법은) 의사와 심리학자를 포함한 보건의료 전문가들에게 그들 전문 직업의 윤리적 의무를 지킬 것을 요구한다. 따라서 만약 APA 태스크 포스가 '인권 관련 기본 원칙'의 준수를 "강제"했다면, 가혹한 심문에의 참여를 거부한 군 소속 심리학자는 그 명령이 "명백한 불법"이었다고 주장할 수 있어야 한다. 그러나 심리학자들에게 '법률'과 '윤리' 중에서 선택을 하게 함으로써 패널은 '윤리'를 "선택적"인 것으로 만들었다. 즉 명령 거부를 정당화할 수 있는 "의무조항"이 아니라는 뜻이다. 또한 태스크 포스가 '인권 관련 기본 원칙'을 '법률'이 아니라 '윤리' 문제로 취급했다는 사실도 인권 문제를 선택의 문제로 만들었으며, 그에 따라 인권을 명령 불복종을 정당화하는 근거로 삼기가 어려워졌다.

태스크 포스는 딱 한 번, 2005년 6월에 이틀 동안 만났다. 회의가 시작되기 전날 저녁 식사를 위해 패널들이 모였을 때, 스티브 벤키는 방금 새로 조성된 국면이 군에서 나온 참석자들에게는 전혀 반갑지 않으리라는 것을 알았다. 당시 이미 온라인으로는 발행되어 있었던 다음날 〈뉴욕 타임스〉 머리기사가, 관타나모에서 심리학자들과 정신과의사들이 '수감자들에 대한 가혹한 심문이 기획되고 실시되는 과정에서 심문자들을 도왔으며, 스트레스 수준을 높이고 공포심을 극대화하기 위한 조언도 제공했다'는 내용을 담고 있었던 것이다. 닐 루이스가 쓴 그 기사는 자신이 직접 전직 심문자들을 인터뷰한 내용과, 불과 몇 시간 전에 〈뉴잉글랜드 의학저널〉에 게재된 조너선 마크스와 나의 논문 내용을 기초로 하여 작성됐다. 이 두 개의 글은 관타나모 행동과학 자문팀에 대한 개략적 내용을 세상에 알린 최초의 작업이었다. 거기에는 수감자들의 저항을 무너뜨리기 위해 '맞춤형' 스트레스가 가해졌다는 내용과 심문 계획을 수립하는 과정에 수감자들의 의무기록이 사용됐다는 내용도 포함돼 있었다.

    나중에는 상원 감찰관들, 저널리스트들, 학자들이 이 내용들[9]

분명히 어느 용감한 군 소속 심리학자가 법정 다툼의 과정에서, 국제법은 단순한 '윤리'가 아니라 '법률'로 적용되어야 하는 것이라 주장하며 부시 행정부가 고문의 개념을 재정의한 것을 비판할 수도 있을 것이다. 하지만, 고문 보고서를 펴낸 법무부 법률자문실의 태도를 고려할 때, 그 심리학자가 승소할 가능성은 극히 적다.

을 확인해 주었고 더 자세한 관타나모 이야기들을 밝혀냈다. 하지만 그날 저녁 벤키가 두 개의 기사를 출력한 종이를 들고 레스토랑에 도착했을 때 그가 마주쳤던 것은 격한 부정이었다. "그날 저녁 모임이 기억납니다." 참석자 중 한 명이 내게 말했다. "스티브가 들어오는데, 당신의 논문과 그 신문기사를 복사한 걸 갖고 오더군요. 다들 대단한 반응을 보였죠." 군 소속의 몇몇 심리학자들은 그 글들이 틀렸으며 거짓으로 가득 차 있다고 주장했다. 그들은 심리학자의 존재 자체가 사람들의 생명을 구했다고 주장했다. 스캇 슈메이트는 자신이 그런 주장을 했다고 밝히기도 했다. 어느 참석자에 의하면, 아부 그라이브와 관타나모에서 비스킷 팀을 운영했던 래리 제임스는 "심리학자들이 내부 고발자가 될 수 있다"고 말했다. 그에 의하면 제임스는 "그 상황에서 심리학자들을 빼 버렸다면, 분명히 사람들이 죽었을 것"이라고 강력히 주장했다.

벤키의 초청으로 마크스와 나는 그 다음날 그 모임 참석자들을 대상으로 군의관들의 역할 갈등과 관련한 윤리적 문제들에 대해 강연을 할 예정이었다. 하지만 그날 저녁, 그 계획에 문제가 생겼다. 한 참석자의 회상이다. "스캇 슈메이트는 공개 포럼을 개최하

---

9 〈뉴잉글랜드 의학저널〉에 마크스와 내가 게재한 논문의 세부사항 중 틀린 것이 하나 있다. 우리는 관타나모 비스킷이 밀러 장군에 의해 2002년 말에 창설됐다고 보고했는데, 이 장에서 서술된 것과 같이, 사실은 밀러의 전임자인 던라비 장군에 의해 같은 해 6월에 창설됐다.

여 거짓말 하는 사람들을 부른 다음 그들의 말이 거짓임을 밝혀야 한다고 강력히 주장했습니다. … 어찌나 강력하게 주장을 하던지, 스티브가 나서서 말릴 정도였죠. 그 상황에서 두 분을 모임에 초청하는 건 생산적이지도 않고 적절하지도 않아 보였습니다."

우리 두 사람에 대한 초청은 취소됐다. 다음날인 금요일 아침, 패널들은 심사가 뒤틀린 채 다시 모였다. 고문을 공모하는 것을 비난하는 틀에 박힌 문안에 쉽게 합의한 이후, 그들은 진짜 그들의 임무에 착수했다. 어떻게 고문을 정의할 것인지, 그리고 합법적 영역에서 이뤄진 심문에 대해 제재조치를 취할 것인지를 토론했다. (패널들은 토론 내용을 비밀에 부치기로 합의했지만, 익명을 조건으로 진행된 몇몇 패널들과의 인터뷰를 통해 개요를 알 수 있었다.) 군에서 온 패널들은 루이스의 기사나 우리의 논문과 같은 문제 제기가 치명적인 결과를 초래할 수 있다는 데에 조바심을 내면서, 윤리적 법적 보호 장치를 마련해야 한다고 주장했다. 뱅크스, 제임스, 슈메이트와 다른 일부는 심리학자들은 수감자들에게 해를 끼친 것이 없다면서, 군 내부의 조사 절차가 진행되도록 하는 것으로 충분하다고 주장했다. 벤키 또한, 가혹행위 주장은 근거가 없다고 말하면서 그들의 입장에 비판적인 지지를 보냈다.[10] 그들은 민간에서 참석한

---

10 참석자에 따르면 벤키는, 심문 과정에 참여했다는 의혹을 받고 있는 심리학자들과 관련해 APA에 제기되는 불만들은 사실 그 내용을 뒷받침할 충분한 근거가

패널들을 쉽게 압도했다. "이봐요, 사람들은 심리학자들이 좋은 사람들이라는 생각을 갖고 있어요. 그러니 그들을 굳이 법정에 세울 필요가 없습니다." 어느 참석자가 기억하는 발언 중 하나다.

원래 하루였던 회의가 하루 연장되어 토요일이 되자, 군 출신 참석자의 비율이 더 높아졌다. 그로부터 일주일 후, 패널들이 제출한 보고서는 곧 APA 이사회의 '응급' 절차를 거쳐 APA의 공식 입장이 됐다.[11] APA의 모든 회원들에게 단체로 발송된 이메일에서, 이사장은 행정부의 관용적 정책을 존중하는 보고서 내용에 대해 다음과 같이 설명했다.

> 우리는 두 가지를 염두에 두어야 합니다. 첫째, 우리는 인권 기준을 우리 보고서에 포함시키는 것에 대해 토론한 바, 군 소속의 우리 동료들은 그러한 기준을 보고서에 포함시킬 경우 아마도 (어쩌면 확실히) 우리 보고서의 내용이 미국의 법률이나 군대의 규정과 상충하게 된다는 점을 고려한 것 같습니다. 제가 볼 때 이러한 갈등의 결과는, 군대

없다고 말했다.

11　군 소속 심리학자들의 신속 대처 요청을 받은 APA는 유달리 재빠르게 움직였다. 벤키와 태스크 포스의 책임자인 올리비아 무어헤드-슬로터가 위원들에게 발표문 초안을 보낸 것은 일요일 저녁이었다. 18시간 후 초안은 최종본으로 바뀌었다. 며칠 후 APA 윤리위원회와 이사회는 약간의 문구 수정만 거친 후 이를 승인했다. APA에서는 이를 공표하기 전에 백악관과 국방부 관리에게 미리 보냈으며, 독립기념일 연휴로 인해 조금 늦어진 그 다음 화요일에 공식 발표했다.

가 우리 보고서를 간단히 무시해 버리는 것으로 나타날 것입니다. 그렇게 되면 이 보고서 내용을 가장 잘 숙지해야 하는 사람들이 오히려 이 보고서를 활용하지 못하게 되는 결과를 초래할 것입니다."[12]

APA가 이 보고서를 채택하고 나서 몇 주 후, 〈뉴욕 타임스〉는 가혹한 심문에 참여한 사람들이 인권법에 의해 기소될 수 있다고 주장하면서, 군 법무 분야의 고위 관리들이 위기에 처했다고 보도했다. 패널에 참여했던 네 명의 민간 위원 중 세 사람이 패널의 잘못된 결정에 대해 후회하고 있다는 내용도 보도됐다. 정신분석가이자 전쟁 트라우마 연구자인 니나 토마스는 국제 인권 규정을 거스르는 패널의 결정에 동참했던(그 보고서를 가리켜 '인상적으로 뛰어나다'고 말하기도 했다) 사람이지만, 동료 태스크 포스 위원에게 이렇게 말했다. "신문 기사들을 계속 읽기가 힘들고, 우리가 한 일에 대해 긍정적으로 생각할 수가 없어요." 그녀는 덧붙였다. "바라건대, 럼스펠드가 체포되었으면 좋겠어요."[13] 한편 국방부 관리

---

[12] 올리비아 무어헤드–슬로터가 2005년 7월 29일에 모든 위원들에게 보낸 이메일, in E mail Messages from the Listserv of the American Psychological Association Presidential Task Force on Psychological Ethics and National Security: April 22, 2005–June 26, 2006, http://s3.amazonaws.com/propublica/assets/docs/pens_listserv.pdf

[13] 니나 토마스가 2005년 7월 29일에 모든 위원들에게 보낸 이메일, 앞의 문서.

들은 그 보고서를 비스킷을 위한 '표준 작전 절차'의 일부로 채택했다. 그들은 의사들을 고문 계획에 끌어들였다는 비판에 직면할 때마다 반복적으로 그 보고서를 거론했다.

한여름이 되었을 때, 블로거들, 언론인들, 그리고 활동가들은 APA를 비난하고 있었다. 인권 유린과 전쟁 법규 위반을 APA가 지지했다는 이유였다. 이런 비판이 늘어나는 와중에, 패널들의 토론은 자중지란 양상을 띠기 시작했다. 민간인 위원 중 두 사람이 추가로 APA와 태스크 포스를 비판하고 나섰다. 고문을 정의함에 있어서 인권법을 따르지 않았다는 힐난이었다. 그 중 한 사람인 진 마리아 아리고는 태스크 포스가 '일종의 유화정책'이었다고 말했다. 다른 한 사람은 항의의 뜻을 표하며 위원직을 사퇴했다. APA의 제럴드 쿠처는 반격을 함에 머뭇거리지 않았다. 그는 전체메일에서 이렇게 말했다. "국제법을 구성하는 모호하고 권한도 없고 모순되고 불분명한 여러 조약들로 APA를 꼼짝 못하게 하려는 시도에 대해 저는 전혀 관심을 갖고 있지 않습니다."[14] 아리고가 한 라디오 토크쇼에 출연하여 APA 집행부가 패널들의 이름을 등에 업고 부시 행정부가 원하는 방향의 결과를 도출하기 위해 꼼수를 부렸다고 주장했을 때, 쿠처는 토크쇼 진행자에게 보낸 '공개서한'에서 아리고의 반대 의견은 그녀의 '개인적 트라우마 이력'에 기인하며 '불행한 성

---

14 제럴드 쿠처가 2005년 7월 30일에 모든 위원들에게 보낸 이메일, 앞의 문서.

장 과정에서 비롯된 비통한 감정의 후유증을 잘 보여주는 것'이라고 썼다.[15]

그 다음 수년간에 걸쳐 APA는 태스크 포스가 작성한 문구의 대부분을 개정했다. 수감자 학대 과정에 심리학자들이 개입한 사실이 생생히 드러난 것을 당황스럽게 생각한 수천 명의 회원들이 같은 주장을 했기 때문이었다. 국방부가 학회에 영향력을 행사한 것에 대한 분노가 커지고 각종 탄원서들이 쏟아진 것도 한몫을 했다. APA는 국제법이 폭넓게 규정한 고문의 정의를 그대로 수용했고, 국제법을 위반할 소지가 있는 상황에서 심리학자들이 심문자들을 돕는 행위를 금지했다. 2010년에는 윤리강령을 개정하여, 법률을 비롯한 제반 법적 규칙들과 상충되는 경우라 할지라도 반드시 '인권'을 존중해야 한다는 강제 규정을 만들었다. 하지만 SERE에 기반을 둔 심문 방법을 수년 전에 처음 개척한 심리학자들은 여전히 특별한 징계를 받지 않았다. 태스크 포스의 보고서가 그들을 보

---

15 제럴드 쿠처는 토크쇼 'Democracy Now'의 진행자 에이미 굿먼에게 보낸 공개서한에서 발췌한 것이다. "The Empire Strikes Back: APA Tops Lash Out at Anti-Torture Opponents," *Invictus Blog*, Sept. 5, 2007, at http://valtinsblog.blogspot.com/2007/09/empire-strikes-back-apa-tops-lash-out.html 쿠처의 편지는 원래 자신의 홈페이지(http://www.ethicsresearch.com/Open_letter_to_Amy_Goodman.pdf)에 게재되어 있었고 다운로드도 가능했지만, 이 책이 출판되는 동안 해당 홈페이지에서 사라졌다(홈페이지 자체는 여전히 운영 중이다).

호해 주기 때문이다. 그 보고서는 지금도 효력을 발휘하고 있다.

심문과 관련된 윤리 문제로 물의를 일으킨 APA를 비난하는 것은 쉽다. 하지만 더욱 실망스러운 것은 APA가 그 모든 과정에서 단 한 번도, 히포크라테스적인 선행과 사회적 공익이 상충될 때에는 두 가지의 경중을 따져야 하는 것인지, 만약 그래야 한다면 어떤 방법으로 경중을 가려야 하는지에 관한 질문을 제기하지 못했다는 사실이다. 브라이스 레피브 대령은 태스크 포스에게 그 부분을 언급하라는 압력을 가했다. 레피브는 2차 대전 당시에는 양심적 병역 거부자였지만 나중에 변심하여 레이건 정부 시절 차관보에 지명되어 논란을 불러일으켰던, 개신교 신학자이자 인권 회의주의자의 아들이다.[16] 그의 주장은 전문가 윤리는 공익을 위한 것이어야 한다는 것이다. 두 가지 역할이 분리되어 있는 한, 즉 적군을 치료하는 의사가 동시에 적군과 싸우지는 않는 한, '해를 끼치지 말라'는 명령

---

16 브라이스 레피브의 아버지 어니스트 레피브(Ernest Lefever)는 반전주의자 교회인 브레트런 교회(아미시의 분파)의 성직자였으며, 1960년과 1968년의 대통령 선거에서 허버트 험프리의 연설문을 썼다. 하지만 그 이후 우파로 전향했다. 그가 1981년 2월에 국무부 인권 및 인도주의 담당 차관보로 지명되었을 때, 미국의 대외 정책에서 인권의 역할과 관련해서 격렬한 논란이 벌어졌었다(레피브는 인권은 특별한 역할을 할 게 없다고 주장했었다). 그의 거친 언변 – 예를 들어, 그는 칠레에서의 고문에 대해 '이베리아 반도의 전통이 남아 있어서 그렇다'고 말했었다 – 으로 인해 상원 외교위원회에 소속된 공화당 의원들조차 인준에 대해 반대표를 던졌다.

은 치료자로서든 전사로서든 우리 사회를 보호해야 함을 의미하는 것이라는 게 그의 주장이다. 물론 히포크라테스적 선행과 사회적 공익 사이의 관계에 대해서는, 의사의 업무와 심문자의 업무 사이에 존재하는 어마어마한 차이를 잘 고려하는 견해와 같은, 다른 견해들도 존재한다. 하지만 이와 같은 두 가지 견해는 명확히 규정되어 있지는 않으며, 토론을 거쳐 합의점을 찾기도 어렵다. APA의 태스크 포스에서도 그랬고, 그 이후에 벌어진 사회적 공방에서도 그랬다. 의사들은 미국의 안전을 지키기 위해 일하는 방식으로 사회적 공익을 위해 기여해야 한다는 주장과, 그런 것은 히포크라테스적 선행으로부터의 일탈이라는 비판이 충돌했다.

이 책의 중심 주제는, 의사들이 일상에서 히포크라테스적 역할을 수행하고 있지 않다는 것이다. 쿠처는 이 부분을 자의적으로 해석해서, "심리학자들은 가끔 적절한 사회적 목적을 위해 특정한 개인에게 해를 끼치기도" 하며, 그러한 경우의 대부분은 "강제적 혹은 덜 자발적으로" 행해진다[17]고 주장하면서 강제적 심문 방법을 옹호하기도 했다. (그는 법적인 이유로 인해 행해지는 심리검사를 지칭한 것이다.[18]) 히포크라테스적이 아닌 역할도 필수불가결하다는

---

17   제럴드 쿠처가 2005년 8월 11일에 모든 위원들에게 보낸 이메일, in E-mail Messages from the Listserv.

18   그가 든 사례는 이런 것이다. "재판에서 강간 피해자에 대한 가혹한 반대심

그의 주장을 인정하기 위하여 관타나모에서의 강제와 지역 법원에서의 강제를 같이 취급하는 그의 생각까지 수용할 필요는 없다. 이런 고민을 아예 하지 않는 것은 문제를 지하실에 숨기는 것과 같으며, 이는 윤리적 통제의 영역을 벗어나게 만드는 결과를 낳는다. 제임스 미첼이 해롤드 울프와 앨버트 비더만의 연구를 활용하여 SERE를 재구성하고 CIA로 그것을 보내는 과정은 이런 경우의 좋은 사례다. 폴 버니와 존 레소가 모건 뱅크스를 찾아가고, 국제적십자위원회가 '고문과 다름없는 행위'라고 불렀던 그 목록을 만드는 과정 역시 또 다른 분명한 사례다.

"탁월한 묘수"

미국정신의학회는 심문에 대해 덜 관용적인 태도를 취했다. 아니, 최소한 그렇게 보였다. 2006년 5월, 학회는 회원들의 개입을 포괄

문, 유죄 선고 전에 행해지는 피고인에 대한 PSR(pre sentence report, 형량을 정함에 있어 혹시 정상을 참작할 만한 과거의 이력이나 상황이 있는지를 알아보는 절차를 일컫는 법적 용어 – 역주), 성범죄자에 대한 심문, 수감을 계속할지 여부를 정하기 위해 가석방 후보자를 대상으로 하는 심문, 민사 사건에서의 비자발적인 청문 절차, 장애를 주장하는 사람에 대해 시행하는 독립적인 검사, 범죄 용의자의 체포에 도움을 주는 프로파일링 등등."

적으로 금지하는 규정을 만들었는데, 그 제한은 고문에만 국한되는 것이 아니었다. 그 규정은 "심문 장소에 동석하기, 질문이나 제안을 하기, 특정한 수감자를 대상으로 특정한 기술을 행하는 것과 관련하여 담당자에게 조언하기" 등을 모두 포함하여, 모든 종류의 '직접적 참여'를 금지했다.[19] 또한 의무기록이나 치료적 관계에서 알게 된 수감자 관련 정보를 심문자에게 알리는 행위도 금지했다. 하지만 정신과의사들이 '전문적인 영역' 내에서 '교육'을 시키는 것은 허용했다.[20] 특정한 수감자를 심문 목적으로 평가하는 등의 행위는 금하되 좀 더 일반적인 조언을 행하는 것은 허용하는 취지였다.

이런 정책은 미국심리학회의 그것과는 매우 다른 것이다. 심리학회에서는 회원들이 심문 계획의 수립이나 저항 대응전략 제안은 물론 수감자에게 대해 직접 질문하는 행위까지 허용했기 때문이다. 하지만 미국정신의학회의 태도도 불충분하다고 할 수 있다. 학회가 발표한 것은 '성명서'로, 학회의 규정에 따르면 이것은 위반자에 대한 제재 규정이 없는 단순 권고에 불과하기 때문이다. 학회의

---

[19] American Psychiatric Association, *Psychiatric Participation in Interrogation of Detainees:Position Statement*, http://archive.psych.org/edu/other_res/lib_archives/archives/200601.pdf

[20] 미국정신의학회는 "정신과의사는 정신질환자를 알아보고 대처하는 방법, 심문과 관련된 특정한 기술이나 상황이 초래할 수 있는 의학적 심리적 영향, 기타 필요한 내용에 대한 교육을 군 혹은 민간 소속의 심문자나 법 집행 담당자에게 제공할 수 있다."고 말했다.

당시 회장인 스티븐 샤프스타인도 이것은 '윤리 규정'이 아니라면서, 군 소속 정신과의사들은 이에 위배되는 명령을 받았을 때 "정신의학회 규정 때문에 고민할 필요는 없다"고 말했었다.[21] 군에 소속된 정신과의사들은 모두 이 성명을 전해 받았다. 군 고위직에 있는 한 정신과의사는 이에 대해 익명을 조건으로 '탁월한 묘수'라고 표현했다. "성명서 내용을 보세요. 대중이 보기에는 참여를 금지한 것으로 여겨집니다. 의사– 환자 관계의 신성함도 유지하는 것처럼 보이죠. … 아마 고문과 심문을 구별하지 않는 진보세력도 달랠 수 있을 겁니다." 그가 덧붙였다. "그렇지만 그건 정신과의사들에게 비스킷 업무를 수행해도 좋다고 선언한 겁니다. 그걸 거부해야 하는 의무를 전혀 지우지 않았으니까요."

이 정신과의사는 학회가 '성명서'를 발표한 이후 6개월 동안 비스킷 팀에서 일했다. 그 '성명서'에 대한 반항의 뜻으로, 그와 동료들은 심문 과정을 지켜봤으며,[22] 면담 기술에 관하여 피드백을 주기도 했고, 수감자의 저항 정도를 평가했으며, 그것을 극복할 방법

---

21 Michael Smith, "APA: Stay Out of Interrogations, Psychiatrists Urged," *Medpage Today*, May 22, 2006, available at www.medpagetoday.com/Psychiatry/GeneralPsychiatry/3371

22 일부 장소에서는 심문 장면이 녹화된 CD를 비스킷 의사들이 검토한다. 하지만 다른 장소에서는 비스킷 의사들이 일방투시경(one-way mirror)을 통해 심문 장면을 직접 참관한다.

에 대해 조언하기도 했다. 그가 내게 말했다. "만약 윤리 규정이었더라면,[23] 제가 그렇게까지 행동하지는 않았을 겁니다."

즉, 심리학자와 정신과의사를 대표하는 전문가 단체들은 각기 다른 방식으로, 심문에 참여하는 회원들에게 '묻지도 따지지도 말고' 지하세계에서 묵묵히 일할 것을 지시한 것이다. 심리학회에서는 처음에 제대로 된 설명도 없이 개인에게 해를 끼칠 수 있는 문제를 무시하면서, 비스킷에서 일하는 회원들에게 거의 무제한의 재량을 주었다. 회원들이 국방부의 영향에 휘둘리는 것에 저항을 보이자, '해를 끼치지 말라'는 원칙이 느닷없이 등장하여 국가나 사회의 목적에 해를 끼칠 수 있는 '모든' 종류의 활동을 비난하는 무기로 활용됐다. 이는 단순히 비스킷 심리학자들을 지하에 은신하게 만들었다(실제로 숨어 버린 경우도 있었다). APA 회원들을 비롯한 여러 사람이 그들에 대한 제재를 주장했기 때문이다. 험악한 분위기가 잦아든 후 APA가 인권법의 테두리 내에서의 참여를 허용하는 쪽으로 해결책을 찾았지만, 치료 제공자는 언제 공익을 위해서 히포크라테스적 선행을 일부 포기할 수 있는 것인지 혹은 그래서는 안 되는 것인지에 대한 문제는 무시해 버렸다.

미국정신의학회가 이 문제를 얼버무리고 넘어간 것은 더욱 어

---

23 그가 말한 '윤리 규정'은, 어길 경우에 학회 차원의 징계가 가해질 수 있는 윤리적 요구사항을 의미한다.

이없는 일이었다. 학회는 심문 목적으로 '특정한 수감자'를 평가하는 것을 금함으로써, 이를 제한하는 쪽으로 결론을 낸 듯이 보였다. 하지만 학회가 발표한 '성명서'는 계략에 가까운 것이어서,[24] 비판을 하는 것 같으면서도 은근슬쩍 비스킷 팀의 정신과의사들에게 피난처를 제공했다. 비스킷 팀의 정신과의사들에게는 이런 속임수가 일정한 부담으로 작용했다. 그들의 행동이 공식적으로는 그들의 동료들로부터 비판을 받게 됐기 때문이다. 그들은 자신들이 비스킷 업무를 수행한다는 사실을 비밀에 부치려 노력했지만, 자신의 임무를 수행하는 것이 곧 불명예가 되는 상황은 그들의 도덕적 자존심에 상처를 줄 수밖에 없었다. 그것은 군에서 복무할 의사를 구하는 데에도 나쁜 영향을 주었고, 군을 떠나 민간에서 직장을 구하려는 의사들에게도 좋지 않은 영향을 줬다. 이보다 더 높은 차원에서는, 정신의학회가 비스킷 복무를 금하지도 않고 그렇다고 용인하지도 않음에 따라, 군 소속의 정신과의사들은 비스킷 팀의 역할의 경계와 관련해서 의문이 생겼을 때 그에 대한 해답을 구할 수 있는 전문가 단체가 없게 되었다는 문제가 있다. 히포크라테스 선서를 잘 지키는 것처럼 보이고자 하는 욕심에, 정신의학회는 국가 안보

---

[24] 미국정신의학회는 분명히 고문 공모를 금지했지만, 미국심리학회 만큼은 아니라고 할 수 있다. 심리학회는 나중에 국제적 인권 규정에 따라 고문을 정의했지만, 정신의학회는 그렇게 하지 않았다.

가 개인에 대한 신뢰의 약속보다 우위에 놓여야 하는지에 대한 토론의 기회를 차단해 버렸다. 히포크라테스적 이상과 미국의 안보 사이의 균형을 어떻게 유지할 것인지에 관한 문제가 공론화되었을 때를 가정하여 비교해 볼 때, 히포크라테스적 신뢰와 선행이라는 가치가 현실에서 오히려 덜 보호되고 있다는 사실은 아이러니컬한 일이다.

윤리적으로 적응하기?

이런 균형에 관한 공개적 논의는 어떻게 가능할까? 먼저, 의사들이 심문 계획을 돕고 있다는 소문이 돌았던 2004년에 국방부가 취했던 간단한 방법을 생각해 보자. 국방부의 보건 담당 차관보가 주장한 바에 의하면, 그 일을 한 의사들은 의사로서의 직분을 수행한 것이 아니므로 환자에 대한 윤리 규정에 얽매일 필요가 없었다. 보건 담당 부차관보였던 데이비드 톤버그는 당시에 행해진 인터뷰에서 전투기 조종사가 된 의사를 생각하면 된다는 비유를 했었다. "그는 의사의 업무를 수행한 게 아닙니다." 톤버그가 내게 말했다. 그는 자신이 맡고 있는 수감자들과의 관계를 전혀 의사-환자 관계로 보지 않았다. 그는 전쟁법을 지키는 차원에서 상부로부터 명령만 떨어지면, 그들을 죽일 수도 있었다. 그의 의사면허증은 평화주의자

선서와는 관계가 없었다.

　의사 출신의 전투기 조종사의 경우라면 톤버그의 주장은 분명히 옳다. 전투기 조종사는 사람들을 공격함에 있어서 의학적 기술을 사용하지도 않으며 그들과 임상적 관계를 맺지도 않기 때문이다. 의사들은 히포크라테스 선서의 짐을 벗어버리고 많은 일을 할 수 있다. 사업을 할 수도 있고 정치를 할 수도 있다. 우리는 아프가니스탄에 더 많은 병력을 투입하자고 주장하는 상원의원에 대해, 그가 단지 산부인과의사라는 이유로 의료윤리를 위반했다는 비판을 가하지는 않는다. 흉부외과의사 출신이 대통령이 공습 명령을 내린다고 해서 히포크라테스 선서를 위반한 것에 대해 책임질 것을 요구하지도 않는다.

　1990년대 정신과의사인 라도반 카라지치가 세르비아계 보스니아 지도자가 되어 수만 명의 무슬림 학살을 지휘했을 때, 몇몇 사람들은 그의 과거 직업이 의사라는 사실이 아이러니컬하다고 생각했지만, 그의 전쟁범죄가 그로 인해 더 무거워지는 것은 아니었다. 물론 진료실 바깥에서 극악무도한 범죄를 저지른 의사는 전문가 집단에 의한 징계를 받는다. 살인, 강간, 테러를 위한 무기 밀수입 등에 연루된 의사에 대한 징계가 행해지는 것은, 몇몇 다른 전문직과 마찬가지로 의사들에게는 높은 도덕적 수준을 유지해야 하는 책임이 있기 때문이다.[25] 지금 헤이그의 감옥에 수감되어 있는 카라지치가 어찌어찌해서 자유의 몸이 되었을 때에 의사면허국이 그에게 환자를 진료할 수 있도록 허락하는 것은 생각하기도 싫은 일이다. 그런데 여기에 톤버그의 논리가 적용된다면? 카라지치는 의사로서 행동한 게 아니다. 그는 사람을 죽이거나 그렇게 하라는 지시를 내림에 있어서 임상적 판단을 하거나 의학적 기술을 사용한 게 아니다.

하지만 군대나 CIA에서 심문을 기획하고 감독한 의사나 심리학자들은 전문가로서의 기술과 판단력을 사용했다. SERE 기반 전술을 고안한 일등공신인 제임스 미첼은 그의 임상 경험과 이론적 지식을 창조적으로 활용했다. 그는 스트레스에 대한 사람들의 반응과 관련된 데이터를 통해 매우 설득력 있는 추론을 해 냈다. 폴 버니 역시 그의 임상적 배경을 활용했고, 럼스펠드가 승인했던 그 목록을 개발해 냈을 때 SERE 심리학자들과 지휘관들로부터 상당한 호응을 얻었다. 그리고 버니 이후 수많은 '행동과학 자문관'들이 수감자들의 스트레스 대처 형태를 측정하고 민감도를 평가하기 위해 임상 경험을 활용했다. 마찬가지로, 물고문, 벽으로 밀치기, 찬물 끼얹기 등을 '의학적으로 적절한' 수준으로 시행하기 위한 프로토콜을 고안한 CIA 의사들은 그들의 훈련한 임상 기술과 그들이 읽은 의학 문헌들을 모두 이용했다.

그들이 치료자로서의 신뢰를 바탕으로 심문에다 선행 혹은 제

---

25 *DeBlanco v. Ohio State Medical Board*, 604 N.E.2d 212 (1992).

한의 느낌을 가미한 것도 중요한 문제점 중의 하나다. 그들의 존재가 군 고위층과 CIA 관료들과 고문 보고서의 저자들에게 그런 확신을 심어주었다면, 그것은 바로 그들이 '돌보는 사람(임상심리학을 포괄하여 이렇게 표현했다)'이기 때문이다. 치료를 제공하는 사람으로서의 그들의 정체성은 사람들의 히포크라테스적 기대 때문에 안전과 합법의 신호로 받아들여졌다. 고문을 도운 의사들이 의사로서 행동한 것이 아니라는 주장은, 그들이 정보 수집 과정에다가 기능적 기술 및 임상적 판단과 더불어 도덕적인 권위까지 제공했다는 사실을 모르고 하는 소리다.

그렇다면 의사는 심문을 비롯하여 국가 안보를 위한 모든 종류의 활동에 참여하지 말아야 한다는 의미가 되는 걸까? 아부 그라이브 스캔들이 터졌을 때, 일부 의료윤리학자들과 인권운동가들은 이런 시각에 동의하여 군대나 CIA에 소속된 의사들은 그들의 역할을 히포크라테스적 이상에 부합하는 치료 활동에만 국한시켜야 한다고 주장했다.[26] 그러나 이와 같은 순수한 주장은 히포크라테스 선서에 등장하는 신뢰의 약속이 의미하는 바를 오독한 것이라 할 수 있다. 히포크라테스 시절 이래로 의사들은 원원 전략의 일환으

---

[26] Physicians for Human Rights, *Aiding Torture: Health Professionals' Ethics and Human Rights Violations Revealed in the May 2004 CIA Inspector General's Report* (2009), http://physiciansforhumanrights.org/library/documents/reports/aiding-torture.pdf

로 환자에 대한 헌신을 서약해 왔다. 환자들의 믿음을 유발함으로써 의사들은 그들이 하는 설명, 처방, 지시에 대한 신뢰를 높일 수 있었다. 환자들은 이러한 신뢰가 가져다주는 치료적 효과를 봄으로써 이익을 얻었고,[27] 의사들은 그들이 제공하는 서비스의 가치를 높임으로써 사회경제적 지위에서 이익을 얻었다.[28] 임상 관계에서 신뢰와 선행은 그야말로 핵심적인 것이다. 히포크라테스 선서의 핵심 구절인 "내가 방문하는 모든 집에서 나는 오로지 환자의 이익을 위해 일할 것이며"라는 부분은 개인적인 관계 설정에 관한 약속이다.

이와 같은 개인적 관계의 영역을 넘어서는 부분에 관해서는, 히포크라테스 선서에서 언급되는 내용이 많지 않다. 의사와 환자 사이에 개인적인 관계가 없는 상황에서 사회적 목적을 위해 생의학적 과학을 활용하는 것은 히포크라테스 선서가 경계했던 환자에 대한 배신과는 관련이 없다. 정부에서는 환경과 직업적 위험을 평가할 때 편익과 위험 사이의 균형을 찾기 위해 일상적으로 의학적 지식을 사용하고 있다. 정보기관들은 오래 전부터 국제 사회 지도자

---

[27] 1장 각주 7 참조, Jozien M. Bensing and William Verheul, "The Silent Healer: The Role of Communication in Placebo Effects," *Patient Education and Counseling* 80 (2010): 293-299.

[28] Kenneth J. Arrow, "Uncertainty and the Welfare Economics of Medical Care," *American Economic Review* 53, no. 5 (1963): 941-73.

들의 '프로필' 관리를 위하여 전문가들을 활용해 왔다. 마흐무드 아흐마디네자드 이란 대통령 같은 위험한 존재부터 미국과 외교적으로 관련이 있는 좀 더 얌전한 사람들까지 그 대상도 다양하다. 정신과의사들과 심리학자들은 이들의 프로필과 관련된 업무를 수행하지만, 그들은 일대일로 사람을 만나서 임상적 평가를 하지는 않는다. 그들은 단지 대중에게 널리 알려진 사실들과 기밀로 분류된 추가적 정보들만 활용할 뿐이다.[29] 히포크라테스 선서를 오직 환자 진료를 위해서만 의학적 지식을 사용해야 한다는 의미로 해석하는 것은, 공익이라는 가치는 완전히 포기한 채 선서를 맹목적으로 숭배하는 일이 된다.

임상적인 관계가 없는 상황에서 전쟁이나 다른 국가 안보를 위한 노력에 의사의 지식을 이용하는 것은 신뢰와 자선이라는 히포크라테스적 약속에 위배되는 일이 아니다. 약물을 무기로 사용하는 것 – 예를 들어, 약품이 들어 있는 포탄을 적군이나 위협적인 군중을 향해 발사하는 것 – 도 같은 맥락에서 히포크라테스 선서를 위반한 것으로 비난할 수 없다. 물론 그러한 무기의 사용은 수많은 전쟁법 관련 논란을 유발한다. 가령 화학무기금지협약[30]은 화학물질

---

[29] Jerrold Post, *The Psychological Assessment of Political Leaders: With Profiles of Saddam Hussein and Bill Clinton* (Ann Arbor, MI: University of Michigan Press, 2003).

을 군중을 통제하기 위해 사용하는 경우(합법이다)와 적군이나 반란군에게 사용하는 경우(불법이다)를 불분명하게 구별해 놓았다. 하지만 그 무기를 고안한 사람이 의사인지 아닌지 따위는 전혀 중요하지 않다.

약품이 무기로 사용될 수 있는가 하는 것은 추상적인 논란이 아니다. 미국과 몇몇 나라의 군대는 군중을 진정시키고 테러리스트들을 진압하고 전쟁을 벌이는 과정에서 의약품을 활용하는 방안에 대해 점점 더 많은 관심을 기울이고 있다. 국방부는 벤조디아제핀(진정제), 아편류, 각성 정도나 기분에 영향을 주는 기타 약물들을 무기화하는 방안을 모색해 왔다.[31] 러시아는 더 나아가서, 모스크바의 극장에서 800명을 인질로 잡은 채 군 병력과 대치하고 있던 체첸 테러리스트들을 진압하기 위해 합성 아편인 펜타닐을 사

---

30 Organisation for the Prohibition of Chemical Weapons, Convention on the Prohibition of the Development, Production, Stockpiling and Use of Chemical Weapons and on Their Destruction, April 29, 1997, available at http://www.opcw.org/chemical-weapons-convention/
이 협약은 협약 비준 국가가 화학무기를 개발, 생산, 구입, 비축, 보유, 이전 및 사용하는 것을 금지한다.

31 Wyre Sententia, "Your Mind Is a Target: Weaponization of Psychoactive Drugs," *Humanist* 63, no 1 (2003): 43, http://web.ebscohost.com/ehost/detail?vid=1&hid=104&sid=66298062-c8b-63f-cd6-d98196395cdf%40sessionmgr111&bdata=JnNpdGU9ZWhvc3QtbGl2ZQ%3d%3d#db=aph&AN=871990

용하기도 했다. (결과는 비극적이어서, 100명 이상의 인질이 사망했다.)

　　임상적 맥락 이외의 상황에서 히포크라테스적 윤리학의 역할을 혼동할 위험은, 2007년 영국의사협회BMA가 만든 의약품 무기에 관한 보고서에 잘 드러나 있다.[32] 그 보고서의 결론은 "의사는 무기 개발을 위해 활용된다는 것을 알면서도 자신의 기술이나 지식을 제공해서는 안 된다"는 것이며, 그 이유는 "해를 끼치지 말아야 한다는 의무는 … 국가 안보에 기여해야 하는 의무보다 상위에 있기 때문"이라고 되어 있다. 무기 개발이 의사가 임상 관계의 범주 내에서 행하는 일이라면, 이런 결론이 옳다고 하겠다. 하지만 BMA는 무기 개발자와 그 무기가 겨누고 있는 사람들 사이의 임상적 연결 고리를 찾았다고 주장하지는 않았다. 그저 BMA는 '해를 끼치지 말아야 할 의무'가 단순히 환자에 대해서만 그런 것이 아니라 일반적인 사회에 대한 의무라고 본 것이다. 감성적으로는 좋은 이야기다. 하지만 윤리학적으로 볼 때는 도를 넘는 거만함이라 할 수 있다. 히포크라테스의 윤리는 전문가의 역할에 관한 것이며 임상적 관계에 한정된 것이지, 공공 정책에 관한 일반적인 지침은 아니다. 의사도

32　British Medical Association, Board of Science, "The Use of Drugs as Weapons: The Concerns and Responsibilities of Healthcare Professionals" (2007), www.bma.org.uk/images/DrugsasWeapons_tcm41-144496.pdf

시민으로서 국가 안보에 관해 언급할 수 있으며 언급해야 한다. 하지만 그들의 임상적 역할을 넘어서는 부분에까지 임상 윤리를 적용하는 것은 범주 오인category mistake이다.

게다가, 그렇게 함으로써 얻어지는 실익도 없다. '해를 끼치지 말라'는 일반적인 원칙은 정책적 지침이 아니다. 실제로는 아무 내용도 없다. 해를 끼치지 말아야 한다는 의무가 국가 안보에 기여해야 하는 의무보다 상위에 있다는 BMA의 선언은 실효가 없다. 이들 두 가지 '의무'는 모두 명확히 정의되기 어려운 동일한 목표를 향해 있다. 어떻게 하면 국가 안보를 가장 잘 수호할 것인가 하는 것은 정책의 문제이지 임상 윤리의 문제가 아니다. 의사들은 전쟁 규칙(화학무기금지협약을 포함하여)을 준수해야 할 '법적' 의무를 가지며, 그 의무의 크기는 다른 사람들과 비교했을 때 크지도 작지도 않다. 임상적 관계와 전혀 연관이 없는 정책적인 문제에 답하기 위해 임상 윤리를 끌어들이는 것은 옳지 않다.

심문자들에게 면담을 잘하는 방법을 교육하는 것은 의사-환자 사이의 임상적 관계를 형성하지 않으면서 공공적인 업무를 행하는 한 가지 형태이다. 공통점을 발견하고, 긴밀한 유대관계를 만들고, 상호간의 의무감을 형성하는 방법에 대하여 심문자들을 지도하는 것은, 의사와 수감자 사이에 어떠한 연결고리도 필요로 하지 않는 일이다. 면담 장면을 촬영한 비디오테이프를 보고 심문 방법에 대한 조언을 함으로써 개인별로 특정한 도움을 주는 것도 의사가 할 수 있는 일이다. 심문을 받는 사람이 의사의 개입을 알지 못하는 한, 수감자와 전문가 사이에 맺어지는 관계는 없으며 히포크라테스 선서를 배신할 위험도 생기지 않는다. 여전히 의사는 인권 규정이나 전쟁 법규에 위배되는 수단을 지지하는 등의 잘못을 저지를 수 있지만, 그것이 '히포크라테스적' 악행은 아닌 것이다.

하지만 얼굴을 드러내는 것은 다른 문제다. 면담 과정에 참여하거나 심문 목적의 대면 평가를 수행하는 의사는 전문가로서 상대방과 관계를 맺는 것이며, 그때는 히포크라테스적 신뢰와 선행의 의무가 저절로 따라오게 된다. 스캇 위톨은 법정신의학 분야에서 사용하는 방식을 차용하여 "나는 당신의 의사로 여기 있는 게 아닙니다."라는 말로 책임을 부정하려 했지만, 그것으로 인해 의무가 사라지지는 않는다. 이에 관해서는 의학의 법정에서의 역할이 점점 증가하는 내용을 다루는 다음 장에서 좀 더 설명할 것이다. 여기서는 의학에 대한 사람들의 기대 – 본능적으로 느끼는, 문화적으로 내재된, 어린 시절부터 깊이 새겨진 그런 기대 – 는 한마디 말에 의해 쉽사리 사라지지 않는다는 점만 일단 지적하려 한다. 의사가 심문자가 되는 순간, 히포크라테스 정신의 배반은 필연적이다.

미국정신의학회는 이 구분을 빠뜨렸다. 심문에 관한 학회의 '성명서'는, 정신과의사가 수감자와 직접 접촉을 하든 하지 않든, 특정한 수감자에게 대해 질문을 하거나 특정 기술의 사용에 관해 심문자에게 조언을 하는 행위를 금지하고 있다. 하지만 그 성명서는,

수감자가 재판을 기다리고 있거나 확정 판결 후 복역 중인 경우라면, 정신과의사들이 수감자에게 질문을 하거나 법원이나 교정기관 관리에게 의견을 제출하는 것은 허용하고 있다. 즉 그 성명서는, 법정신의학 관련 업무에 대해 좀 더 관용적인 태도를 보이고 있다.[33] 법의학적 평가의 역작용이 매우 큰 재앙으로 나타날 수 있음에도 불구하고 그렇다. 법정에서 의견을 밝히는 의사가 나쁘게 평가한 수감자에게 나타날 수 있는 결과 중에는 유죄 선고, 종신형, 사형 선고 등이 모두 포함된다. 이런 결과를 초래하는 임상 평가는, 히포크라테스적인 기대를 배반한다는 측면에서, 취약한 수감자를 어떻게 추궁할 것인지에 대해 군 심문자에게 조언을 하는 행위보다 분명히 덜하지는 않을 것이다.

의사들이 국가 안보나 사법적 정의를 위해서는 임상적 접근의 대상자(좀 이상한 용어이지만, 우리가 지금 '환자' 이야기를 하는 것은 아니니까)와 관계를 맺는 일 자체를 거부해야 한다는 의미일까? 순수한 히포크라테스주의자는, 그런 공적인 이유는 치료자의

---

[33] 성명서는 법정신의학 관련 업무와 구분하는 차원에서 '심문'을 다음과 같이 정의했다. "이 성명서에서 사용되는 '심문'이라는 용어는 수감자의 죄를 드러내거나, 폭력적인 범죄를 저질렀거나 계획하고 있는 사람을 판별하거나, 기타 사법 정의나 국가 안보를 위해 필요하다고 생각되는 정보를 획득하기 위한 목적으로, 수감자를 상대로 정보를 캐내기 위한 신중한 노력을 뜻한다. 이는 법원이나 수감자 측 변호인에 의한 합법적 절차를 거친 면담과, 확정 판결 이후 복역 중인 수감자에 대해 교정기관의 요청에 의해 진행되는 면담은 포함하지 않는다."

역할과 부합하지 않으므로, 그렇게 해야 한다고 주장할 것이다. 공익에 대해서 너무 신경을 쓰지 않는다는 비판에 대해서 그들은, 의사나 변호사 같은 전문직 종사자들은 그들의 고객의 안녕을 위해 최대한의 헌신을 함으로써 공익을 위해 노력하는 것이라고 대답할 것이다. 하지만 이런 식의 역할만 부여하는 것은 의사들이 좀 더 직접적으로 공익을 위해 기여할 기회를 없애 버린다. 의학의 발달에 따라 그럴 기회가 점점 늘어나고 있는데도 말이다.

나는 형사 및 민사 사건의 처리 과정에서 의학이 기여할 수 있는 잠재적 가능성들에 대해 다음 장에서 언급할 것이다. 여기서는 국가 안보 영역과 관련된 일부 내용만 다룬다. 정신과적인 평가는 냉전 시절에 쓰였던 비상수단으로, 비밀 정보원이나 스파이 등에 대한 검증에 주로 사용됐다. 하지만 SF 영화에 등장하던 의학 기술들은 점차 현실이 되고 있다. 뇌 영상, 특히 fMRI functional magnetic resonance imaging 기술은 혈중 산소 농도를 측정함으로써 뇌의 전 영역에서의 대사 활성도를 추적하는 기술인데, 이미 확인된 능력보다 앞으로의 가능성이 더욱 흥미를 유발한다.[34] 뇌과학

---

34 Jonathan H. Marks, "Interrogational Neuroimaging in Counterterrorism: A No-Brainer or a Human Rights Hazard," *American Journal of Law and Medicine* 33, nos. 2 and 3 (2007): 483; Henry Greely and Judy Illes, "Neuroscience-Based Lie Detection: The Urgent Need for Regulation," *American Journal of Law and Medicine* 33, nos. 2 and 3(2007): 377-431.

자들이 뇌 활성의 패턴과 진실을 말하는 활동 사이의 연계를 찾아내서 거짓말 여부를 더 정확히 판별할 수 있으리라는 희망도 있다.[35] 이런 기술 및 다른 몇 가지 영상 기술들을 가지고 정보기관들을 대상으로 마케팅을 펼치는 신생 기업들이 이미 존재하며,[36] 실제 전쟁에서 이런 일이 소규모로 시도된 경우도 이미 있었다.

마음을 변화시키는 약물을 사용하려는 시도는 점점 늘어나고 있다. 정신을 현혹시키는 약물을 주입하려 했던 1963년 쿠박 매뉴얼의 약리학은 지금과 비교하면 정말 어설픈 수준이었다. 10년 전, SERE 훈련소는 예일대 정신과의사인 앤드류 모건을 초빙하여 저항력 강화 훈련 동안 병사들에게 나타나는 무기력함 및 회복력에 관한 생화학적 사항을 연구하게 하였다. 그 다음 7년 동안 모건 등은 훈련의 여러 단계마다 병사들로부터 혈액 샘플을 채취하여, 마음의 상태를 보여주는 물질marker을 찾고자 했다. 이렇게 알아낸 정보들을 통해 그들은 일반적인 상황에서 우리의 회복력을 유지하며 극단적인 상황에 놓였을 때는 무너질 수도 있는, 우리의 스트레

---

35   적어도 아직까지는 이런 종류의 뇌 촬영 기술로 진실과 거짓말을 믿을 만한 수준으로 구별해 내는 것은 어렵다는 것이 이 분야 연구자들 대다수의 공통된 견해다. 하지만 이러한 기술의 사용과 관련해서는 많은 발전이 있어서, 질문자가 제시한 정보— 이름, 주소, 얼굴 사진 등— 들이 과거의 경험에 의해 이미 알고 있었던 것인지 여부를 판별하는 것은 어느 정도 가능하다.

36   예를 들면, http://noliemri.com/customers/Government.htm

스 대응 시스템에 관한 대략적인 개요를 파악할 수 있었다. 스트레스 상황에 놓인 사람이 '미친 듯이 각성했을 때(모건이 나에게 이렇게 말했었다)'에는 혈중 테스토스테론 수치가 평소 수준이거나 오히려 증가했다. 하지만 이 수치는 '비행기를 탄 것과 같은' 불안과 공포를 느끼는 상황에서는 급감했다.[37]

뉴로펩타이드 Y로 알려진 단백질의 혈중 농도는 회복력에 관한 다른 시야를 열어줬다. 스트레스로 인해 우리의 각성 수준이 올라갔을 때 우리의 신경내분비 시스템은 노르에피네프린의 분비를 증가시키고, 이는 우리의 마음, 근육, 행동을 위한 에너지 저장소 등으로 운반된다. 이렇게 되면 우리의 행동력은 높아지지만 동시에 우리 몸과 마음은 쉽게 지치게 된다. 너무 많은 노르에피네프린은 우리의 불안을 적정 수준 이상으로 끌어올리게 되고, 이는 마틴 셀리그먼이 '학습된 무기력'이라고 불렀던, 자신감의 상실 및 자포자기의 심정으로 이어지게 된다. 뉴로펩타이드 Y는 이러한 하강을 억제한다. 그것은 우리 몸이 노르에피네프린을 좀 더 효율적으로 사용하도록(즉 조금만 사용하도록) 만들고, 지나친 노르에피네프린 분비도 억제한다. 학대를 당하는 동안 뉴로펩타

---

37 Morgan, C. A., 3rd, Wang, S., Mason, J., Southwick, S. M., et al. "Hormone profiles in humans experiencing military survival training." *Biological Psychiatry* 47 (2000): 891-901.

이드 Y의 농도가 높게 유지된 SERE 훈련병은 좀 더 강한 회복력을 보였으며 학습된 무기력도 덜 나타났다. 그들은 심문자의 질문으로부터 교묘하게 빠져나가는 능력도 더 뛰어났다. 그들은 맑은 정신 상태를 유지했고, 가상 적군에게 저항했으며, 결과적으로 교관들로부터 높은 점수를 받았다. 이와는 반대로 뉴로펩타이드 Y의 농도가 낮았던 훈련병들은 좀 더 쉽게 혼란과 우울함에 빠졌다. 마치 너무 긴장해서 큰 시험을 망치는 학생들처럼, 그들의 점수는 형편없었다.

이런 사실들은 각각의 병사들의 신경생물학적 강인함 혹은 허약함에 따라 '맞춤형' 훈련을 가능하게 만든다. 더 나아가, 회복력을 증가시키거나 외상후 스트레스 장애의 증상을 누그러뜨리는 약물 치료를 가능하게 하는 발판을 마련한 것이기도 하다. 또한 그들은 진짜 수감자를 '무너뜨리려' 노력하는 심문자들에게, 혼란이나 절망을 나타내는 화학 물질의 농도를 체크하여 적절하게 대응하는 새로운 방안을 제공한 것이기도 했다. 이런 차원을 넘어, 스트레스 대응의 생리학에 관해 점점 더 많은 지식이 쌓여감에 따라, 앞으로는 회복력과 관련된 되먹임 고리 feedback loop를 차단하는, SF 영화 같은 화학적 방법들도 가능해질 전망이다. 또한 약물 '치료'를 통해 학습된 무기력이나 혼란이나 절망을 '유도'할 수도 있다. 스트레스와 관련된 신경생물학의 발달은 두 가지 용도를 모두 가능하게 한다. 의사들에게는 사람의 회복력을 증대시키는 수단을 제공하고, 악당들에게는 그것을 무너뜨리는 도구를 제공한다.

아직은 먼 이야기지만, 우리의 남녀 전사戰士들을 위한 약리학적 처방 가능성도 생각해 보자. 스트레스에 관한 신경생리학적 이해가 더 높아져서 원초적 공포에 직면했을 때 느끼는 원초적 긴장에 의한 전투 능력 저하를 예방할 수 있게 된다면 어떤 일이 벌어질까? 군인의 뇌 화학을 조절하여 그가 밤새도록 깨어 있게 하거나 두려움을 느끼지 못하게 할 수 있다면 또 어떨까? 이런 약을 처방하는 의사들은 환자들의 이해관계와 국가의 그것이 완전히 일치한다고 스스로 확신할 것이다. 하지만 일탈의 가능성도 무궁무진하다. 화학적 처치로 용기백배한 전사는 다른 이들이 감수하지 않을 극단적인 위험까지 무릅쓸 것이다. 공포, 불안, 절망을 이기는 약리학적 방법의 진보는 분명히 임상적인 이득과 부작용을 동시에 가져올 것이다. 환자의 안녕과 관련된 또 다른 가능성들도 있다. 가령 화학적 처치로 인해 생겨난 과도한 자신감에 의해 빚어진 치명적 실책 이후에 따라올 죄의식의 지속은 어떻게 할 것인가?

이 모든 가능성은 의사– 환자 관계든 다른 종류이든 '임상적 관계'와 연관이 되는데, 그것은 환자의 안녕보다는 국가 안보를 더 중요시하는 관계이다. 몇몇 가능성들은 두려움을 유발할 정도다. 예를 들어 학습된 무기력을 좀 더 쉽게 유도하기 위해 사람들에게 약물을 주입하는 것은 분명히 고문에 해당될 수 있을 것이다. 법적으로 애매한 다른 상황들도 있다. 예를 들어, 전쟁 포로로부터 얻어낸 정보의 정확성을 측정하기 위해 뇌 영상검사를 실시하는 것이 제네바협약에 위배되는지 여부에 대한 논쟁이 있겠다. 하지만 이러한 가능성들과 환자에 대한 무조건적 헌신이라는 히포크라테스적 윤리 사이의 불일치는 전혀 애매한 문제가 아니다. 이런 문제는 새로운 기술들이 나타나면서 점점 더 흔히 일어나고 있다. 히포크라테스적 신화는, 임상적 관계도 사회적 공익을 위해 기여할 수 있음을 용인하지 못하게 함으로써, 이런 문제에 관한 진지한 토론 자체를 봉쇄해 버린다.

오래된 신화에서 벗어나 국가 안보의 맥락에서 이런 토론을 하려면 어디에서 시작하는 것이 좋을까? 내가 앞에서 논했듯이, 의사와 환자 사이에 개인적인 유대가 없는 상황에서는 히포크라테스적 신의는 문제가 되지 않는다. 임상적인 관계가 있을 때에 히포크라테스적 기대가 생기는 것이고 신뢰의 위반도 생겨나는 것이다. 윤리학자나 법률가들은 허용되는 것과 금지되는 것들 사이의 경계가 명확한 것을 좋아한다. 하지만 국가 안보를 위한 필요조건과 의학의 신뢰 사이에 상호 균형은 애매모호하며 주관적이다. 이제는 히포크라테스의 신화에서 벗어나야 할, 회피할 수 없는 이유다. 너무도 분명한 출발점은, 인권법, 전쟁 법규, 국가의 월권행위로부터 사람들을 보호하는 여러 법률들의 기준을 통과하지 못하는 행위나 시술을 금지하는 일이다. 물론 이것은, 고문 보고서의 사례가 생생하게 보여주듯이, 법률이 금지하는 것들의 범위는 누가 정할 것인가 하는 문제를 일으킨다. 의사들이 곧 법률가이기도 한 것처럼 행동하기를 기대하는 것은 비현실적이다. 그들이 법률적 조언과 관련해서 정부에 의존할 수밖에 없다는 사실은, 존 유, 제이 바이비, 고문 보고서의 다른 저자들의 행위를 특히 더 유해한 행위로 규정하게 만드는 이유 중의 하나다.[38] 하지만, 의학 교육 과정에서 인권의 기초에 대해 가르침으로써, 의사들이 언제 '아니오'라고 말해야 하고 언제 최소한 예리한 질문이라도 던져야 하는지에 대한 감수성을 길러 주는 것이 필요하다는 주장은 매우 합당한 것이다. 또한 그들의 전문가 단체들이 이런 종류의 질문에 대해 답변을 줄 수 있는 준비가 되어 있어야 하며, 확고한 신념으로 '아니오'라고 말한 회원들을 지지하고 보호할 태세를 갖추고 있어야 한다는 주장도 매우 온당한 것이다.

출발점을 넘어서고 나면, 국가 안보를 목적으로 임상 관계를 활용할 때에 허용되는 것과 부적절한 착취에 해당하는 것 사이의 경계를 설정하는 것은 협상의 대상이 된다. 어느 정도의 주관적 판단은 어쩔 수 없지만, 공공의 안전의 위급함과 치료적 관계에 생길 수 있는 잠재적 해악 사이의 경중을 따져야 한다. 이런 비교 형량은

---

[38] 이들 저자들의 행위와 관련된 윤리적 쟁점에 관한 좋은 자료가 있다. David Luban, "The Torture Lawyers of Washington," in *Legal Ethics and Human Dignity* (Cambridge: Cambridge University Press, 2007).

전문가 단체에만 맡겨질 수는 없다. 전문가 집단에는 윤리적 문제에 관한 한 자율 정화 기능이 있다고 사회학자들이 흔히 말하지만,[39] 전문가 집단은 결국 공적 필요성에 관한 사회와의 대화를 통하여 그들의 윤리 규범을 형성한다. 앞에서도 언급했듯이, 신의에 관한 히포크라테스적 서약은 이런 대화의 과정을 통하여 점진적으로 진화한 것이라 할 수 있다. 전문가들에 대한 신뢰의 내용과 수준이 변화하는 것에 상응하여, 시간에 따라 그 모습은 조금씩 변화한다. 의학의 사회적 역할 또한 마찬가지로 이런 대화의 일부다. 사회적 여론, 시장의 압력, 정치적 고려 등의 변수들에 대해 의사들은 대답을 해야 하는데, 이 경우에 의사들은 환자의 신뢰라는 연약한 가치를 보호하기 위해 외부의 다양한 영향을 어느 정도 누그러뜨리는 사전 과정을 거치게 된다.[40] 전문가 단체는 회원들의 지향과 우려에 예민하게 반응하는 것과 동시에 사회적 신호들을 잘 파악하여 거기에 딱 맞는 윤리 정책들을 펴야 한다. (심문과 관련된 일련의 사건들에서 보듯 자신들의 이익만 추구할 수도 있다.) 최종 결정은 그들이 독자적으로 내릴 수도 없고 내려서도 안 된다.

---

39 Elliot Friedson, *Profession of Medicine: A Study of the Sociology of Applied Knowledge* (Chicago: University of Chicago Press, 1988).

40 M. Gregg Bloche, "The Market for Medical Ethics," *J. Health Politics, Policy & Law* 26, no. 5 (2001):1099–1112.

실제적인 의미에서 최종 결정은 어느 특정한 배우의 역할은 아니다. 그건 공무원, 윤리학자, 경제적인 압력, 문화적 영향, 그리고 전문가 집단 등의 상호작용에 의해 이뤄지는 것이다. 관타나모 아부 그라이브 사건에 대한 분노가 잘 보여주듯이, 대중적 관심을 불러일으키는 데는 스캔들이 터지는 것도 큰 역할을 한다. 이들 스캔들이 터졌을 때, 합법적인 심문 목적으로 수감자들에 대한 임상적 평가를 한 것도 대체로 비윤리적인 것으로 받아들여졌다. 내가 볼 때에는 법정신의학 목적으로 죄수들을 평가하는 행위와 별반 다를 것이 없었는데도 불구하고 그랬다. 결국 하나뿐인 윤리적 잣대란 존재하지 않는다. 윤리적 문제에 대해 견해를 밝혀야 하는 기관이나 단체들도 흔히 상황에 따라 다른 견해를 드러낸다. 미국정신의학회의 교묘한 성명서가 좋은 사례인데, 그 성명서는 비스킷에 참여한 사람들을 맹렬히 비난하면서도 훨씬 더 관용적인 군의 입장도 존중하는 애매한 내용이었다.

이런 애매함은 때로 우리가 양쪽을 모두 선택하는 것을 가능하게 한다. 우리는 보건의료를 '배급'하는 것에 대해 의사들을 공격하는 동시에, 그렇게 해야 한다며 의사들을 재촉한다. 임상적 판단에 정치를 끌어들이는 것에 대해 비난함과 동시에, 진단과 치료는 모두 도덕적 규범과 관련이 있을 수밖에 없다고 주장한다. 하지만 이처럼 양면을 모두 취하는 것은 혼란을 가중시키고 불신을 초래하며, 위선을 드러내는 스캔들이 터졌을 때는 대중의 분노를 촉발시킨다. 정말로 필요한 것은 이런 위선을 척결하고 사회적 의무와 히포크라테스적 신의 사이의 적절한 경계를 설정하는 사회적 합의 과정에 더 많은 사람들이 참여하는 것이다. 그 경계를 어디에 설정할 것인지에 대해서는 다양한 시각이 존재할 여지가 있다. 하지만 히포크라테스의 신화를 들먹이는 것은 별로 도움이 안 된다.

    나는 의학의 사회적 역할이 증대됨에 따라 이러한 경계 설정을 위한 타협이 더 중요해진다는 결론을 내리려 한다. 하지만 의학의 공적 역할이 확장되고 있는 또 다른 영역을 살펴보지 않을 수 없는데, 그것은 민사 및 형사 재판과 관련된 부분이다. 법원과 입법기관들은 법률적이고 도덕적인 선택- 이는 원래 진단이나 치료 능력을 벗어나는 영역이다- 을 내리는 것과 관련해서 점점 더 많은 부분을 의학적 판단에 의존하려 하고 있다. 또한 그들은 의학의 히포크라테스적 역할과는 한참 멀리 떨어져 있는 일련의 법적 목적을 달성하기 위해, 의사들에게 점점 더 많은 의학적 지식을 사용해 달라고 요청하고 있다.

9

정의를 실천한다?

히포크라테스는
the hippocratic myth
모른다

히포크라테스는
the hippocratic myth
모른다

1996년 7월의 어느 습한 날, 러셀 E. 웨스턴은 '루비 위성 시스템'에 대해 이야기하기 위해 버지니아 맥린의 CIA 본부 건물의 표지도 없는 입구에 모습을 드러냈다. 그의 설명에 의하면 그건 자신이 만들어낸 것이었다. 그것은 시간을 멈출 수도 있고 심지어 뒤로 돌릴 수도 있었다. 또한 그것은 어떤 일을 없던 것으로 만들 수도 있고 무제한으로 반복해서 일어나게 할 수도 있었다. 그는 경비원들에게 자신이 복제인간이자 '달'이라는 암호명으로 불리는 CIA 요원이라고 말했고, 골치가 아파진 경비원들은 일단 그를 안쪽으로 안내했다.

요원과의 면담에서 그는 그의 오두막 근처에 원자 폭탄이 묻혀 있다고 경고했고, 케네디 대통령과 아주 가까운 사이였다고 말했으며, CIA의 제임스 도이치 국장이 타이멕스* 금 ★ 미국의 시계회사

시계로 자신의 행방을 지속적으로 추적하고 있다고도 했다. 웨스턴은 또 클린턴 대통령이 케네디 암살 음모와 연관되어 있으며, 그가 권력을 유지하기 위해 원자 폭탄을 터뜨릴 것이라고 말했다. 그 다음에 무슨 일이 일어났는지는 불명확하다. CIA는 보안과 관련된 일처리에 대해 언제나 침묵을 지킨다. CIA의 관리들은 첩보기관에 주의의 메시지를 보냈고, 이는 대통령에 대한 위협에 대해서는 언제나 행해지는 절차였다. 하지만 첩보기관에서는 이 위협을 심각하게 받아들이지 않았다. 웨스턴은 자신이 브레인 워싱을 당했다고 불평을 하면서 시립병원에 나타났고, 10월이 되어서야 비로소 몬타나 주립 정신병원에 수용됐다.

거의 두 달 동안의 치료도 웨스턴의 믿음을 흔들지 못했다. 오히려 그는 케네디 암살 사건에서 클린턴 대통령이 한 역할에 대해 더 자세한 내용을 첨가하여 이야기를 꾸며냈다. 하지만 입원한 지 25일이 지났을 때, 의사는 그가 실제로 위협적인 존재가 아니라고 판단하여 그를 퇴원시켰다. 39세의 웨스턴은 부모가 살고 있는 일리노이로 갔다. 그곳에서 그는 약 복용을 중단했고, 몇 달 후에는 식인종에 대해 걱정을 하기 시작했다. 식인종들이 루비 위성 시스템을 가져가서 그가 '블랙 하바'라고 부르는 질병을 퍼뜨리고 있었는데, 이것은 사람들의 몸을 썩게 만드는 질병이었다.

시체들이 썩어가고 식인종들의 힘이 점점 더 강해지는 것에 공포를 느낀 그는 드디어 행동에 나서기로 결심했다. 그는 루비 위성 시스템의 통제권을 되찾기로 하였고, 그러려면 미국 국회의사당 1층의 엘리베이터 옆에 있는 콘솔 박스를 손에 넣어야 했다. 웨스턴은 미국인의 전멸을 막을 수 있는 사람은 자신뿐이라 확신하면서 워싱턴을 향해 떠났다. 1998년 7월 24일, 웨스턴은 권총을 숨긴 채 국회의사당의 동쪽 출입구를 걸어서 통과했고, 곧바로 톰 덜레이 공화당 원내 부총무의 사무실로 달려갔다. 두 명의 경찰관이 그의 앞을 가로막자 그는 총을 발사했고, 두 사람 모두에게 치명상을 입혔다. 죽어가던 경찰관들이 그를 향해 총을 쏘았고, 그는 가슴과 허벅지를 비롯한 여러 곳에 총상을 입었다.

웨스턴은 생명을 건졌고, 1급 살인죄로 구속됐다. 하지만 그는 확실히 제정신이 아니었기 때문에 곧바로 정신병원에 보내져 감정을 받게 됐다. 감정 결과, 그는 재판을 받을 수 있을 정도의 온전한 정신 상태가 아니었다. 이는 그가 재판 절차의 의미를 이해하지도 못하고 자신의 변호사와 협력할 수도 없는 상태라는 뜻이다. 그는 자신을 면담한 교도소의 정신과의사가 식인종이라고 주장했다. 또한 역시 식인종인 판사가 배심원 선정 과정에 개입하여 모든 배심원을 식인종으로 채웠다고 주장했다. 그가 죽인 경찰관들도 식인종이어서 그가 위성 시스템의 조종 장치를 손에 넣지 못하게 방해한 것이었다. 하지만 루비 위성 시스템이 시간을 되돌릴 수 있기 때문에 그 경찰관들은 실제로 죽은 것이 아니라고도 주장했다.

과거였다면, 웨스턴은 기소를 면하는 대신 평생 폐쇄된 정신병동에 처박히는 것으로 사건이 종결됐을 것이다. 하지만 항정신병약물의 출현은 다른 가능성을 열었다. 착란에 빠져 있는 용의자를 치료해서 재판을 받을 수 있는 상태로 만드는 방법 말이다. 검사는 이렇게 하기를 원했다. 하지만 유죄 판결이 내려질 경우 사형 선고가 불가피하다는 것을 알고 있는 웨스턴의 변호사는 이를 거부했다. 참고할 만한 판례도 없어서, 이 문제는 법정으로 갔다. 판사는 정신과의사가 생명이 위험에 처한 환자를 강제로 치료해도 좋다고 허락했다. 하지만 웨스턴이 수감된 감옥의 정신과의사인 샐리 존슨은 공판에서, 자신은 최소한 웨스턴이 감옥 내의 정신병동에 갇혀 있는 동안에는 그를 그런 종류의 위험에 놓이게 하지 않을 것이라고 말했다. 법원은 오직 웨스턴을 법정에 세우기 위한 목적으로 그의 뜻에 반하여 약물 치료를 강제할 수는 없었다.

　웨스턴의 변호사들은 두 가지를 주장했다. 첫째, 그를 강제로 치료하는 것은 그가 공정한 재판을 받을 기회를 박탈하는 것이라 주장했다. 정신병을 이유로 하여 무죄 판결을 이끌어내는 데 중요한 요소인 그의 치료 이전의 정신병적 상태를 배심원들이 볼 수 없게 된다는 이유였다. 둘째, 그를 치료하여 재판을 받을 수 있는 상태로 만드는 것이 비윤리적이며 히포크라테스 선서에 어긋나는 행위라 주장했다. 그를 약물로 치료할 경우 그의 광기, 불안, 공포 등이 줄어든다는 것을 변호사들도 알고 있었다. 하지만 그를 치료하는 것은 곧 그를 죽이는 행위였다. 사형 선고 가능성이 높았기 때문이다. 그의 목숨을 앗아갈 법적 결과에 대한 고려 없이 오로지 약물의 생물학적 효과만을 고려하는 것은 환자에게 최선의 결과를 위해 노력해야 하는 의사의 의무를 무색하게 만드는 난센스라는 것이다.

웨스턴 사건을 담당한 판사는 그가 위험한 상태라고 말하면서 교묘하게 이 논쟁을 회피하려 했다. 하지만 워싱턴 D.C. 순회 항소심은 샐리 존슨의 반대 증언을 인용하면서 그런 식의 회피를 인정하지 않았다. 항소심은 1심 판사인 에멋 설리번에게 정부가 오직 웨스턴의 정신 상태를 온전하게 만들 목적으로 그를 치료할 수 있는지 여부를 결정하라고 지시했다. 또한 법원은 설리번 판사에게, 법적 목적을 위해 환자의 안녕을 걸고서 약물 치료를 우선 시행하는 것은 윤리적으로 문제가 있다는 주장에 대해서도 충분히 검토할 것을 명령했다. 이는 웨스턴의 변호사가 나를 찾아와, 법정에 세우기 위해 웨스턴을 치료하는 행위와 관련된 윤리적 문제에 대해 전문가 증인 역할을 해 달라면서 조언을 요청했을 때, 내가 이 사건을 바라본 관점과 같은 것이었다. 법원은 어느 쪽으로든 결정할 수 있는 상황이었지만, 히포크라테스적 이상과 법의 목적 사이의 갈등은 피할 수 없는 일이었다.

이 갈등의 한가운데에 놓여 있는 사람이 샐리 존슨이었다. 그녀는 공공보건국PBS, Public Health Service 소속의 정신과의사로, 웨스턴이 보내졌던 노스캐롤라이나 버트너의 연방교도소 메디컬센터에서 일하고 있었다. 존슨이 정신병을 앓고 있는 살인자들과 함께 지내려는 계획을 일찍부터 세웠던 것은 물론 아니다. 어렸을 때 그녀는 피

아니스트가 되고 싶었다. 하지만 십대 중반 무렵에 이런 꿈은 사라졌다. "저는 제가 뭘 하고 싶어 하는지 정말 몰랐기 때문에 의대에 갔어요." 그녀가 나에게 이렇게 말한 것은, 우리가 설리번 판사의 법정에서 의료윤리와 웨스턴의 운명에 관해 논쟁을 벌이고 나서 몇 년 후였다. 그녀는 4년제 대학을 마치고 메디컬스쿨에 가는 대신 제퍼슨 의과대학의 속성 프로그램을 선택하여 고교 졸업 후 5년 만에 의사 면허를 취득했다. 존슨은 장학금으로 학비를 충당했는데, 그 중 하나가 공공보건국 장학금이었다. 이 장학금을 받으면 레지던트를 마친 후 일정기간 공공보건국에서 일해야 했다. 그리고 그녀는 정신의학에 푹 빠졌다. 어쩌면, 그녀의 말처럼, 정신의학이 그녀에게 딱 어울렸다. "정신과가 저를 좋아하는 것 같은 느낌이 들었어요. 좀 기묘한 방식으로요. 사람들이 저에게 와서는 자신의 인생을 이야기하는데 … 저는 정말로 미친 사람들이 정말로 좋았어요. 그들도 저와 함께 있으면 편안해 보였고요."

의과대학 학생들에게 인턴 및 레지던트 과정을 밟을 병원을 골라 줌으로써 그들의 인생 경로를 바꿔놓는 컴퓨터 프로그램에서, 존슨의 목록 상위에 듀크 대학이 있었다. 듀크 대학의 목록에도 그녀의 이름이 있었다. ★ "저는 남쪽으로 가고

★ 미국의 레지던트 지원 및 선발 과정은 상당히 복잡하다. 모든 응시자는 ERAS라는 인터넷 사이트에서 자신이 원하는 병원들을 골라 인터뷰를 신청하고, 병원들에서 연락이 오면 가서 인터뷰를 한다. 몇 달 후 지원자는 자신이 원하는 병원의 우선순위를 정하고 병원들도 뽑고자 하는 사람들의 우선순위를 정해서 각각 컴퓨터에 입력을 한다. 그 이후 컴퓨터 프로그램이 가장 이상적으로 서로 짝을 지워주는 방식인데, 이 과정을 흔히 '매칭'이라 부른다.

싶었어요." 그녀가 말했다. "그리고, 무슨 인연인지 모르겠지만, … 새 연방교도소 단지가 완성되고 있었고, 듀크가 정신병원 운영을 돕는 일에 관여하고 있었습니다. … 정말로 미친 사람들이 거기에 있는 거죠." 그래서 그는 듀크에서 레지던트 과정을 시작했고, 그 이후 줄곧 노스캐롤라이나에서 일해 왔다. 공공보건국에서 듀크가 설립 초기 운영을 도왔던 그 연방교도소에 의사를 파견했기 때문에, 그녀는 의무적으로 일해야 하는 기간을 그곳에서 채울 수 있었다. 존슨은 그 일을 사랑했다. 그녀는 법정신감정 분야에서 미국 전체에 널리 알려졌고, 정부는 정신병과 관련이 있어 보이는 일련의 유명 범죄자들의 정신감정을 그녀에게 의뢰했다. 그 중에는 '유나바머'로 불리는 시어도어 존 카진스키*도 있었고, 레이건 대통령을 암살하려 했던 존 힝클리도 있었고, TV 전도사 짐 베이커**도 있었다. 그리고 웨스턴도 있었다. 그들은 그녀에게 아주 매혹적인 존재들이

* 하버드 출신의 수학자로 UC버클리 교수를 지냈으나, 기술의 진보가 인간을 망치는 주범이라 생각하고 20년간 숲속에서 은둔생활을 하며 과학 분야와 관련 있는 사람들을 향해 총 16회의 우편물 폭탄테러를 저질러 3명을 살해하고 29명에게 부상을 입혔다. 유나바머라는 이름은 초기에 주로 대학과 항공사를 공격했기 때문에 붙여진 별명으로, University, Airline, Bomber를 조합하여 만들어진 것이다. 1996년에 체포되어 현재 복역 중이다.

** 1970~80년대 미국 기독교에서 가장 영향력 있는 사람 중 하나였으나, 금전 스캔들로 45년 형을 선고받고 감옥에 갔다. 그는 후원자들에게 1,000달러씩 기부 받고 호화 호텔 무료숙박권을 제공했는데, 수용 한계를 너무 많이 초과하여 기부를 받은 것 등이 문제가 되어 사기 등 24개 혐의가 적용됐다. 5년간 복역한 후 모범수로 출소했고, 자신의 잘못을 고백한 후 다시 목회자가 되어 활동 중이다.

었다. 그들에 대한 '설명'을 해 달라는 공권력의 요청들도 역시 흥미진진했다.

그녀의 시각으로는, 히포크라테스적 헌신과 법적인 목적 사이의 갈등이라는 곤란한 문제는 별로 없어 보였다. 그녀는 법적인 요구사항을 그저 자신에게 주어진 업무라 생각하는 방식으로 그 문제를 피해 왔다. 그녀의 말에 따라 결과가 달라졌지만, 그에 대해 그녀가 책임질 일은 아니라고 생각해 왔다. "저는 법적 결정을 내리려 한 적이 한 번도 없습니다." 그녀가 내게 말했다. "그건 제 역할이 아니거든요." 웨스턴이 재판을 받기에 적합한 상태인지에 관해서도, 그녀는 그렇게 접근했다. 그에겐 법적 절차에 참여할 권리와 의무가 있었다. 그녀에게 맡겨진 책임은 웨스턴을 그릴 수 있는 상태로 만드는 것이었다. "저는 질병을 이해하기 위해 애쓰는 임상 의사로서, 이 분야에서는 꼭 맞는 역할을 하고 싶어요. 당신이 활동하는 분야에서 당신이 최선을 다하는 모습을 보고 싶은 것과 마찬가지입니다. 법적인 요구사항에 부응하는 게 옳은 이유죠."

연방법은 교도소 의사의 역할을 다소 애매하게 규정하고 있다. 대법원은, 그를 타인에게 덜 위험한 존재로 만들어야 할 때조차도, 치료는 '의학적으로 적절하게' 혹은 '재소자에게 가장 이익인 방향으로' 이뤄져야 한다고 언급했었다.[1] 그 이후엔 온전한 정신 상태

---

1   *Washington v. Harper*, 494 U.S. 210, 222, 228 (1990).

를 만들기 위한 강제 치료의 가능성에 대해 언급한 적도 있었지만, '의학적으로 최선의 방법'이라는 조건은 계속 유지됐다. 하지만 '의학적으로 최선의 방법'이란 정확히 어떤 의미일까? 증상의 완화나 부작용 여부와 같은, 치료의 생물학적 효과의 측면만 이야기하는 것일까? 아니면, 법적 처벌을 포함하여 삶의 모든 상황들에 대해 주의를 기울여야 한다는 의미일까?

하나의 질병이나 기관만 보지 말고 환자 전체를 봐야 한다고 교육을 받은 대부분의 의사들에게 이 질문은 매우 쉬운 것이다. 가끔 특정 분야의 전문의들이 이를 간과하기도 하지만, 생물학적인 시스템 못지않게 삶의 맥락 전체가 중요하다는 사실은 여전히 임상 진료의 가장 핵심적인 수칙이다. 웨스턴의 변호사들이 사형을 당할지도 모르는 자신의 의뢰인의 정신을 강제 투약을 통해 온전하게 만드는 것이 '의학적으로 최선의 방법'이 아닐 수 있다고 주장하는 논거가 여기에 있다. 법원은 법의 목적 달성을 위해 치료를 명령할 수 있다. 하지만 그 명령을 받은 의사는 국가에 대한 자신의 책임과 환자에 대한 자신의 책임 사이에 갈등을 느낄 수 있다. 비록 그 치료가 생물학적인 의미에서는 옳은 것이라 하더라도 말이다.

샐리 존슨은 다른 주장을 폈다. 2000년 7월의 공판에서 증언대에 선 그녀는, 국가에 대한 의무와 웨스턴에 대한 의무 사이에서 갈등을 겪었느냐는 질문을 받았다. "아니오, 그렇지 않습니다." 그녀는 법정에서 이 말을 여러 번 했다. 그녀는 '증상의 완화'와 '정신 상태의 회복'을 포함하여 '투약을 해야 할 근거가 많이 있다'고 말했다. 그녀는 '온전한 정신 상태'는 '투약을 위한 이론적 근거'이며 '그가 병원에 보내진 이유'라는 사실도 인정했다.[2]

웨스턴의 변호사들은 이 틈새, 그러니까 존슨의 역할이 온전히 환자에게 초점이 맞춰져 있는 게 아니라는 사실을 기회로 삼았다. 국선 변호인 A. J. 크레이머가 물었다. "그를 치료하는 의사로서, 당신의 의무는 오직 환자를 위해 존재합니까?" "이 경우에는 그렇지 않습니다." 존슨이 대답했다. "왜냐하면 그는 오직 법원의 명령에 의해 병원에 온 것이지, 자발적인 환자가 아니기 때문입니다." 크레이머도 응수했다. "히포크라테스 선서에 '무엇보다 해를 끼치지 말라'고 나와 있는 것을 모르십니까?"[3] "선서에 나와 있는 내용이 맞습니다." "법원에 대한 당신의 의무가 웨스턴에 대한 신의와 반대되는 것에 대해 갈등을 느끼지 않습니까?" 크레이머가 계속 공격했지만 존슨도 물러서지 않았다. "안 느낍니다. 제가 볼 때 그는 정신 질환으로 고통 받는 사람이며, 증상을 없애기 위한 치료를 필요로 하는 사람입니다. 따라서 저는 저에게 허락된 범위 내에서 그에게

---

2   존슨의 선서에서 인용함. Pre-trial Evidentiary Hearings in July, 2000. Transcript of Record, U.S. v. Russell Eugene Weston, 134 F.Supp.2d 115 (2001) (No. 98-57).

3   엄밀히 말하면 크레이머가 실수를 한 것이다. 히포크라테스 선서 중에는 '무엇보다 해를 끼치지 말라'는 대목이 없다.

치료를 제공하는 것과 관련해서 어떠한 갈등도 느끼지 않습니다."

이 지점에서 크레이머는, 웨스턴이 체포 직후 의학적 결정을 내릴 수 있을 정도로 정신이 맑았을 때 투약을 '거부'했었다는 사실을 주장했다. 존슨은 그의 담당의사로서 이를 따라야 하는 게 아닐까? 그녀는 아니라고 답했다. 법원이 '온전한 정신의 회복'에 필요한 '치료를 하라고' 그를 그녀에게 보냈기 때문이었다. "그게 제가 말하고 싶은 요점입니다." 그녀의 치료 행위와 법적 의무 사이에 존재하는 간극을 강조하면서 크레이머가 말했다. "당신은 그의 정신을 온전하게 되돌리기 위해서 치료가 필요하다고 생각하고 있습니다. 그것이 그의 사형 집행으로 이어질 수 있는데도 말입니다." 이에 대해 존슨은, 법의 목적과 환자의 이익 사이의 결합을 주장하며 되받았다. "저는 법원으로부터, … 사형 선고가 내려질 가능성이 있는지 여부와는 무관하게, 피고인의 정신 상태가 재판에 임할 수 있을 정도로 회복되도록 치료를 제공하고, 피고인에게도 법적 절차에 충분히 관여하여 재판 결과를 최대한 자신에게 유리하게 만들 기회를 주라는 임무를 부여받았습니다."

이 주장의 마지막 부분은 설득력이 떨어진다. 재판의 진행 자체가 '자신에게 최대한 유리한 결과'를 만들 수 없는 피고인들이 분명히 존재한다. 웨스턴도 거의 확실히 그런 피고인이다. 국회의사당에서의 총격은 법을 집행하는 사람들을 비롯한 많은 사람들의 공분을 샀고, 그는 분명히 치명적인 총격을 가했으며, 정신병으로 인한 무죄 선고 여부는 확실하지 않았다. 사형이 선고될 가능성이 적지 않은 셈이었다. 어떤 법적 전략이 피고인을 위해 최선인지를 택하는 것은 변호사들의 몫이지, 그의 (혹은 국가의) 의사에게 맡겨진 몫은 아니다. 그것은 법적 가능성들에 대한 균형을 기반으로 법원 및 우리 사법 시스템에 의해 부여된 임무이다. 존슨이 그녀 자신의 역할 갈등을 부인하려 애쓰는 것은, 사실 법률가들의 책임 영역을 침범하는 일이다.

이 대목에서 존슨은 그녀에게 지워진 형법적 의무와 치료자로서의 역할 사이에 갈등이 있다고 인정할 수도 있었을 것이다. 하지만 히포크라테스의 신화가 그것을 가로막았다. 히포크라테스의 신화 때문에 그녀는, 자신의 법원 중심적 행위를 환자 중심적 조건으로 묘사했고, 그녀의 임상적 노력이 때로는 환자의 이익에 해를 끼칠 수도 있다는 사실을 인정할 수 없었던 것이다. 이런 인정이야말로 환자 중심적 목적과 법의 기대 사이의 균형을 향해 나아가는 첫걸음이 될 수 있다. 하지만 히포크라테스의 신화는 절대적이어서, 이런 균형 따위는 인정하지 않는다. 의사들에게 이런 신화의 공개적 부정은 그들의 직업적 지위와 자아의식을 위협하는 일이다. 이 책에 등장하는 다른 인물들처럼 존슨은 자신의 역할에 대해 이해할 수 있게 되었다. 그녀는 날마다 사회적 요구와 히포크라테스적 이상 사이에 벌어지는 갈등에 직면하고 있었고, 어떻게든 그것을 처리해야만 했다. 그녀의 이해 속에 내재된 아이러니는, 범죄를 저지른 사람은 법이 정한 절차를 따라야 할 책임이 있다는 정치적 도덕적 전제를 확고히 갖고 있다는 점이다. 대부분의 사람들이 이런 명제에 동의한다. 존슨이 특별한 도덕 지상주의자는 아니라는 뜻이다. 하지만 이런 전제를 웨스턴의 경우에 적용시키는 과정에서 그녀는 도덕적 '집행자'가 되었고, 그런 역할은 히포크라테스적 이상과는 부합하지 않는 것이었다.

광기와 책임

의사들은 점점 더 넓은 법적 영역에 걸쳐 도덕적 결정자이자 집행자 역할을 하고 있는데, 과학적으로 밝혀진 경계를 넘어서는 경우도 흔히 있다. 그들은 오랫동안 계약서에 서명을 하거나 유언장을 작성하거나 의료와 관련된 결정을 하거나 법정에 서는 것과 같은 '법적 능력'에 관한 의견을 밝혀 왔다. 그들의 임상적인 전문성이 그런 역할을 가능하게 한다. 의사들은 면담, 신체검사, 검사실 검사 등을 통해 인지능력 여부를 판단하고, 진단 기준에 대한 지식들을 활용하고 여러 소견들을 종합하여 질병을 범주화할 수 있다. 하지만 진단을 통해 정신 능력의 감소를 추론하는 도덕적 판단에 의한 추론이라 할 수 있다. 설리번 판사와 샐리 존슨이 식인종이라는 확신을 비롯하여 여러 정신분열병 증상들을 갖고 있는 웨스턴이 재판의 진행 과정이나 그에게 내려지는 판결의 의미를 제대로 이해할 수 없을 거라는 점은 삼척동자도 알 수 있는 사실이다. 하지만, 삼척동자도 알 수 있다고 하는 그 사실의 '이유'는, 과학적이라기보다는 도덕적이다. 그가 가진 기괴한 믿음들, 정신분열병으로 인해 나타난 그 특징적 믿음들이, 법적 절차에 참여하는 데 필요한 인식 수준이라고 우리들 대부분이 동의할 수 있는 기준에 못 미치기 때문일 뿐이다.

하지만 이런 경우보다는 인지 기능이 높은 수준일 때, 도덕적 회색 지대가 생겨난다. 예를 들어, 알츠하이머병으로 인해 기억 및 인지 능력에 심각한 장애가 생긴 어느 할머니를 생각해 보자. 그녀는 슬픔과 공포와 분노를 예기치 못하게 표출하는 등 감정적으로도 불안정하고, 이것이 친구들이나 가족들을 가장 괴롭게 만든다. 그런데 어느 날, 그녀는 자신이 무시당하고 있다는 불쾌함에 사로잡혀 유언장을 다시 작성하여 딸의 이름을 지워 버린다. 그 대신 거액의 재산 모두를 그녀가 최근에 알게 된 어느 남자에게 주겠다는 내용을 기록한다. 그 남자는 그녀를 가끔 찾아와서 '사랑스럽다'는 등의 말로 그녀를 기분 좋게 해 준 남자였다. 그녀가 사망한 후 유언장이 발견되고, 충격에 빠진 딸은 소송을 건다. 엄마가 유언장을 고칠 때에는 이미 정신 상태가 온전하지 않았다는 주장을 한다. 큰돈이 걸려 있는 문제이니, 수많은 신경과 및 정신과의사들이 알츠하이머병의 자잘한 증상들을 인용하며 법정에서 증언을 한다. 하지만 어느 시점에, 즉 그녀의 인지 능력이 얼마나 떨어지고 그녀의 감정 기복이 얼마나 심해졌을 때, 자신의 재산을 자기 뜻대로 처분할 수 있는 엄마의 법적 권리를 무효로 만들 수 있는 것일까? 그녀는, 아니 다른 누구라도, 과연 어느 시점에 자신의 자율성, 즉 성인으로서 사회경제적 활동을 하고 자신의 행동에 책임을 지는 권한을 포기해야 하는 것일까?

이것은 도덕적 문제다. 우리 모두가 우리의 열정[4]에 의해 행동하고 수없이 많은 인지적 실수[5]를 저지른다는 점을 생각하면 더욱 미묘한 문제다. 비록 법이 정해 놓은 일정한 규칙을 우리가 준수하지 않았을 때는 해명을 요구받지만, 우리가 멍청해서, 복수심에 불타서, 혹은 사랑에 빠져서 행하는 일들을 법이 나서서 막지는 않는다. 의사가 누군가의 정신 상태가 온전한지 온전하지 않은지를 구별하는 일은, 어느 정도의 인지 기능 저하와 어느 정도의 감정의 질주가 나타났을 때 개인의 자유와 책임을 제한해야 할 것인지에 대해 도덕적인 판단을 내리는 일이다.

---

4   Antonio Damasio, *Looking for Spinoza: Joy, Sorrow, and the Feeling Brain* (New York: Mariner Books, 2003).

5   Amos Tversky and Daniel Kahneman, "Judgment Under Uncertainty: Heuristics and Biases," in *Judgment under Uncertainty*, ed. Daniel Kahneman, Paul Slovic, and Amos Tversky (Cambridge, UK: Cambridge University Press, 1982).

정신과의사가 범죄자의 형사 책임에 관한 질문에 답을 할 때에도 마찬가지다. 많은 피고들이 정신질환 때문에 그랬다고 주장하기 시작한 19세기 초반 이래로 줄곧 그랬다. 미친 사람에 대해 형사처벌을 경감하는 것은 고대의 법에도 그 연원이 있다. 그리스, 로마, 히브리, 무슬림은 모두 제정신이 아니거나 저능한 사람이 저지른 악행에 대해서는 책임을 경감해 주거나 처벌을 유예하는 다양한 관행을 갖고 있었다. 영국의 초기 관습법도 이해력의 문제를 강조했다. 1500년대까지 영국의 판사들은 제정신이 아니라고 진술된 피고인이 '선과 악'을 구별하는지 알아보기 위한 질문을 던졌다. 1724년에는 '트레이시 판사'가 이를 판별하는 방법과 관련해서, '어떤 사람이 이해력과 기억력이 완전히 사라져서, 어린아이나 짐승와 다를 바 없이 자신이 어떤 행동을 하고 있는지를 알지 못하는 상태인지' 여부를 확인해야 한다고 언급하기도 했다.[6]

'야수성 기준 wild beast test'이라 불리는 이 방법이 시행될 때에 의사들의 역할이 중요한 경우는 많지 않았다. 피고인의 이해 능력과 기억력은 판사들과 배심원들이 평가했으며, 의학적 진단은 필요하지 않았다. 정신질환은 19세기 초가 되어서야 비로소 피고인을 '제정신이 아니라는 이유로' 용서할 수 있는 전제조건이 된다. 이것이 공식화된 계기는 매우 유명한 한 사건 때문이었다. 대니얼 맥

---

6 *Rex v. Arnold*, 17 How. St. Tr. 695, 764 (1724).

노튼이라는 이름의 편집증 환자는 영국의 수상인 로버트 필이 자신에게 해를 끼친다는 생각에 사로잡혀 있었다. 맥노튼은 필을 향해 총을 발사했다. 그는 자신이 필을 죽였다고 생각했지만, 실제로 그가 쏜 사람은 필의 불운한 비서였다. 그런데 맥노튼 측은 정신질환을 이유로 무죄를 주장했고, 실제로 그렇게 됐다. 이는 빅토리아 여왕을 비롯하여 많은 사람들을 분노하게 만들었다. 상원에서는 판사를 불러서 직접 해명할 것을 요구했다. 이는 미국의 기준으로 보면 놀라울 정도의 삼권분립 위반이었다. 판사는 그 요구를 받아들였고, 그 과정에서 정신질환에 의해 무죄를 선고할 수 있는 범위를 제한했다. 판사는 면책의 조건을 다음과 같이 설명했다. "범죄 행위가 행해진 그 시점에, 피고는 '마음의 병'으로 인하여 합리적 이성에 결함이 있었고, 그로 인해 자신이 하고 있는 일의 내용이나 특성을 몰랐거나, 혹시 알았다 하더라고 그것이 잘못된 일이라는 사실은 알지 못했다는 사실이 결정적으로 증명되어야 한다."[7]

정신과의사(19세기에는 'alienist'라는 이름으로 불렸다)가 법정에서 증언하는 것은 일상적인 일이 됐다. 정신과의사는 '마음의 병'이 있는지, 그 질병이 충분한 '이성의 결핍'을 초래하는지에 관한 질문에 대답했다. 그 당시의 진단 기준은 도덕적 기준에 가까웠고,

---

[7] *Regina v. M'Naghten*, 10 Clark and F. 200, 8 Eng. Rep. 718 (1843) (따옴표는 저자 추가).

그것은 임상 의학을 수행하고 있는 의사들이 명확하게 설명하기 어려운 영역에 속했다. 법정신의학 분야에서 그 당대의 최고 권위자였던 아이잭 레이는 이렇게 기술했다. "지성 및 감성의 비정상적 발현은 … 뇌의 비정상 상태로 인해 나타난다." 그는 다음과 같이 선언했다. "탁월한 관찰자들은 … 정신 상태가 비정상인 사람들의 뇌 구조는 일반적으로 정상인의 뇌 구조와 차이를 보인다는 사실을 보여줌으로써 … 이를 의심할 필요 없는 사실로 규명했다."[8]

초자연적인 설명들을 논외로 하면, 겉으로 표현되는 '마음'은 모두 뇌 기능을 반영한다는 것이 움직일 수 없는 사실이다. 하지만 이 말이 곧 의사들이 사용하는 질병 분류가 뇌과학에 의해 객관적으로 이루어져 있다는 뜻은 아니다. 질병 분류는 여러 가지 잡다한 이유들을 근거로 증상과 징후들을 여러 개의 묶음으로 나누는 것인데, 그 이유에는 효과적인 치료 가능성, 질병 메커니즘의 이해, 정상 및 비정상에 관한 믿음 등도 포함된다. '모든' 행동은 어떤 식으로든 생물학적 원인에 의해 일어난다. 그러므로 질병 분류를 무죄의 근거로 삼는 것은 생물학적으로 보면 임의적이라 할 수 있다. 수많은 생물학적 요인들 중에서 어떤 것은 골라내서 죄를 용서해야 하는 이유로 규정하고 다른 어떤 것은 그렇게 하지 않는 것은, 과학

---

[8] Isaac Ray, *A Treatise on the Medical Jurisprudence of Insanity*, ed. Winfred Overholser (Cambridge, MA., Harvard University Press, 1962), 58.

적이라기보다는 도덕적인 시도라 할 수 있다. 면책 사유가 되는 질병을 고르고 선택하는 권한은 의사들에게 부여되어 있다고 할 수 있다. 의사들이 만들어 놓은 진단 기준이 그대로 활용되기 때문이다. 의사들이 임상 의학의 외피를 쓰고 있으면서 실제로는 공공 도덕의 실천자 역할을 하게 되는 셈이다.

의사들이 때로는 고압적인 방법으로 공공 도덕의 실천자 역할을 한다는 사실은, 정신 상태가 비정상인 범죄자들의 뇌 구조는 '의심할 필요 없이' 정상인의 뇌 구조와 다르다고 주장한 아이잭 레이의 선언에서도 잘 드러난다. 레이는 '의심할 필요도 없다'고 주장했지만, 레이의 주장은 나중에 전혀 증명되지 않았다. 19세기에 신경병리학자들이 범죄적 행동과 다른 정신병적 증상을 포함한 비정상적 행동과 신경해부학적인 이상 소견의 상관관계를 찾기 위해 노력했지만, 어떠한 연결 고리도 발견되지 않았다. 19세기에는 이런 종류의 다른 노력도 있어서, 골상학자들은 두개골의 다양한 모양과 사람의 인성 사이의 상관관계를 찾기 위해 노력했다. 골상학 지지자들은 정신병 외에 인종적인 차이에 관한 자신들의 이론을 법정에서까지 주장했으나, 19세기 말 이후 골상학은 점차 사라져갔다.

그 이후 일어난 발전은 형사책임 여부의 결정과 관련된 의사들의 역할을 더욱 확장시켰다. 레이 등은 정신질환을 원인으로 하여 저질러진 범죄적 행동이 무엇이든, 정신질환의 존재 자체가 곧 면책의 이유가 되어야 한다고 주장했다. 피고인이 '그 행동의 내용이나 성격을 알고 있었는지' 혹은 '그의 행동이 잘못된 것이라는 것을 이해했는지' 여부는 중요하지 않았다. 판사들도 이런 주장을 받아들이기 시작했다. 어느 '얼리 어답터' 판사는 다음과 같이 말하기도 했다. "질병이 통제 불가능한 강력한 힘을 발휘할 때는, 무기에게 죄가 없듯 사람에게도 죄가 없다."[9]

19세기 말에서 20세기 초에 이르는 동안 법원은, 옳고 그름에 관한 질문은 생략한 채, 이와 같은 입장을 다양한 형태로 지지해 왔다. 1954년에 워싱턴 D.C. 순회항소법원이 "피고인의 불법적 행위가 정신질환 혹은 정신지체의 결과일 경우 피고인은 형사적 책임이 없다"는 사실을 명확히 했을 때,[10] 이른바 '정신의학 발전을 위한 그룹Group for the Advancement of Psychiatry'에서는 이를 매우 환영했다. (법원의 판시는 이 그룹이 강력히 주장했던 바로 그 내용이었다.) 몇 년 후, 영향력 있는 단체인 미국법률협회American Law Institute는 약간의 제한을 추가하는 변형을 주장했고, 이는 즉시 연방법원과 많은 주 법원에 의해 수용됐다. 협회의 주장에 의하면, "만약 '정신질환이나 정신지체의 결과'로 그 행동이 일어난 시점에, 자신의 행동이 범죄이거나 법적 제재의 대상이라는 것을 이해할 수 있는 충분한 능력이 피고인에게 없었을 경우"에는 피고인에게 형

---

9   *State v. Pike*, 49 N.H. 399, 442 (1869).
10 *Durham v. U.S.*, 214 F.2d 862 (1954).

사적 책임을 물을 수 없었다.[11]

　협회의 접근은 옳고 그름의 구별에 대해서는 큰 비중을 두지 않는 맥노튼 사례의 논리를 따르고 있다고 볼 수 있다. 정신질환이 피고인으로부터 그들의 행동이 법적으로 어떤 문제가 있는지를 판단할 '충분한 능력'을 없애 버린 것인지 여부를 언급하는 것은 의사의 역할이 되었고, 판사들과 배심원들은 의사들의 말을 근거로 하여 범죄 행위를 용서할 수 있게 되었다. 의사들은 집단적으로는 합의된 진단 기준을 따름으로써 이 권한을 행사했고, 사안별로 피고인에게 법적 책임을 물을 것인지 여부에 대해 개별적으로도 이 권한을 행사할 수 있었다.

　이렇게 함으로써 의사들은 보이지 않는 방식으로 혹은 정직하지 않은 방법으로도 도덕적 평결을 내릴 수 있었다. 정신의학은 그들이 정해 놓은 진단 기준에 부합하기만 하면 범죄 행위의 원인을 생물학적인 것으로 간주하는 방법을 사용함으로써, 도덕적인 판단에는 개입하지 않으려 했다. 그런데 만약 모든 행동이 생물학적 원인에서 비롯되는 것이라면, 우리는 왜 '진단명'이라는 꼬리표를 통해 어떤 원인은 용서의 근거로 삼고 다른 어떤 원인은 그렇게 하지 않는 것일까? 사람들의 행동에 작용하는 사회적 영향은 어떻게 처

11　American Law Institute, *Model Penal Code*, Sec. 4.01 (Proposed Official Draft) (1962) (따옴표는 저자 추가).

리할 것인가? 사회적 영향도 분명히 생물학적으로 뇌에 작용할 것인데, 우리는 왜 그로 인한 범죄에는 관용을 베풀지 않는 것일까? 1954년 워싱턴 D.C. 순회항소법원 판결문을 통해 정신질환의 결과로 나타나는 행동을 용서했던 데이비드 바젤런은, 나중에는 '사회의 부정부패'도 정상 참작의 요인이 된다는 사실을 인지하여 비슷한 주장을 하기도 했다.[12] 철학자들, 법학자들, 그리고 일반 시민들은 특정 행동에 대한 과학적 이해와 그 행동에 대한 비난을 어떻게 일치시킬 것인지에 대해 오랫동안 격한 논쟁을 벌여왔다. 만약 인간의 모든 행동의 원인을 알 수 있다면, 어떤 행동이든 그걸 비난하는 것은 불공정한 일이 되는 것일까? 이 질문에 '그렇다'고 답하는 것은 형사적 책임을 묻는 절차 자체를 부당한 것으로 간주하는, 인간 행동의 통제와 관련한 매우 과격한 주장이 되고 만다.

우리는 이런 파괴적인 주장을 받아들일 준비가 되어 있지 않다. 그래서 우리는 뇌 과학과 형사적 책임 추궁 사이의 모순을 적당히 얼버무리면서 철학자들과 종교 지도자들과 의사들에게 그 해결을 떠넘기고, 비난받을 만한 행동의 한계를 설정하는 것과 관련해서는 일반적인 통치권의 영역이라 생각한다. 민주 사회에서 이런 한계의 설정은 유권자들, 배심원들, 판사들, 선출된 관리들의 몫이다. 객관적 진단명이라는 이름으로 의사들이 은밀히 그 한계를 설

12　*U.S. v. Alexander*, 471 F.2d 923 (1973).

정하는 것은 아니라는 말이다.

마찬가지로, 면책의 대상이 되는 사람과 그렇지 않은 사람을 임상의학이 구별할 수 있다는 자만심은, 이러한 구별이 도덕적 판단을 요구한다는 사실을 잘 보이지 않게 한다. 어떤 일을 행하지 않은 사람에게 '그 일을 했어야 했다'고 말하는 것은 과학적 표현이 아니다. 인공지능 연구자인 더글러스 호프슈태터가 지적한 것처럼, "일어나지 않은 사실이 일어나지 않았다는 것은 명백한 것이다. '어느 정도로' 일어나지 않았는지를 말할 수 있는 방법은 없다."[13]

분명히 혹자는 조건법적 서술을 떠올릴 것이다. 만약 2000년 11월에 알 고어 대신 랄프 네이더에게 표를 던진 플로리다 유권자가 537명만 적었더라면, 조지 부시는 대통령이 되지 못했을 것이다.* 2010년 6월 2일 9회말 투아웃 상황에서 1루심 짐 조이스가 엉터리 판정을 내리지만 않았더라면, 디트로이트 타이거즈 투수 아르만도 갈라라가는 퍼펙트게임을 기록했을 것이다(녹화된 영상을 보면 몇 피트 앞에서 아웃이었는데, 조이스는 세이프 판정을 내렸다). 그리고 만약 조이스가 TV에 나와 눈물을 흘리며 "내가 그의 퍼펙트게임을 날려 버렸습니다"

★ 랄프 네이더는 진보 성향의 제3후보로, 그의 출마는 결과적으로 공화당의 부시 후보에게 유리하게 작용했다.

---

13   Douglas Hofstadter, *Godel, Escher, Bach: An Eternal Golden Braid*, (New York: Basic Books, 1979), 641.

라고 외치면서 사과하지 않았더라면(그리고 갈라라가가 그의 사과를 받아들이면서 조이스를 껴안지 않았더라면), 그 두 사람이 함께 '품위의 아이콘'으로 남는 일도 일어나지 않았을 것이다.[14]

이런 일들은 거의 일어나지 않은 일들로 보인다. 하지만 다른 '거의'를 생각해 보자. 다음은 호프슈타터의 말이다. "제 친구가 말했습니다. '우리 삼촌은 거의 미국 대통령이 될 뻔했지.' '정말?' 내가 물었습니다. '그럼, 삼촌은 108 어뢰정의 정장이었거든.' (존 F. 케네디는 109 어뢰정의 정장이었다.)"* 이 말이 웃긴 것은 그 논리가 불합리적이기 때문이다. 하지만 호프슈타터가 말했듯이, 불합리적인 생각은 마음속에 있는 것일 뿐 현실이 그런 것은 아니다. 알 고어는 대통령이

★ 2차 대전 중 케네디가 정장으로 있던 109 어뢰정이 적함과 충돌하여 침몰했을 때, 케네디는 헌신적이고 영웅적으로 대원들을 구출했다. 이 이야기는 나중에 케네디가 대통령 선거에서 승리하는 데도 결정적으로 작용해서, 그의 취임식장에 109 어뢰정의 모형이 전시될 정도였다.

되지 못했고, 108 어뢰정의 정장도 대통령이 되지 못했다. 물론 우리는 알 고어가 대통령 취임 선서를 하는 모습을 좀 더 쉽게 상상할 수 있다. 하지만 대통령이 되지 못했다는 사실을 뒤집지 못하는 것은 두 경우가 똑같다. 편집증적인 망상에 사로잡혀 그랬든 냉혹한

---

14   Jamie Samuelsen, "A Rant Might Have Reversed Jim Joyce's Bad Call," *Detroit Free Press Online*, www.freep.com/article/20100910/SPORTS02/100910046/1356/SPORTS/Arant-might-have-reversed-Jim-Joyces-bad-call

살인자라서 그랬든, 이미 행해진 살인을 없는 일로 만드는 것은 불가능하다(시간을 되돌릴 수 있는 루비 위성 시스템은 없다). 뇌 역시 환경적 요인과 유전적 요인의 영향을 모두 받는 바, 이론적으로는 두 가지 경우의 살인에 대한 과학적 설명이 모두 가능하다. 인과관계의 그물은 매우 복잡하고 인위적 변경도 어렵다.

피고인이 자신의 행위가 법적 제재를 받는다는 사실을 알고 있었다 혹은 몰랐다는 결론을 내리는 일은, 과학적이고 상식적인 용어로는 설명되지 않는 판단을 내리는 일이다. 그것은 '도덕적' 판단이다. 특정한 상황에 놓인 개인이 하지 않을 것으로 우리 사회가 기대하는 행위에 대한 판단인 것이다.[15] 이런 판단들은 생물학적 동력에 의해 이루어진다. 인간은 (그리고 다른 영장류도) 보고 듣는 과정을 통해서 법적 책임에 대한 개인적 믿음을 형성하고 고착화시킨다는 증거들이 계속 나타나고 있다.[16] 즉 의사들이 더 좋은

15 '특정한 상황'의 정의 역시 도덕적 판단과 연관되어 있다. 우리가 그 상황에 대한 사회적 생물학적 사항 및 기타 세부사항을 더 많이 알면 알수록, 면책의 가능성은 더 높아진다. 이렇게 생각해 보면 알 수 있다. 우리가 거의 모든 시시콜콜한 상황들을 다 알게 되면 그 이야기는 완결성을 갖게 되고, 그 상황에서는 다른 누구라도 다른 행동을 했을 것 같지 않다는 생각이 들 수 있다. 다른 사람은 다르게 행동했을 것 같다고 말하는 것은 문제의 그 행동을 유발한 원인을 우리가 인정하지 않음을 의미한다. 다르게 말하면, 도덕적 선택은 우리가 어떤 환경을 고려하고 어떤 환경은 무시할 것인지를 결정하는 과정에서도 나타난다는 것이다.

16 Walter Sinnott-Armstrong ed., *The Neuroscience of Morality: Emotion, Brain Disorders, and Development* (Cambridge, MA: MIT Press, 2008);

판단을 할 수 있는 전문성을 갖추고 있는 분야가 아니다. 이는 대중의 감수성에 의한 판단이며, 민주 사회에서는 어설픈 과학의 이름으로 의학에 맡겨져 있어야 할 문제는 아니라는 것이다.

1982년 워싱턴의 판사들이 존 힝클리에게 정신질환을 이유로 무죄를 선고했을 때, 대중적인 감수성은 자기주장을 하기 시작했다. 판결문이 낭독된 지 몇 달 후, 미국 상원과 하원은 정신이상에 의한 면책 규정에 관한 청문회를 개최했다. 정신의학이 개인적 책임 여부를 좌지우지하도록 내버려 두는 것이 옳은지에 관해 법원의 의견을 묻는 자리였다. 이후 수년에 걸쳐 의회와 대부분의 주 정부는 이 규정을 축소하여, 행동의 원인에 대한 정신의학적 설명이 면책의 요건이 되는 조항을 생략해 버렸다. 의회는 맥노튼 규정을 변형하여, '행위의 성격을 이해하지 못하거나 그 행위가 잘못된 것이라는 생각을 하지 못할 정도의 심각한 정신질환이나 정신지체의 결과'에 의한 경우로 면책의 조건을 강화했다.[17] 그 이후에도 정신과적 진단은 여전히 전제조건이었고, 정신과의사들 역시 유죄 여부의 결정 과정에 어느 정도 역할을 하기는 했다. 하지만 피고가 그들의 행동 및 그 옳고 그름을 이해하고 있었는지 여부가 똑같이 핵심적

Richard Joyce, *The Evolution of Morality* (Cambridge, MA: MIT Press, 2007); Frans de Waal, *Primates and Philosophers: How Morality Evolved* (Princeton, NJ: Princeton University Press, 2006).

17 Insanity Defense Reform Act, 8 USCA § 17 (1984).

요인이 되었다. 범죄 행위의 원인에 대한 의학적 설명은 이제 더 이상 위력적이지 않았다.

만약 러셀 웨스턴이 재판을 받았더라면, 이러한 법적 장애물을 뛰어넘을 수 있었을지 여부는 확실하지 않다. 샐리 존슨과 그녀의 동료는 웨스턴이 살인을 목적으로 총을 쏜다는 사실과 그것이 잘못된 행위라는 사실을 잘 알고 있었다고 주장했을 것이다. 반면 피고 측 정신과의사는 웨스턴이 루비 위성 시스템으로 시간을 되돌릴 수 있으며 죽은 경찰관도 다시 살아날 수 있다고 생각했고, 식인종들에게 위협을 주려면 어느 정도 과격한 행동이 필요하다고 생각했을 뿐이라고 반격했을 것이다. 이 문제를 배심원들이 어떻게 해결할 것인가 하는 것은 미결의 과제다.

이는 십중팔구 결코 정답을 구하지 못할 문제다. 웨스턴의 의지에 반하여 그에게 재판을 받을 수 있을 정도까지 약물치료를 할 것인지 여부에 관한 2000년 7월의 청문회 이후, 설리번 판사는 검사 쪽의 주장을 받아들여 치료를 실시하라고 명령했다. 워싱턴 D.C. 순회항소법원 역시 설리번의 판결을 지지했다. 웨스터의 변호인들이 주장한 히포크라테스적 윤리 문제는 '타당하지 않다'면서 인정하지 않았다. 법원에 의하면 웨스턴의 '상태'를 고려할 때 항정신병 약물의 투여는 '의학적으로 적절한' 처치이며, 그가 사형선고를 받게 될 가능성의 존재는 본질적 문제가 아니었다. 연방 대법원에서도 웨스턴 측의 상고를 기각했고, 존슨은 성공 확률이 '매우 높다'[18]는 확신을 갖고 웨스턴을 치료하기 시작했다. 워싱턴 D.C. 순회항소법원도 "항정신병 약물 치료가 웨스턴을 재판에 적절한 수준까지 치료하지 못할 가능성은 낮다"[19]는 결론을 내리면서, 약물 치료의 성공에 관해 비슷한 확신을 표현했었다. 그로부터 수년에 걸쳐 교도소의 의사들은 여러 가지 치료약의 조합을 바꿔가면서 그를 치료하기 위해 노력했다. 하지만 아무런 효과도 없었다. 웨스턴은 여전히 식인종에 대한 두려움에 사로잡혀 있었고, 루비 위성 시스템의 힘을 믿었다. 웨스턴의 변호인들과 담당 의사들까지 그의 망상의 일부가 되었다. 이 책이 인쇄되는 시점까지도, 웨스턴은 버트너 교도소 병원에 머물고 있다. 그의 상태는 재판을 받기에도 부적합하고 자유의 몸이 되기에도 부적합하다.

의사가 법을 대신하여 결정자 역할을 하는 경우는 정신 능력 및 형사 책임의 영역 이외에도 더 많이 있다. 의사들은 미국에서 매년 2백만 건이 넘는 사회보장장애보험 청구의 거의 대부분에서 그들의 의견을 밝히고 있으며, 2009년 기준으로 전체 청구의 약 절반이 받아들여지고 있다.[20] 사회보장법에 의하면, 급여가 제공되기

---

18   Transcript of record at 5, *U.S. v. Weston*, 255 F.3d 873 (D.C. Cir. 2001).

19   *U.S. v. Weston*, 255 F.3d 873, 883 (D.C. Cir. 2001).

20   Social Security Administration, Annual Statistical Report on the Social Security Disability Insurance Program, 2009 (2010), www.ssa.gov/policy/

위해서는 청구인의 생명을 위협하는 혹은 1년 이상 지속되고 있는 '의학적으로 확인 가능한 신체적 또는 정신적 장애'가 있어야 한다. 더욱이 이 장애는 '소득을 얻을 수 있는 활동을 전혀 할 수 없는 수준'이어야 한다.[21] 이 목적을 위해 의사들은 증상과 진단명을 나열하고 장애의 수준을 평가하며 그들의 최종 판단 결과를 사회보장기관이나 법원에 서면 혹은 구두로 전달한다. 하지만 사람들의 증상이나 근로능력 상실의 정도를 평가함에 있어서 주관적인 판단을 완전히 배제하기는 어렵다. 이런 판단의 준거 속에는 정부가 시민들에게 견뎌 주기를 기대하는 고통의 수준 혹은 스스로 부양하기를 기대하는 능력의 수준 등이 내재되어 있다.

장애 연금을 신청하는 사람이나 그 가족들에게 이 문제는 대단히 중요하다. 신청이 거절된다는 것은 빈곤층 혹은 홈리스로의 전락을 의미할 수 있다. 또한 그 영향은 사방으로 파급되어, 그들의 부모, 성인이 된 자녀, 삼촌, 고모, 사촌들에게까지도 영향을 끼칠 수 있다. 그런데 결정적인 의견을 제공하는 의사들이 대체로 청구인을 치료하는 임상의사라는 사실은, 의사와 환자 사이의 신뢰 관계에 악영향을 줄 수 있다. 의사들은 환자를 의심의 눈초리로 바라보아야 하고, 환자들은 반대로 의사에 대해 적개심을 느낄 수 있다.

docs/statcomps/di_asr/
21   Social Security Act, 42 U.S.C.A. § 423.

나는 피곤에 절어 있던 레지던트 시절에, 의료보험도 없어서 나의 선처만 바라고 있는 수많은 환자들의 사회보장장애보험 청구 관련 서류를 작성했었다. 나는 그들의 절망을 보았다. 나는 때로 그들의 분노의 대상이었다. 별로 인정하고 싶지는 않지만, 나는 꽤 자주 그들의 이야기에 의심을 품었었다.

양육권 다툼의 무법천지

아동 양육권 관련 분쟁에서 제시되는 정신건강 전문가의 의견에 따라, 수백만 명의 미국인들은 인생이 달라진다. 매년 백만 명 이상의 아이들이 부모의 이혼으로 인한 가족 해체로 인해 고통을 받는다. 결혼하지 않은 커플의 이별로 인해 같은 처지에 놓이는 아이들 또한 수십만 명에 이를 것으로 추정된다. 결혼한 부모에 의해 태어난 모든 아이들 가운데 거의 절반이, 18세가 되기 전에 부모의 이혼 및 가족 해체를 경험한다는 추산도 있다. 결혼하지 않은 부모에 의해 태어난 아이들에서는 이 비율이 훨씬 높다. 아이들은 부모를 잃거나 부모와의 관계가 완전히 달라지는 것을 경험한다. 아버지들과 어머니들은 갑자기 아이들을 잃는 위협적 상황에 처하게 되고, 아이들의 인생에서 그들의 역할이 차지하는 비중이 극적으로 축소되는 것을 경험한다.

초창기 미국에서는 이런 경우들의 해법이 예상 가능한 것이었다. 일단 이혼 자체가 드물었고, 혹 발생했을 경우에는 거의 대부분 아버지가 단독으로 양육권을 획득했다. 아이들에 대한 재산권도 아버지들이 가졌고, 어머니들은 갖지 못했다.[22] 19세기를 지나오면서 이런 경향은 조금씩 바뀌어서, 어머니에 대한 선호가 천천히 늘어났다. 소위 '미성숙 연령 규칙tender years doctrine'은 자연의 섭리에 의해 특히 13세 미만의 아이들에게는 어머니가 더 다정하며 양육에 적합하다는 주장이다. 이런 생각은 20세기 중반을 거치며 보편적인 생각이 됐고, 여자들이 일터의 엄혹함을 견디는 능력은 남자보다 부족하지만 가정에서 아이들을 보살피는 능력은 남자들보다 뛰어나다는 의학적 이론에 의해 이런 생각은 더욱 공고해졌다.

법적 원칙에 내재되어 있는 성별에 관한 편견이 노골적이긴 하지만, 이 편견은 최소한 정직한 것이라 할 수 있다. 처음에는 남성이 그리고 나중에는 여성이, 부모로 선호됐다. 그리고 이 수상쩍은 원칙은 쉽게 예측 가능한 결과를 초래했다. 판사들은 신중하게 재량권을 행사하거나 개별 사안마다 세부 사항들을 고려하느라 고역을 겪을 필요 없이, 이 규칙을 따를 수 있었고 실제로 그렇게 했

---

22   전반적으로 부당해 보이는 이 방식에서 그나마 정당한 것은, 아이들을 무생물과 같은 소유물로 보지는 않았다는 사실이다. 그들은 위험으로부터 아이들의 생명을 보호하고 물질적으로 더 많은 것을 아이들에게 제공하며 아이들이 자란 후 더 좋은 직업을 갖기 위한 준비를 시키는 데에 아버지가 더 적합하다고 주장했다.

다. 의료 전문가들이 연루되는 일도 거의 없었다. 그들의 역할은, 양육에 아버지 혹은 어머니가 더 적합하다고 하는 일반적인 전제를 뒤집기에 충분한 정도로 심각한 질병이 있을 때 그것을 진단하고 기록하는 정도에 그쳤다. 양육권을 둘러싼 분쟁이 발생하는 경우에는 주로 도덕적인 근거를 가지고 다투었다. 남성들은 대개 여성의 성적 문란함이나 다른 부도덕한 행위 등을 주장하면서, 아이 엄마가 아이를 키우기에 '적합하지 않다'고 주장했다. 여성들은 남성이 아이들을 돌보면서 옳고 그름에 대해 가르칠 의지가 있는지 의심스럽다고 주장했다.

1960년대와 1970년대에는 급격한 변화가 일어났다. 이혼율이 급등했다. 여성들은 '미성숙 연령 규칙'과 그것을 뒷받침하는 생물학적 이론들이 암시하는, 집 바깥에서의 삶의 기회에 대한 제한을 거부하기 시작했다. 남성들은 결혼 상태에서나 이혼 후에나, 자녀들을 양육함에 있어서 더 넓은 범위의 역할이 자신들에게 부여되어 있다고 주장하기 시작했다. 법원도 이혼 관련 법규에서 성별에 따른 편견을 버리고 남성과 여성이 동일하다는 전제 하에서 문제를 바라보기 시작했다. 실질적인 의미는 없지만 '아동에게 최선의 이익'이라는 용어가 '미성숙 연령'이라는 용어 대신 쓰이기 시작했고, 가족 관련 법규에서 명백한 성 차별이 존재하는 부분이 삭제되었으며, 판사들은 법적 가이드라인 없이 사안별로 양육권 관련 결정을 내릴 수 있게 되었다.[23] 1980년대 중반이 되면 거의 모든 주에서 '미성숙 연령' 규정은 사라진다. 이후 양육권 분쟁은, 규칙은 없고 열정만 난무하는, 그야말로 '무차별 포격지대'가 되었다.

법이 사라짐에 따라 생겨난 빈 공간을 차지한 것은 정신 건강 전문가들이었다. 이 분야의 개척자는 두 사람의 유명한 프로이드 추종자였다. 정신과의사 앨버트 솔니트와 지그문트 프로이드의 딸이자 제자인 안나가 그들이다. 정신분석가 훈련을 받은 법학자인 조셉 골드스타인(그는 예일대학 로스쿨에 있는 자신의 사무실에서 환자를 치료하기도 했다)과 함께 일하면서, 이들 두 사람은 모든 어린 아이들에게는 '심리적 어버이'* 가 있다는 이론을 창안했는데, 이는 아이들이 애정과 안전 및 삶의 기본적 욕구의 충족과 관련해서 주로 의지하는 가장 중요한 돌봄 제공자를 의미했다.[24] 골드스타인은 어느 법정에서 (양육권 관련 사건이었다), 아이를 '심리적 어버이'로부터 떼어놓는 것은 아이에게 '거부당한 느낌과 외부 세계에 대한 불신'을 줌으로써 '멍과 상처'를 남기는 등 '평생에 걸쳐 지속되는 악영향을 준다

★ 아버지나 어머니 중에서 한 사람을 가리킴.

23　'아동에게 최선의 이익'이라는 기준이 1960년대나 1970년대에 생겨난 것은 아니다. 이것은 최소 200년 동안 아동 양육권에 관한 영미법에서 강조된 이상이었다. 그러나 실질적인 의미를 획득한 것은 20세기 중반이었다. 성 평등 의식의 확산에 의해 성별에 따라 차이를 두는 내용은 법률에서 아예 삭제됐다.

24　Joseph Goldstein, Anna Freud, and Albert J. Solnit, *Beyond the Best Interest of the Child* (New York: Free Press, 1986).

고 주장했다.[25] 이는 또 '부모의 의미를 마음속에 내재화하는 과정'도 훼손하는데, 이 내재화는 아이가 자신감을 갖고 세상을 향해 나아가는 데 있어서 매우 중요한 것이다.[26] 그런 의미에서, 양육권 분쟁에서 법원의 임무는 분명하다고 할 수 있다. 그것은 '심리적 어버이'가 누구인지를 밝혀내서 그 혹은 그녀에게 양육권을 완전히 주고, 갑자기 끼어들어 양육권을 갖겠다고 나선 사람은 배제하는 일이다. 정신과의사들과 심리학자들은 자신들이 가진 전문성을 이런 목적을 위해 사용할 용의가 있음을 이혼 전문 변호사와 가정법원 측에 전달했고, 이들의 제안은 기꺼이 받아들여졌다.

두개골 모양에 관심을 기울인 골상학자들의 이론이 그러했던 것처럼, '심리적 어버이' 이론도 (골드스타인의 암울한 예측도) 특별한 과학적 근거를 갖고 있지는 않다. 부모–자식 관계에 대한 대규모 연구는 존재하지 않으며, 양육의 결과를 엄격하게 측정하는 연구는 비슷한 시도조차 없었다.[27] 그들의 주장을 '증명'한 것은, 골

---

25   Judith Areen and Milton C Regan, *Family Law: Cases and Materials* (New York: Aspen, 2006), 482-483.

26   앞의 책 506.

27   Jon Elster, "Solomnic Judgments: Against the Best Interest of the Child," *University of Chicago Law Review* 54, no. 1 (Winter 1987): 1-45; Robert H. Mnookin, "Child-Custody Adjudication: Judicial Functions in the Face of Indeterminacy," *Law and Contemporary Problems* 39, no. 3, Children and the Law (Summer 1975): 226-293; Andrea Charlow, "Awarding

드스타인이 안나 프로이드의 죽음을 맞아 읊었던 애도의 노래에서 표현된, 상상에서 비롯된 논거뿐이었다. "안나 프로이드는 우리에게 어린 시절이 얼마나 중요한지를 가르쳐 주었습니다. 그녀는 우리가 아이들의 눈높이에서 세상을 보고 아이들의 생각과 같이 생각하고 아이들의 느낌과 같이 느끼도록 노력해야 함을 가르쳐 주었습니다. 익숙한 환경이 제거되고 새로운 미지의 환경을 접해야 하는, 자신의 삶의 터전이 부모의 전쟁 때문에 둘로 나뉘는, 정해진 날짜와 시간에는 사라진 한쪽 부모를 만나러 가야만 하는, 아이들의 처지를 이해해야 함을 가르쳐 주었습니다."[28]

자신이 아이들의 느낌과 같이 느끼고 있는지를 알 수 있는 방법을 안나 프로이드도 알지 못했다는 사실을 지적하는 것은 재미없는 일이다. 그녀의 상상력이 아이들의 삶에 부모가 함께 관여하는 것이 정말로 중요하다는 사실을 간과하고 있다는 지적도 마찬가지다. 정말로 중요한 것은, 정신 건강 전문가들이 가족 구조를 결정하는 일에 개입하여 권한을 갖기 시작했다는 점을 이해하는 것이다.

Custody: Best Interests of the Child and Other Fictions," *Yale Law and Policy Review* 5, no. 2 (Spring-Summer 1987): 267-290; Matthew B. Johnson, "Psychological Parent Theory Reconsidered: The New Jersey 'JC' Case, Part II," *American Journal of Forensic Psychology* 14, no. 2 (1999) 41, 44.

28   Joseph Goldstein "Anna Freud," *Yale Law Journal* 92, no. 2 (1982), 219, 221-222.

골드스타인, 안나 프로이드, 솔니트는 그들이 권한을 추구하고 있다는(또한 전혀 주저하지 않는다는) 사실을 분명히 알고 있었다. 교수직과 관련해서 솔니트와 예일대학 로스쿨 학장에게 보낸 1966년의 편지에서 안나 프로이드는, '아이들을 어디로 보낼 것인지에 관한 절차를 규정하는 모범 기준을 구성하는 계획'에 대해 상당한 흥미를 갖고 있음을 내비쳤다.[29] 그보다 4년 전에 그녀가 골드스타인을 처음 만났을 때도, 그녀는 골드스타인에게 협력을 제안하면서 비슷한 관심을 보였었다. "아버지는 젊었을 때 한동안 법학을 공부하고 싶어 하셨죠. 그는 언제나 정신분석과 법학 사이의 긴밀한 관계를 구축하고 싶은 희망을 품고 계셨습니다."[30] 1982년 안나 프로이드의 장례식에서 골드스타인은 그녀가 가족법에 끼친 영향에 대해 다음과 같이 감사의 뜻을 표했었다. "변호사로서, 국회의원으로서, 법학 교수로서, 그리고 판사로서, 우리는 그녀의 가르침을 계속 간직해야 합니다."[31]

그녀의 가르침은 가정법원이, 어머니에 대한 강한 선호에도 불구하고 적어도 표면적으로는, 양육권 분쟁에서 성 중립을 유지할 수 있도록 했다. 과거에나 지금이나, 어떤 가정에서는 아버지들이

---

29   앞의 글, 221.
30   앞의 글, 220.
31   앞의 글, 221.

주된 양육자 역할을 담당한다는 사실은 분명하다. 하지만 특히 영유아 시기에 행해지는 직접적 육아는 여성들이 대부분 맡고 있다. 나중에 행해진 어느 연구에 의하면, 남자들이 아이들과 함께 보내는 시간은 유치원 시기쯤부터 늘어나기 시작하여 아이들이 십대가 되면 여성과 비슷한 수준에 도달한다.[32] 정신분석과 무관한 연구자에 의해 행해진 다른 연구는, 아버지들이 육아에 더 열심히 관여한 경우에 아이들의 학업 성적, 자신감, 사회 적응력 등이 모두 높게 나타난다는 사실을 밝히기도 했다.[33] 골드스타인, 프로이드, 솔니트의 '심리적 어버이' 논리는 이런 점을 간과하는 경향이 있다. 그것은 승자독식게임이며, 승자는 대개 엄마다. 육아의 초기에는 여성의 역할이 훨씬 크기 때문이다. 달리 말하면, '미성숙 연령 규칙'은 외견상 그것이 사라진 이후에도 실제로는 남아 있었다는 뜻이다. 법원이 그 규칙을 폐기처분한 이후에도, 그 규칙은 정신 건강 전문가들에 의해 은밀히 통용되고 있었던 것이다.

양육권 분쟁을 치르고 있는 어머니들에게 이것은 유리한 환경

32　See, e.g., Michael Lamb, "The Emergent American Father" in *The Father's Role: Cross-Cultural Perspectives*, ed. Michael E. Lamb (Hillsdale, NJ: Lawrence Earlbaum Associates, Inc., 1987): 3-23; Marshall L. Hamilton, *Father's Influence on Children* (Chicago: Nelson Hall Publishers, 1977).

33　Michael Lamb, "How Do Fathers Influence Children's Development? Let Me Count the Ways," in *The Role of the Father in Child Development*, ed. Michael Lamb (Hoboken, NJ: Wiley, 2010), 1-26.

으로 작용했다. 법원이 이른바 중립적인 태도를 취하는 가운데 정신과의사들 및 심리학자들이 전문가로서의 권위를 은근히 드러내며 사실상 그들에게 유리한 결정을 지지하는 형국이 된 것이다. 하지만 틀에 박힌 성 역할을 깨뜨리고 자신의 직업적 성공을 꿈꾸는 여성들에게는 '심리적 어버이' 이론은 눈엣가시 같았다. 그것이 의미하는 바는, 아이들에게 '멍과 상처'를 남기거나 버려졌다는 느낌이나 세상에 대한 불신을 심어주지 않으려면 여성들이 집에 남아 아이들을 돌보아야 한다는 뜻이기 때문이다. 바꾸어 말하면, 아이들에게 있어 아버지는 덜 중요하다는 사실을 근거로 하여 남성들을 아버지의 의무로부터 자유롭게 하고 이혼 후에는 조용히 비켜나도록 하는 기제가 되었다.

심리적 어버이 이론을 바탕으로 양육권 관련 판정을 내리는 것은 문화 정치학을 실행에 옮기는 행위다. 또한 그 정치학은 보수적인 것이어서, 어머니의 역할과 사회 활동을 조화시키려는 여성의 노력이나 자신의 삶에서 아버지의 역할을 좀 더 중요하게 취급하려는 남성들의 열망을 거스른다. 더욱이, 이들 정신 건강 전문가들은 사회 정책을 만드는 데도 관여한다. 특히 혼인관계 없이 태어난 아이들이 엄청나게 많은 사회에서는, 이런 흐름은 아버지들에게 매우 불리하게 작용한다. 양육권 관련 분쟁이 일단 법원까지 가면, 처음부터 아버지라는 존재가 없었다는 사실은 아버지들의 권리 주장에 상당한 법적 장애로 작용한다. 아버지의 임무는 돈을 지불하는 것이며, 양육과 관련된 역할은 지엽적일 뿐이다. 어느 연구에 의하면, 어떤 식으로든 아이들의 삶에 참여하는 아버지들에 비해 완전히 아이들로부터 멀어진 아버지들은 '양육비를 대지 않는 아버지'가 될 가능성이 훨씬 높다.[34] 즉, 아버지들을 주변부로 밀어내는 것은 단순히 아이들의 발달 과정에만 악영향을 주는 것이 아니라 아이들 및 그 어머니에게 경제적인 곤궁함까지 주게 된다는 뜻이다. 골드스타인, 프로이드, 솔니트를 추종하는 평가자들은 이 부분을 완전히 무시하고 있다.

    1980년대 중반 무렵에는 양육권 분쟁에 정신과의사들과 심리학자들이 참여하는 것이 일반적 현상이 되었다. 심리적 어버이 이론의 지지자들은 물론이고, 과거의 양육권 결정 방식에 문제가 있다고 생각하는 많은 사람들이 이들의 참여를 열렬히 환영했다. 이혼 전문 변호사들은 그들에게 유리한 말을 해 줄 전문가를 쇼핑하듯 찾아다녔고, 아이들을 빼앗길까봐 전전긍긍하는 고객들은 기꺼이 돈을 지불했으며, 법원은 어느 한쪽에 치우치지 않고 공정한 조언을 해 줄 전문가를 찾기 위해 애썼다. 다른 법률 분야에서도 판사들이 전문가들의 견해를 적극적으로 수용하는 정책을 폈으며, 그것

---

34   Judith A. Seltzer et al., "Family Ties After Divorce: The Relationship Between Visiting and Paying Child Support," *Journal of Marriage and the Family* 51 (1989): 1013–1014.

은 과학적 근거를 기초로 하는 증거 본위의 재판을 하려는 뜻이었다.[35] 하지만 양육권 분쟁은 과학적 증거와는 동떨어진 분야였다. 법에 나와 있지 않은 '아동에게 최선의 이익'이 무엇인지를 판별하기 위한 실마리가 없었기에, 법원은 어느 쪽이 양육자로 적합한지에 대한 전문가들의 의견을 청취할 수밖에 없었고, 그들의 권고 사항을 거의 기계적으로 최종 결론으로 인정하곤 했다.

적합한 양육자를 판별하는 데 있어서 '과학적 근거'가 없다는 사실은 연구자들 사이에서는 오랫동안 잘 알려진 사실이었으나, 법원은 이를 무시했다.[36] 아이들에게 나타나는 결과와 관련해서 확실하게 주장될 수 있는 거의 유일한 사실은, 양육권 분쟁을 겪은 아이들에

---

[35] 연방 및 주 법원들은 전문가 증언은 합리적인 과학자들의 집단에서 '일반적으로 받아들여지는' 기술에 근거를 두고 있어야 한다고 규정했다. 1993년에 연방대법원은 전문가 의견의 수용에 관한 기준을 더욱 강화하여, 그것이 반드시 '과학적 방법론'에 의해 유도된 과학적 지식으로서의 가치를 가져야 한다고 규정했다. *Daubert v. Merrell Dow Pharmaceuticals*, 509 U.S. 579 (1993). More than half of the states have adopted variations on this approach.

[36] Robert E. Emery, Randy K Otto, William T. O'Donohue, "A Critical Assessment of Child Custody Evaluations: Limited Science and a Flawed System," *Psychological Science in the Public Interest* 6 no. 1 (2005) 1-29; Daniel W. Shuman, "The Role of Mental Health Experts in Custody Decisions: Science, Psychological Tests, and Clinical Judgment," *Family Law Quarterly* 36 (2002) 135-162; Daniel A. Krauss and Bruce D. Sales, "Legal Standards, Expertise, and Experts in the Resolution of Contested Child Custody Cases," *Psychology, Public Policy, and Law* 6 no. 4 (2000) 843-879.

게서는 정신 건강 및 학업 성취도 부분에서 부정적 영향이 나타난다는 것뿐이다.[37] 어머니나 아버지가 심각한 정신질환이 있을 경우 아이들도 심리적 (혹은 신체적) 위험에 놓이게 되며, 이는 부모가 함께 아이를 돌보지 않을 경우에는 더욱 그러하다. 때문에 정신과의사들은 부모들의 정신질환 여부를 평가함으로써 근거 중심적 방법으로 양육권 결정에 기여할 수 있다. 정신과의사들은 사람들을 오랫동안 관찰해 온 경험을 바탕으로, 문제를 일으킬 수 있는 행동을 포착하는 능력을 갖고 있다. 하지만 정신질환을 갖고 있는 그 혹은 그녀의 다른 조건들은 아이를 양육하는 데 더 적합하다면, 어떻게 균형을 찾을 것인가? 또한 단편적인 행동을 관찰함으로써 누가 아이를 키우는 것이 더 좋다는 결론에 도달하는 것이 과연 타당한 일인가? 이는 결국 임상적 전문성으로 해결할 수 있는 문제가 아니라 가치관의 문제다.

이런 문제들에 대한 대답이 결국 임상 의사의 양육권 관련 권고로 나타난다. 어머니의 다정함과 아버지의 결단력 사이에서, 공부를 강조하는 한쪽과 스포츠 및 사회생활을 중시하는 다른 한쪽 사이에서, 판이하게 다른 두 가지 라이프스타일이나 신념 사이에서, 한 가지를 선택하게 된다. 선거에 참여할 때, 기도를 할 때, 현실

---

[37] Timothy M. Tippins and Jeffrey P. Wittmann, "Empirical and Ethical Problems with Custody Recommendations: A Call for Clinical Humility and Judicial Vigilance," *Family Court Review* 43 no. 2 (2005): 193.

이나 온라인에서 타인과 관계를 맺을 때, 미국인들을 갈라놓는 문화적 쟁점들이 양육권 분쟁을 해결하는 정보들이 되어 평가자들의 판단에 영향을 주는 것이다.

평가자들의 판단은 그야말로 결정적이다. 양육권 분쟁에서 판사들이 임상적 평가 결과를 중시한다는 것을 알기 때문에,[38] 양측의 변호사들은 대체로 합의에 의해 평가를 담당할 정신 건강 전문가를 결정한다(법원에서 직접 지정해 주는 경우가 아니라면). 또한 판사가 평가자의 권고를 그대로 따르는 것이 일반적이라는 사실을 알기 때문에, 평가에서 '패배'한 측의 변호사는 자신의 고객에게 재판을 계속 진행하는 것보다는 평가 결과를 수용하는 것이 낫다고 말하는 것이 보통이다. 때문에 평가 결과가 나오고 나면, 합의에 의해 사건이 종결되는 것이 일반적 관행이다. 아주 부자인 사람들을 제외하고 나면, 경제적인 원인 때문에라도 이렇게 종결되는 경우가 많다. 본격적으로 재판을 시작한다는 것은, 수만 달러의 변호사 비용에 두 번째 평가를 의뢰하는 비용을 더해 기본 십만 달러 이상의 비용이 발생함을 뜻한다(게다가 법원은 아무래도 두 번째 평가를 덜 신뢰하는 경향이 있다). 승소 가능성도 높지 않지만, 양육권 분쟁에 이렇게 많은 돈을 지출하는 것은 미친 짓으로 생각되기 십상이다.[39]

---

38 헤어지는 커플이 양육과 관련된 사항을 합의에 의해 결정할 경우에는 양육 적합성 평가는 필요 없다.

이런 연유로, 누가 더 양육에 적절한지를 판단하는 평가자가 어떤 문화적 도덕적 견해를 갖고 있는지에 대한 철저한 검토는 거의 행해지지 않는다. 양육권 분쟁이 정식 재판까지 가는 경우가 흔하지 않기 때문에, 법원에서 여러 전문가들에 의한 상호 평가가 이루어지는 경우는 드물다. 양측이 재판 이전에 합의에 도달했을 때, 평가자의 문화적 도덕적 선호는 부지불식간에 아이의 양육 형태에 영향을 미친다. 더욱이 많은 지역에서 이런 평가를 행하는 의사들은 의료과오 소송을 당하지 않도록 보호된다. 판정이 내려진 이후 평가 결과는 대개 비밀로 유지된다. 판사들은 법원 기록을 '봉인'한다. 합의에 도달한 양측 역시 비밀 유지에 동의한다. 그들은 혹시 창피한 사실이 공개되는 것을 두려워하고, 나중에라도 서로 시빗거리가 생길 가능성을 우려한다. 평가자의 평가가 타당한 것이었

---

39   정신과의사나 심리학자의 양육 적합성 평가 내용이 최종 결과에 미치는 영향에 관한 체계적인 연구는 행해진 바 없다. 법원 기록 중에서 의미 있는 사례를 수집하고 검토하는 것이 매우 어렵기 때문에 이런 연구는 진행하기 어렵다. 관련 사례가 한 곳에 모아질 수 있는 보고 체계도 없으며, 법원의 기록들은 모든 절차가 끝나고 나면 사생활 보호를 위해 판사의 명령에 의해 봉인되어 비밀로 유지된다. 양육 적합성 평가가 부부의 합의 도달에는 어떤 영향을 끼치는지에 관한 실험적 연구도 행해진 바 없다. 이런 경우에는 평가 기록이 법원에 제출되고 검토되는 절차도 없기 때문에 사실상 연구가 불가능하다. 하지만 내가 만나 본 이혼 전문 변호사나 평가자들의 경험에 의하면, 증거로 채택되어 법원에 제출된 평가 결과가 뒤집히기는 매우 어려우며, 때문에 두 사람 사이의 합의는 평가자의 권고 내용과 매우 가까운 형태로 이뤄지는 것이 보통이다.

는지 여부를 확인하는 일이 사실상 불가능한 것이다. 의료과오 소송도 불가능하고, 전문가 사회 내부의 동료 감시도 없다. 해당 평가자의 평판을 알아볼 수 있는 〈컨슈머 리포트〉* 스타일의 리뷰도 당연히 없다.

★ 미국 최고 권위의 소비자잡지.

　이처럼 철저한 조사가 전혀 이루어지지 않다 보니, 평가자들은 사실을 확인하는 법원의 역할 일부도 슬그머니 가져가 버린다. 그들은 자신들의 업무를 '임상평가'라 부르면서, 부모와 아이들은 물론, 치료자들, 다른 가족들, 고용주와 교사들, 기타 그들이 선택한 많은 사람들과 면담을 한다. 사생활 침해에 관한 법 규정들의 적용도 받지 않는다. 심지어 그들은 의무기록에도 접근할 수 있다. 증거제일주의도 없고 적법절차에 대한 개념도 없다. 평가자들은 임상 전문가라는 명분을 내세우며, 누가 누구에게 무엇을 했는지, 잘못한 것은 누구인지에 대한 판단을 내리는 것이다. 소문으로 들은 이야기는 증거로 채택하지 않는다는 원칙도 없고, 험담에 대해 반대 의견을 확인하는 일도 없으며, 반쪽 진실을 전후 사정을 고려해서 판단할 기회도 없다. 그 대신, 법원은 평가자의 '판단'을 '증거'로, 그것도 전문가가 보증한 매우 가치 있는 증거로 취급할 뿐이다.[40]

---

[40] 정신의학이나 임상심리 분야의 훈련을 통해 사람들의 속임수를 간파하는 능력이나 사람들의 모순된 주장을 분석하여 진실을 찾아내는 능력이 향상된다는 과학적인 증거는 없다.

프레드와 앨리의 전쟁

양육 적합성 평가를 둘러싼 비밀스러운 관행은 평가자들에게 주어져 있는 권한에 대한 사회적 토론도 어렵게 만들었다. 양육 적합성 평가에 관해 비판하는 글이 학술 문헌을 통해 발표된 적이 몇 번 있었지만, 실제 사례를 담고 있는 글은 없었다. 그들의 전문성을 뛰어넘는 영역에서 판단을 제공하고 있는 평가자들이 보고한 내용도 전혀 없다. 하지만 익명을 조건으로 내가 입수한 몇몇 사례들을 검토해 보면, 일부 평가자들이 얼마나 터무니없는 일을 하고 있는지 잘 드러난다.[41] 많은 것을 시사하는 다음의 양육권 분쟁 사례는, 어느 날 아침 식사 중에 프레드 루소가 아내 앨리에게 이혼을 원한다는 말을 꺼내면서 시작된다.[42]

어느 결혼에서든 이런 상황에 선행하는 수많은 사연이 있을 것

---

[41] 이들 몇 가지 사례들은 무작위로 추출된 것이 아니라, 평가 결과에 승복하지 못한 소송 당사자에 의해 제공된 것이다. 따라서 통계적인 의미에서 대표성이 있다고 주장할 수는 없다. 양육 적합성 평가자의 권고 내용이 문화적 편견, 도덕적 전제, 논란이 있는 질문에 대한 본인들의 견해 등에 의해 어느 정도나 영향을 받는지를 확인할 수 있는 엄정한 실험적 연구가 행해지려면, 통계적으로 의미가 있을 만큼 충분히 많은 실제 사례가 임의 추출 방식에 의해 수집되어야 한다. 이런 접근이 가능할 것 같지는 않다.

[42] '프레드'와 '앨리'는 모두 가명이다. 아이들 및 전문가들의 이름도 마찬가지다. 구체적인 지명들도 내가 변형한 것이다. 이 책의 집필을 위해 자신의 사례를 제공한 '앨리'는 자신의 이름은 실명으로 쓰되 다른 가족들의 이름은 익명으로 해 달

이다. 마치 〈라쇼몽〉처럼 서로의 이야기가 다를 때, 국외자들이 이를 분석하는 것은 불가능한 일이다.* 두 사람은 정확히 20년 전인 1983년에 처음 만났다. 프레드가 터치 풋볼 게임을 하고 있던 워싱턴 D.C.의 어느 운동장에서, 앨리가 먼저 관심을 보였다. 눈이 마주쳤고, 열정이 솟구쳤다. 20대의 관능은 로맨스를 성숙하게 만들었고, 그들은 많은 공통점을 발견했다. 그들은 모두 부모가 감정적인 갈등을 겪었고, 가족 내에 불화가 있었으며, 그래서 성인이 된 이후에는 좀 더 안정적인 삶을 원하고 있었다. 하지만 그들은 다른 점도 발견했다. 그녀는 감정표현이 아주 풍부했고 모험적 기질이 있었지만(그녀는 어린 시절에 10개도 넘는 나라에서 살아 본 경험이 있었고, 다양한 문화권의 많은 사람들과 교류하는 것을 좋아했다), 그는 자족적인 사람으로 어린 시절에 그랬던 것처럼 교외에서의 조용한 삶을 계획하고 있었다.

프레드는 워싱턴에서 로스쿨을 졸업했고, 앨리는 팬암 항공사의 승무원으로 세계를 돌아다녔다. 그는 졸업 후에 뉴저지에 있는 슈퍼마켓 체인에 취직을 했는데, 그곳은 그가 자라난 곳이었고 친

* 〈라쇼몽〉은 구로사와 아키라 감독의 영화로, 1951년 베니스영화제에서 황금사자상을 받았다. 하나의 사건을 두고 여러 명의 이해 당사자들이 각자의 시각에 따라 서로 다른 이야기를 하는 상황을 묘사한 것으로 유명한 영화다.

라고 요청했지만, 다른 사람들의 익명성을 확실히 보장하기 위해 그녀의 이름 역시 가명 처리했다. 앨리도 이에 동의했다.

척들이 여전히 살고 있는 곳이었다. 1987년에 그들은 막 태어난 남자아이 하나가 있는 상태에서 결혼을 했고, 뉴저지 북부 교외에 터전을 잡았다. 곧 딸 하나와 아들 하나가 더 태어났다. 그러면서 긴장도 높아지기 시작했다. 전업주부이자 엄마가 된 앨리는 교외에서의 삶에 숨이 막혔다. 프레드는 자신의 일에 별로 만족하지 못했고, 앨리는 긴 시간 동안 집에만 있는 것이 싫었다. 첫째 아들 레이몬드가 학교에 다니기 시작할 무렵, 본격적으로 문제가 불거졌다. 레이몬드는 사회적 규칙을 잘 따르지 못했고 쉽사리 분노를 터뜨렸다. 학교에서 그는 집중을 잘 하지 못했다. 프레드는 좀 더 엄격한 훈육이 필요하다고 생각했고, 앨리는 좀 더 다정하게 대해주려 애썼다. 시간이 지날수록 상황은 점점 나빠졌고, 프레드와 앨리의 서로에 대한 감정 역시 그랬다.

결혼 상담가 및 개인 치료사 자격으로 정신 건강 전문가가 개입한 것이 이 무렵이다. 여러 개의 진단명이 갑자기 나타났다. 레이몬드에게는 '주의력결핍 과잉행동장애ADHD'와 '아스퍼거증후군(자폐증의 경한 형태)', 프레드에게는 '성인 주의력결핍 장애', 앨리에게는 불안장애 및 우울증 진단이 각각 내려진 것이다. 거기에 더해 레이몬드에게 폭력성도 있었는데, 10대에 접어든 이후에는 점점 더 심해졌다. 칼을 겨누는 경우도 몇 차례 있었다. 전화기는 산산조각이 났다. 집안의 공구들도 날아다녔다. 앨리와 레이몬드의 입에서 피가 난 적도 있었다. 최소한 두 번 프레드는 경찰을 불렀고,

그 중 한 번은 경찰이 레이몬드를 체포해 갔다. 앨리가 나에게 보여준 법정 기록을 보면 프레드가 먼저 시작한 것으로 보이지만, 사람들의 말이 다르고 횡설수설해서, 누가 가해자이고 누가 피해자인지 알기가 어려웠다. 프레드는 반복적으로 레이몬드를 비디오카메라로 찍었고, 이는 레이몬드의 분노를 불러일으켰다. 프레드는 레이몬드의 행동이 얼마나 나쁜지 그에게 보여주기 위한 치료적 목적으로 촬영한 것이라 주장했다. 가족 내에서 동맹이 맺어지고 대결이 벌어졌다. 레이몬드보다 세 살 아래 여동생 애나는 아빠 편이었다. 레이몬드는 자신을 매우 따르는 일곱 살 아래 남동생 잭과 엄마의 보호자라고 생각하여, 그들 두 사람의 편을 들었다.

2003년 3월 1일 오전 7시, 프레드가 앨리에게 이혼을 원한다고 말했을 때, 앨리는 엄청난 충격을 받았다. 레이몬드도 격분했다. "그가 우리를 떠났어. 우리를 버렸다고." 애나의 기억에 의하면, 레이몬드는 이렇게 말했다. 프레드는 그들이 만난 지 꼭 20년이 되는 기념일에 집을 나갔고, 앨리는 아이들과 함께 워싱턴으로 이주할 계획을 세웠다. 그곳엔 그녀의 친구들과 가족들이 있었고, 직장을 구할 전망도 높았다. 무엇보다 대도시의 환경 자체가 너무도 그리웠다. 그녀는 레이몬드에게 필요한 훌륭한 특수교육 프로그램들이 워싱턴에는 여러 개 있음을 알게 됐는데, 그것들은 그녀가 뉴저지에서 발견했던 어떤 과정보다 뛰어난 프로그램들이었다. 그녀는 어쨌든 뉴저지를 떠나 프레드와 그의 가족들로부터 멀리 떨어지고 싶었고, 로맨스에서 시작해서 절망으로 끝나버린 결혼 생활의 기억에서도 벗어나고 싶었다.

하지만 이것은 아이들의 삶에서 프레드가 방문자, 즉 가끔씩 나타나는 '주말 아빠'가 된다는 뜻이다. 프레드는 싸우기로 결정했다. 앨리도 마찬가지였다. 그들은 가장 나쁜 형태의 양육권 분쟁, 즉 '이주'라는 변수가 포함된 다툼을 시작했다. 이 경우에는 타협의 여지가 거의 없는 것이, 아이들이 가족의 해체에 순응하느라 요일에 따라 혹은 일주일 간격으로 이곳저곳을 옮겨 다니는 것이 불가능하기 때문이다. 앨리는 아이들을 워싱턴에 데려갈 수 있게 해 달라고 법원에 요청했다. 프레드는 아이들에게는 아버지가 필요하다며, 법원이 그 요청을 받아들이면 안 된다고 주장했다. 양측 변호사들은 양육 적합성 평가를 받기로 합의하고, 임상심리 전문가인 조너선 엘슨을 평가자로 선임했다. 그는 두 사람과 세 명의 아이들을 스무 시간 이상 면담했고, 치료자, 앨리를 채용하려는 회사 관계자, 기타 여러 사람을 만났다.

만약 이 경우가 전형적인 양육권 분쟁이었다면, 엘슨은 '권고안'을 만들었을 것이고 두 사람은 그것을 받아들이면서 합의에 도달했을 것이다. 엘슨의 결정적 한마디로 인해 워싱턴으로 이주하려는 앨리의 계획이 무산되거나 프레드가 아이들을 잃는 일이 벌어졌을 것이다. 내가 이 장을 쓰기 위해 찾아보았던 여러 사례들과 마찬가지로, 엘슨의 보고서는 법원의 명령에 의해서 혹은 두 사람의 합의 조건에 의해서 비밀이 되었을 것이다. 하지만 엘슨이 앨리가 아이들과 함께 이주해서는 안 된다는 의견을 밝혔을 때, 그녀는 수긍하지 않았다. 그녀는 새로운 변호사와 다른 평가자를 선임했다. 프레드도 물러서지 않았다. 법정 출두, 진술 청취, 서로의 권고에 의한 치료자와의 면담 등이 끝도 없이 이어졌다. 앨리의 추산에 의하면, 몇 년에 걸친 공방이 벌어지는 동안 변호사들, 평가자들, 다른 치료자들에 의해 두 사람에게 청구된 비용의 합계는 2백만 달러를 넘었다.

이 황당한 분란은 양육 적합성 평가의 단면을 잘 보여준다. 법원의 명령도 두 사람의 합의도 없었으니, 엘슨의 평가 보고서는 비밀이 아니다. 그의 서면 보고서는 내가 본 것 중에서 가장 자세한 것이어서, 그가 기록한 인터뷰 및 '임상적' 판단 내용의 분량은 행간 여백을 두지 않고도 무려 63쪽에 달했다. 그의 질문을 받은 보건의료 제공자들이 답변한 내용 중에 가끔 진단명이 거론되기는 하였으나, 앨리나 프레드가 부모 노릇을 하기에 부적합하다고 판단할 만한 질병은 전혀 없었다. 필요 이상으로 많은 분량의 사실들이 기록되어 있었지만, 그것들 모두가 임상적 전문성에 바탕을 둔 내용은 아니었다. 예를 들어 엘슨은 "앨리는 마치 세 아이들이 자신의 대변인인 것처럼, 아이들을 시켜 프레드에게 전화를 걸어 양육 시간과 관련된 협상을 하게 했다"고 써 놓았다. 엘슨에 의하면, "프레드가 어린 두 아이들을 태우러 왔을 때 가끔씩 앨리는 레이몬드를 자동차 있는 곳까지 내보내 '잭이 당신을 싫어해서 당신과 함께 가는 걸 원하지 않는다'는 메시지를 전하게 하기도 했다." 엘슨은 또, 레이몬드가 프레드와의 전화 통화에서 주말 대신 평일에 며칠 동안 프레드와 함께 지내기로 약속했을 때, "큰 소리로(전화는 아직 끊어지지 않았다), '도대체 왜 그러는 건데? 그렇게 하면 모든 게 엉망이 되잖아?'라고 외쳤다"고 써 놓았다. 엘슨은 어떤 근거로 앨리가 그런 행동을 했다고 결론을 내린 것일까? 근거나 출처에 대한 언급은 없다. 하지만 독자들은 아마도 그의 글을 모두 진실로 받아들일 것이다.

양육권을 둘러싼 미친 전쟁에서, 이런 소견은 상당히 중요한 의미를 띤다. 양육권 분쟁에서 가장 중요한 지침은 '아이들이 다치지 않도록 보호하라'와 '실감 나는 사례를 제시하라'이다. 법원은 기존의 질서가 흐트러지는 것을 좋아하지 않는다. 따라서 수단과 방법을 가리지 않는 양육권 전쟁에서, 양측은 공히 상대방이 아이들을 전투에 이용하고 있다는 느낌을 주기 위해 애쓴다. 또한 자신의 목적을 달성하기 위해 현재 정해져 있는 규칙들을 잘 지키기 위해 신경을 쓴다. 하지만 상대방의 전략에 잘못 휘말리는 경우에는, 아이들을 무기로 활용하고 있다는 인상을 심어주게 되고 그에 따라 신뢰도가 낮아지게 된다. 그래서 아이들이 상대방에 대해 나쁜 감정을 갖도록 부추기는 행위나 평일에 아이들을 만나려는 아버지의 계획을 방해하는 행위는[43] 매우 지독한 행위로 보이기 쉽다.

그리고 엘슨은 판사와 심문자의 역할을 동시에 수행하면서 수많은 면담에서 오고간 대화들을 분석했다. 그는 앨리의 진술 중 일관되지 않은 부분에 대해서는 어느 쪽이 맞는지 명확히 하라고 그녀에게 압력을 가했다. 예를 들어 앨리는 워싱턴에 살고 있는 자신의 오빠가 '매우 지지적'이라고 말했지만, 프레드가 이혼을 요구했을 때 자신에게 와 달라는 부탁을 오빠가 거절했다는 말도 했었다. 엘슨은 심지어 '슈퍼볼' 중계와 관련한 일화에서도 꼬투리를 잡았다. 아이들이 프레드의 집에서 슈퍼볼 중계를 보고 있었는데, 앨리는 하프타임에 아이들을 집으로 오게 했다. 엘슨은 그녀가 그렇게 한 동기가 '프레드를 괴롭히기 위해서'였는지 아니면 그녀의 말처럼 '아이들은 제시간에 잠자리에 들어야 한다는 믿음' 때문인지 의심스럽다고 썼다. 엘슨은 이에 대해 '결정하기 어려운 문제'라고 하면서도, 그녀가 "어쩌면 제가 아이들과 같이 후반전을 보고 싶었는지도 모르죠."라는 말을 했음을 지적하면서, "후자의 경우는 가능성이 낮다"고 기록했다. 그녀가 슈퍼볼에 관심을 가진 적은 전혀 없다고 말했음에도 불구하고 그랬다.

더 곤란한 것은 엘슨이 가족 구성원들의 성격과 동기에 대해

---

43 이 전쟁에서는 평일이 중요하다. 왜냐하면 '주말 아빠'는 여행을 통해서도 가능한 것이기 때문이다. 즉 프레드가 워싱턴으로 갈 수도 있고 아이들이 뉴저지로 올 수도 있다. 하지만 평일에 엄마와 아빠 모두를 만날 수 있으려면 두 사람은 근처에 살아야만 한다.

'임상적 견해'라는 이름으로 지나친 간섭을 한다는 점이다. 예를 들어 그는 레이몬드에 대해 '매우 조숙하다'면서 '놀라운 통찰력'을 보인다고 썼다. 하지만 어머니와 함께 이주하겠다는 레이몬드의 선호에 대해서는 "16세 소년의 가족에 대한 생각은 오랫동안 억눌려온 분노의 결과로 보인다"면서 부정적으로 바라본다. 그는 "레이몬드는 중립적인 분석을 하기보다는 자신의 주장을 뒷받침하기 위해서 자기 지식을 이용하는 경향이 있다"고도 썼다. 더욱이, 레이몬드가 '다른 사람들에 의해 좀 이상한 아이로 인식된다'고 쓰면서(다른 사람들이 누구인지는 언급되지 않았다), 그 이유에 대해 '세련되고 지적인 세계에 머물고자 하는 강한 열정' 때문이라고 기록했다. 나는 이게 도대체 무슨 소리인지 이해할 수가 없지만(한나 아렌트가 '정신의 삶'이라고 부른 그것이 이상하다는 뜻인가?), 뭔가 앞뒤가 맞지 않는 것은 분명해 보인다.★ 프레드가 비디오카메라를 들고 쫓아다닌 것에 대한 레이몬드의 반응에 대해서도 엘슨은 이해하기 힘든 서술을 했다. 레이몬드는 아버지의 그런 행동을 '게슈타포'에 비유했는데, 엘슨은 이를 두고 '핵심을 잘못 짚은 비유'로 규정했다. 뭐 그렇게 볼 수도 있겠지만, 이게 심리학자가 쓰기에 적절한 표현인지는 잘 모르겠다. 대부분의 사람들은 비디오카메라를 들고 자신을 쫓아다니는 아버지를 싫어하는 16세 소년의 말에 더 공감하

★ 한나 아렌트는 독일 출신의 미국 철학자로, '정신의 삶'은 그녀의 책 제목 중 하나다. 이해하기 어렵다는 사실을 강조하기 위해, 쉽게 읽히지 않는 편인 그녀의 책을 거론한 것이다.

지 않을까? 엘슨은 레이몬드의 대답이 좀 더 '세련되고 지적'이지 않았던 것이 불만인 것일까?

엘슨은 또 자신의 도덕적 판단을 뒷받침하기 위해 정신분석 관련 용어들을 마음대로 가져다 사용했다. 물론 그 도덕적 판단은 앨리의 이주 계획을 막아야 한다는 것이었다. 그는 잭이 갖고 있는 아버지에 대한 적대적 감정을 앨리가 '그녀 자신의 무력감과 스스로를 희생자로 간주하는 생각을 잭에게 투사한' 결과로 간주하여 무시했다. 다시 말해, 아버지와 함께 시간을 보내는 것에 대해 잭이 보이는 저항이 그녀의 잘못이라는 것이다. 어머니를 버린 데 대해 레이몬드가 품고 있는 아버지에 대한 분노 역시 "그의 성격적 특성과 그가 사춘기 소년이라는 사실이 합쳐진 결과로 나타나는 '정의로움'에 대한 집착의 산물"로 표현됐다. 레이몬드가 어머니의 '보호자'를 자청한 것에 대해서 엘슨은, "가족 내에서 아버지를 누르고 우두머리 수컷이 된다는 생각에 무의식적 희열을 느끼기 때문"이라고 해석했다.

엘슨은 앨리와 프레드가 아이들을 위해 구상하고 있는 삶의 양태나 기회에 관해서는 별로 주의를 기울이지 않았다. 뉴저지를 떠나려는 앨리의 계획에 반대하는 결론을 내린 그의 '임상' 보고서는 그런 결정을 내린 이유를 설명하며 다음과 같이 빈정거리기도 했다. "아이들을 위해서라도 대도시에서 살고 싶다는 앨리의 관심은, 교외에서의 삶을 열광적으로 선호하는 사람들의 생각을 무시하고 있다.

독신이거나 이혼한 성인이 생활하기에 대도시가 좀 더 편리하다는 것은 인정할 수 있지만, 교외는 아이를 키우기에 적당한 장소가 아니라고 하기는 어렵다. 왜냐하면 도시에서 교외로 이주하는 커플들은 대부분 아이들을 위해서 그렇게 한다고 말하기 때문이다."

자신의 전문성과는 무관해 보이지만, 엘슨은 양육과 직업 활동 사이의 균형을 가장 잘 맞추는 방법이나 아이들에게 교육의 기회를 주는 문제 등에 대해서도 언급했다.

판단을 내리기 위해 필요하다는 이유로 이처럼 거의 무제한적으로 자유롭게 접근하는 엘슨의 방식은 아주 나쁜 결과를 초래한다. 앨리와 레이몬드를 격분하게 하여 전쟁을 도발하게 만들었고, 프레드도 마찬가지였다. 변호사들은 상대방을 격렬히 비난했고, 그것은 서로의 감정을 상하게 만들었다. 발칸 반도에서처럼, 공격과 맞대응이 끊이지 않았다. 긴 법정 다툼은 결국 앨리의 승리로 끝났다. 그녀는 워싱턴으로 이주할 수 있게 됐고, 두 아들을 데리고 떠났다. 딸 애나는 아버지와 함께 뉴저지에 남기로 했다. 레이몬드는 잘 자라서, 폭력적 성향은 뒤에 감추고 열심히 공부하는 데 집중했다. 그는 명문 대학에 입학했고, 대학에서도 우등생이 됐다.

하지만 손상된 관계는 결코 회복되지 않았다. 2010년 9월에 내가 레이몬드를 만났을 때, 그는 자신의 아버지를 묘사하며 '악마', '가학적', '타락'과 같은 표현을 썼다. "그는 정말 끔찍했어요." 레이몬드가 말했다. "정상적인 관계로 되돌아갈 수도 없고, 과거의 일들을 잊어버릴 수도 없어요. 그는 정말 갈 데까지 갔었거든요." 우리가 대화하고 있는 도중에 프레드에게서 전화가 걸려왔다. 레이몬드에 의하면 그의 아버지는 자주 전화를 거는 편이었고, 그때마다 그는 심드렁하게 받았다. 짧은 통화였고 특별한 내용도 아니었지만, 일부러 아버지를 불편하게 만들고 있다는 느낌을 받았다. "제가 아버지를 가끔 만나는 건 여동생을 만날 수 있는 유일한 방법이기 때문이죠. 참, 우리 개를 볼 수 있는 유일한 방법이기도 하네요. 하지만 지난여름에 결심했어요. 앞으로는 더 이상 안 만나기로요."

뜨거운 감자

의사들이 법을 대신하여 도덕적 결정자 역할을 하는 경우는 다른 영역에서도 점점 더 늘어나고 있다. 예를 들어 '부분출산 낙태 partial birth abortion'를 둘러싼 법적 논란은 이것이 '의학적으로 필요한' 시술인지에 관한 논쟁을 포함하고 있는데, 이 질문은 사실 과학적 해답이 존재하지 않는 것이다. 낙태반대론자들은 임신 후기의 낙태와 관련된 섬뜩한 사실 한 가지를 강조한다. 일정한 시기를 넘긴 태아는 자궁 내에서 그것을 여러 조각으로 깨뜨리지 않고서는 끄집어 낼 수 없다는 사실이 그것이다. 낙태 전문가들은 태아를 죽이는 일을 여성의 자궁 내에서 시술한 다음 일부분씩 밖으로 꺼낸다. 하지만 이 과정에서 외과적 도구나 태아의 뼛조각이 자궁에 상처를 입힐 수 있으며, 실제로 몇몇 의사들은 이를 경고한다. 때문에 어떤 의사들은 태아를 조각내기 이전에 살아 있는 상태의 태아를 산도産道를 통해 꺼내는 시술을 한다. '부분출산'이라는 용어는 이래서 생긴 것인데, 사실 이 용어는 살인의 의미를 강조함으로써 낙태에 반대하려는 의도에서 만들어진 용어다.

낙태찬성론자들은 이 시술이 '의학적으로 필요한' 경우가 일부 있다고 주장한다. 자궁 내에서 태아를 조각내는 것보다 덜 위험하기 때문이다. 이에 반해 낙태반대론자들은 살아 있는 태아를 자궁 밖에서 난도질하는 것은 '의학적으로 필요한' 일로 받아들이기에는 너무도 혐오스러운 일이라고 비판한다. 양측은 모두 산부인과의사들을 동원하여 법정이나 의회에서 의학적 필요성에 관해 증언하게 한다. 하지만 두 가지 방법이 가진 위험성이 어느 정도 차이가 있는지(있기는 한지)에 대한 과학적인 연구는 행해진 바 없다. 그리고 자궁 밖에서 태아를 훼손하는 것이 '의학적으로 필요한' 일이라기엔 너무 섬뜩하다는 주장은(그것이 덜 위험한지 여부는 논외로 하고), 도덕이나 문화의 문제이지 임상적 전문성과 관련된 문제는 아니다.

1998년에 이미 연방 지방법원은 '부분출산 낙태'를 금지한 네브래스카 법률이 미국 헌법에 위배된다고 판결했는데, 의학 전문가들에 따르면 그 시술이 때때로 '의학적으로 필요한' 시술이라는 점이 판결의 이유였다.[44] 법원은 낙태에 찬성하는 산부인과의사들 다수의 증언을 판결의 근거로 삼았다. 이 판결은 2년 후 연방 대법원에 의해서 최종 확정됐다.[45] 다수 의견에서 스티븐 브라이어 대법관은 '통제된 의학 연구의 부재'를 인정했지만, 의학 전문가들의 증언에 비추어 볼 때 지방법원 판사의 견해는 존중받을 만하다고 서술했다. 브라이어는 과학적 불확실성 및 정반대의 의학적 주장에도 불구하고 네브래스카의 금지 법률이 위험하다는 방향으로 논지를 이끌기 위해 상당히 애를 썼다. 그는 다음과 같이 서술했다. "여기서 불확실성이란, '부분출산' 시술이 특정한 상황에서는 더 안전한 낙태 방법이라고 믿는 사람들의 주장이 옳은 것으로 밝혀질 가능성이 의미 있게 높다는 것을 뜻한다." 그럴 수도 있지만, 그들의 주장이 틀린 것으로 밝혀질 가능성에 대해서도 똑같은 이야기가 가능하다.

진보주의자들은 올바른 의학적 판단이 낙태 반대 정책을 상대로 거둔 승리를 축하했다. 그들이 정말로 승리를 거두긴 했다. 낙태에 찬성하는 산부인과의사들의 도덕적 선호가 의학 지식으로 변모하여 헌법적 효력을 갖게 되었으니 말이다.★ 3년 후인 2003년, 낙태반대주의자들은 반격에

★ 중요한 대법원 판례가 생겼다는 뜻이다.

---

44   *Stenberg v. Carhart*, 11 F. Supp. 2d 1099 (Neb. 1998).

45   *Stenberg v. Carhart*, 530 U.S. 914 (2000).

나섰다. 의회에서 '부분출산 낙태'를 금지하는 별도의 법안을 통과시킨 것이다.[46] 네브래스카 법의 운명을 염두에 두고, 대법원 판사가 지방법원 판결문의 '의학적 필요성' 견해를 인용한 것도 신중히 고려하여, 의회는 부분출산 낙태가 '전혀 의학적으로 필요하지 않다'는 '조사 결과'를 포함시켰다.[47] 이는 헌법적 논란을 충분히 피해갈 수 있는 방법이었다. 2007년에 법원은 의회의 의학적 필요성 견해를 존중하면서 연방 차원의 금지 조치를 지지했다.[48] 이번에는 낙태찬성론자들이 분노할 차례였다. 법원은 의회가 이 문제를 의사들이 결정할 사안으로 처리하는 데 동의했다. 이는 낙태의 권리를 지지하는 많은 사람들이 주장했던 방식이었다.

하지만 낙태찬성론자들을 분노하게 만든 의회의 '조사 결과'는 기술적인 문제라기보다는 도덕적인 문제다. 헌법의 규정 내에 있기만 하면, 공공의 도덕이라는 것은 국회의원들에게 그리 어려운

---

[46] Partial Birth Abortion Ban Act, 18 U.S.C. § 1531(2003).

[47] 더 정확하게 말하면 해당 법안은 "부분출산 낙태가 … 의학적으로는 전혀 필요하지 않은 끔찍하고 비인간적인 시술이라는 … 도덕적 의학적 윤리적 공감대가 존재한다"는 의회의 '조사결과'를 포함하고 있었다. 하지만 이 '조사결과'는 당연히 진실이 아니다. 그런 공감대는 존재하지 않는다. 의학적 필요성 문제에 대해서도, 의사들의 견해도 양쪽으로 갈라졌으며, 산부인과학회에서는 '가끔' 필요하다는 입장을 취했었다. 하지만 법원은 오래 전부터 의회의 '조사결과'를 아주 많이 존중해 왔다.

[48] 대법원은 의회가 '부분출산 낙태'라는 용어를 충분히 정교하게 정의했다고 평가했는데, (재판부에 의하면) 이는 네브래스카 입법부는 하지 않았던 일이다.

주제가 아니다. 의사들도 다른 시민들과 마찬가지로 그들의 견해를 말할 권리가 있다. 하지만 그들은 그들의 도덕적 선호를 그들이 가진 전문성의 산물인 것처럼 잘못 활용함으로써 도를 넘었다. 네브래스카 '부분출산 낙태' 사례에서 브라이어 대법관은 도를 넘은 이 행위를 아예 법률로 만들어 버렸다고 할 수 있다.

문화적이나 도덕적으로 '뜨거운 감자'로 취급되는 문제가 법적 논쟁의 대상이 됐을 때, 그 해결을 의사들에게 떠넘기고자 하는 강한 유혹이 생길 수 있다. 소송 당사자들도 흔히 그런 시도를 하지만 법원 역시 그 방식을 지지한다. 판사들은 도덕적 논란이 존재하는 문제에 대해 스스로 해답을 제시하는 일을 꺼리기 때문이다. 의사들은 그들의 문화적 도덕적 선호를 표현하기 위해 그들이 가진 사회적 신뢰를 활용해서는 안 됨에도 불구하고, 너무 자주 그런 요청을 받아들인다. 인간의 행동을 설명할 수 있는 의학의 능력이 점점 커짐에 따라 의사들은 앞으로 그런 종류의 요청을 더 많이 받게 될 것이다. 게이나 레즈비언들의 성적 취향을 법은 생물학적으로 고정된 특질(인종에 대한 법의 태도처럼)로 보아야 할까, 아니면 개인적인 선택의 문제로 보아야 할까? 음주, 흡연, 패스트푸드 섭취는 어떨까? 이런 행위들은 개인적인 선택의 문제일까, 아니면 죽음과 장애를 유발하는 맥주나 담배나 기름진 햄버거를 만들고 유통시키는 사람들에게 법적 책임을 물어야 하는 문제일까?

생각을 위한 약, 망각을 위한 약

능력 향상을 위한 약물은 어떤가? 배리 본즈와 로저 클레멘스를 비롯한 슈퍼스타급 야구선수들의 스테로이드 복용이 '사기'였다는 데 대해서는 충분한 공감대가 형성되어 있다. 특별한 투구 혹은 타격 능력을 갈망했던 선수들에게 '스테로이드 결핍증'이라는 진단을 붙여준 의사는 없었다. 그런데, 약물을 복용함으로써 자신의 정신적 능력을 향상시키고자 하는 학생, 학자, 기업가는 어떻게 볼 것인가? ADHD를 비롯한 몇몇 질병들의 경우, 의사는 환자에게 능력 향상을 위한 약물을 처방하고 그 약물의 복용을 학교나 고용주가 용인해야 한다고 요청할 권한이 있다. 경쟁이 치열한 고등학교나 대학에서는, 이른바 '오락성 약물recreational drug' 시장의 라이벌이라 할 수 있는 리탈린Ritalin이나 프로비질Provigil과 같은 각성제들이 흔히 통용된다. 하지만 이런 약물들은 앞으로 개발될 가능성이 있는 약물들에 비하면 조악한 수준일 뿐이다. 학습과 기억에 관한 분자 수준의 이해가 더 높아지면, 단순히 뇌의 각성도를 높이는 단계를 넘어 학습과 기억을 조작하는 화학물질까지도 만들 수 있을 것이다.[49]

소위 '미용 신경학cosmetic neurology'의 지지자들은, 원하는

---

[49] C. Lanni et al., "Cognition Enhancers Between Treating and Doping the Mind," *Pharmacological Research* 57 no. 3 (2008): 196–213.

사람은 누구든지 마음을 고양시키는 약물을 사용할 수 있어야 한다고 주장한다.[50] 하지만 이는 아직 요원하다. 왠지 도덕적으로 꺼려지는 측면이 있기 때문이고, 그 거리낌의 원인은 공정한 경쟁, 제로섬 경쟁(대학 입시에서 좋은 점수를 얻기 위해 고등학생들이 약물에 빠져드는 상황을 생각해 보라), 노력과 성취 상관관계의 소실, 약을 가진 사람과 못 가진 사람의 기회 불평등에 대한 고려들이다. 생각할 수 있는 가장 큰 이득은 수월성 혹은 그에 대한 추구다. 대표적인 지지자라 할 수 있는 인지 과학자 마사 패러는 이런 약물의 사용을 야구선수들의 스테로이드 복용과 비교하는 것은 옳지 않다고 주장한다. 그들의 성취야말로 제로섬, 즉 서로의 경쟁을 통해서만 측정이 가능한 것이지만, 과학자들, 학자들, 예술가들, 기업가들의 능력 향상은 인류의 진보를 가져온다는 것이 그녀의 주장이다.

오늘날 의사들은 학교나 직장에서 능력을 향상시키는 약물들의 사용과 관련해서 합법과 불법 사이에 경계선을 긋고 감시하는 역할까지 담당하고 있다. 의사들이 진단 기준을 만들면 법률은 그 진단을 받은 사람을 특정한 약물의 사용 허가를 받은 것으로 간주하기 때문에, 의사들은 집단적으로 이 권한을 행사한다고 할 수 있다. 또한 환자들이 그 불분명한 진단 기준에 해당되는지 해당되지

---

50 Henry Greely, Barbara Sahakian, et al., "Toward Responsible Use of Cognitive-Enhancing Drugs by the Healthy," *Nature* 456 (2008): 702-705.

않는지를 결정함으로써 개별 환자에 대해서도 같은 권한을 행사한다. 이러한 진단 기준이 의사들에게 상당히 넓은 범위의 재량권을 부여한다는 사실은 ADHD 진단 기준을 보면 잘 알 수 있다. 거기에는 우리들 중 상당수가 갖고 있는 자잘한 약점들이 죽 나열되어 있다. 주의가 산만함, 잘 잊어버림, 일의 마무리를 잘 짓지 못함, 세부적인 것에 주의를 기울이지 못함, 지속적으로 머리를 사용하기 싫어함 등등. 의사가 아홉 개의 박스 중에 여섯 개에만 체크 표시를 하면,[51] 그리고 이런 결점들이 6개월 이상 지속되었으며 그래서 '적

---

51 거의 전 세계의 의사들이 사용하는 미국정신의학회의 DSM-IV는, '주의력 결핍'의 측면에서 ADHD를 진단하기 위해서는 다음 증상들 중 여섯 개 이상이 최소 6개월 이상 지속되며 그 정도가 적응을 잘 못하거나 발달 단계에 부합하지 않아야 한다고 규정하고 있다. (DSM과 관련해서는 5장 각주 1, 92. 참조)
- 흔히 세부적인 면에서 면밀한 주의를 기울이지 못하거나, 학업, 작업, 또는 다른 활동에서 부주의한 실수를 저지른다.
- 흔히 일을 하거나 놀이를 할 때, 지속적으로 주의를 집중할 수 없다.
- 흔히 다른 사람이 직접 말을 할 때 경청하지 않는 것으로 보인다.
- 흔히 지시를 완수하지 못하고, 학업, 잡일, 작업장에서의 임무를 수행하지 못한다(반항적 행동이나 지시를 이해하지 못해서가 아님).
- 흔히 과업과 활동을 체계화하지 못한다.
- 흔히 지속적인 정신적인 노력을 요구하는 작업(학업 또는 숙제 같은)에 참여하기를 피하고, 싫어하고, 저항한다.
- 흔히 활동하거나 숙제하는데 필요한 물건 들(예: 장난감, 학습 과제, 연필, 책, 또는 도구)을 잃어버린다.
- 흔히 외부의 자극에 의해 쉽게 산만해진다.
- 흔히 일상적인 활동을 잊어버린다.

응을 잘 못하는' 편이라고 규정해 버리면, 당신은 이 진단에 부합하는 환자가 된다. '적응을 잘 못한다'는 표현(이 표현이 뜻하는 바는 '스스로 정한 목표나 다른 사람들의 기대에 미치지 못한다'는 것이다) 또한 애매한 것이어서, 의사가 그 '정도'를 어떻게 판단하느냐에 따라 진단 여부가 달라질 수 있다.[52]

뇌과학의 발달에 따라, 능력 향상 약물의 합법-불법 경계를 긋고 감시하는 의학의 시야도 확장될 것이다. 이성과 기억력을 증강시키는 약물들이 나타나면 그것들의 사용을 가능하게 하는 새로운 진단 기준도 생겨날 가능성이 크다. 인생을 바꿔주는 약물 가운데 이미 가시권 내에 들어와 있는 또 다른 것은 장기 기억이 축적되는 화학적 통로를 차단하는 약물이다. 특정한 회로를 차단함으로써 고통스러운 기억이 쌓이는 것 자체를 막아주는 약물을 상상, 아니 예상해 보라(기초과학 수준에서는 이미 가능한 일이다[53]). 외상

---

[52] 또한 '발달 단계에 부합하지 않아야 한다'는 전제조건이 있는데, 이는 눈으로 보는 것보다는 덜 제한적인 편이다. 당연히, 주의 산만함은 아이들에서는 나이와 연관이 있지만, 10대들에게는 그렇지 않다. 하지만 사람들은 집중력에 있어 상당히 큰 편차를 보이고, '발달 단계'라는 것의 의미도 명확히 정의되어 있지 않다. 즉 의사들에게 상당히 많은 재량이 주어져 있는 것이다.

[53] 노벨상 수상자 에릭 캔들 등은 화학적 신호가 신경 세포의 핵에 들어가면 단백질을 생산하는 유전자 발현을 촉발시키고 이로 인해 세포간 연결 및 다른 구조가 새로 생성되는 과정을 통해 장기 기억(몇 시간 이상 지속되는 기억을 말한다)이 형성된다는 사실을 보여 주었다. 이 작업은 약물 투여를 통해 이러한 화학적 통로를 차단할 수 있는 가능성을 열었다고 할 수 있다.

후 스트레스 장애부터 애인과의 관계가 틀어진 지난밤의 쓰라린 기억까지 모든 것을 해결할 수 있다면, 이것은 임상의학의 획기적 진전에 해당할까? 아니면 과거의 고통스러운 기억이 우리에게 소중한 교훈을 주고 책임 의식도 부여하는 것이니, 망각을 위한 약물들의 무분별한 사용은 제한해야 하는 걸까?

나는 가령 강간 피해자의 경우 본인이 원한다면 이런 약물을 복용할 수 있어야 한다고 생각하는 쪽인데, 그렇다면 강간범에게 유죄 판결을 내리기 위해 필요한 그녀의 증언 능력은 어떻게 해야 할까? 저격수를 향해 총을 난사했는데 알고 보니 네 살 아이를 죽인 것 때문에 끔찍한 기억에 시달리는 군인은 어떤가? 괴로운 기억에 시달리지 않도록 예방적 투약을 해야 할까, 아니면 무슨 짓을 해도 정신적 후유증은 없으리라는 확신을 주면서 군인들을 전투에 투입하는 방안을 경계해야 하는 걸까? 개별 사례에 대한 임상적 판단을 통해서, 또한 진단 기준의 설정을 통해서, 의사들은 우리의 능력을 향상시키고 우리의 취약한 부분을 보완해 주는 약물들의 사용과 관련한 합법 및 불법의 경계를 설정하는 일을 앞으로도 계속하게 될 것이다. 하지만 이러한 경계 설정의 임무를 오직 의학이 담당하는 것은 그 도덕적 책임의 크기가 너무 부담스럽다. 공정함과 형평, 이익, 개인적 책임, 성격 등 다양한 핵심 이슈들이 존재한다. 민주 사회에서 이는 시민 사회와 선거를 통해 뽑힌 시민의 대표들에게 주어진 문제다. 그리고 이런 문제들이 임상적 진단의 외피를 쓴 채 법정으로 갔을 때, 판사들은 의사들의 해답만을 구할 것이 아니라 좀 더 많은 사람들의 열린 토론을 유도해야 한다.

법적 목적의 달성을 위한 처방

의사들이 법을 대신하여 도덕적 판단만 내리는 것은 아니다. 의사들은 법의 목적 달성과 관련하여 생물학적으로도 개입하고 있다. 의사들은 독극물 조합을 사용하여 사형 집행에도 관여하며, 성 범죄자들을 대상으로 하는 '화학적 거세'에도 관여한다. 사우디아라비아와 이란에서는, 샤리아 법에 따라 법원이 명령을 내리면 의사들이 죄수들의 팔다리를 절단하거나 눈을 도려내는 수술을 한다.[54] 법원의 지시에 따라 러셀 웨스턴의 정신 능력의 회복을 위한 강제 치료를 담당했던 샐리 존슨의 사례에서 보듯이, 의사들은 치료의 '성공'이 곧 사형 집행으로 이어지는 상황에서도 치료에 나설 수 있다.

이런 일을 담당하는 의사들은 오히려 인본주의적 측면이 있다

---

54 "Mecca Thief Has His Hand Cut Off," BBC News, October 27, 2002, http://news.bbc.co.uk/2/hi/middle_east/2366419.stm "Iran Court Orders 'Eye for an Eye' Blinding of Road Rage Man" Al Bawaba News, August 21, 2000, www1.albawaba.com/en/news/iran-court-orders-eye-eye-blinding-road-rage-man

고 주장한다. 사형수를 위해 독극물 주사를 처방하고 약물 주입 과정을 감독하는 행위는 다른 사형 집행 방법에 수반되는 마지막 순간의 고통을 없애 준다는 것이 그들의 항변이다.[55] 화학적 거세(성범죄자에게 남성 호르몬의 작용을 차단함으로써 성욕을 억제하는 약물을 투여하는 것) 역시 범죄자들을 조기에 안전하게 교도소에서 내보낼 수 있게 해 준다. 실제로 몇몇 주에서는 화학적 거세에 대한 동의를 조건으로 가석방을 실시한다.[56] 형벌 차원의 절단 수술에 의사들이 동원되는 것은 더욱 야만적인 행위나 치명적인 감염의 위험을 피할 수 있게 해 준다. 그리고 샐리 존슨이 주장했듯이, 정신 능력의 회복을 위한 투약은 끔찍한 증상을 없애주고 죄수들이 자신의 생명에 관한 사항을 결정하는 과정에 직접 참여할 수 있는 기회를 제공한다.

그러나 웨스턴 사례가 강조하는 것처럼, 이런 일을 수행하는 의사들은 그들이 따르는 법률 체계의 합법성을 강화하는 역할을 한다. 이런 일이 인간적인 행동이라거나 심지어 히포크라테스적 이

---

55   Atul Gawande, "When Law and Ethics Collide—Why Physicians Participate in Executions," *New England Journal of Medicine* 354, no. 12 (2006): 1221, 1226.

56   Mary Ann Farkas and Gale Miller, "Sex Offender Treatment: Reconciling Criminal Justice Priorities and Therapeutic Goals," *Federal Sentencing Reporter* 21 no. 2 (December 2008): 78-82.

상에 부합한다는 주장은, 의사들이 '그나마 인간적 요소를 부여한' 사형, 절단 등의 여러 시술들이 불가피한 것이라는 전제에서 비롯되는 것이다. 물고문을 의료화했던 CIA의 의사들이 그랬고, 지금도 어디선가 비슷한 일이 벌어지고 있을 것이다. 의학적 요소가 개입되면 그런 행위들이 좀 더 쉽게 수용되는 경향이 있다. 물론 살인자에게 사형을 집행하고 도둑의 손을 잘라야 한다면, 의학적 기술을 사용하는 것이 소총 분대나 도끼를 활용하는 것보다는 확실히 덜 잔인할 것이다. 하지만 그렇다고 해서, 의사들이 그 '환자들'에게 취한 행동들이 히포크라테스 선서에 부합한다고 말하는 것은 아무래도 무리가 있다.

법정에서의 선서

히포크라테스적 이상과 법의 기대 사이의 갈등에 대해 법원은, 회피와 혼란이 어정쩡하게 뒤섞여 있는 반응을 보여 왔다. 확실히 몇몇 법정에서는 히포크라테스적 의무를 우선시하는 판결이 내려졌다. 자신의 부모를 살해한 이후 정신질환에 의한 무죄 주장을 하지 않고 사형 선고를 받은 정신분열병 환자 마이클 페리에 대한 주 정부의 강제 치료 명령을 거부한 루이지애나 고등법원의 판결은 주목할 만한 사례다.[57] 그는 유죄판결 이후 정신이상 증세를 보여 정신과적 감정이 실시됐는데, 그 결과 사형 집행이 가능할 정도의 정상적인 정신 상태가 아닌 것으로 나타났다. 검찰은 법원이 강제 치료를 명령해야 한다고 주장했다. 하지만 1992년에 루이지애나 대법원은 유죄가 확정된 죄수의 사형 집행을 위한 강제 치료는 의료윤리를 위반하는 행위이므로 헌법에 부합하지 않는 잔인한 행동이라고 판시했다.58 치료의 성공이 그의 죽음을 초래하므로, 그 치료는 환자에게 '최선의 의학적 이익'이 돌아가는 행위가 될 수 없다는 것이었다. 히포크라테스 선서를 언급하면서 법원은, 주 정부가 주장하는 '치료 후 사형 집행' 형식은 치료가 아니라 형벌이라고 보았다. 히포크라테스 선서에 등장하는 선행의 약속에 의한 혜택을 누릴 수 있는 페리의 존엄한 권리를 인정하지 않는 행위는 잔인하고 비열한 행위라는 것이 법원의 논리였다.

1년 후 거의 비슷한 사례에서 사우스캐롤라이나 대법원도 같은 입장을 취했다.59 그러나 2003년, 더욱 큰 영향력을 가진 제8순회항소법원은 루이지애나 및 사우스캐롤라이나 법원의 접근 방식을 부정했다.60 제8순회법원은 유죄가 확정되고 형이 선고됨에 따

---

57 *State of Louisiana v. Perry*, 610 So. 2d 746 (1992).

58 페리 사건은 매우 우회적인 법률적 행보를 밟았다. 그의 항소는 결국 미국 대법원까지 올라간 다음 심리까지 진행됐지만, 대법원은 직접 결론을 내리는 대신 재심 취지로 지방법원으로 사건을 되돌려 보냈다.

59 *Singleton v. State*, 313 S.C. 75, 437 S.E. 2d 53 (1993).

라 '적법 절차'에 의해 생명과 자유를 보호받을 그의 권리가 사라졌다는 이유를 들어, 사형을 당할 것이라는 전망은 피고인의 '최선의 의학적 이익'과 관련이 없다고 판시했다. 그 환자는 살 수 있는 권리를 갖고 있지 않으므로, 의사 역시 치료 성공에 따른 치명적 결과는 고려하지 않아도 된다는 것이다.

    이러한 시각이 환자의 이익을 위해 최선을 다해야 한다는, 의사들의 히포크라테스적 사명을 무시하는 것이라는 견해는 네 명의 재판관이 지지하였다. 그들은 다수결에 의한 최종 판결이 "의사들에게 그들의 윤리적 기준에 반하는 행위를 하도록 강제하는" 판결이라는 점에 우려를 표했었다. 루이지애나 대법원과 마찬가지로 이들도 히포크라테스 선서를 거론했다. 그들은 또 미국 연방 대법원이 과거 헌법을 해석함에 있어 의학의 '진정성'을 중요한 요소로 거론했던 것도 지적했다. 이보다 6년 전의 '워싱턴 대 글럭스버그' 사건에서, 판사들은 의사조력자살을 금지하는 판결을 내렸었다.[61] 판결문을 통해 그들은 개인의 선택에 대해 이처럼 정부가 개입하는 이유에 대해 "의료 전문직의 진정성과 윤리를 보호하는 것이 정부의 관심사"이기 때문이라고 했다. 법원은 "의사들이 자살하려는 사람을 도울 수 있게 허용하는 일은 치유와 위해에 관한 전통적인 경

---

60 *Singleton v. Norris*, 319 F.3d 1018 (2003).

61 *Washington v. Glucksberg*, 521 U.S. 702 (1997) (en banc).

계를 불분명하게 만듦으로써 의사-환자 관계에 있어 핵심적 가치라 할 수 있는 신뢰를 훼손할 우려가 있다"고 덧붙였다.

제8순회법원 판사 중 소수의견을 낸 사람들은 동료 판사들이 사형이라는 맥락에서 이 부분을 간과했다고 비판했다. 하지만 대법원 역시 제8순회법원의 강제치료 판결을 지지했다.[62] 게다가 이 판결은 흔하지 않은 '전원합의체' 재판(즉, 보통 3명의 판사로 재판부가 구성되는 것과 달리 모든 판사가 참여한 재판)의 결과라서, 정부가 사형수의 사형 집행을 위해 의사들에게 치료를 명할 수 있다는 사실에 대한 권위 있는 결정으로 널리 받아들여지고 있다.

제8순회법원의 판결 이후 4개월이 지났을 때, 대법원은 러셀 웨스턴이 치료를 거부했을 때 제기됐던 문제, 즉 오직 법정에 세우기 위한 목적으로 정부가 죄수에 대한 강제 투약을 명할 수 있는지 여부에 대한 최종 답변을 내놓았다.[63] 이번에는 위험성이 쟁점은 아니었다. 치과의사이자 우익 활동가로 편집증에 가까운– 교도소의 의사가 보기에는 확실히 편집증을 갖고 있는– 생각을 갖고 있는 피고 찰스 셀은 메디케어 청구 사기 혐의로 기소되었다. 그런데 재판부는, 이론적으로는 정부가 셀을 치료하도록 허용하면서도 실제

---

62 *Singleton v. Norris*, 319 F.3d 1018 (8th Cir. 2003), cert denied, 540 U.S. 832 (2003).

63 *Sell v. U.S.*, 539 U.S. 166 (2003).

로는 매우 많은 장애물로 인해 치료 시행을 극단적으로 어렵게 만드는, 대단히 난해한 의견을 표명했다.[64] 다수의견에서 브라이어 대법관은, 재판을 받을 수 있는 정신 능력의 회복을 위해 강제적인 투약을 해야 하는 상황은 '드물' 것으로 예측했다. 하지만 그는 히포크라테스적 이상에 대해서는 아무런 언급을 하지 않았다. 다만 그는 정부에 소속된 공무원으로서 약물을 투여하는 의사는 환자에 대한 신뢰의 의무를 지지 않는다고 판시했다.

그러나 법원은 사형수와 관련된 문제에서 히포크라테스적 신뢰가 중요한지 여부에 대해, 5년 후에는 완전히 다른 견해를 취했다. 몇몇 주에서 사형 집행을 앞두고 있는 죄수들이 독극물 주입 방식의 합헌성에 대해 문제를 제기했다. 그 통상적인 절차가 '잔인하고 비정상적인 형벌'에 해당한다는 주장이었다. 일반적인 절차는 세 단계로 이루어지며, 모든 것이 잘 진행될 경우 고통이 전혀 없다. 첫 번째, 사형 집행관이 바비튜레이트*를 정맥으로 주사한다. 이 약은 그 다음 단계를 앞두고 죄수를 수면 상태로 만들기 위해 사용된다. 두 번째, 이 부분

★ 신경안정제의 일종.

---

64   검사들은 장기간의 정신병원 수용이 범죄 행위를 단죄하는 정부의 업무를 덜 중요한 것으로 만들 가능성이 있는 등 '중요한 정부의 이해관계가 걸려 있음'을 보여줘야 했다. 검사들은 또한 그 약물들이 정신 능력을 회복시키는 동시에 심각한 부작용이 없다는 것도 증명해야 했다. 그리고 원하는 목적을 달성하기 위한 '덜 자극적인 대안'이 존재하지 않는다는 것도 증명해야 했다.

이 좀 확실치 않지만, 집행관이 합성 큐라레를 주사한다. 큐라레는 과거에 남미의 사냥꾼들이 동물을 죽일 때 사용하던 물질로, 호흡 근육을 마비시킨다. 이 약은 예의를 차리는 차원에서 주어지는 것이다(볼썽사나운 헐떡거림이나 경련을 예방한다). 실제 죽음은 심장을 멈추게 하는 염화칼륨 주사에 의해 세 번째 단계에서 유발된다. 소송을 제기한 사형수들의 변호사들이 이 절차가 너무도 자주 제대로 진행되지 않는다고 주장했다. 그들의 주장에 의하면, 너무 적은 용량의 바비튜레이트로 인해 어떤 죄수들은 의식이 있는 채로 두 번째 및 세 번째 단계의 고통과 공포를 경험하게 된다.

의사들을 사형 집행이 벌어지는 공간에 입회시켜 적절한 용량이 투여되도록 감독하게 하면 이 문제는 해결될 것이다. 마치 유죄 판결을 내리는 데 마지막 장애물을 치워버리기 위해 수감자를 강제 치료하여 정신 상태를 온전하게 만드는 것처럼 말이다. 하지만 이 3단계 집행 방법에 대한 문제 제기가 대법원까지 올라갔을 때, 재판부는 의사가 이를 돕는 것은 선택할 수 있는 수단이 아니라고 말했다. 전문가 윤리가 그것을 허락하지 않는다는 것이 이유였다.[65] 보충 의견을 제시한 새뮤얼 알리토 대법관은 "독극물 주사와 관련된 절차를 변경하는 방안을 고려해 볼 수는 있겠으나 … 그런 일에 참여하지 못하도록 하는 윤리 규정이나 전통을 갖고 있는 전문가의

---

65   *Baze v. Rees*, 553 U.S. 35 (2008).

참여를 전제로 하는 방안이라면 … 그것은 '실현 가능한' 방법이라 할 수 없다…"고 말했다.[66] 그는 또 "내가 여기서 그 이유까지 설명하지는 않겠지만, 의료 전문직의 윤리 규정은 그러한 참여를 금지하고 있다"고 덧붙였다.

이런 바탕 위에서, 법원은 3단계 방법으로 인해 혹시 고통을 받게 될 위험을 줄일 수 있는 '실현 가능한' 방법은 없다고 말했다. 냉소적인 사람들은 판사들이(혹은 더 일반적으로 법원이) 이미 내려놓은 결론을 뒷받침하는 도구로 의료윤리를 갖다 쓰는 것이라고 말할지도 모르겠다. 사형 제도의 합헌성에 대한 도전에 대응하는 과정에서 법원이 의료윤리를 절묘하게 인용한 것은 분명하다. 사형 폐지론자들은 의사들의 참여를 법적 필수조건으로 만듦으로써 독극물 주입 자체를 끝내고 싶었다. 그들은, 의사들은 분명히 이를 거절할 것이며, 결국 사형제 자체를 멈추게 할 수 있으리라고 기대했던 것이다.[67] 그러나 법원은 전문가들에게 일단 책임을 미루고, 그 다음에는 '의사 없이' 진행되는 3단계 방법이 '매우 큰 위험'을 일으키지는 않음을 주장함으로써, 진퇴양난의 상황을 돌파하고 사형

---

66 앞의 판례, at 67 (Alito, J., concurring).

67 Deborah W. Denno, "The Lethal Injection Quandary: How Medicine Has Dismantled the Death Penalty," *Fordham Law Review* 76 no. 1 (2007): 49.

제가 존속될 수 있도록 하였다. 또 재판부는 다른 이유를 들면서 워싱턴 주의 의사조력자살 금지 조치를 지지하는 판결을 내렸는데,[68] 이때 그들이 인용한 '의료 전문직의 진정성과 윤리' 운운하는 구절은 단순한 부가 수식어였을 뿐이다.

히포크라테스적 신뢰를 법원이 중요하게 생각하는 경향은 맥락과 사안에 따라 들쑥날쑥한 편이다. 환자가 의사에게 말한 내용에 대한 프라이버시는, 그것이 다른 법적 목적의 달성에 방해가 될 때는 거의 보호받지 못한다. 의사는 자기 환자를 가혹하게 평가하고 그 판단을 법원과 공유하는 과정에서 법적 제재를 걱정할 필요가 없다. 앨리의 사례에서 그녀는 이 부분에서도 큰 고통을 겪었다. 법원이 양육 적합성 평가를 위해 위촉한 평가자가 그녀 및 가족들의 치료자들을 접촉했을 때, 프라이버시는 전혀 지켜지지 않았다.[69]

앨리와 프레드와 함께 일했던 심리학자는 변호사에게 앨리가

---

[68] 워싱턴 대 글럭스버그 사건에서 법원은 생명을 보존해야 하는 정부의 관심사와 전통적으로 받아들여지고 있는 자살의 불법성을 여러 다른 이유들과 함께 거론했다. 의사조력자살에 관한 논쟁을 보면 낙태에 관한 논쟁과 비슷한 측면이 있음을 알 수 있다. 낙태를 제한하는 법률의 합헌성을 주장하는 많은 사람들은, 의사조력자살을 금지하는 법이 지지를 받고 있다는 사실이 낙태 금지가 필요하다는 사실을 잘 보여주는 증거 중의 하나라고 주장한다.

[69] 형식적으로는, 변호사가 아이들의 법적 대리인을 맡았다. 변호사의 실제 역할은 개별적인 면담을 실시하고 (양육 적합성 평가자가 접촉했던 치료자들과 가족들을 모두 면담했다) 독자적인 권고를 법원에 제출하는 것이었다.

'악질'이라고 말했고, 변호사는 이 말을 자신의 보고서에 인용하여 법원에 제출했다. 같은 보고서에 의하면, 잭을 담당했던 정신과의사는 앨리의 성격에 대해 '못 말리는', '멍청한', '수동적 공격성 인격의', '야만적' 등으로 표현했고, 잭에 대해서는 '질투심이 강하다'고 말했다. 또한 레이몬드의 주의력 결핍 및 분노 조절과 관련해서 앨리와 프레드가 자문했던 심리학자는, 앨리가 자신의 불안감에 대처하는 방편으로 그녀의 아들들을 아버지에 적대적인 태도를 취하도록 했다고 말했다.

신뢰를 깨뜨리는 이와 같은 의료 제공자들의 행위에 대해 법원이 법적 책임을 묻지 않는 것이 전부는 아니다. 법은 때로 이런 종류의 배반을 강제하기도 한다. 의사들은 양육 적합성 평가자들에게 환자들의 병력이나 기타 세세한 개인사를 공개하는 것 외에는 선택의 여지가 아예 없다. 심지어 부모들이 맨 먼저 이와 같은 공개에 '동의'해야만 법적 절차가 진행되는 지역도 있다. 하지만 아이를 잃을지 모른다는 근심이 워낙 크기 때문에, 평가자에 대한 협조를 거부하는 일은 거의 일어나지 않는다. 좀 더 심각해 보이는 법의학적 상황들— 가령 정신능력, 범죄에 대한 책임, 장애 등— 에서 벌어지는 상황과 유사하다고 할 수 있다. 당신이 내과 의사, 산부인과의사, 정신과의사에게 말한 모든 내용이 법적 절차가 진행되는 어느 순간에 돌연 당신에게 불리한 증거로 활용될 수 있는 것이다. 이와 같은 배신적 상황에 맞닥뜨려 어처구니없어하는 미국인이 매년 얼마나 많은지는 알려져 있지 않다. 하지만 나는 그 수가 매우 커서, 수십만 명 혹은 그 이상에 이를 것으로 추정한다. 왜냐하면 히포크라테스적 신뢰에 대한 사람들의 기대와 그것을 중요하게 취급하지 않는 법적 시스템 사이의 간극이 대단히 크기 때문이다.

법적 목적의 달성을 위해 평가를 수행하는 의사들은 그들이 히포크라테스적 의무를 위반했다는 비판으로부터 자유로워야 한다고 주장한다. 그들은 그들의 의무가 법원 혹은 고객에 대해 존재하는 것이며, 평가의 대상이 되는 사람들을 '환자'로 오인해서는 안 된다고 주장한다. 심문과 관련된 이야기에서 국방부가 똑같이 주장했던 것처럼 '의사로서 행동한 것이 아니다'라고 말하기에는, 몇몇 의사들은 너무 멀리 나갔다. "법정신의학자는 사실 의사로서 행동하는 것이 아니다." 이는 그 분야에서 가장 영향력 있는 인사 중 하나였던 폴 아펠바움이 1970년에 쓴 글이다.[70] 많은 법의학자들이 매우 중요하게 생각하는 이 글에서 아펠바움은 "별도의 윤리적 가치관을 가진 뭔가 다른 비의학적 역할이 존재한다"고 말했다. '정의'의 관점에서 법의학적 평가자가 추구하는 목적은 '진실'이라고 아펠바움은 말했다. '해를 끼치는 것'은 '분노'를 유발하지는 않지

---

[70] Paul Appelbaum, "The Parable of the Forensic Psychiatrist: Ethics and the Problem of Doing Harm," *International Journal of Law and Psychiatry* 13 no. 4 (1990): 249, 252.

만, '진실을 향해가는 험난한 과정'에서 최선을 다하지 않는 것은 분노를 유발한다는 것이 그의 주장이다.

아펠바움이 말한 의료윤리를 대체할 수 있는 방안이 과연 무엇인지, 나는 이해하기 어렵다. 정신능력, 형사책임, 양육권 등의 문제에 대한 의학적 견해를 바탕으로 도덕적 판단을 돕는 일이 어떻게 '진리'의 윤리학이 될 수 있는 것일까? 의사들의 견해가 '사회의' 도덕적 선호를 그대로 대변해야 하는 것일까? 비록 나는 이 책에서 회의적인 시각을 견지해 왔지만, 혹시 많은 의사들이 특별한 도덕적 전문성을 갖고 있는 것일까? 법의학적 평가자는 의사로서 활동하는 것이 아니라는 아펠바움의 주장은 분명히 틀렸다. 그들은 평가를 수행하면서 단지 임상적 기술과 특별한 지식만 사용하는 것이 아니라 (CIA 및 군 소속 의사들이 심문 방법을 고안하면서 그들의 임상 노하우를 활용했던 것처럼), 의학의 과학적인 측면과 인본주의적 측면까지 활용하고 있기 때문에 법원에서 신뢰를 얻는 것이다.

뿐만 아니라 그들은 그들이 평가하는 사람들에 의해 임상 의료를 제공하는 사람으로 받아들여지고 있으며, 이를 이용하여 그들의 평가 업무를 수행한다. 그리고 그들이 업무에 능숙하다면, 그로 인해 사람들의 신뢰를 얻게 된다. 확실히, 법의학적 평가자는 자신들이 치료 목적의 행위를 하는 것이 아니라 법원에 의견을 제출하기 위한 업무를 수행하는 것이며 그 의견이 평가 대상에게 불리하게 작용할 수도 있다는 사실을 애초에 밝혀 놓고 평가에 착수한다.

하지만 그 다음에는 유혹적인 절차가 시작된다. 특히 정신의학이나 심리학에서, 또한 신경과학을 비롯하여 법의학적 역할이 필요한 여러 분야에서, 좋은 임상평가가 이루어지려면 친근한 목소리, 이해한다는 의미의 미소, 경청하는 태도와 같은 신뢰를 유발하는 정서적 유대가 필요하다. 최고의 임상의사는 흔히 타고나는 것이다. 자신이 정신과를 택했다기보다는 정신과가 자신을 택했다고 말한 샐리 존슨을 떠올려 보라. 사람들은 그녀를 찾아와 자신의 삶의 이야기를 털어놓고자 했다. 하지만 이런 능력 역시 교육을 통해 길러질 수 있다. 좋은 의학교육은 이런 부분까지 추구한다. 그리고 의학은 원래 선행을 추구하기 때문에 신뢰할 수 있다는 생각을 사람들이 일반적으로 갖고 있기 때문에, 임상의사들은 작은 노력으로도 그들을 신뢰하게 만들 수 있다. 면담을 시작하면서, 법원에 제출될 것이며 비밀 보장이 되지 않는다는 내용의 판에 박힌 문장을 읽는 것만으로는, 사람들의 이런 생각 혹은 의사가 만들어내고 있는 유대감 등이 완전히 사라지기는 어렵다. 그리고 신뢰 관계를 완전히 없애는 것은 법의학적 평가를 하는 의사들의 목표도 아니다. 신뢰를 유지하는 것이 그 일을 제대로 하는 데에도 필요하기 때문이다.

사람들의 신뢰를 끌어올린 다음 그것을 배반하는 판단을 내려야 하는 모순된 상황에 마음이 쓰이는 평가자들에게, '해를 끼치는 것은 분노를 유발하지는 않는다'는 아펠바움의 확언은 공허하게 들린다. 법의학적 평가를 담당하는 사람들의 행위와 신뢰라고 하는 히포크라테스적 약속 사이에 존재하는 불협화음에 대한 도덕적 반응으로 적절하고도 정확한 것은 분노, 아니 최소한 불편함이다. 이런 불편함은, 법원이 의사들에게 자꾸 더 많은 것을 요구하지 못하게 하려는 노력을 촉발해야 한다. 또한 그런 일을 담당하는 의사들의 자발적이고도 적절한 한계 설정을 유도해야 한다. 내가 앞에서 서술한 것들과 같은 도덕적 권한 남용은 용인되지 말아야 한다. 평가 대상자에게 치명적인 영향을 줄 수 있는 (사형 집행이 가능할 정도의 정신능력이 있다는 의견을 내는 것과 같은) 행위를 통해 의사들에게 도덕적 수문장 역할을 요구하는 것도 용인되어서는 안 된다. 비록 일관되지는 않지만 대법원조차 인지하고 있듯이, 환자에 대한 헌신적인 노력이라고 하는 의학의 정체성과 신뢰성은, 사회가 이런 종류의 한계를 기꺼이 설정해 줌으로써 유지될 수 있는 것이다. 의학에 대한 공적인 기대와 사람들의 사적인 기대가 서로 부합되지 않는 데 따른 불편한 느낌 혹은 분노는, 결국 그 두 가지를 중재하려는 우리의 노력을 집결시키는 역할을 할 것이다.

10

결론
신화를 넘어 미래로

히포크라테스는
the hippocratic myth
모른다

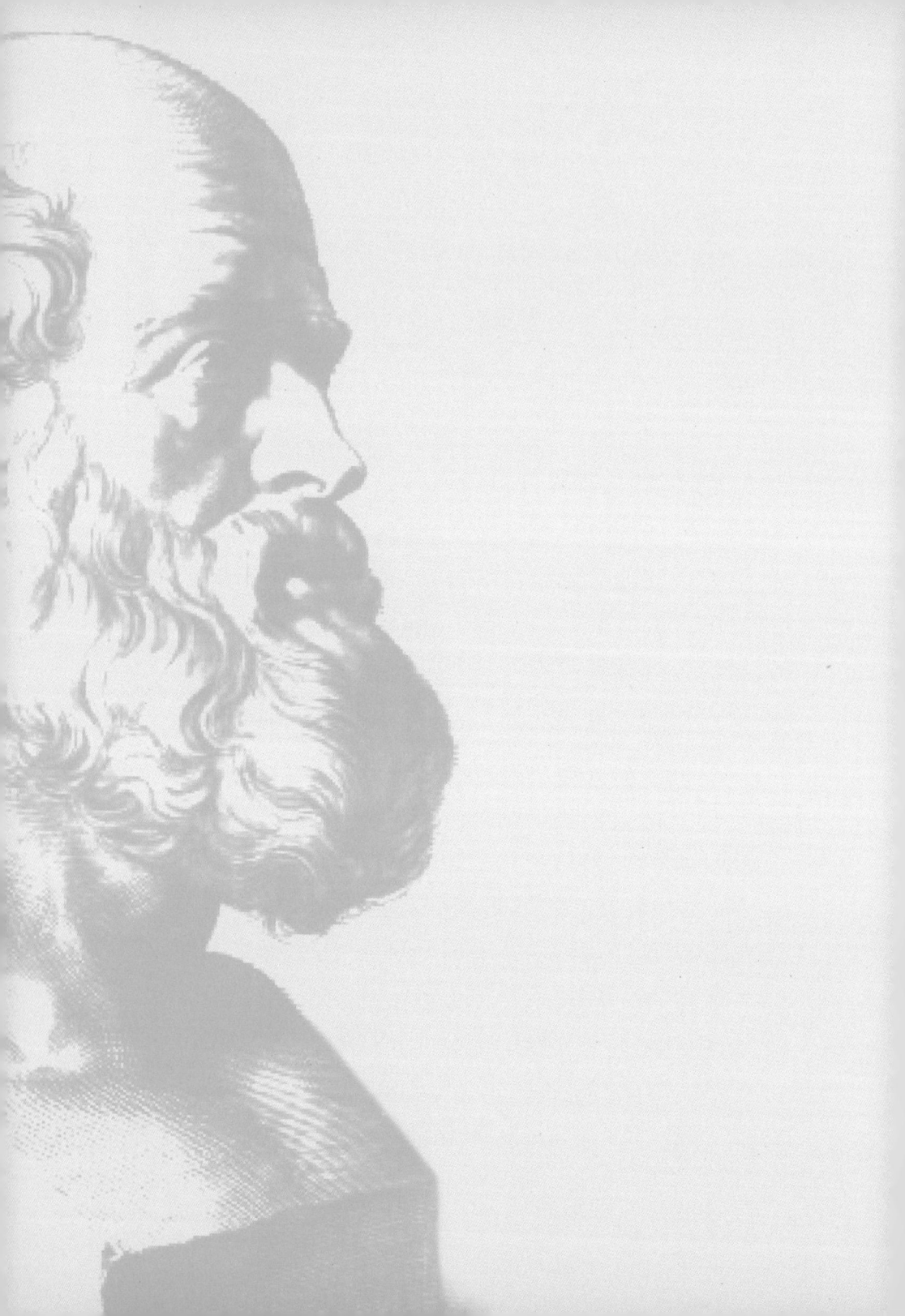

히포크라테스는
the hippocratic myth
모른다

닥터 커필

"아빠, 만약 죄수가 안 죽으면 어떻게 하실 건데요?" 이 질문은 발비어 커필을 조롱하는 듯했다. 그는 십여 차례 그의 임무를 수행했다. 그는 매번 운이 좋았다. 교도관이 열쇠를 돌려 기계를 작동시켰다. 그 다음 다른 교도관이 버튼을 누르면 전원이 들어오고 전압이 치솟기 시작했다. 고압 및 저압 전기가 3분에 걸쳐 교대로 흘렀다. 사형수의 두피와 다리에는 생리식염수에 적셔진 후 스펀지로 덮인 금속판이 부착되어 있었고, 전기는 금속판을 통해 그의 몸 전체에 전해졌다. 몇 분을 더 기다린 다음, 닥터 커필은 죄수에게 다가가 간단한 검사를 수행한다. 그는 숨소리나 심장 박동과 같은 생명의 징후를 보고 듣는다. 보이거나 들리는 것이 전혀 없으면, 그는 사망을 선언하고 안도하며 되돌아 나온다.

모든 것이 정상적으로 진행되면, 피부와 금속판이 만나는 곳에서 연기와 증기가 생긴다. 죄수의 몸은 움찔했다가 경련을 일으켰다가, 등판이 수직으로 서 있는 나무 의자에 앉은 채 푹 쓰러진다. 확실히 사망을 유도하기 위해서, 여러 단계를 거친다. 고압 전기는 심장을 멈추게 한다. 저압 전기는 심작 박동의 리듬을 변화시킴으로써 죽음에 이르게 한다. 그러나 전기 사형은 과학이 아니라 기술이다. 고압 전기가 지나가고 나면 심장은 다시 박동을 시작할 수 있다. 반대로 저압 전기에 의해 흐트러진 심장 박동의 리듬이 고압 전기에 의해 정상화될 수도 있다. 마치 의사들이 생명을 구하기 위해 전기 충격을 줄 때처럼 말이다. 기계 장치의 이상이나 전선의 연결이 잘못되는 등의 다른 문제가 생길 수도 있다.

한번은 커필이 휴가를 간 동안 다른 의사가 커필의 역할을 대신했다. 교도관들이 죄수를 의자에 고정시킨 다음, 그 의식에 사용되는 가죽 마스크로 얼굴을 덮었고, 정해진 만큼의 전기를 흘려보냈다. 의사가 죄수에게 다가가서 청진을 한 다음 자신의 소견을 말했다. "사망하지 않았습니다." 커필이 사형 집행 업무를 시작할 무렵에 막 로스쿨에 입학했던 그의 아들 비크람이 말했던 악몽의 시나리오가 현실로 나타난 것이었다.

의료윤리는 이 상황에서 의사가 어떤 행동을 취해야 하는지에 대해 명확한 답을 갖고 있다. 의사는 응급조치를 취해야 한다. 죄수가 숨을 쉬고 있지 않다면 호흡 소생술을 실시해야 하고, 심장이 멈춘 상태라면 완전한 심폐소생술에 돌입해야 한다. 어쨌든 죄수의 생명을 구하기 위해 할 수 있는 모든 조치를 취해야 한다는 뜻이다. 이는 의사들의 학회나 윤리학자들 대부분이 거의 예외 없이 동의하는 견해다. 그런데 버지니아 주 역시 명확한 지침을 갖고 있었다. 의사는 집행관에게 사형이 아직 이뤄지지 않았음을 알리고 그 자리에서 비켜서서 집행관들이 사형 집행을 마칠 수 있도록 해야 한다.

최근에 내가 비크람 커필과 대화했을 때,[1] 그는 자신의 아버지와 이 문제에 대해 끈질기게 토론했던 것을 떠올렸다.

> 우린 거기에 대해 논쟁을 벌였습니다. "아빠, 만약 죄수가 안 죽으면 어떻게 하실 건데요? 아빠는 그를 살리려 하는데, 그들이 다시 전기를 흘려보내겠다고 하면요?" … "글쎄다, 원칙을 지켜야 하겠지." 제가 다시 물었죠. "그럼 아빠는 그를 살리기 위해 애쓰고 그들은 다시 전기를 보내기 위해 애쓰게 되겠네요?" 아버지는 이렇게 대답하더군요. "글쎄다, 그건 아닌 것 같다."

결국 비크람의 아버지는 교도관들에게 형 집행을 한 번 더 시도하게 하는 것은 옳은 일이 아니라는 결론에 도달했다. 하지만 그가 일찍이 서명했던 그의 업무 범위에는 집행 참관과 사망 선고와

---

[1] 비크람 커필과의 전화 인터뷰, 2010년 10월.

더불어, 필요한 경우에는 교도관들이 한 번 더 시도할 수 있도록 허락하는 것까지 포함되어 있었다. 그가 교도소 의사로 10년을 근무했을 때인 1990년에 그는 버지니아 교정국의 수석 의사가 되었다. "그는 그 자리에 지원할 때부터, 사형 집행 관련 업무가 자신의 업무에 포함된다는 것을 알고 있었습니다." 비크람이 내게 말했다. 사형 선고는 점점 더 늘어났고, 그는 그 일을 계속하는 동안 줄곧 '만약 그렇게 되면 어떡하지?'라는 걱정을 갖고 있었다. 그의 동료가 그런 상황에 직면하는 일이 발생한 이후에도 그랬다. 그의 동료가 생존자(다음 시도에서 교도관들이 죽이게 될)를 위해 아무 것도 하지 않는 쪽을 택하는 방식으로 이 문제를 해결했다는 사실은, 정부의 기대에 정면으로 반항하는 것을 더욱 어렵게 했다.

나는 이런 사정을 1994년 3월까지만 해도 전혀 몰랐다. 그 무렵 NPR National Public Radio * 방송의 프로듀서가 나에게 〈올 씽스 컨시더드 All Things Considered〉**에 출연해 달라고 요청했다. 내가 공동 저술한, 의사들의 사형 집행 참여에 관한 보고서에 관해 대담을 나누자는 것이었다. 나는 실제로 그 일에 참여해 본 의사에 비해 흥미로운 이야기를 하기 힘들 것이라고 말하면서, 다른 사람을 찾아보라고 말했다. 버지니아는 그런 사람을 찾기에 알맞은 장소였다.[2] 이것이 그 프로듀서가 커필을 찾게 된 계기였다. 며칠 후, 커필과 나는 NPR 스튜디오

* 미국의 공영 라디오 방송.
** NPR의 대표적인 시사 프로그램 이름.

에 함께 앉아서, 진행자 대니얼 츠워들링이 나중에 '정말 믿기 힘들었다'[3]고 말한 코너를 녹음하게 되었다. 대담 초반에 츠워들링이, 전원 스위치를 내리고 난 이후에는 어떤 일이 일어나는 것이냐고 물었을 때부터 조짐은 있었다.

    커필   : 그들은 3~4분 정도 기다립니다. 그 다음에 교도관들이 저에게 들어가라는 요청을 하죠.

    츠워들링 : 그 다음에는요?

    커필   : 그 다음엔 제가 환자를 살펴본 후 사망 선고를 합니다. 교도관들을 향해 이렇게 말하는 거죠. "이 사람은 사망했습니다."

    츠워들링 : 당신이 '환자'라는 표현을 쓰는 게 흥미롭군요.[4]

---

2   직전 여러 해 동안 버지니아는 연간 사형 집행 건수에서 텍사스에 이어 2위를 기록해 왔다.

3   대니얼 츠워들링과의 전화 인터뷰, 2010년 10월.

4   National Public Radio, *All Things Considered*, "The Role of Physicians in Executions," April 3, 1994. Transcript available at http://nl.newsbank.com/nl-search/we/Archives?p_action=doc&p_docid=0F574EA799B24146&p_docnum=1&s_dlid=DL0111011117424801762&s_ecproduct=SUB-FREE&s_ecprodtype=INSTANT&s_trackval=&s_siteloc=&s_referrer=&s_subterm=Subscription%20until%3A%2012%2F14%2F2015%2011%3A59%20PM&s_docsbal=%20&s_subexpires=12%2F14%2F2015%2011%3A59%20PM&s_do

츠워들링은 히포크라테스 선서를 거론했다. 커필은 자신은 그 선서를 위반한 적이 없다고 주장했다. 그 다음 츠워들링은, 운이 좋았는지 아직은 커필이 경험해 보지 않은, 골치 아픈 상황에 대해 질문했다.

> 츠워들링 : 그곳에서 당신은 그 사람이 죽었는지 죽지 않았는지를 결정해야 하는 건데요, 만약 그가 아직 죽지 않았다면 당신은 뭘 해야 하는 겁니까?
>
> 커필 : 음, 그런 상황이 일어날 수 있다는 데는 동의합니다만, 그런 일이 실제로 발생할 확률은, 거의 제로라 할 수 있습니다.[5]

노련한 츠워들링은 이 순간에는 그냥 넘어가더니, 잠시 후 다른 방향에서 다시 질문을 던졌다.

> 츠워들링 : 제가 일정을 확인해 보니, 버지니아 교정국에서는 몇 주 후 사형 집행이 예정되어 있네요. 가정을 한 번 해 보죠. 그들이 몇 분을 기다린 후, 그가 죽었을 거라 생각하고 당

---

cstart=&s_docsleft=&s_docsread=&s_username=freeuser&s_accountid=AC0109083112065524669&s_upgradeable=no

5   앞의 프로그램.

신을 불렀습니다. 그런데 당신이 가서 보니 그의 심장이 아직 뛰고 있습니다. 자, 어떻게 하시겠습니까?

커필 : 글쎄요, 그건 딜레마적인 상황인데요….

츠워들링 : 그러니까 사형 집행 과정에 참여하는 것과 관련해서, 당신을 좀 불편하게 하는 부분이 있는 거군요?

커필 : 곤란한 질문입니다만, 그렇다고 인정할 수밖에 없네요.

츠워들링 : 밤에 혼자 계실 때, 차를 마시고 있을 때, 당신을 괴롭히는 일들에 대해 생각을 할 때, 당신을 가장 힘들게 하는 건 뭡니까?

커필 : 과정이 성공적으로 끝나지 않을 수 있는 희박한 확률, 당신이 언급한 바로 그 상황이죠. 만약 그런 일이 벌어지면, 의사로서 심폐소생술을 시작해야 할 의학적 의무와, 추가적인 방법을 써야 한다고 교도관들에게 말해줘야 할 또 다른 의무 사이에서 난감해지겠죠.[6]

이 대담은 4월 3일, 전국에 방송됐다. 며칠 후 커필은 지역 방송의 리포터에게, 사형 집행 현장에서 사망을 선언하는 것이 비윤리적이라는 생각 쪽으로 '기울어지고' 있다고 말했다.[7] 그 다음 주

---

6 앞의 프로그램.
7 David Lerman, "Debating Ethics on Death Row: Executions Trouble

워싱턴 포스트는 카필이 다가오는 집행일에 맞추어 '휴가'를 갈 계획을 갖고 있다고 보도했다. 츠워들링이 말했던 바로 그 사형 집행은 그달 하순으로 예정되어 있었고, DNA 검사를 근거로 사형이 선고된 사상 최초의 사건이라는 점에서 세간의 이목이 집중되어 있었다. 범죄 행위들은 매우 잔혹했고, 자신을 대통령 감이라고 생각하는 조지 알렌 주지사는 단호한 법 집행 의지를 보여주고 싶어 했다.

전국의 많은 신문들은 커필의 윤리적 딜레마에 관해 보도했고, 그것은 법과 질서를 따지는 주지사와 주변사람들을 화나게 했다. 알렌의 부하 직원들은, 해당 업무를 계속 수행하지 않을 경우 현재의 직위에서 해임될 것이라는 경고를 커필에게 전했다.[8] 미국 의사협회는 커필이 그로 인해 해고될 경우 커필을 위해 최대한의 지원을 하겠다는 입장을 밝혔다. 사형 제도를 반대하는 활동가들은 그들에게 도움이 될 일종의 순교자를 만날지도 모른다는 기대를 품었다. 하지만 커필은 그 길을 가지 않았다. "조직에 속한 사람이었으니까요." 그의 아들이 내게 말했다. "그는 인디언의 태도를 갖

Top Prison Doctor," *Daily Press*, April 6, 1994, http://articles.dailypress.com/1994-4-6/news/9404060074_1_future-executions-southside-strangler-death-row

8   NPR 방송 녹음 이후 몇 주 동안, 사망 선고에 관한 커필의 생각(주지사의 반응에 대응하는 문제까지 포함해서)이 변화함에 따라, 그는 나와 정기적으로 전화 통화를 했다. 여기 있는 서술은 커필이 나에게 말한 내용, 그의 아들 비크람의 기억, 당시의 신문 보도 등을 근거로 하여 작성된 것이다.

고 있었죠. 조용히 처리하려 했고… 사람들이 왜 부담을 느끼는 것인지를 알고 있었죠. 그는 모두를 만족시키기 위해 애를 썼습니다."

하지만 모두를 만족시키기 위해서는 대가를 치러야 했다. 6년 전인 54세 때에 커필은 경미한 뇌졸중을 앓았었다. 그가 NPR에 출연하기 몇 달 전인 1994년 초에는 심장병 증상이 나타나서, 빨리 걸으면 호흡 곤란 증세도 나타났다. 그런데 그 봄을 지나면서 부담이 점차 가중됐다. 그는 의사로서, 사형 집행실에 자신이 다시 들어가지 말아야 한다는 확신을 갖게 되었다. 그는 자신이 다시 그 일을 맡을 경우 자신의 경력과 명예가 손상될 것을 두려워했다. 하지만 그는 직업을 잃는 것도 두려웠다. 그건 의료보험과 연금과 적지 않은 연봉과 지위를 모두 잃는다는 뜻이었다. 대중의 비난도 피하고 싶었다.

그 다음 사형 집행일인 4월 27일, 그는 휴가를 냄으로써 이 문제를 피해갔다. 그를 대신하여 사망 선고를 한 의사는 "미국의사협회가 위대하고 전능한 신은 아닙니다"라고 말했다. 휴가를 떠나는 것은 장기적인 해결책이 아니었다. 막후협상을 통해 해결책을 찾아보려는 그의 노력도 무위로 끝났다. 부담감이 점차 가중되던 그 무렵, 그의 건강이 악화됐다. "그런 상황으로 인한 스트레스가 영향을 미쳤겠죠." 그의 아들이 회상했다. 여름이 되었을 때, 그는 몇 걸음만 걸어도 숨이 찼다. 더 많은 사형 집행들이 다가오고 있었다.

8월 14일, NPR 방송의 대니얼 츠워들링이 다시 이 문제를 거론했다. 츠워들링은 커필을 다시 방송에 초대하여 심경 변화에 대해 이야기를 나눴다. 커필은 자신의 직책은 유지하되 사형 집행 업무는 수행하지 않는 것으로 정부와 합의했다고 말했다. "법률에 의하면 그 일은 '의사'가 하면 되는 것이지 반드시 '수석 의사'가 해야 하는 건 아닙니다." 그가 말했다. 그 일을 맡을 다른 의사들은 있었다. 츠워들링의 표현을 빌자면, 그는 '곤경에서 벗어났다.' 하지만 그 8월에, 커필의 담당 의사는 심장 우회수술을 권유했다. 수술은 그의 첫 손녀의 출생 직후인 9월의 어느 날로 잡혔다. 하지만 수술에서 예기치 못한 상황들이 벌어졌다. 초반부터 합병증이 생겨났고 나쁜 일들이 연이어 일어났다. 그는 아내와 네 아이들과 갓 태어난 첫 손녀를 남겨둔 채, 수술실에서 숨을 거두었다.

의사들이 우리에게 빚진 것

우리는 의사들이 우리에게 빚진 것이 무엇인지에 대해 엄청나게 다른 생각들을 갖고 있다. 커필과 그의 가족들은 이런 갈등의 와중에 부수적인 피해를 입은 셈이다. 우리가 의학의 공공적 역할에 대한 한계를 명확히 정해 놓지 않았기 때문에 그는 법적으로나 윤리적으로나 안전한 피난처를 갖지 못한 것이다. 우리는 우리의 요구에 대해 의사들이 전적으로 헌신하기를 기대한다. 또한 우리는 의학이 다양한 사회적 목적을 위해서도 적지 않은 역할을 하기를 요구한다. 의료비 절감부터 사법 정의나 국가 안보에 이르기까지, 의사들의 지지를 필요로 하는 공동의 가치는 넓은 범위에 걸쳐 있다. 우리는 이런 가치들을 확인하고 강화하는 일에만 의사들을 부르는 것이 아니라, 여러 가치들이 서로 상충을 일으킨 경우에 그들 중 하나를 선택하는 일에도 의사들을 동원하려 한다. 또한 우리는 흔히 의사들이 우리의 시야 바깥에서 그런 선택을 내려 주기를 바란다. 그 선택에 의해 포기되어야 하는 가치가 있다는 고통스러운 사실을 외면하고 싶기 때문이다. 더욱이 우리는 국가 안보나 범죄에 대한 처벌과 같은 공익적 목적을 위해 점점 더 많은 의학적 기술이 사용되기를 희망한다. 또한 우리는 환자에 대한 신의라는 히포크라테스적 맹세를 깨뜨리라고 점점 더 의사들을 부추기고 있다. 헌신을 바탕으로 형성되는 의학에 대한 신뢰도 그와 함께 위기를 맞고 있다.

히포크라테스 시대 이전에는 의학의 개인적 목적과 공익적 목적이 상충하는 일이 없었다. 종교적 맥락, 역사적 해석, 고고학적 과제 등을 통해 우리에게 전해지는 고대의 우주론에서는, 질병이란 신성함에서 벗어나는 것이었다고 할 수 있다. 신에 대한 시민의 의무와 국가에 대한 시민의 의무는 명확히 구분되지 않았다. 의사들은 (또한 그들보다 먼저 존재했던 성직자들은) 환자들의 몸과 마음을 신의 뜻에 따라 ─ 또한 사회적 문화적 기대에 따라─ 조화롭게 만듦으로써 그들을 치료했다. 치료와 공익적 목적은 일치하거나 최소한 매우 가깝게 연결되어 있었다. 그러나 히포크라테스 학파는 어느 정도는 과격한 주장을 내놓았다. 질병이 물질적이며 세속적인 것이라는 주장이다. 그들에 의하면 질병은 신의 분노나 사회적 잘못에 의해 나타나는 것이 아니었다. 따라서 치료 행위도 국가나 사회적 목적과는 분리된 것이었다. 따라서 환자들의 필요와 이익은 흔히 공적 목표와 일치하지 않았다. 환자에 대한 신의를 지킨다는 히포크라테스적 약속은 이러한 불일치에서 비롯된 것이다. 의사들이 환자의 이익과 희망과 공포를 가장 중요하게 생각할 것이라는 환자들의 생각 역시 여기에서 비롯된 것이다.

히포크라테스 학파가 이러한 혁명적 진보를 이룬 이래로 의학의 공적 역할은 어마어마하게 확장되어 왔다. 의사들이 가진 과학적 지식, 기술적 능력, 그리고 문화적 권위는 우리 사회와 우리의 일상생활에서 상당한 힘을 발휘하게 됐다. 의료비 급등도 의학의 공적 측면이 중요해지는 이유가 된다. 의료비가 미국 경제에서 차지하는 비중은 20%를 향해가고 있으며, 2020년 이전에 20%에 도달할 것으로 예상된다. 2010년의 의료개혁 법안은 제삼자지불제도와 기술적 진보가 의료비 증가를 선도하는 현재의 상황을 전혀 변화시키지 못했다.[9] 21세기 중반 무렵에는 의료비가 국내총생산

---

9 M. Gregg Bloche and Leslie A. Meltzer, eds., *Antidote: Strategies for Containing America's Runaway Health Care Costs* (The Brookings Institution

의 40%에 이를 것이라는 장기적 추계도 있다. 우리는 소비자로서든 납세자로서든, 이러한 비용을 지불하고 싶은 생각이 없다. 하지만 이러한 비용이 약속하는 치료적 가능성을 포기하고 싶은 마음 역시 없다.

그래서 우리는 의사들이 중간에 있기를 원한다. 우리는 잠재적 이득이 잠재적 위험보다 크기만 하면, 의사들이 그 치료를 제공해 주기를 바란다. 그와 동시에 의사들이 한계를 설정해 주기를 바란다. 캐리 에머드가 평생 동안 겪어온 통증을 없애줄 수 있는 자궁내막증 수술비 지급을 거절한 HMO와 그 메디컬 디렉터인 호세 아르벨로를 비난하기는 쉽다. 하지만 보험회사는 고객들이 감당할 수 있는 수준의 보험료를 유지하기 위해 예산을 아껴야만 한다. 닥터 아르벨로는 주어진 예산 내에서 살림을 꾸려나가야 하고, 그렇지 않으면 캐리가 가입한 HMO는 존속하기가 어려워진다. 초음파 검사를 일주일이나 미뤄서 신시아 허드리치의 생명을 위태롭게 만든 로리 페그럼을 비난하는 것도 쉬운 일이다. 하지만 카를 클리닉 역시 생존을 위해서는 예산을 초과할 수 없다. 두 곳 모두 저렴한 진료를 제공하도록 의사들을 유도하는 인센티브 시스템을 갖고 있다. 이는 환자에 대한 신의라는 히포크라테스적 서약을 위반하도록 의사들을 사주하는 전략이지만, 의료비 지출을 억제하는 강력한 수단

Press, forthcoming).

이기도 하다.

　더 노골적으로 말하면, 시내의 응급실 두 곳에서 야니라 몬타네즈를 진료한 의사들은 한정된 자원을 생각하느라 원칙을 무시했기 때문에 재앙적 결과를 초래한 것이다. 필라델피아 법원은 당연히 그들에게 과실이 있다고 판단했다. 그들이 중요한 신체검사 소견을 간과했고 치명적인 위험 여부를 알아보기 위한 검사를 지시하지 않은 것이 문제였다. 하지만 그들은 유권자들과 공무원들이 그들에게 부과해 놓은 빡빡한 규제 속에서 일하고 있었다. 유권자들과 공무원들은 가난한 사람들에게도 부자들이 받는 것과 똑같은 수준의 의료 서비스를 제공하는 데 필요한 자원을 제공할 생각이 전혀 없는 것으로 밝혀져 있다.

　이들 사례에 등장하는 의사들은 모두 환자들의 이익을 증진시키기 위해 정해진 범위 내에서 자신들의 행동을 적응시킨 것이다. 의료비가 급등하고 가용 자원과 치료적 가능성 사이의 불균형이 점점 더 커짐에 따라 이런 종류의 '적응'은 점점 더 큰 폭으로 필요해지고 있다. 하지만 히포크라테스적 신화는 이러한 적응을 용인하지 않는다. 신화는 의사들에게 사회적 제약과는 무관하게 개별 환자에게 줄 수 있는 모든 것을 주라고 요구한다. 신화는 의사들에게 적응 따위는 필요하지 않다고 말한다. 신화는 더 나아가 의사들이 어떻게든 환자에게 이득이 되는 모든 돌봄을 다 제공할 것이라는 대중의 기대를 증폭시킨다. 지금까지 그런 기대는 의료비 억제에 관한 진지한 정치적 토론을 불가능하게 만들어 왔다.

　　의학 역시 공공의 도덕에 관한 결정자이자 집행자로서의 역할을 점차 확대해 왔다. 개인적 책임의 영역이 어디까지인지, 사람이 견딜 수 있는 것으로 기대되는 스트레스의 수준은 어느 정도까지인지, 인간의 건강 상태와 관련해서 우리가 정상으로 받아들여야 하는 것과 개선을 모색해야 하는 것의 경계는 어디쯤인지에 대한 신념들이 임상적 진단을 통해 형성되고 있다. 의학적 진단은 충분한 검증도 없이 이런 신념들을 우리 정치와 문화와 법률에 스며들게 하고 있다. 외상후 스트레스 장애PTSD는 좋은 사례다. 군인이나 다른 사람들이 겪고 있는 고통에 관해 굳게 형성돼 있는 전제들은, 공식적으로 질병을 정의할 때나 개별 환자를 진단할 때에 모두 영향을 준다. 비만이나 저신장을 비롯한 다양한 신체적 정신적 상태들이 질병인지 아닌지에 대한 논쟁은 문화적 도덕적 전제들과 관련된 근본적인 갈등들을 반영하는 것이다. 의학적 진단은 흔히 우리의 단점을 용서하는 효과도 발휘한다. 단점들이 생물학적으로 이미 결정된 것으로 간주되기 때문이다. 진단은 또 우리의 생물학적 취약성을 악용하는 사람들(예를 들어 담배 회사나 패스트푸드 판매자)을 손가락질하며 비판하기도 한다.

　　공공 도덕의 결정자로서 의학의 역할은 임상적 진단 이상으로 확장된다. 양육권 분쟁, 형사책임 여부, 법적 능력 여부 등에 관한 판단이 점점 의사나 심리학자들의 영역으로 변하고 있다. 의사들은 동성애 취향이 선택되는 것인지 생물학적으로 타고나는 것인지에 관해서, 언제 생명이 시작되고 끝나는 것인지에 관해서, 어느 정도의 장애를 가진 사람에게 사회복지의 혜택이 돌아가야 하는지에 관해서 의견을 밝히고 있다. 법원과 권위자들과 정치인들은 의사들의 이런 의견 개진을 환영하고 있다. 그것은 판사들을 곤란한 결정으로부터 벗어나게 하고, 이념적 선입견에 수사학적 기반을 제공한다. 대개의 경우 의학의 과학적 권위로 인해 기저에 깔려 있는 도덕적 판단은 잘 드러나지 않는다. 히포크라테스적 신화는 선행의 이미지를 덮어씌우고, 심지어 그들의 대답이 진정한 전문성에서 나온 것이 아닐 때조차, 주어진 문제들에 대한 의사들의 답변을 믿을 만한 것으로 포장해 버린다.

국가 안보와 관련된 의학의 역할도 폭발적으로 증가하고 있다. 미국에서 9.11 이후 고문과 다름없는 심문 과정으로 인해 발생한 여러 사고들은 의학을 군사적 용도로 사용하는 것의 매력과 위험을 동시에 잘 보여준다. 심리학자들이나 의사들이 CIA의 비밀 장소에서 억류자들에게 가해진 학대를 고안하고 감독하는 역할만 한 것은 아니었다. 그들 전문가들은 그것을 정당화하는 데도 결정적인 역할을 수행했다. 부시 행정부의 주장에 근거를 제공한 법률 문서들에 등장하는 의학적 견해들은 그 일이 정밀한 통제 속에서 이루어졌다는 분위기를 조성한다. 의학이 가진 과학적 권위와 선한 이미지는 물고문이나 폭력적 행위들조차 '의학적' 위험을 최소화하면서 정보를 얻어낼 목적으로 잘 고안된 임상적 방법이었다는 식으로 본질을 호도한다.

사실 부시 행정부가 9.11 이후 억류자들에게 사용했던 방법들은 전혀 높은 수준의 기술이 아니었다. 하지만 눈앞에 직면한 국가 안보의 이슈는 그 일을 좀 더 과학적인 것으로 보이게 했다. 사람의 회복력과 관련된 생물학적 메커니즘을 차단하거나 증폭시키는 약물, 외상적 기억의 형성을 방해하는 약물, 군인들의 전투 능력을 강화하고 각성을 높이는 화학물질 등은 이미 확립된 과학적 근거를 바탕으로 개발이 진행 중이다. fMRI와 같은 진단적 영상 장비와 뇌파를 컴퓨터로 분석하는 방법 등이 점차 정밀해지면서 정보원源의 신뢰도를 측정하는 도구로 활용되고 있다. 또한 인질을 붙잡고 있는 테러리스트나 시민들 사이에 숨어 있는 반군을 비치명적 방법으로 색출해 내는 약물 혹은 다른 기술 등 새로운 차원의 생물학적 무기류도 개발되고 있다. 이러한 기술들 가운데 일부는 전쟁을 덜 잔인하고 더 효과적으로 수행하게 해 줄 것이다. 하지만 다른 일부는 전쟁을 더욱 파괴적으로 만들 수도 있다.

우리의 일상생활에서도 의학적 방법이 비치료적 용도로 사용되는 경우가 점점 늘어나고 있다. 사형 집행, 운동선수의 운동 능력 향상, 학습 능력 향상 등에 의학이 개입하는 것에 대한 많은 논란이 있지만, 그런 흐름은 빠르게 확산되고 있다. 커필이 참여했던 종류의 사형 집행은 최근에는 드물고, 대신 독극물 주사가 보편화됐다.

2008년에 대법원이 독극물 주사가 잔인하고 비정상적인 처벌이라는 주장을 기각했을 때, 판사들은 세 가지 약물을 사용하는 프로토콜을 검토한 후 그것이 거의 고통이 없는 방법이라고 인정했다.[10] 그들은 의사들이 그 일을 돕지 않겠다고 거절하는 것을 허용했는데, 이는 의료 전문가들이 앞으로 공공적 역할과 관련해서 한계를 설정하려는 노력을 하는 데 있어 좋은 조짐이라 할 수 있다. 하지만 그 약물들의 사용을 뒷받침하는 의학의 존재가 법원의 합헌 판결의 핵심적 이유였음은 분명하다.

운동선수들이 경기력을 향상시킬 목적으로 약물을 사용하는 것은 거의 전 세계에서 부정행위로 간주된다. 야구 선수들의 스테로이드 사용이나 자전거 선수들의 혈액 도핑 스캔들은 이들 종목에 대한 신뢰를 훼손시켰다. 현재 여러 스포츠 종목의 선수들은 거슬리는 형태의 도핑 테스트를 받아야 한다. 금지 약물을 처방한 의사는 기소를 당하게 된다. 하지만 정형외과의사들은 컴퓨터 과학자들과 협력하면서 3차원 동작 인식 motion capture 방법을 사용하여, 운동선수들이 달리고 던지는 능력을 극대화하는 데 도움을 준다.

---

10   독극물 주사의 위헌성을 주장하는 변호사들조차 그것이 제대로 적용될 경우 거의 고통이 없다는 점은 인정하고 있다. 그들의 주장은 뭔가 문제가 생겼을 때에 (예를 들어 약물이 제대로 정맥 내로 주입되지 않거나, 바비튜레이트 용량이 부족하여 호흡 및 심장을 멈추는 약물이 주입되기 전에 죄수를 무의식 상태로 만들지 못할 경우) 생길 수 있는 고통의 가능성에 초점을 맞추고 있다.

비밀의 장막 뒤에서 샌프란시스코 자이언츠는 그들의 투수들에게 이런 기술을 적용하고 있다.[11] (〈뉴욕 타임스〉의 설명에 의하면, 자이언츠는 외부인의 방문을 허용하지 않는 것은 물론 해당 프로그램이 행해지는 장소조차 확인해 주지 않았다.[12]) 자이언츠는 별 볼일 없는 선수 구성에도 불구하고 뛰어난 투수력으로 2010년 월드시리즈를 제패하여 야구계를 놀라게 했는데, 자이언츠의 의사들이 했던 일들과 자이언츠의 우승 사이에는 어떤 연관이 있을 수도 있고 없을 수도 있다. 하지만 이것이 앞으로 큰 흥미를 유발할 것임은 분명하다.

학습 능력을 증진시키는 약물의 사용은 이미 보편화됐다. 임상적 진단을 기반으로, 경쟁이 심한 고등학교나 대학에서는 이미 일상적인 현상이 됐다. 심지어 임상적 진단이 없는 상황에서도 점차 흔히 사용되고 있다. 부모들, 교사들, 학생들의 수요가 있고, 거리에는 이를 불법적으로 유통시키는 업자들이 있다. 의사들은 진단 기준을 설정함으로써 인지 능력 향상 약물의 합법적 사용의 경계를 설정한다. 하지만 이런 경계를 뛰어넘으려는 압력은 점점 거

---

11 James Glanz and Alan Schwarz, "From 'Avatar' Playbook, Athletes Use 3-D Imaging," *New York Times*, October 2, 2010, http://www.nytimes.com/2010/10/03/sports/03reality.html?_r=1&scp=11&sq=james+glanz&st=nyt

12 앞의 기사.

세진다. '치료적' 사용 범위를 더 넓히기 위한 요량으로 진단 기준을 느슨하게 하는 방법도 있고, 진단 없이도 의사들이 그런 약물을 자유롭게 처방할 수 있도록 하는 방법도 있다.[13]

이 책이 인쇄될 무렵, 미국신경과학회의 소그룹은 건강한 사람에 대한 인지능력 증진약물 처방 가이드라인을 만들기 위한 작업을 시작했다. 이미 사용되고 있는 약물들이 임상적 진단이 내려지지 않은 사람들의 학습과 기억 및 소위 실행 능력(집중력 향상, 정서적 반응 억제, 신속하고 효율적인 업무 전환 등)을 향상시킨다는 것은 이미 확인된 사실이다. 지금 개발되고 있는 약제들은 단백질 합성에 관여하는 유전자에 영향을 미침으로써 장기 기억의 형성을 촉진할 것으로 기대되고 있다. 우리의 기분을 조절할 수 있는 약물, 우리가 살아가면서 맞닥뜨리는 다양한 임무들의 특성에 따라 우리의 마음 상태도 각기 다르게 변화시킬 수 있는 약물의 개발 가능성까지 거론되고 있다.

사람들이 업무 능력 향상을 위해 이런 약물들을 복용할 것인지 여부를 선택할 수 있는 한, 이들 약물을 처방하는 의사의 행위는 환자 진료의 확장된 형태로 보일 수 있다. 그러나 의학이 이러한 길

---

13 Dan Larriviere, "Responding to Requests from Adult Patients for Neuroenhancements: Guidance of the Ethics, Law, and Humanities Committee," *Neurology* 73, no. 17 (2009): 1406-1412.

을 선택한다면, 반드시 그 전에 도덕이나 인격에 관한 입장을 분명히 정리할 필요가 있다.[14] 노력과 성취의 가치 및 상관관계에 관한 우리의 믿음은 화학적 자기 개발 방법이라는 도전에 직면해 있다. 그리고 이와 같은 새로운 기술이 경제적 지위에 무관하게 모든 사람들에게 적용될 수는 없다는 전제 하에, 이것은 사회적 불평등을 증폭시키는 기제로 작용할 것이다. 더욱이 이런 약을 복용하겠다는 사람들의 '선택'이 항상 존중될 만한 가치가 있는 것은 아니다. 이런 선택은 흔히 한정된 이익을 추구하는 경쟁 관계에서 비롯되는 심한 부담 때문에 내려지는 것이다. 학교에서 우등생이 되거나 스탠퍼드, 예일에 입학하는 것이 윈-윈 게임이 될 수는 없다. 상대적 비교우위가 중요하기 때문이다.[15] 따라서 만약 '모든 사람'이 다 그렇게 한다면, 거기에 동참하지 않는 것이 미친 짓이다(혹은 그렇게 보인다). 즉, 실질적인 이득을 가져오지 않을 화학적 무기 경쟁을 피하기 위해서는, 의사들이 이런 상황에 대해 '아니오'라고 말하는 것이 낫다는 말이다.

14　Martha J. Farah et al., "Neurocognitive Enhancement: What Can We Do and What Should We Do?" *Nature Reviews: Neuroscience* 5 (2004): 421-425.

15　Robert Frank, "Social Norms as Positional Arms Control Agreements," in Economics, Values, and Organization, ed. Avner Ben-Ner and Louis Putterman (Cambridge, UK: Cambridge University Press, 1998), 275-295.

개인적 신의와 공적인 의무 사이

치료자로서의 의사에 대한 우리의 기대와 의학의 다양한 공적 역할 사이의 균형을 맞추는 일은 여간 어려운 일이 아니다. 히포크라테스적 신화 역시 그 걸림돌이다. 미국 경제에서 의료비가 차지하는 비중이 거의 20%에 달한 지금, 우리는 여전히 의사들이 비용에 대한 고려 없이 우리를 돌보아야 한다고 주장한다. 드물게 예외가 있기는 하지만, 의사들은 대개 '그렇게 하고 있다'고 말한다. 그렇게 하지 않으면, 즉 비용과 이익의 균형을 맞추고 있다는 사실을 공표해 버리면, 의사들은 사람들의 기대를 저버리게 되고 전문가로서의 자부심에도 상처를 입게 된다. 그래서 우리는 의료비 통제를 남몰래 추구한다. 은밀히 '아니오'라고 말하는 의사들을 비난하는 동시에 그들에게 그에 대한 경제적 보상을 해 주는 방식이다. 하지만, 남몰래 하는 방법은 분명히 실패한다. 은밀한 비용 절감 노력은 스캔들로 나타날 뿐이다. 사라 아이젠버그의 심장내과의사가 취했던 것과 같은 '조용하고 상냥한 위선' 전술은 효과를 보지 못한다.

　사라의 경우에만 효과를 발휘하지 못하는 게 아니라 국가적 차원에서도 마찬가지다. 관리의료에 대한 1990년대 후반의 반발은 이를 잘 보여주며, 보건의료 개혁을 둘러싼 격렬한 논쟁 중에 등장한 '죽음의 패널'이나 '배급 위원회'에 대한 어처구니없는 증오는 과거의 위선들이 촉발한 불신이 오랫동안 악영향을 끼치고 있다는 좋은 증거다. 아이러니컬한 것은, 적어도 비용의 측면에서는 2010년의 의료개혁 법안이 거의 영향을 안 준다는 사실이다. 약간의 수정만 가했을 뿐 기존의 방식을 대부분 그대로 남겨둔 것은, 현재 의료보험을 갖고 있지 않은 3천만 명의 미국인에게 의료보험 혜택을 주기 위한 정치적 타협이었다고 할 수 있다.

단기적으로 보면, 잔혹한 적자생존의 사회에서 기본적인 의료 혜택조차 받을 수 없었던 3천만 명을 보호한다는 측면에서 나쁘지 않은 선택이다. 하지만 그 비용을 장기적으로 감당하기는 어렵다. 우리는 치료자들에 대한 신뢰에 금이 가지 않게 하는 동시에 의료개혁 법안이 통과된 이후 의회를 엄습했던 선거 패배에 대한 부담도 초래하지 않는, 새로운 형태의 의료비 절감 방안을 찾아야 한다. 이 책에서 나는 그렇게 하기 위한 개략적인 방안을 제시했다. 의료비 증가의 주범이라 할 수 있는, 기술 수준은 높지만 이득은 그리 높지 않은 값비싼 검사나 치료들의 발전을 늦추는 방향을 선택해야 한다. 그렇게 함으로써, 가능한 치료적 방법이 더 있더라도 의사들이나 보험회사들이 그 방법을 거절하는 데 대한 부담을 줄여줄 수 있다. 또한 명백한 한계를 설정하는 것이 필요하다. 비용과 혜택을 모두 고려하여 균형을 찾는 과정은 점차 투명해져야 하며, 그러한 균형 찾기가 필요불가결하다는 현실에 대해 미국인들은 점차 이해하고 적응해야 한다. 이런 정책 방향이 진료 현장에 적용될 수 있도록 하는 임상 가이드라인이 발전되어야 하고, 그 가이드라인을 따르는 의사들에게 경제적인 인센티브를 부여하는 것도 허용돼야 한다.

하지만 치료를 은밀히 거절하도록 의사들을 사주하는 방법은 비용 억제 전략의 일환이 되어서는 안 된다. 지나치게 적은 치료를 제공할 경우 의사들이 경제적 보상을 받을 수 있는 인센티브 구조는 대중적 분노와 신뢰의 추락을 유발하는 지름길이다. 환자들에게는 '의학적으로 필요한' 모든 치료를 약속해 놓고 의사들에게는 인센티브를 줘 가면서 과소 치료를 은밀히 부추기는 것은, 환자로서 우리의 기대와 소비자 및 납세자로서 우리의 지불 의향 사이의 불일치를 초래하는 근시안적인 대안이다.

임상적 판단이라는 이름으로 공공 도덕과 관련된 문제를 의사들이 해결해 줄 것으로 기대하는 것 역시 근시안적이다. 그것은 공직자들의 역할을 빼앗는 일이며 민주 사회에서 민의를 저버리는 일이어서, 의학이라는 덮개가 벗겨지고 나면 반발과 불신을 초래하게 된다. 개인의 책임, 올바른 행동, 그리고 적절한 욕망에 관한 '의학적' 판단은 어떤 식으로든 도덕적 부담의 형태로 나타난다. 존 힝클리가 정신질환을 이유로 무죄 판결을 받았을 때 정신의학에 대해 일어났던 대중적 분노는 딱 들어맞는 사례이다. 결국 나는, 양육권을 누구에게 줄 것인지에 관한 결정 권한이 사실상 정신건강 전문가들에게 넘어가버린 현재의 상황 역시 비슷한 반발에 직면하지 않을까 하는 의구심을 떨칠 수가 없다. 법정에서나 다른 공적인 영역에서 더 일반적으로 말하자면, 누가 형사책임을 져야 하는지, 비만의 책임은 누구에게 있는지, 아이들을 키우기에 가장 적당한 사람은 누구인지 등과 같은 질문에 전문가로서 의견을 밝히는 것은 의사들이 지양해야 하는 일이다. 의사들은 장애를 진단하고 치료하는 일에는 전문가로서 기여할 수 있으며 그래야 한다. 하지만 의사들이 과학적 근거의 범위를 넘어서는 일은 없어야 한다.

진단과 치료를 함에 있어 공공 도덕의 문제에 대한 대답이 필요할 때, 의사들은 이를 인정하고 이들 문제를 공개적으로 고민해야 한다. 이런 문제들에 대한 인식 없이 진단 기준이나 치료 프로토콜을 정하려는 노력은 단순히 솔직하지 못한 것이 아니라, 확실히 불신을 조장하는 일이다. PTSD와 관련되어 미국에서 벌어진 일들은 이를 잘 보여준다. PTSD의 정의를 다시 내리려는 정신의학 및 관련 분야 지도자들의 지속적인 노력은, 그 문제의 이면에 존재하는 정치적인 맥락을 무시한 채 단순히 기술적인 문제로만 다루려 한 결과다. 하지만 PTSD를 둘러싼 논란의 핵심에는 도덕적 문화적 정치학이 놓여 있다. PTSD 환자의 숫자를 줄여보려는 보수 진영의 노력과 그것을 저지하려는 진보 진영의 간절함이 생생하게 표출된 사례. PTSD를 비롯하여 정치적 함의를 내포한 질병들의 진단 기준이나 치료 방법의 틀을 정하는 사람들은 그와 관련된 도덕적 결정을 내리는 과정에 많은 시민들을 끌어들일 수 있는 방법을 모색할 필요가 있다. 정해진 진단 기준이나 치료 프로토콜은 최소한 그와 관련된 도덕적 전제들이 분명히 드러나 있어야 한다. 그래야 토론을 유발할 수 있고 불신을 누그러뜨릴 수 있다. 교실, 직장, 전쟁터에서의 능력을 증강시키는 것과 관련된 프로토콜을 만들려 할 때도 마찬가지다.

국가 안보나 사법 정의나 다른 사회적 목적을 위해 의학적 방법이 사용되는 것 자체를 거부해야 하는 것은 아니다. 임상적인 관계가 존재하지 않는 경우에는, 히포크라테스적 신뢰는 논외의 문제다. 그러한 이용에서 중요한 것은 비임상적인 맥락에서도 우리가 지켜야 하는 품위와 체면의 수칙에 맞게 처신하느냐 하는 것이다. 새로운 기술들이 계속 등장함에 따라, 그것들이 인권의 원리나 전쟁 법규나 사회적 관습에 합당한지에 관한 논쟁은 앞으로도 계속 벌어지겠지만, 의사-환자 관계에서 의사의 역할과 관련된 윤리적 문제들은 쟁점이 되지 말아야 한다.

임상적인 관계가 존재할 때에는 문제가 더욱 복잡해진다. 이 책에서 이미 논한 바와 같이, 사형 집행이 가능할 정도로 죄수의 정신 능력을 회복시키기 위해 약물을 투여하는 의사는 의사로서 일하고 있는 것이 아니므로 히포크라테스적 윤리를 고민할 필요가 없다는 주장은 말이 안 된다. 하지만 임상적 기술을 사회적 이익을 위해 사용하는 것 자체를 금지하여 순수한 히포크라테스적 가치를 수호해야 한다는 주장도 불합리하다. 의사 집단뿐 아니라 우리 사회에 부여된 과제는, 공공의 목적을 위해 임상적 관계를 활용하는 것이 어디까지 수용 가능하며 어디서부터는 부적절한 착취가 되는지에 관한 경계를 설정하는 것이다. 그 과정에서 고려해야 할 사항들은, 그 사회적 목적이 얼마나 중요한 것인지(또한 의사들이 얼마나 중요한 역할을 할 수 있는지), 치료적 관계에서 형성된 신뢰에 어느 정도나 영향을 끼치는지, 치료자로서 환자 편에 서야 하는 의사들의 정체성에 어느 정도나 부담을 주는지 등이 모두 포함된다.

의학의 치료자로서의 책임과 그 공공적 역할의 증대 사이에서 현명한 중재가 이루어지려면 주관적인 판단이 필요하며 광범위한 참여와 노력이 필수적이다. 의학이 윤리적 문제에 있어서 스스로 조정 및 해결 능력을 갖고 있다는 것은 신화에 불과하다. 의료 전문가들은 어떤 것이 필요한지에 대해 사회와 대화하는 과정을 통해 그들의 윤리학을 가다듬고 재정비한다. 시장의 흐름, 정치적 압력, 문화적 변화, 법률적 요구 등이 모두 오랜 시간에 걸쳐 다양한 방향에서 의학의 윤리에 알게 모르게 영향을 준다. 히포크라테스적 신의 역시 이러한 상호작용의 결과라 할 수 있다. 지금 보이는 모습들은, 내가 이 책에서 주장했지만, 쉽사리 변하기 쉬운 환자의 신뢰에 대한 고민이 커졌다 작아지기를 반복하는 것에 반응하며 진화를 거듭한 결과다.

그럼에도 불구하고, 이러한 진화가 당연한 것은 아니다. 환자의 신뢰가 회복력을 갖는 것도 저절로 일어나는 일은 아니다. 의학의 사회적 역할이 자꾸만 확장되는 것은 이런 신뢰를 전례가 없는 위험에 빠뜨릴 수 있다. 우리가 병원에서 의사들에게 기대하는 역할과 공적 영역에서 의사들에게 기대하는 역할이 어느 지점에서 조화를 이루어야 하는지에 대해서는 사회적 논의가 필요하다. 히포크라테스의 신화는 걸림돌이다. 그것은 타협이 필요하지 않다는 느낌을 준다. 의사들에게 무조건적인 헌신(그리고 비용을 고려하지 않는 치료)을 요구함과 동시에 의료비 지출도 줄이고 전쟁에도 참가하고 법적 도덕적 갈등에 대한 해법도 제시하라고 요구해도, 의사들은 어떻게든 해낼 것만 같다. 같은 맥락에서 그 신화는 의사들에게도 부담을 줘서, 그들이 공공의 목적을 위해 환자의 이익에 반하는 행동을 하고 있다는 사실을 부정하게 만든다. 그렇게 하는 것이 옳지 않다는 인식을 갖고 있기 때문이다. 그리하여 히포크라테스의 신화는 의학의 치료자 역할과 사회적 역할을 어떻게 조화시킬 것인지에 관한 신중한 토론 자체를 가로막는다.

    결국 그 신화는 의사들은 물론 우리들 모두를 곤경에 빠뜨린다. 치료를 덜 제공하면서 돈을 챙긴 로리 페그럼을, 아부 그라이브에서 임무를 수행한 스캇 위톨을, 정부의 하수인으로 사형 집행에 관여한 발비어 커필을 책망하는 일은 쉽다. 하지만 사회적으로 보면, 우리가 그들에게 그 일을 해 달라고 요청한 것이다. 그럭저럭 적임자를 찾아 그 일을 맡겨 온 것이다. 닥터 페그럼은 대법원이 승인한 방식으로 과소 치료에 대해 인센티브를 지급하는 HMO의 규칙을 따랐을 뿐이고, 닥터 위톨은 자신의 행위에 대해 의심을 품으면서도 명령을 따랐을 뿐이다. 닥터 커필 역시, 당혹감과 양심의 가책으로 그 일을 거절하기 전까지는 버지니아 주의 법률을 따랐을 뿐이다.

신화를 극복하지 못하는 데 따른 결과는 막대할 것이다. 미래의 재정적 재앙을 피하기 위해서 우리는 치솟는 의료비를 억제해야 한다. 하지만 은밀한 방식의 비용 절감은 효과를 거둘 수 없다. 우리는, 사회 전체로 볼 때, 자기기만에 매우 익숙하다. 치료적 이익을 포기하는 문제에 대해서, 또한 더 이상 히포크라테스적 신화가 유지될 수 없을 가능성에 대해서 우리가 공개적으로 말할 수 있기 전에는, 한계를 설정하려는 진지한 노력조차 거센 비난 속에서 실패로 돌아가고 말 것이다. 또한 우리가 신화를 극복하고 의학의 도덕적 정치적 역할이 점점 커지고 있다는 사실을 솔직하게 인정하지 않으면, 임상의학이라는 외피로 도덕적 문제들을 숨긴 채 의학이 민주적 절차와 과정을 침범하여 부당한 영향력을 행사하는 사례는 더 빠른 속도로 늘어날 것이다. 아이러니컬한 것은, 히포크라테스의 신화가 오히려 히포크라테스적 신뢰의 유지에 걸림돌이 되고 있다는 사실이다. 히포크라테스적 신뢰는 공적 영역에서 의학의 사회적 역할이 점차 증대되고 있다는 사실을 솔직히 인정할 때에만 유지될 수 있다.

저자/역자 소개

지은이 **맥스웰 그렉 블록**(Maxwell Gregg Bloche, M.D., J.D.)

정신과 전문의이자 법학자이자 윤리학자다. 예일대학 메디컬스쿨과 예일대학 로스쿨을 졸업했고, 컬럼비아 대학병원에서 정신과 수련을 받았다. 현재는 조지타운대학 로스쿨 교수다. 2008년 미국 대통령 선거 당시 오바마 캠프에서 보건의료 정책을 만들었고, 인수위에도 참여했다. 의료법 및 의료정책 분야의 석학으로, 〈뉴잉글랜드 의학저널〉, 〈미국의사협회지〉 등에 다수의 논문을 게재했으며, 〈뉴욕 타임스〉, 〈워싱턴 포스트〉 등에도 다수의 글을 실었다. 구겐하임 펠로우십과 로버트 우드 존슨 연구자상을 수상했다. 워싱턴 D.C.에 살고 있다.

옮긴이 **박재영**

연세대학교 의과대학을 졸업하고, 동 대학원에서 의료법윤리학 전공으로 박사 학위를 받았다. 세브란스병원에서 수련의 과정을 마친 후 3년 동안 공중보건의사로 일했고, 대한공중보건의사협의회장을 지냈다. 1999년부터 신문 '청년의사' 편집주간으로 일하고 있다. 한국의료윤리학회 상임이사, 인권의학연구소 이사를 맡고 있다. 평론집 〈한국의료, 모든 변화는 진보다〉, 장편소설 〈종합병원2.0〉 등 6권의 저서와 〈차가운 의학, 따뜻한 의사〉 등 3권의 역서를 펴냈다. 〈조선일보〉, 〈중앙일보〉 등 여러 매체의 고정 칼럼니스트로 활동했다.